U0300907

神经外科手术核心技术

Core Techniques in Operative Neurosurgery

第 2 版

人民卫生出版社

·北 京·

Elsevier(Singapore)Pte Ltd.

3 Killiney Road,#08-01 Winsland House I,Singapore 239519

Tel:(65) 6349-0200;Fax:(65) 6733-1817

Core Techniques in Operative Neurosurgery,2/E

Copyright © 2020 Elsevier Inc. All rights are reserved,including those for text and data mining,AI training,and similar technologies. Previous edition copyrighted 2011.

ISBN-13: 978-0-323-52381-3

This translation of Core Techniques in Operative Neurosurgery,2E by Rahul Jandial,was undertaken by People's Medical Publishing House and is published by arrangement with Elsevier (Singapore) Pte Ltd.

Core Techniques in Operative Neurosurgery,2E by Rahul Jandial 由人民卫生出版社进行翻译,并根据人民卫生出版社与爱思唯尔(新加坡)私人有限公司的协议约定出版。

《神经外科手术核心技术》(第2版)(卜 博 章文斌 主译)

ISBN:978-7-117-35868-2

Copyright © 2023 by Elsevier (Singapore) Pte Ltd. and People's Medical Publishing House

All rights reserved. No part of this publication may be reproduced or transmitted in any form or by any means, electronic or mechanical,including photocopying,recording,or any information storage and retrieval system,without permission in writing from Elsevier (Singapore) Pte Ltd. and People's Medical Publishing House.

注 意

本译本由 Elsevier (Singapore) Pte Ltd. 和人民卫生出版社完成。相关从业及研究人员必须凭借其自身经验和知识对文中描述的信息数据、方法策略、搭配组合、实验操作进行评估和使用。由于医学科学发展迅速,临床诊断和给药剂量尤其需要经过独立验证。在法律允许的最大范围内,爱思唯尔、译文的原文作者、原文编辑及原文内容提供者均不对译文或因产品责任、疏忽或其他操作造成的人身及/或财产伤害及/或损失承担责任,亦不对由于使用文中提到的方法、产品、说明或思想而导致的人身及/或财产伤害及/或损失承担责任。

Printed in China by People's Medical Publishing House under special arrangement with Elsevier (Singapore) Pte Ltd. This edition is authorized for sale in the Chinese mainland only. Unauthorized sale of this edition is a violation of the contract.

神经外科手术核心技术

Core Techniques in Operative Neurosurgery

第 2 版

主　编　Rahul Jandial

主　审　周定标　张剑宁

主　译　卜　博　章文斌

副主译　伊志强　尚爱加　马驰原

人民卫生出版社

·北　京·

版权所有，侵权必究！

图书在版编目（CIP）数据

神经外科手术核心技术 /（美）拉胡尔·詹迪亚
（Rahul Jandial）主编；卜博，章文斌主译. —北京：
人民卫生出版社，2024.7
　ISBN 978-7-117-35868-2

Ⅰ. ①神…　Ⅱ. ①拉…②卜…③章…　Ⅲ. ①神经外
科手术　Ⅳ. ①R651

中国国家版本馆CIP数据核字（2024）第022645号

人卫智网	www.ipmph.com	医学教育、学术、考试、健康，购书智慧智能综合服务平台
人卫官网	www.pmph.com	人卫官方资讯发布平台

图字：01-2021-0244 号

神经外科手术核心技术

Shenjing Waike Shoushu Hexin Jishu

主　　译：卜　博　章文斌
出版发行：人民卫生出版社（中继线 010-59780011）
地　　址：北京市朝阳区潘家园南里 19 号
邮　　编：100021
E - mail：pmph @ pmph.com
购书热线：010-59787592　010-59787584　010-65264830
印　　刷：北京华联印刷有限公司
经　　销：新华书店
开　　本：889×1194　1/16　印张：31
字　　数：1190 千字
版　　次：2024 年 7 月第 1 版
印　　次：2024 年 8 月第 1 次印刷
标准书号：ISBN 978-7-117-35868-2
定　　价：338.00 元

打击盗版举报电话：010-59787491　E-mail：WQ @ pmph.com
质量问题联系电话：010-59787234　E-mail：zhiliang @ pmph.com
数字融合服务电话：4001118166　E-mail：zengzhi @ pmph.com

译者名录

（按姓氏汉语拼音排序）

卜　博　中国人民解放军总医院
陈利锋　中国人民解放军总医院
陈晓雷　中国人民解放军总医院
崔志强　中国人民解放军总医院
贺宝荣　西安交通大学医学院附属红会医院
姜红振　中国人民解放军总医院
凌至培　中国人民解放军总医院
芦　戬　山西医科大学附属太钢总医院
马驰原　中国人民解放军东部战区总医院
倪石磊　山东大学齐鲁医院
戚其超　山东大学齐鲁医院
乔广宇　中国人民解放军总医院
屈建强　西安交通大学第二附属医院
尚爱加　中国人民解放军总医院
施学东　北京大学第一医院
陶本章　中国人民解放军总医院
佟怀宇　中国人民解放军总医院
王　拓　西安交通大学第一附属医院
许正伟　西安交通大学医学院附属红会医院
伊志强　北京大学第一医院
尹一恒　中国人民解放军总医院
于　涛　北京大学第三医院
张　扬　北京大学第一医院
张西峰　中国人民解放军总医院
张艳阳　中国人民解放军总医院
章文斌　南京医科大学附属脑科医院
赵　博　中国人民解放军总医院第一医学中心
赵　强　保定市第一中心医院
郑　鲁　中国人民解放军联勤保障部队第九八九医院
朱侗明　复旦大学附属华山医院

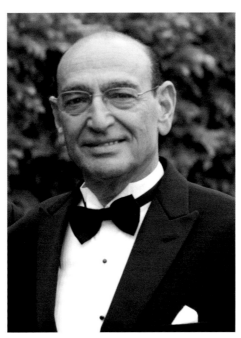

致对我一生最伟大、最持久的影响。
致我最好的老师、知己和导师。
致我的父亲 Satya Pal Jandial。
（1943—2018）

——Rahul Jandial

主编

Rahul Jandial, MD, PhD
Associate Professor of Neurosurgery
City of Hope Cancer Center
Los Angles, California

篇章编委

Frank L. Acosta, MD
Associate Professor of Neurological Surgery
Neurological Surgery
University of Southern California
Los Angeles, California

Joseph D. Ciacci, MD
Acting Chief of Academic Affairs,
    Residency Program Director
Department of Neurosurgery
University of California;
Department Chair
Neurosurgery
Veterans Affairs San Diego Healthcare
    System
San Diego, California

Steven Giannotta, MD
Professor and Chair of Neurological Surgery
University of Southern California
Los Angeles, California

Samuel A. Hughes, MD, PhD
Attending Neurosurgeon
Department of Neurosurgery and Spine
    Surgery
Northwest Permanente
Clackamas, Oregon

George I. Jallo, MD
Department of Neurosurgery
Johns Hopkins University School of
    Medicine
Baltimore, Maryland;
Institute for Brain Protection
    Sciences
Johns Hopkins All Children's
    Hospital
Saint Petersburg, Florida

Michael L. Levy, MD, PhD
Professor of Neurosurgery
Chief, Pediatric Neurosurgery
Division of Neurological Surgery
University of California, San Diego
Rady Children's Hospital of San Diego
San Diego, California

Alfred Ogden, MD
Assistant Professor
Neurosurgery
Columbia University
New York City, New York

Jon Park, MD, FRCSC
Saunders Family Professor of
    Neurosurgery
Chief, Spine Neurosurgery
Director, Spine Research Lab and
    Fellowship Program
Stanford University School of Medicine
Stanford, California

**Alfredo Quiñones-Hinojosa, MD,
FAANS, FACS**
William J. and Charles H. Mayo
    Professor Chair
Neurologic Surgery
Mayo Clinic
Jacksonville, Florida

Michael E. Sughrue, MD
Associate Professor
Department of Neurosurgery
University of Oklahoma Health Sciences
    Center
Oklahoma City, Oklahoma

编者名录

Natasha Abadilla

Frank L. Acosta, MD
Associate Professor of Neurological Surgery
Neurological Surgery
University of Southern California
Los Angeles, California

Oluwaseun Akinduro, MD
Resident Physician
Department of Neurological Surgery
Mayo Clinic Florida
Jacksonville, Florida

John Alksne, MD
University of Southern California
Department of Neurosurgery
San Diego, California

Behnam Badie, MD
City of Hope
Comprehensive Cancer Center
Duarte, California

Cordell M. Baker, BS
Senior Neurosurgery Research Assistant
Department of Neurosurgery
University of Oklahoma Health Sciences
    Center
Oklahoma City, Oklahoma

Angela Bohnen, MD
Mayo Clinic
Department of Neurosurgery
Jacksonville, Florida

Markus Bookland, MD
Assistant Professor of Surgery
Division of Neurosurgery
University of Connecticut School of
    Medicine
Connecticut Children's Medical Center
Farmington, Connecticut

Robert G. Briggs, BS
Medical Student
Department of Neurosurgery
University of Oklahoma Health Science
    Center
Oklahoma City, Oklahoma

Mark Diamante Calayag, MD
Kaiser Permanente physicians
Fontana Medical Center
Fontana, California;
Ontario Medical Center
Ontario, Canada

Mark J. Carmichael

Kaisorn L. Chaichana, MD
Assistant Professor
Neurosurgery
Mayo Clinic
Jacksonville, Florida

Alvin Y. Chan, BS
Senior Medical Student
Medical College of Wisconsin
Milwaukee, Wisconsin

Yi-Ren Chen, MD, MPH
Resident
Neurosurgery
Stanford
Palo Alto, California

Joseph D. Ciacci, MD
Acting Chief of Academic Affairs,
    Residency Program Director
Department of Neurosurgery
University of California;
Department Chair
Neurosurgery
Veterans Affairs San Diego Healthcare
    System
San Diego, California

Daniel R. Cleary, MD, PhD
Resident Physician
Neurosurgery
University of California San Diego
La Jolla, California

William Clifton, MD
Physician
Neurological Surgery
Mayo Clinic
Jacksonville, Florida

Geoffrey P. Colby, MD, PhD, FAANS
Associate Professor of Neurosurgery
UCLA
Los Angeles, California

Andrew K. Conner, MD
Resident Physician
Department of Neurosurgery
University of Oklahoma Health Sciences
    Center
Oklahoma City, Oklahoma

Cecilia L. Dalle Ore, MD
Resident Physician
Department of Neurological Surgery
University of California, San Francisco
San Francisco, California

Steven Giannotta, MD
Professor and Chair of Neurological
    Surgery
University of Southern California
Los Angeles, California

Siraj Gibani, MD
Stanford University
Neurosurgery
Stanford, California

Chad A. Glenn, MD
Assisstant Professor
Neurosurgery
University of Oklahoma Health Sciences
    Center
Oklahoma City, Oklahoma

David Gonda, MD
Professor of Neurosurgery,
Chief, Pediatric Neurosurgery
Division of Neurological Surgery
University of California, San Diego
Rady Children's Hospital of San Diego
San Diego, California

Sanjeet S. Grewal, MD
Neurosurgery Resident
Department of Neurosurgery
Mayo Clinic Florida
Jacksonvile, Florida

Mihir Gupta, MD
Resident Physician
Neurosurgery
University of California
    San Diego
La Jolla, California

Raymond J. Hah, MD
Assistant Professor
Orthopaedic Surgery
Keck School of Medicine of USC
Los Angeles, California

Sara Hartnett, MD
Department of Neurosurgery and Brain
    Repair
University of South Florida Morsani
    College of Medicine
Tampa, Florida

Brian Hirshman, MD
Resident
Department of Neurosurgery
UC, San Diego
La Jolla, California

Reid R. Hoshide, MD, MPH
Neurosurgeon
Department of Neurosurgery
University of California - San Diego
San Diego, California

Samuel A. Hughes, MD, PhD
Attending Neurosurgeon
Department of Neurosurgery and Spine
    Surgery
Northwest Permanente
Clackamas, Oregon

Robert E. Isaacs, MD
Durham, North Carolina

George I. Jallo, MD
Department of Neurosurgery
Johns Hopkins University School of
　Medicine
Baltimore, Maryland;
Institute for Brain Protection Sciences
Johns Hopkins All Children's Hospital
Saint Petersburg, Florida

Jack Jallo, MD, PhD
Professor of Neurosurgery
Department of Neurosurgery
Thomas Jefferson University Sidney
　Kimmel Medical College
Philadelphia, Pennsylvania

Rahul Jandial, MD, PhD
Associate Professor of Neurosurgery
City of Hope Cancer Center
Los Angeles, California

Harrison Ford Kay, MD
LAC+USC Medical Center
Orthopaedic Surgery
University of Southern California
Los Angeles, California

Usman A. Khan, MD, PhD
Resident
Neurological Surgery
University of California - San Diego
San Diego, California

Marco Lee, MD
Clinical Professor, Neurosurgery
Chief, Santa Clara Valley Medical
　Center
Stanford University School of Medicine
Stanford, California

Michael L. Levy, MD, PhD
Professor of Neurosurgery,
Chief, Pediatric Neurosurgery
Division of Neurological Surgery
University of California, San Diego
Rady Children's Hospital of San Diego
San Diego, California

Michael Lim, MD
Director of Brain Tumor
　Immunotherapy
Professor of Neurosurgery
Johns Hopkins Medicine
Baltimore, Maryland

John C. Liu, MD
Professor Neurosurgery
Keck USC School of Medicine
Los Angeles, California

Daniel C. Lu, MD, PhD
Neurosurgery
Ronald Reagan UCLA Medical Center
Santa Monica, California

Larry Lundy, MD
Associate Professor Otolaryngology and
　Neurosurgery
Otolaryngology - Head and Neck
　Surgery
Mayo Clinic Florida
Jacksonville, Florida

Geoffrey T. Manley, MD, PhD
Professor in Residence
Department of Neurological Surgery
University of California San Francisco
San Francisco, California

Joel R. Martin, MD
Department of Neurosurgery
University of California, San Diego
San Diego, California

Meleine Martinez-Sosa, MD
Department of Neurosurgery and Brain
　Repair
University of South Florida Morsani
　College of Medicine
Tampa, Florida

Michael William McDermott, MD
Professor of Neurological Surgery
Neurosurgery
UCSF
San Francisco, California

Yagmur Muftuoglu

Praveen V. Mummaneni, MD
Neurological Surgery
University of California San Francisco
　Medical Center
San Francisco, California

Valli P. Mummaneni, MD
Associate Clinical Professor
Department of Anesthesiology
University of California, San Francisco
San Francisco, California

Javan Nation, MD
Rady Children's Hospital, San Diego
San Diego, California

John E. O'Toole, MD, MS
Professor
Neurosurgery
Rush University Medical Center
Chicago, Illinois

Alfred Ogden, MD
Asst Professor
Neurosurgery
Columbia University
New York City, New York

Alessandro Olivi, MD
Institute of Neurosurgery
Agostino Gemelli University Hospital
Catholic University of Rome
Rome, Italy

Brooks Osburn, MD
Department of Neurosurgery and Brain
　Repair
University of South Florida Morsani
　College of Medicine
Tampa, Florida

Eva F. Pamias-Portalatin, MD
Clinical Assistant Professor
University of Pittsburgh
Department of Neurological Surgery
UPMC Pinnacle
Pittsburgh, Pennsylvania

Jon Park, MD, FRCSC
Saunders Family Professor of
　Neurosurgery
Chief, Spine Neurosurgery
Director, Spine Research Lab and
　Fellowship Program
Stanford University School
　of Medicine
Stanford, California

Andrew T. Parsa, MD
Honorary/Internal Author - Deceased

Courtney Pendleton, MD
Department of Neurosurgery
Thomas Jefferson University
　Sidney Kimmel Medical
　College
Philadelphia, Pennsylvania

Mick Perez-Cruet, MD, MSc
Vice Chairman and Professor
Neurosurgery
Oakland University William Beaumont
　Medical School
Royal Oak, Michigan

Maria Peris-Celda, MD, PhD
Neurosurgical Skull Base Oncology
　Fellow
Neurological Surgery
Mayo Clinic
Rochester

Matthew B. Potts, MD
Assistant Professor
Department of Neurosurgery
Northwestern University
Chicago, Illinois

**Alfredo Quiñones-Hinojosa, MD,
FAANS, FACS**
William J. and Charles H. Mayo
　Professor Chair
Neurologic Surgery
Mayo Clinic
Jacksonville, Florida

Pablo F. Recinos, MD
Department of Neurosurgery
Cleveland Clinic
Cleveland, Ohio

Karim ReFaey, MD
Post Doctoral Fellow
Department of Neurosurgery
Mayo Clinic
Jacksonville, Florida

Douglas Reh, MD
Otolaryngology
Ear, Nose and Throat Associates
Towson, Maryland

Robert Charles Rennert, MD
Resident Physician
Department of Neurosurgery
University of California -
　San Diego
La Jolla, California

Santano Rosario

Jonathan Russin, MD
Assistant Professor of Neurological Surgery
Neurosurgery
University of Southern California
Los Angeles, California

Nader Sanai, MD
J.N. Harber Professor of Neurological
    Surgery
Department of Neurological Surgery
Barrow Neurological Institute
Phoenix, Arizona

Carlos E. Sanchez, MD
Assistant Professor
Pediatric Neurosurgery
Children's National Medical Center;
Principle Investigator
Center for Cancer and Immunology
    Research
Children's National Medical Center
Washington, District of Columbia

Nir Shimony, MD
Institute for Brain Protection Sciences
Johns Hopkins Medicine
Johns Hopkins All Children's Hospital
Saint Petersburg, Florida

Donald A. Smith, MD
Department of Neurosurgery and Brain
    Repair
University of South Florida Morsani
    College of Medicine
Tampa, Florida

Gary K. Steinberg, MD, PhD
Bernard and Ronni Lacroute-William
    Randolph Hearst Professor of
    Neurosurgery and the Neurosciences,
Chair, Neurosurgery
Stanford University School
    of Medicine
Stanford, California

Shirley I. Stiver, MD, PhD
Neurosurgeon
San Francisco, California

Michael E. Sughrue, MD
Associate Professor
Department of Neurosurgery
University of Oklahoma Health Sciences
    Center
Oklahoma City, Oklahoma

Patrick A. Sugrue, MD
Northwestern Medicine
Lakeforest Hospital
Lake Forest, Illinois

Ramesh Teegala, MD
International Spine Fellow
Spinal Surgery and Spine Center
University of California, San Francisco
San Francisco, California

Gerald F. Tuite, MD
Department of Neurosurgery
Institute for Brain Protection Sciences
Johns Hopkins All Children's Hospital
Saint Petersburg, Florida

Andrew Victores, MD
Otolaryngology
Baptist Hospitals of Southeast Texas
Beaumont, Texas

Andrew C. Vivas, MD
Department of Neurosurgery and Brain
    Repair
University of South Florida Morsani
    College of Medicine
Tampa, Florida

Tito Vivas-Buitrago, MD
Post-Doctoral Fellow
Department of Neurosurgery
Mayo Clinic
Jacksonville, Florida;
Universidad de Santander UDES
Bucaramanga, Colombia

Benjamin Yim, MD
Resident Physician
Neurosurgery
University of Southern California
Los Angeles, California

Jang Won Yoon, MD, MS
Neurosurgery
Mayo Clinic
Jacksonville, Florida

前言

《神经外科手术核心技术》的写作构想来自于我们对神经外科教学情况的清楚了解。现在,医学信息的发展正在经历文艺复兴式的变革,强劲的需求和空前的机遇使编辑出版数字化教科书的任务落在我们肩上。不久的将来,书本版次和页数将成为过时的概念,因为信息在不断地更新,最新的数字化资源即可同步更新。在这个变革期,神经外科这一医学顶峰中最具有挑战性、最复杂的专业,处于风口浪尖的前沿位置。

本书的结构分为两部分:颅脑部和脊柱脊髓部。各章节独特的层次编排使读者可在手术前进行方便快捷的检索,例如"适应证"、"禁忌证"、"手术计划和体位"等。如果有更进一步的深入需求和思考,"大师锦囊"和"紧急脱困"栏目更是浓缩的精华,是大量文献和作者多年丰富临床经验的总结。无论是需要查找神经外科手术步骤的住院医生,还是寻求罕见手术方法的高年资医生,都可以从本书中迅速得到他们所需求的信息,了解拟进行手术的资料。本书既可以用来进行快速的资料检索,也为术者深入阅读指明了方向。

我们的目的是让《神经外科手术核心技术》发挥一个连接优秀传统纸质教科书和可容纳海量数据的数字图书的桥梁作用。印刷术是传统说教式知识传播方法和模式的终点,它使知识经验唾手可及并可复制,而这在以前绝无可能实现。现在,同样的转折点已经来临,纸质媒体向电子媒体的转变过程可以说是一个难以磨灭的冲击。我希望《神经外科手术核心技术》能领导这种进步潮流。

Rahul Jandial

致谢

感谢爱思唯尔团队，是他们帮助这个项目取得了成果：Belinda Kuhn、Joanie Milnes 和 Beula Christopher。

Rahul Jandial

目录

视频目录

第一章　总论

第1节　翼点入路（额蝶颞）开颅术

Tito Vivas-Buitrago, Angela Bohnen, Geoffrey P. Colby and Alfredo Quiñones-Hinojosa

适应证

- 可显露蝶骨翼、鞍上区、鞍区、海绵窦和斜坡上部。
- 前循环和后循环（基底动脉上部及其分支的近端）动脉瘤的夹闭。
- 颅前窝和颅中窝轴外肿瘤，额叶外侧和颞叶轴内肿瘤。
- 外侧裂周围额叶、颞叶的动静脉畸形。

禁忌证

- 高位的基底动脉瘤。动脉瘤颈明显地高于后床突的位置，从此入路难以到达，因为顶部的角度不够。

- 向上极度扩展生长的巨大鞍旁和鞍区肿瘤，从此入路难以到达，也因为顶部的角度不够。

手术计划和体位

- 切皮前所有患者都必须应用抗生素，可根据实际情况重复给药。根据具体的病情可用激素、抗癫痫药物和甘露醇。

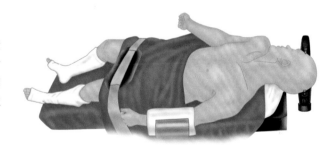

图1-1　体位和头位。患者头部置于Mayfield头架内。注意头钉要远离切口。头架钳的后部头钉在枕部赤道，单钉侧在对侧额部眶上赤道。仰卧位，头部向对侧旋转，可根据具体肿瘤位置决定旋转15°~60°。头部可适当侧屈，让颧骨的颧突位于术野的最高点。这样可让额叶自然下垂，与颅前窝底分离

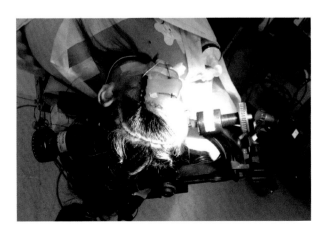

图1-2　计划和切口标志。在画切口线之前，一定要确认并标记出中线的位置。翼点骨瓣开颅的切口为弧形。切口从颧弓根部（耳屏前1cm）向颞线方向延长，在此处可根据计划显露范围的不同，将切口向前弯或向后弯。第二段切口在颞线上方向前弯曲，恰位于中线发际内

手术步骤

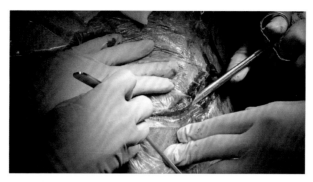

图 1-3 翻起皮瓣。从前方靠中线处的切口开始,向颞线方向翻开,用 10 号刀片全层切开头皮(包括帽状腱膜和骨膜)到骨面。用 Raney 夹夹住皮缘以止血。可将塑料布和布巾单与皮缘夹在一起,可以将布巾单固定;这一措施也可以在头皮较薄的情况下将 Raney 夹固定住。将这一步的 Raney 夹固定好后,再开始下一段头皮切开。在切开皮肤前用器械(如组织剪)在留下来的皮下与颞筋膜间钝性分离,皮肤切开到颞肌筋膜水平,必要时钝性分离以保护颞浅动脉,Raney 夹夹住皮缘

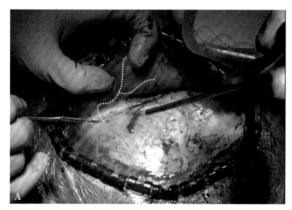 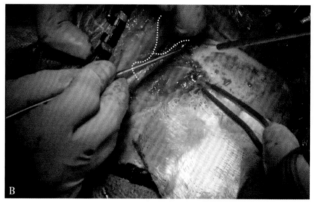

图 1-4 保护面神经的额支。面神经的额支位于颞浅筋膜深面的纤维脂肪组织内(脂肪垫)。皮瓣翻向前,直到看到脂肪垫,在此处切开筋膜(A),面神经额支随着筋膜间的剥离随皮瓣一并翻起(B)

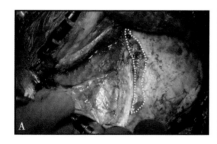 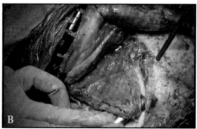 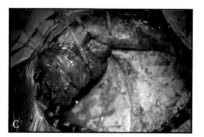

图 1-5 剥离抬起颞肌。在颞上线的外侧切开颞肌,向后剥离。沿着颞线,保留一个颞肌条。继续向下切除到颞弓(A)。其余的颞肌用骨膜剥离器在骨膜下剥离,以保护颞深动脉和神经(B)。颞肌向前下翻,间断缝合数针悬吊或用拉钩固定肌瓣(C)

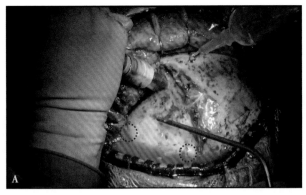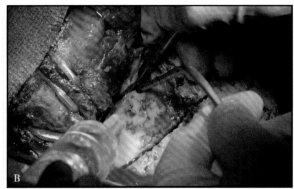

图 1-6　根据术者的需要，钻孔 1~5 枚。我们建议至少在以下部位至少钻孔 3 枚：①关键孔：额颞缝后颞线下；②颧弓根上方；③颞线下方（预留的颞肌条后部的下方）（A）。在这些部位钻孔对外貌影响比较小，因为这些骨孔均位于肌肉的下方。关键孔最好使用直径 5mm 的开颅钻。在每一个骨孔处，用 Penfield3 号剥离子分离硬膜和颅骨，用铣刀连接各个骨孔，这样才能将 Lahey 牵开器轻松地置入。跨过蝶骨嵴的部位，关键孔和颧弓根上缘骨孔间，则需要用小号磨钻磨出一个骨槽（B）

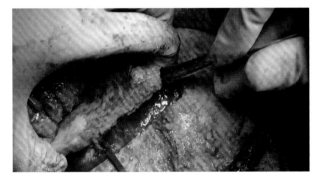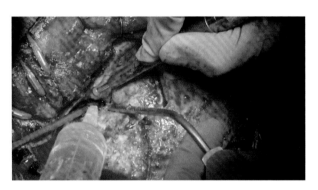

图 1-7　取下骨瓣。用 Penfield3 号剥离子游离硬膜和颅骨，通过使蝶骨大翼可控性骨折以游离骨瓣

图 1-8　根据显露需要，进一步磨除额骨及蝶骨。颞骨用咬骨钳咬除肌瓣下颞骨鳞部的前部，以显露颞下。为了显露鞍区、鞍上和前颅底的病变，需要用高速磨钻进一步磨除蝶骨小翼，以提供更好的视角。这些步骤完成后，悬吊硬膜，以防止术后形成硬膜外血肿

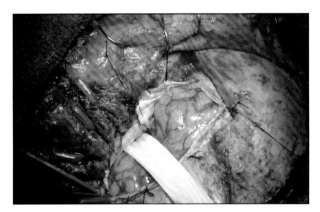

图 1-9　翻起硬膜瓣。打开硬膜前，弧形剪开硬膜形成一半圆形硬膜瓣并向前翻。最初的硬膜切口应该远离外侧裂，翻开硬膜时要格外小心地分离桥静脉和其他粘连。骨质处理要充分，使骨窗前缘向前翻的硬膜平坦无遮挡，悬吊硬膜的进针点要尽量低，以防止硬膜脱入术野，阻挡术者视野

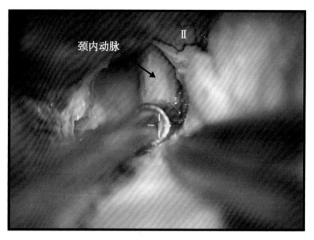

图 1-10 解剖。此入路可显露的解剖结构包括第Ⅰ、Ⅱ、Ⅲ对脑神经、视交叉、海绵窦、基底动脉、颈内动脉、大脑前动脉、大脑中动脉和前床突

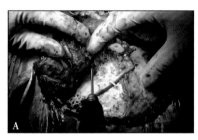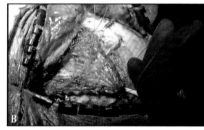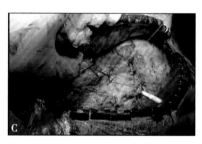

图 1-11 关颅。当用 4-0 编织尼龙线缝合硬膜后,硬膜的中心缝合一针悬吊,骨瓣对位并用专用钛板覆盖骨孔固定(A)。经皮穿刺置入引流管,位于颞肌瓣的下方。颞肌用不可吸收的线缝合于预先留置的颞肌条上(B)。别忘记缝合筋膜间分离时的筋膜(C),以保持面部外形。皮瓣复位,分帽状腱膜和皮肤两层缝合

大师锦囊

- 保护颞浅动脉(STA)。
- 用钛板颅骨成形修复额颞窝可以取得极佳的美容效果。这一入路减少了术后远期肌肉下陷和这一区域的外貌缺陷。
- 翼点入路和其他入路结合可以产生很多扩展(比如眶颧颞入路),以增加工作空间。
- 巨大的病变需要额外的骨质切除,以减少脑组织牵拉。

隐患
- 开放额窦可能导致脑脊液漏、气颅、颅内感染。

紧急脱困

- 当额窦开放时,应该对额窦进行完全颅化,并清除窦内容物,用带蒂肌瓣填塞,预防术后感染和脑脊液漏。
- 当眶或眶骨膜打开时,应该仔细止血,在开口处填塞氧化纤维素,并用双极电凝电灼任何明显出血的血管。

(卜 博)

第 2 节　幕上枕部骨瓣开颅术

Karim ReFaey，Kaisorn L. Chaichana and Alfredo Quiñones-Hinojosa

适应证

- 经枕开颅术是一个较为通用的入路，可以较好地显露枕叶、小脑幕、窦汇、横窦、乙状窦，以及与上述结构相关的病变、血管畸形和先天性异常。

禁忌证

- 永久阻碍颈部屈曲或复位的颈椎病变。
- 永久卵圆孔未闭的患者（如果手术体位为坐位或半坐位，术前应进行超声心动图检查）。

手术计划和体位

- 三种*体位可在经枕开颅术中应用。

俯卧位

　　俯卧 Concorde 位：此位更适合于靠近幕区、窦汇和松果体区的中线病灶。患者置于俯卧位，头钉头架固定。头部弯曲，高于心脏位置，手术目标区域置于最高点。调整手术床使切口平行于地面。应在患者处于仰卧位时，行心前多普勒检查和喉插管，并留置具备空气栓塞吸除能力的中心静脉导管。

　　公园长椅位：也称为四分之三俯卧位，是侧卧位的一种改良。此术式最适用于靠近枕旁、顶枕叶和颞枕区的病灶。在转动头部之前，先将头部固定于头架上。头部弯曲，头顶部向地板倾斜。由于过度的颈部屈曲和 / 或侧旋可能会阻碍静脉回流，因此应注意。适当使用衬垫，以避免压迫损伤，尤其是尺神经、臂丛和腘窝。受压侧上臂置于手术台边缘，由吊带支撑。对侧上臂朝向躯干，垫以枕头或卷垫，并将肘部固定。这个姿势使枕叶因重力作用与大脑镰间隙增大，减少了术中牵拉。

---

*译者注：直立坐位现在临床应用较少，原著此处未做详细陈述。

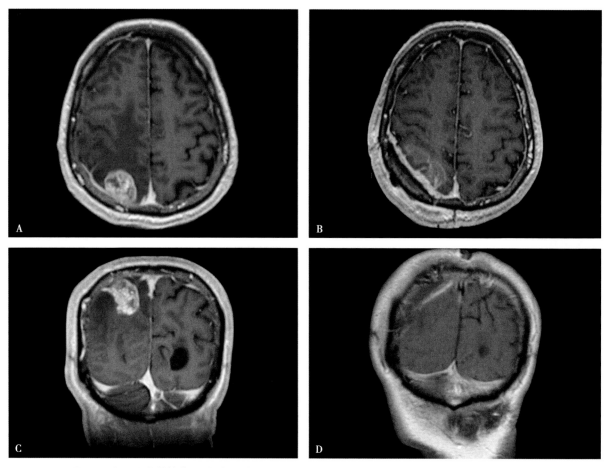

图2-1 (A,C)术前轴位、冠状位 T1 加权增强 MRI 显示右枕病变不均匀增强。(B,D)术后轴位、冠状位 T1 加权 MRI 显示采用幕上经枕入路全切右枕病灶

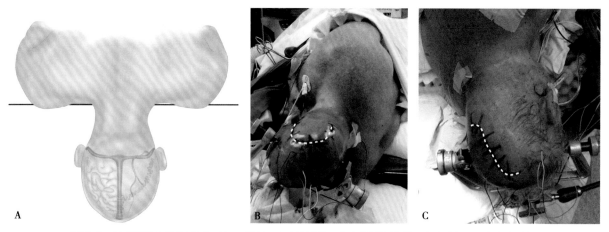

图2-2 枕骨开颅不同的体位及切口设计。(A)俯卧位。(B)公园长椅位,马蹄形切口。(C)公园长椅位,S 形切口

手术步骤

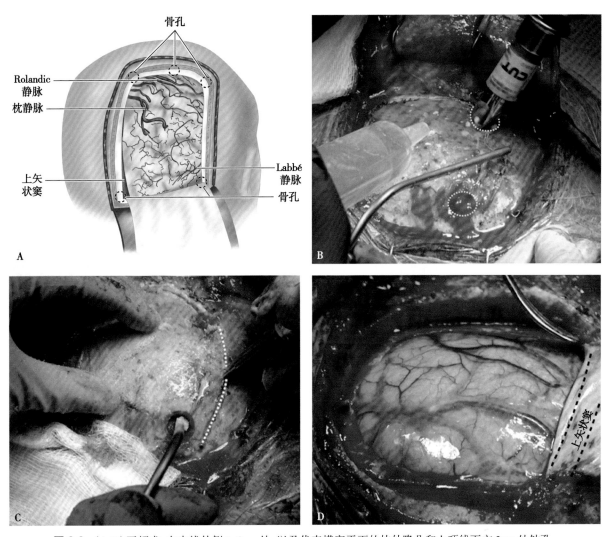

图 2-3 （A-D）开颅术：在中线外侧 1~2cm 处，以及代表横窦平面的枕外隆凸和上项线下方 2cm 处钻孔。经皮质入路开颅显露至距离矢状窦 2cm 以内即可，但经后半球间入路或枕下入路可能需要部分或完全显露上矢状窦或横窦。骨瓣的设计以横窦为下界，矢状窦为内界

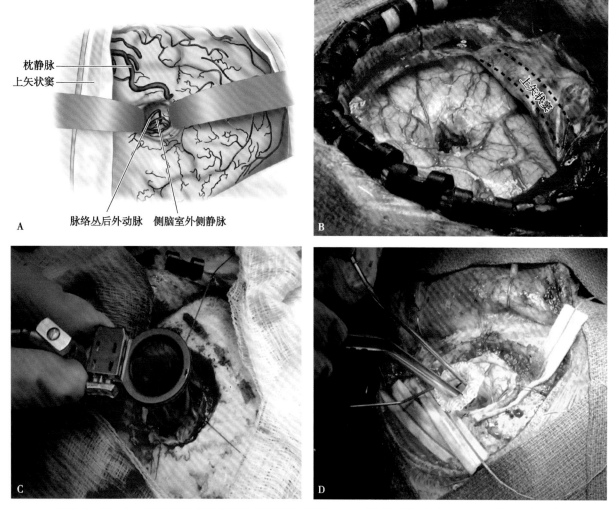

枕静脉

上矢状窦

脉络丛后外动脉　　侧脑室外侧静脉

A

B

上矢状窦

C

D

图 2-4　幕上经枕皮质入路：以矢状窦为基底部切开硬膜。(A,B)可以直接暴露枕叶，也能到达脑室。微创管状牵开系统(Vycor)(C)或套管(Brainpath)(D)应用于脑深部病变，可以避免与牵拉相关的皮质损伤。管状牵开系统可应用于位于或靠近视束的病灶，它提供了安全的通路，并尽量减少了对枕极等视觉功能区的操作

大师锦囊

- 为减少坐位手术时气栓发生的可能性,术中需对术野持续生理盐水冲洗,密切监测呼气末 CO_2,并予以中心静脉置管,必要时清除静脉内气体。同时,确保所有的骨缘都用骨蜡封闭。
- 靠近距状裂的枕叶病变应小心,距状裂是初级视觉皮层(V1)的解剖标志和 Gennari 线的位置。
- 在跨小脑幕切迹的大型双侧占位的病例中,单侧枕叶经小脑幕入路,可通过切开大脑镰及对侧小脑幕来获得更好的暴露,以达到全切病变的目的,确保避免损伤直窦。
- 枕叶经小脑幕入路,通过小脑中央前裂可以为小脑半球前部提供一个较好的工作视角。
- 半球间枕叶经小脑幕入路,推荐用于小脑中央前裂上部且主要向上外侧生长至切迹后部位的占位病变,因为其减少了枕叶的牵拉及短暂视觉丧失的发生。
- 弥散张量成像可以帮助明确进入枕叶的通道,以减少潜在的术后视野缺损。

隐患

- 空气栓塞。
- 由于过度或长时间的牵拉而造成的脑损伤。
- 开颅对硬脑膜或静脉窦的损伤。
- 未达到水密缝合导致的脑脊液漏。
- 关闭过程中硬膜复位欠佳导致的术后硬膜外血肿。
- 桥静脉的撕裂。

紧急脱困

- 压迫静脉窦 5 分钟可以暂时控制静脉窦的出血。明胶海绵及纤维胶亦可以用于修补静脉窦的小型破损。可用补片或行旁路静脉重建,术后需使用抗凝药物,以避免静脉血栓。
- 在乳突气房开放的病例中,可以行脂肪填塞。较小的开口可以骨蜡封闭。

(章文斌 朱侗明)

第 3 节　颞部和额颞骨瓣开颅术

William Clifton，Karim ReFaey and Alfredo Quiñones-Hinojosa

适应证

　　额颞"翼点"开颅术是颅底入路使用频率最高的主要方法。

- 药物难治性癫痫患者的颞叶切除术(前颞叶切除术或选择性海马杏仁核切除术)。
- 蝶骨嵴脑膜瘤和额/颞叶轴内肿瘤切除。
- 进入侧脑室颞角的血管或肿瘤性病变。
- 病因不明的颞叶病变,如感染。
- 创伤性病变,如硬膜下/硬膜外血肿,额叶基底脑实质挫伤。
- 血管病变,如动脉瘤、额/颞叶动静脉畸形、海绵状血管瘤。

禁忌证

- 如占位侵及侧裂以上区域或累及额叶基底面,则单纯颞叶开颅不能满足侧裂以上占位的切除,开颅范围需要向额部扩大。
- 如占位位于优势半球,则需术前行功能磁共振检查,定位语言区的具体皮质位置,然后行术中唤醒开颅。

手术计划和体位

- 患者取仰卧位,以一小卷枕垫于同侧肩下。在头钉固定时头部旋转定位时要考虑病灶的位置。为了便于显露蝶骨嵴内侧和视神经-颈内动脉池,应以颧骨隆起为最高点。

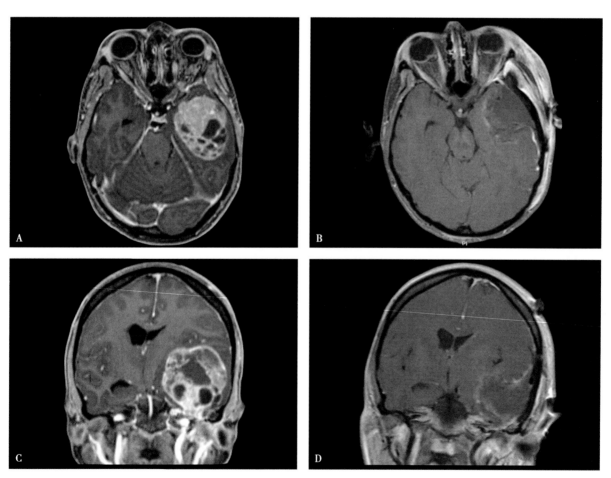

图 3-1　术前和术后轴位和冠状位 T1 增强加权 MRI 显示一个大的轴内病变(A,C),采用额颞入路全切除(B,D)

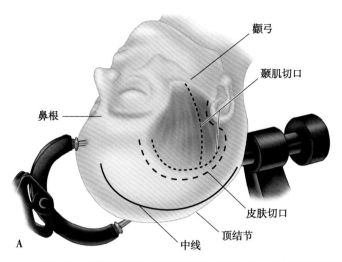

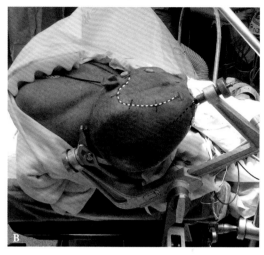

图 3-2 额颞叶开颅体位摆放及切口设计。(A)头钉的放置必须考虑到切口,并应避免颅骨较薄的部位,以防止并发症。较大的虚线提示皮肤切口,较小的虚线提示颞肌切口。(B)术中照片显示一种体位及头钉放置的方式,并用体位垫保护肢体。头部向切口(虚线)对侧稍旋转。头部旋转的程度取决于病变位置

- 在手术时间长的病例中,应注意所有身体受压部位都要做好衬垫,以避免受伤。
- 可以在前额区发际线后面或耳后放置单个头钉。
- 切口应呈弧形,并完全保持在发际线内,在耳屏前 1cm 处,以保护颞浅动脉。
- 颧弓是中颅底的标志,切口应该低至颧弓,以显露颞极和颞下回。

手术步骤

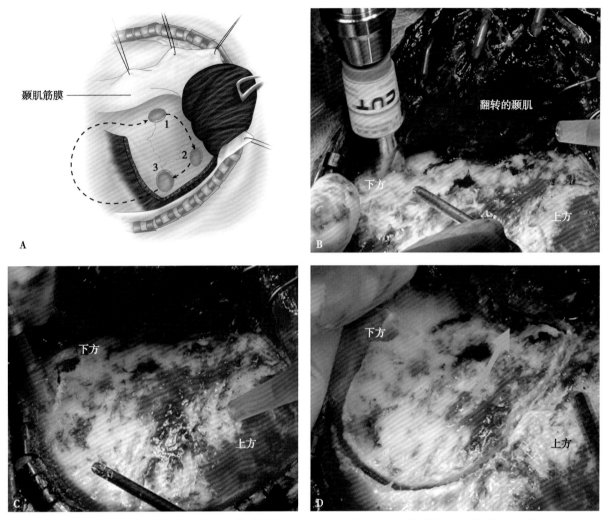

颞肌筋膜

翻转的颞肌

下方

上方

A

B

下方

上方

C

下方

上方

D

图 3-3　(A)将皮瓣向前翻转,可根据病变的位置及需要切除的范围,选择做单纯颞骨开颅或者是扩大额颞开颅。理想状态下,骨孔位于肌肉下方,可以获得较好的术后外观。颞肌条需为关颅缝合而保留。选择性颞骨开颅可以通过铣开关键孔(1)及颞下(2)及颞后(3)骨孔的连线。单独蝶骨嵴磨除(图 D 蓝色箭头)在抬起骨瓣时是必要的。(B)显示颞部钻孔的术中照片。(C,D)用开颅铣刀和钻头完成开颅手术

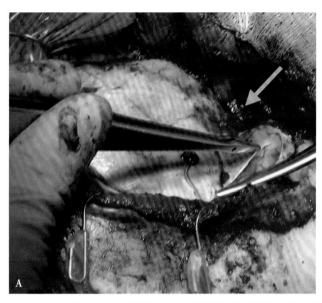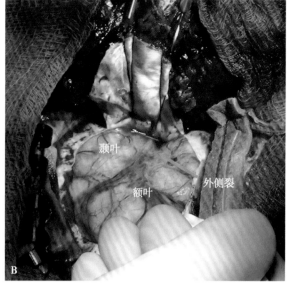

图3-4　（A）用剪刀打开硬脑膜，向前翻转至蓝色箭头所指的蝶骨嵴残端方向。（B）暴露额叶和颞叶的蛛网膜和软脑膜，在打开硬膜的过程之中，除了要保护侧裂静脉以外，亦要保护Labbé静脉。需要补充的是，术者需要注意引流向蝶顶窦的颞静脉。如果必要的时候，可以尽量靠近颞叶，在可控情况下予以电凝切断该静脉，以防止难以控制的静脉窦出血

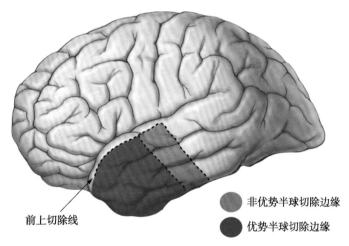

图3-5　对于前颞叶切除，脑实质切除的大小取决于受累半球是否为优势半球。在优势半球，在颞中回，切除范围从颅中窝的前壁（颞极）到后方，距离为4~5cm，而在非优势半球，该距离为5~6cm

大师锦囊

- 应限制帽状腱膜下剥离,以保护面神经额支。
- 硬脑膜开口应远离侧裂,以保护引流静脉。
- 对于外伤或大型肿瘤,开颅尺寸越大越好。
- 对于优势半球患者,在整个手术过程中必须始终关注皮质和血管解剖,以避免术后神经功能并发症障碍。

隐患

- 到达基底池受限,尤其是颞极比较肥厚的患者。对于外伤的患者,开颅范围仅仅局限于额颞部可能达不到充分减压的目的。

紧急脱困

- 眶缘、颧弓及眶颧截骨术可用于辅助传统的额颞翼点入路,以达到显露颅底深部占位,并可减少脑组织的牵拉。此外,切口可延伸至中线以增加暴露面积,必要时可到达上矢状窦。

（朱侗明　章文斌）

第4节 颞下（硬膜内和硬膜外）开颅术

Sanjeet S. Grewal, Tito Vivas-Buitrago and Alfredo Quiñones-Hinojosa

适应证

- 此入路适合颅中窝（如海绵窦、颞叶内侧、小脑幕、岩骨及小脑幕切迹等）及颅后窝（岩斜区的脑外病变和小脑上部前内侧的脑内病变）。
- 对于右侧（非主侧）硬膜内病变，颞下硬膜下入路是较为理想的入路。
- 小脑幕切开、颧弓离断、岩骨前磨除等辅助操作可为该入路提供更多的操作空间和手术视角。

禁忌证

- 术前影像学提示 Labbé 静脉位于设计的手术路径上。
- 左侧硬膜下入路必须谨慎，因为 Labbé 静脉损伤的风险可能导致优势半球大面积颞叶梗死。
- 病变延伸至内听道以下［小脑幕切开、岩上窦结扎、切除岩骨（经 Kawase 三角）均不能充分足够地暴露］。

手术计划和体位

- 术前进行磁共振静脉成像以确定 Labbé 静脉的管径和走行。
- 可以在头架固定前置入腰大池引流管，以利于颞叶牵拉。
- 根据标准操作流程进行硬膜缝合和颅骨重建；因颅中窝底骨组织的磨除，该处的颅骨重建可结合钛板进行重塑。在手术结束时去除腰大池引流管。

手术步骤

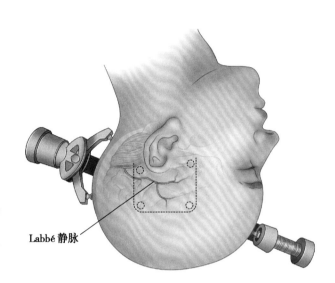

图 4-1 在颧根部作马蹄形切口，向上至颞上线，再向下拐止于星点。操作过程中，应尽力保护颞浅动脉及其分支，以备必要时行搭桥之用。用骨膜剥离器形成肌皮瓣并向下牵拉。分离操作过程中，术者需注意外耳道的软骨部分，可能无意中损伤。颞部开颅骨孔的位置如下：颞骨鳞部颧弓根处，颞上线，星点平颅中窝平面处，最后一个骨孔位于 Labbé 静脉汇入横窦的后上方。开颅器铣出一个与颅中窝底平面平齐的骨瓣。将近三分之二的骨窗是位于外耳道之前的，这样可以最大限度地通过磨钻来显露颅中窝底，咬骨钳及切割钻都可以用来达到该目的。如乳突气房开放，则以骨蜡封闭

4

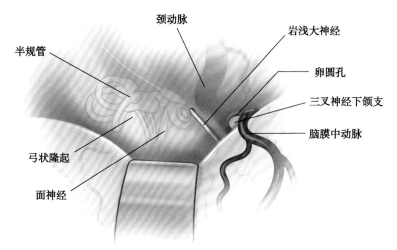

半规管

颈动脉

岩浅大神经

卵圆孔

三叉神经下颌支

脑膜中动脉

弓状隆起

面神经

图 4-2　进行硬膜外剥离时,对于脑膜中动脉定位和电凝是很重要的,其通过棘孔进入颅中窝。其他的显露标志有:弓状隆起与上半规管对应,岩浅大神经描绘出 Kawase 及 Glasscock 三角的外侧及内侧面,这对于安全磨除紧靠颈内动脉岩骨段的骨组织十分重要。三叉神经的下颌支穿出卵圆孔。任何的颅中窝磨除都需在硬膜打开之前

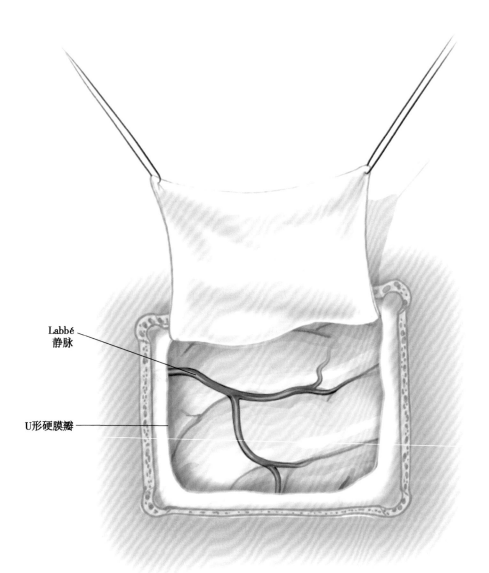

Labbé
静脉

U形硬膜瓣

图 4-3　作一底边朝下的 U 形硬膜瓣。在此过程中,需特别注意保护 Labbé 静脉。切开硬膜后,即可显露和保护 Labbé 静脉。在颞叶下进行分离后,可见到颞下窝的静脉引流入小脑幕硬膜湖并可看到横窦。这些血管结构与 Labbé 静脉的血流有相互沟通,当需要安全截断这些血管时需要考虑到这一点,做到可控阻断

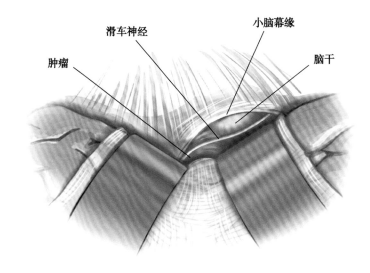

滑车神经　小脑幕缘

肿瘤　脑干

图4-4　此时经颞下分离后，才可用可调节脑压板抬起颞叶。为使此项操作相对容易，充分减轻脑组织的肿胀是必须的。术前腰穿置管脑脊液引流，麻醉过度通气及通过甘露醇、呋塞米利尿均可达到目的。当可看见脑干及周边血管结构时，颞下分离即可结束

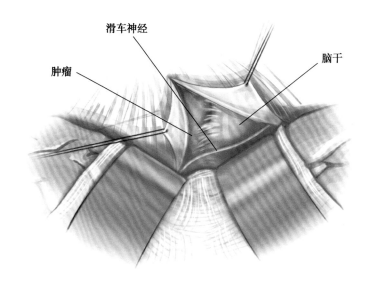

滑车神经

肿瘤　脑干

图4-5　将小脑幕缘沿从外侧到内侧方向切开，到达颅后窝。需显露滑车神经走行，因其自中脑发出后进入小脑幕缘。沿计划好的切口边缘以双极电凝处理后，以11号刀片切开小脑幕缘，从而控制小脑幕静脉窦及 Bernasconi-Cassinari 动脉的出血。切开的小脑幕前后瓣分别以 4-0 缝线缝合牵开。然后，可根据目标病变的情况行进一步分离

大师锦囊

- 主要风险是损伤重要静脉结构，导致颞叶静脉梗死或水肿。在处理这些结构时需要非常谨慎，术者需充分评估。
- 充分的脑组织减压及合适的体位是极其重要的，这样才能将对颞叶的牵拉减低到最小程度，并便于分离。
- 当脑组织饱满而足够的松弛亦不能实现，或者 Labbé 静脉入点太近极易在脑组织牵拉中受损时，则可经颞下回皮质进行病变切除。

隐患

- 为了避免静脉梗死，在解剖过程中尽早识别和保护 Labbé 静脉，并尽量减少颞叶牵拉是至关重要的。

紧急脱困

- 如果 Labbé 静脉阻碍了颞下分离，则可行颞下回部分切除。

（章文斌）

第5节 枕下骨瓣开颅术

Eva F. Pamias-Portalatin,Karim ReFaey and Alfredo Quiñones-Hinojosa

适应证

- 大部分颅后窝病变。
- Chiari 畸形和其他发育异常。
- 脑肿瘤,包括脑膜瘤、室管膜瘤、星形细胞瘤和髓母细胞瘤。
- 血管病变,如动脉瘤、海绵状畸形、动静脉畸形和海绵状血管瘤(图 5-1)。
- 颅后窝感染。

禁忌证

- 如果病变向小脑幕缘生长,则需要考虑联合小脑上和小脑幕上入路。
- 如果病变自颅后窝向颅中窝生长,则需要考虑联合中颅后窝入路。

- 卵圆孔未闭患者不宜采用坐位。(术前需超声心动图排除卵圆孔未闭。)

手术计划和体位

- 脑磁共振成像(MRI)增强扫描可用于手术规划。
- 术前使用抗生素。
- 静脉滴注甘露醇以松弛脑组织。
- 根据术者的喜好,可行腰椎穿刺置管脑脊液引流帮助脑松弛。尤其在病变的位置阻挡到手术早期到达重要的脑池(如小脑延髓池)时尤为有用。

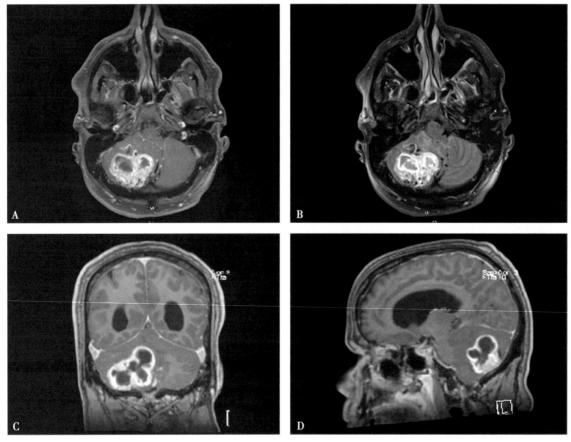

图 5-1 右侧小脑病变的术前影像。(A)轴位 T1 增强加权 MRI 显示病变不均匀增强。(B)轴位 T2 加权 MRI 示右侧小脑病变,周围无水肿。(C)冠状位 T1 加权 MRI。(D)矢状位 T1 加权 MRI

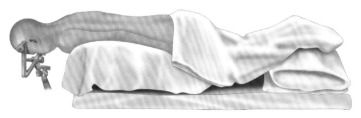

图5-2 患者俯卧位,行后正中入路。这种体位最适合位于小脑和颅颈交界部的病灶。俯卧体位对于颅后窝后下方及颅颈交界区病变比较有利。对于中线病变,重要的是通过屈曲头部,尽量打开颅颈交界处,有利于对骨组织的各项操作,同时将靶区放置得尽可能高。手术导航可以在此时注册

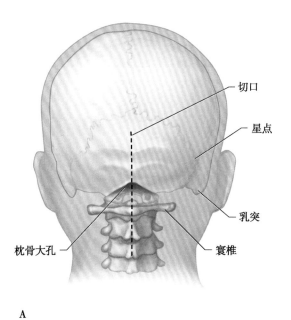

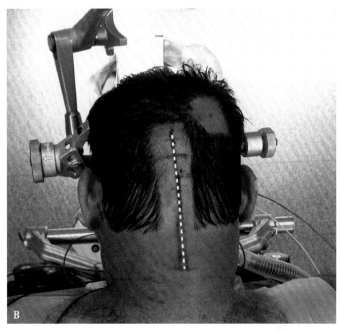

图5-3 (A,B)自枕外隆凸点上 2~3cm 至 C3 棘突作直切口。仔细分离切断脊椎旁肌肉组织。用低电量电切及钝性器械对 C1 后弓行解剖分离,避免对椎动脉的不可逆性损伤。必要时在术野预留 Dandy 钻孔的位置,防止术中突发情况及术前有脑积水的情况下,术中紧急行脑室枕角穿刺

手术步骤

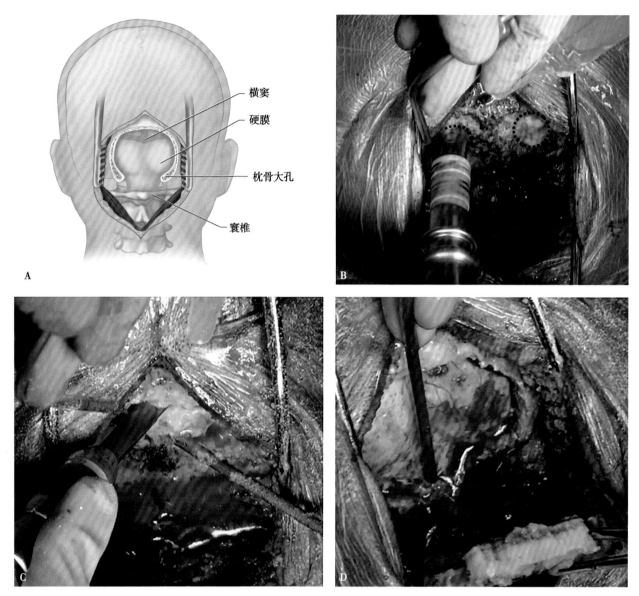

横窦

硬膜

枕骨大孔

寰椎

A

B

C

D

图 5-4　开颅。(A)根据肿瘤的位置和延伸情况,可以将骨孔的位置选在贴近横窦或者乙状窦的地方。(B)可将枕骨大孔两侧的骨孔连接起来进行开颅。(C)开颅术的最后一步是穿过横窦或乙状窦的部分。(D)然后将骨瓣抬起,仔细剥离下方硬脑膜。必须注意不要损伤静脉窦,可以使用金刚砂磨头磨除。C1 处的椎板切开术或椎板切除术可使硬膜开口更宽,下端延伸更广。小咬骨钳可用于扩大枕骨大孔,向外侧显露小脑扁桃体

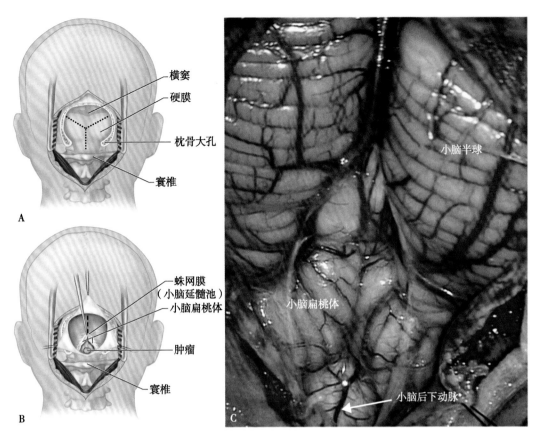

图5-5 硬膜切开。(A)根据切除的范围或病变的位置切开硬脑膜,常采用 Y 形切口。(B)硬膜向上可切开至横窦的下缘。对于涉及第四脑室或小脑扁桃体区域的肿瘤,可能需要移除C1,以便术者操作手术器械。(C)在底部将小脑延髓池打开,这样可以释放脑脊液进行减压,使小脑扁桃体、第四脑室及小脑后下动脉等血管结构更清晰

关颅

- 病变切除后充分止血。
- 硬脑膜可以通过 4-0 的 Nurolon 缝线连续或间断缝合。
- 通常需要使用硬膜补片以保证硬膜的水密缝合。
- 可以在硬脑膜上使用密封胶,以减少术后脑脊液漏。
- 骨瓣复位并以钛板固定。肌肉筋膜以 2-0 聚合线 910(薇乔线)间断缝合。
- 皮肤用不可吸收缝线或皮钉缝合。

大师锦囊

- 行椎旁分离及枕骨暴露时,骨组织的出血以骨蜡封闭。
- 颅后窝牵开器置于切口的上部,在行骨膜分离时起牵引作用。
- 在切口下部行分离时,可使用鱼钩牵开器进行牵拉,不宜使用小脑牵开器,其手柄部太大,造成术野过大或过深。
- 摆体位过程中,适度地将头部向胸部屈曲,便于开颅及探查第四脑室。

隐患

- 在枕下开颅过程中,经常会遇到未闭的环窦而造成汹涌的出血,可通过识别窦并在窦上放置血管夹或 4-0 Nurolon 缝合线缝扎来预防。在出血的情况下,可使用明胶海绵及双极电凝进行控制。
- 向外侧分离枕髁时,可能会伤及椎动脉,尽量避免暴力分离。建议术前仔细判读影像学资料,掌握椎动脉的解剖。

紧急脱困

- 如果占位较大且分离平面不甚理想,尤其是病变靠近脑干及大脑脚时,可根据病变的组织学、临床情况及有无辅助治疗措施,选择行次全切除。
- 如颅后窝颅压较高,可行枕角脑室穿刺脑脊液外引流。操作区域需在术前即行消毒。

(陈利锋 章文斌)

第 6 节　扩大的乙状窦后骨瓣开颅术

Oluwaseun Akinduro, Tito Vivas-Buitrago and Alfredo Quiñones-Hinojosa

适应证

- 脑桥小脑角和岩斜区病变通过此入路切除,具有一定的挑战性,因为邻近的血管和重要神经结构(例如,脑干)对机械牵拉是零容忍的。很多手术入路,例如经迷路、经耳蜗、经乙状窦前入路,都是外科医生手术方案中的选项。乙状窦后骨瓣开颅让术者有一个相对容易和快速的通道到达脑桥小脑角。

- 扩大的乙状窦后入路较经典的入路视角改善了 50%,而且缩短了工作距离。扩大的乙状窦后骨瓣开颅术是通过额外的乳突切除术,达到骨管化乙状窦和横窦的目的。改良后的入路能到达经典乙状窦后入路难以到达的区域——到达脑干的腹侧和小脑幕方向,而且减少了对小脑的牵拉。这一技术在处理更靠颅底的病变时是一个更安全的入路选择。

- 此入路适于处理脑桥小脑角的脑外病变和起源于小脑岩骨面、大脑角或脑干脑内病变。

禁忌证

- 在处理病变同侧窦时,对侧横窦和乙状窦必须要完整。

- 这一入路对硬膜状态比较差的老年患者为相对禁忌,建议此类患者应该做骨窗开颅,而不是骨瓣开颅。

手术计划和体位

- 除了指导术中操作的标准磁共振,也应该进行磁共振静脉成像检查,在处理病变同侧窦时,确认手术对侧横窦和乙状窦是否完整。

- 使用甘露醇、地塞米松、轻度的过度通气使脑组织塌陷松弛。采用反 Trendelenburg 体位,术中打开枕大池引流脑脊液,使脑组织进一步塌陷。对于中、大型肿瘤,腰穿置管术中持续引流,在手术完成后拔除气管插管前要将腰穿置管拔出。

- 外科导航是一个辅助的手段,是否应用取决于手术室条件(可否提供)以及手术的复杂程度。外科导航在准确定位乙状窦和横窦方面很有帮助,在骨瓣开颅钻孔时可以帮助确认骨孔的准确位置。

手术步骤

皮肤切口

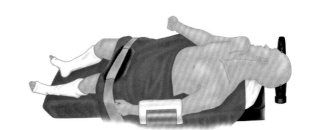

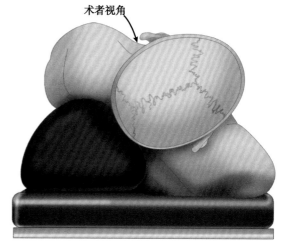

术者视角

图 6-1　患者在手术床上取仰卧位,同侧肩部垫高以利头向对侧旋转。成双的颅钉固定于头的赤道枕部,单钉则固定于赤道部同侧眶上的额骨。首先,将头部抬高高于心脏平面类似"嗅闻"动作的体位。其次,将头部向对侧旋转 60°,具体旋转程度取决于手术的目标。最后,颈部过伸,头顶部下垂 10°~30°,让额叶自然松弛下垂与前颅底脱离。当头位理想时,颧骨的颧突应该在手术野的最高位置(Adapted from Quiñones-Hinojosa A, Chang EF, Lawton MT. The extended retrosigmoid approach: an alternative to radical cranial base approached to lesions in the posterior fossa. *Neurosurgery* 2006;58:ONS208-214)

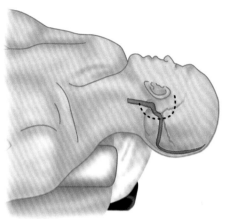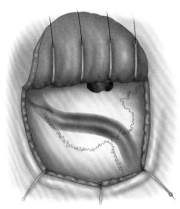

图 6-2 C 形切口,于耳廓上 2cm 开始,止于乳突尖下方两指宽的位置。也可采用略呈"S"形的切口。剥离软组织,显露上到星点下到枕骨大孔,从乳突到乙状窦后数厘米的区域。骨切开包括两部分:①乙状窦后骨瓣开颅,同时行窦的骨管化。②有限的乳突后部切除术(如果需要),以暴露颈静脉球(Adapted from Quiñones-Hinojosa A,Chang EF,Lawton MT. The extended retrosigmoid approach:an alternative to radical cranial base approached to lesions in the posterior fossa. *Neurosurgery* 2006;58:ONS208-214)

开颅术

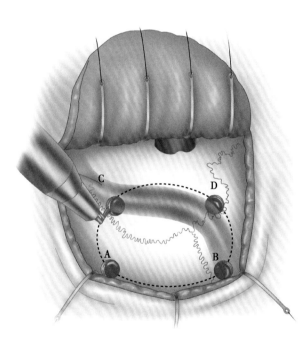

图 6-3 四个骨孔,位置顺序如下:(A)位于下方的小脑半球上方;(B)横窦上方,乙状窦横窦移行处的近端,略向上,以便整个窦都能得到显露;(C)乙状窦进入颈静脉球的上方;(D)横窦上方,乙状窦横窦移行处,略靠幕上。用 Penfield3 号剥离子轻柔从硬膜外分离,以剥离硬膜和静脉窦。用铣刀铣开并连接各个骨孔,形成游离骨瓣。也可选腰大池置管,如果放置得理想,持续脑脊液引流可以使脑组织缓慢坍陷松弛,有利于硬膜外剥离。覆盖在乙状窦上的骨质由致密转为疏松时提示即将进入颈静脉孔。虽然骨瓣可以有效地去除致密骨,但是必须进行有限的乳突切除以骨管化进入颈静脉球处的乙状窦(Adapted from Quiñones-Hinojosa A,Chang EF,Lawton MT. The extended retrosigmoid approach:an alternative to radical cranial base approached to lesions in the posterior fossa. *Neurosurgery* 2006;58:ONS208-214)

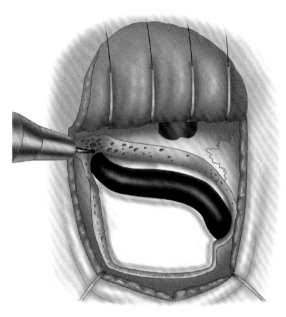

图 6-4 有限的乳突切除过程,开始用切削钻,后改为金刚钻,直到在骨缘看到蛋壳状菲薄骨质下发蓝的血管。在此过程中,可能会遇到乳突导静脉,此处通过电凝或骨蜡封闭即可止血(Adapted from Quiñones-Hinojosa A,Chang EF,Lawton MT. The extended retrosigmoid approach:an alternative to radical cranial base approached to lesions in the posterior fossa. *Neurosurgery* 2006;58:ONS208-214)

打开硬脑膜

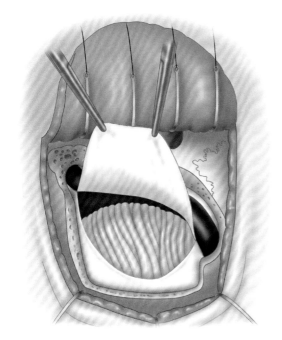

图 6-5 十字形切开硬膜,底部位于乙状窦和横窦侧。基底在乙状窦侧的硬膜瓣(及窦)向前翻,使侧池和脑桥小脑角的视野无阻挡。对横窦进行完全的骨管化,使之可向上移动,可以清晰无碍地直视脑桥小脑角的岩骨背侧(Adapted from Quiñones-Hinojosa A,Chang EF,Lawton MT. The extended retrosigmoid approach:an alternative to radical cranial base approached to lesions in the posterior fossa. *Neurosurgery* 2006;58:ONS208-214)

大师锦囊

- 对于脑桥小脑角和岩斜区病变来说,这一入路是基础颅底入路中安全和有效的替代方案。骨管化静脉窦提升了工作角度和空间,特别提供了一个与小脑半球的岩骨面平行的线路。
- 对于术中早期显露脑池释放脑脊液比较困难的病例,应该考虑术前腰穿引流脑脊液。

- 术后加强补水治疗十分重要,因为术中牵拉静脉窦可能造成窦内血流淤滞,可能会导致静脉窦血栓。

隐患

- 此入路最根本的制约和危险就是静脉窦损伤的风险。这一风险使术者必须在术前确认患者对侧的乙状窦回流通畅,以防术中静脉窦损伤而不得不牺牲该侧的静脉窦。

紧急脱困

- 对老年患者来说,硬膜的状况很差(通过最初钻孔即可评估),为避免无意的静脉窦损伤,不要用铣刀来开颅和骨管化静脉窦。在这些患者,应该行标准的乙状窦后骨瓣开颅和骨窗开颅。用切削钻和金刚钻将静脉窦表面的骨质磨除(去顶化)。
- 静脉窦损伤的管理取决于损伤的程度和对侧静脉窦的状况。小的损伤压迫止血即可。如果损伤的范围大,而且术前影像资料提示对侧静脉窦发育较差,需要用补片(肌肉筋膜或者人工硬膜替代物)来缝合修补静脉窦的缺损。
- 乙状窦后骨瓣开颅,骨管化静脉窦。
- 如果必要,可做乳突后部切除术,以暴露颈静脉球。
- 硬膜下解剖分离,直达目标病变。对于巨大的肿瘤,可以术前行腰穿引流以利小脑松弛。
- 术毕间断缝合硬膜。最重要的一点是在进行乳突切除术后,乳突气房必须彻底用骨蜡封闭,以阻断潜在的可能发生脑脊液漏的通道。

(赵 博 卜 博)

第7节 经乙状窦前入路到达颅后窝：经迷路和经耳蜗入路

Larry Lundy

乙状窦前入路到达颅后窝有很多的变化：迷路后入路、经总脚部入路、经迷路入路、经耳囊入路、经耳蜗入路。每一种适形变化都伴随着更多的颞骨切除，虽然增加了外科手术的自由度，但带来的代价是第Ⅶ、Ⅷ脑神经的损伤概率增加。本节重点介绍经迷路、经耳蜗入路（经迷路后入路见第20节）。

经迷路入路

适应证

- 这一入路的基本原理在于暴露颅后窝、180°~270°显露内听道（ICA）的周径，同时牺牲任何残留的听力。
- 适应证包括切除位于脑桥小脑角、术前仅有无用听力的任何体积的病变（例如前庭神经鞘瘤、脑膜瘤、表皮样囊肿、皮样囊肿）。

禁忌证

- 向前扩展到达桥前池的病变。
- 同侧慢性中耳炎（相对）。
- 只有单侧听力。

手术计划和体位

- 处理脑桥小脑角病变时，最好在神经外科医师和神经耳科医师之间有互助，共同完成。
- 每个医师在进行此入路的操作前，必须和患者讨论潜在的并发症、实际手术后能达到的目标。
- 术前根据病变的位置、肿瘤体积、术前面神经功能状态和听力水平决定手术入路的暴露范围。
- 术前术后的听力情况可以用点图记录，例如：言语分辨率（word recognition score, WRS），以增长10%为一格（单位）；纯音听阈均值（pure tone averages, PTA），以10dB为一格。
- 患者仰卧位，头部位于手术床末端，头向对侧旋转。

- 患者用束带固定于手术床，可以在手术中安全地旋转。
- 面神经监测的电极预先置于眼轮匝肌和口轮匝肌。
- 在拟进行听力保留的病例，外耳道插入耳机给声，在顶部插入记录电极，同侧耳垂插入参考电极，其他部位插接地电极，以此记录听性脑干反应。
- 术前使用激素和抗生素。打开硬膜前，给予甘露醇（0.5~1g/kg）。

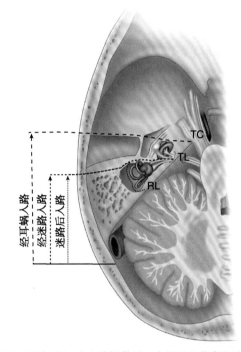

图7-1 迷路后（RL）入路提供了一个经过乙状窦和迷路之间到达颅后窝乙状窦前硬膜的通道。经迷路（TL）入路通过牺牲迷路结构提供了更直接到达内听道和脑桥小脑角的手术通道，无需牵拉小脑。骨质的磨除在硬膜外进行，避免骨末进入蛛网膜下腔，减少了术后相关头痛的发生率。经耳蜗（TC）入路将经迷路入路进一步向前扩展，牺牲整个内耳，通过移位面神经到达脑桥小脑角的前部、岩尖和脑干腹侧

手术步骤

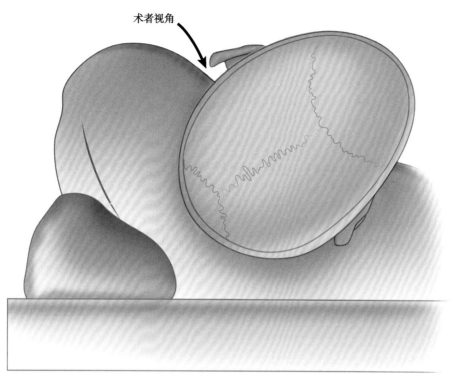

图 7-2 经迷路 / 耳蜗入路患者的正确体位

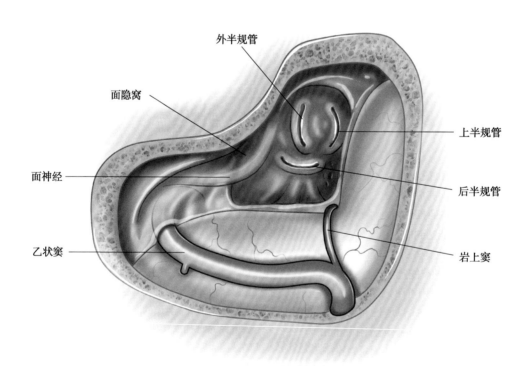

图 7-3 因为经迷路入路是经迷路后入路的扩展,在确认面神经、外半规管和后半规管、骨管化颅后窝和颅中窝硬膜方面,与经迷路后入路的步骤相同(见第 20 节)。然后行迷路切除。从蓝线开始,由前向后打开外半规管。后半规管位于外半规管的后方且与之垂直。在外半规管和后半规管之间,以环形的方式磨除,即可显露并辨认出上半规管。此法也可以避免磨除过程中钻头打滑,损伤面神经膝部。在解剖操作时必须注意面神经,因为面神经鼓室段与外半规管平行,面神经垂直段与后半规管平行

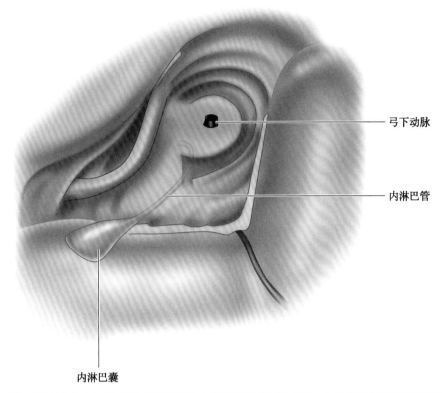

弓下动脉

内淋巴管

内淋巴囊

图 7-4　循后半规管管腔向上追溯，到达后半规管和上半规管结合部的总脚。上半规管前方开口于壶腹。在半规管弓的中心部辨认弓状动脉，继续向内解剖时可将此动脉电凝。不要打开上壶腹部（又称为 Mike 点），因为其是确认内听道外上界极有价值的标志

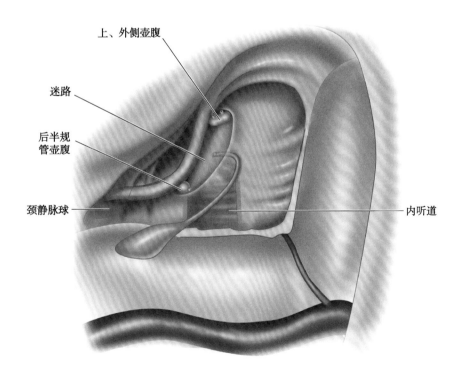

上、外侧壶腹

迷路

后半规管壶腹

颈静脉球

内听道

图 7-5　追溯总脚，直到打开前庭。进一步骨管化面神经，直到面神经的第二膝，扩大到达前庭的通道。球囊的球突位于前庭的前部，椭圆囊椭圆突位于前庭的后部。其通道位于面神经的下方，一定要小心钻头不要损伤面神经的下部。上半规管壶腹末端和后半规管壶腹末端为期望中的内听道的上界和下界。确认内淋巴囊的位置，在内淋巴管进入盖部处将其切断，这样可以翻起硬膜到达颈静脉球，可以充分扩大显露

7

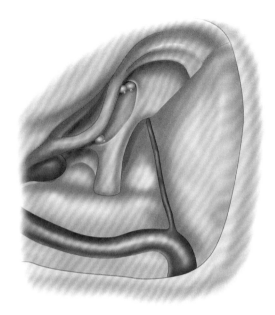

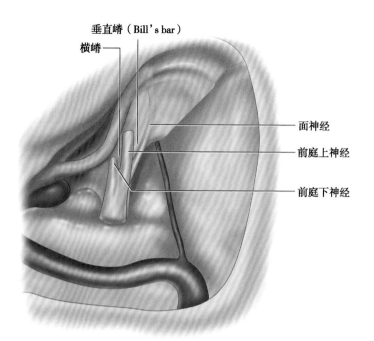

垂直嵴（Bill's bar）

横嵴

面神经

前庭上神经

前庭下神经

图 7-6 从中部开始解剖内听道,向后方内听道口的方向。在上下各磨出骨槽,平行于可辨认的 IAC 硬膜的方向继续加深磨除。用金刚砂钻头磨除内听道周径的 2/3。在硬膜外磨除位于下方的乙状窦之前的所有骨质。确认面神经内侧的颈静脉球,作为分离解剖迷路的下界。对于脑桥小脑角较大病变需要更宽敞的工作通道,这就要求完全磨除内听道下方和上方的骨质,并自 IAC 口向前扩展磨除。颅中窝硬膜和岩上窦的骨质都要磨掉以利于显露

图 7-7 内听道口近侧端的蛋壳样骨质用圆刀剥离。在 IAC 底部将其骨管化。在其分开前庭上神经和前庭下神经并进入前庭的部位辨认横嵴的位置。前庭上神经的上方,可辨认垂直嵴(亦称为 Bill's bar),其位于迷路段面神经的后部,是分开面神经和前庭上神经的重要标志

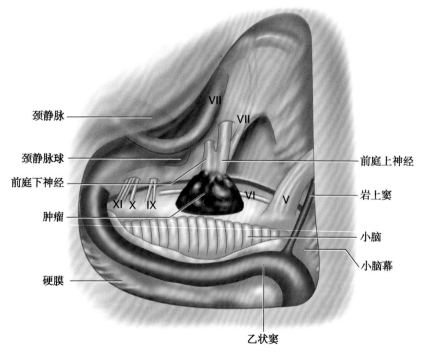

颈静脉

颈静脉球

前庭下神经

肿瘤

硬膜

VII

VII

前庭上神经

岩上窦

小脑

小脑幕

XI X IX

VI

V

乙状窦

图 7-8 打开硬膜瓣,打开硬膜之前用双极电凝止血。此入路提供了到达颅后窝的宽阔空间。轻轻牵拉小脑即可直视脑桥和延髓上端

经耳蜗入路

适应证

- 这一入路是经迷路入路的扩展,包括磨除外耳道的后壁和上壁,牺牲内耳结构和耳蜗。它也要求移位面神经,这样可能导致一定程度的术后面瘫。
- 脑桥小脑角肿瘤向前扩展,无可用听力,例如广泛生长的前庭神经和耳蜗神经鞘瘤。
- 脑桥前方的肿瘤。
- 广泛扩展的岩尖病变,伴有内耳受累,如岩尖胆脂瘤或面神经肿瘤。
- 向脑干腹侧扩展生长的岩斜部肿瘤。
- 向颅后窝扩展生长的颞骨和斜坡肿瘤,例如脊索瘤和软骨肉瘤。

禁忌证

- 同侧慢性中耳炎(相对)。
- 单耳听力(相对)。

手术步骤

- 经耳蜗入路是经迷路入路的扩展。采取同样的操作,包括广泛的乳突切除,切除覆盖于乙状窦上和颅后窝的骨质,辨认面神经的位置。在此处,将外耳道的皮肤从骨性管腔壁上剥离,残端盲腔囊袋样缝合。磨除骨性外耳道的后壁和上壁,鼓膜和听小骨一并切除。行迷路切除术,如前所述将内听道骨管化。

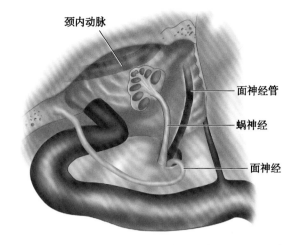

图 7-10 轻轻牵拉颅中窝的硬膜,轻柔地磨除覆盖在迷路段面神经表面的骨质,直到膝状神经节。用镰状刀片对此段面神经实行减压,在膝状神经节的远心端切断岩浅大神经。打开内听道的硬膜。切断耳蜗和前庭神经,行面神经移位。后续的操作中,一定要保护好面神经

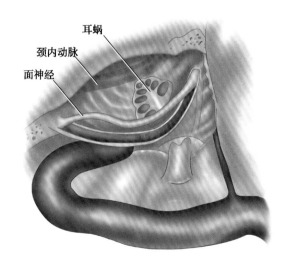

图 7-9 用金刚砂钻头,将从膝状神经节到颈乳孔的面神经骨管化。将耳蜗磨至中蜗轴部,前界到岩骨段颈内动脉的膝部和咽鼓管,面神经位于后上方,颈静脉球位于下方。用镰状刀片将面神经上的蛋壳样骨质切除。切断鼓索神经和面神经到镫骨肌的分支

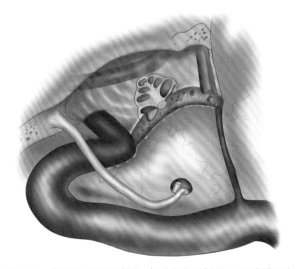

图 7-11 将残留的耳蜗磨除,直到岩尖和斜坡。显露覆于岩骨后面内听道口前部的硬膜,直到显露颈静脉球。必须在紧贴耳蜗前方和咽鼓管开口的下方确认颈内动脉的位置。同法显露岩上窦和颅中窝硬膜

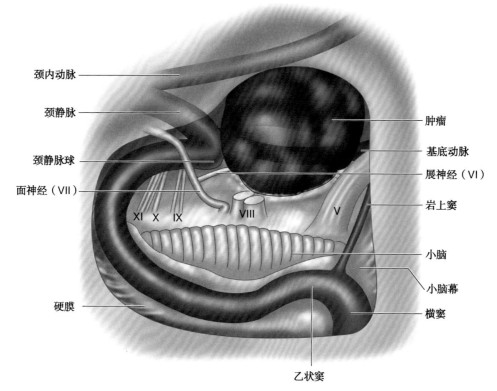

颈内动脉

颈静脉

颈静脉球

面神经（Ⅶ）

XI X IX   VIII   V

硬膜

乙状窦

肿瘤

基底动脉

展神经（Ⅵ）

岩上窦

小脑

小脑幕

横窦

图 7-12　前部会遇到增厚的硬膜，其为斜坡后面的硬膜，代表解剖分离的最深界。打开硬膜，即可直视颅后窝和岩斜区

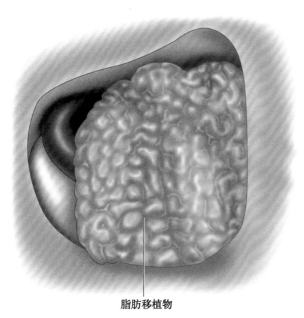

脂肪移植物

图 7-13　所有乙状窦前入路的关闭形式都相同，目标是防止脑脊液漏。咽鼓管用颞筋膜或颞肌填塞，取颞肌或者硬膜替代物修补经迷路或者经耳蜗手术后形成的骨性缺损。随后用取自腹壁皮下的脂肪覆盖。用可吸收补片或者微型钛板覆盖于骨窗边缘，可防止填塞材料的脱落移位，亦可以防止术后脑脊液漏。颞筋膜和皮下组织水密缝合，最后缝皮

大师锦囊

- 当颅后窝骨板已经骨管化后，向后牵拉乙状窦可以有效和安全地完成此入路。
- 确认面神经垂直段的位置时勿伤面神经，外耳道的后壁必须磨得像锋利的刀片那样薄。
- 环形磨除面神经垂直段周围的骨质，包括颈乳孔周围骨质，减少移位面神经时的损伤。保留颈乳孔处面神经周围的软组织，包括二腹肌，这样在移位面神经时可以减少缺血相关的轻度面瘫。
- 在经耳蜗入路时，面神经移位后可用大块的明胶海绵覆盖面神经，可以在磨除残留耳蜗和岩尖时起到保护面神经的目的。
- 当去除覆盖在颅后窝和颅中窝硬膜上的骨质后，硬膜已显露，用双极电凝自内向外电灼硬膜表面使其回缩，可以提供更大的操作界面。
- 打开硬膜后，首先应该开放侧池释放脑脊液减压，预防小脑疝出，在大的肿瘤尤其要注意。
- 在经耳蜗入路中，要充分显露颈静脉球。如果突出的颈静脉球阻挡前方的通道，应该将其去皮质化，将球壁自颈静脉窝处剥离，用骨蜡将其从工作视野中挤压推开。

隐患

- 面神经紧贴前庭的外侧。必须小心谨慎，在打开前庭时要看到并保护之，避免损伤。
- 在经耳蜗入路中，膝状神经节周围的骨质要全部磨除，以避免面神经移位时的损伤。
- 当从面神经管内分离面神经时，环形磨除面神经周围的骨质十分必要，可以减轻牵拉损伤，如果锐性剪开面神经附着处的纤维条索可以进一步减轻面神经移位时的牵拉损伤。
- 关闭时填塞脂肪，在骨窗处脂肪组织填塞要足够深，但不要填塞颅腔内，以利于术前受到压迫的脑干复位。

紧急脱困

- 小的乙状窦撕裂可用双极电凝电灼后封闭。中等程度的撕裂可用明胶海绵（Pfizer，Inc.，New York，NY）、止血纱布（Surgicel；Ethicon，Inc.，Cornelia，GA）或者微纤维止血胶原（Avitene Flour MCH；Davol，Inc.，a subsidiart of C.R.Bard，Inc.，Warwick，RI）覆盖在裂孔处，然后用湿的棉片压迫，直到出血停止。大的撕裂可以填塞肌肉后缝合。
- 可以通过用肌筋膜、肌肉填塞中耳和咽鼓管，以及用脂肪不透水填塞封闭乳突裂隙而防止脑脊液漏。
- 在有面神经损伤的病例，因为有神经束膜的暴露和水肿，必须要进行面神经的减压，神经束膜要打开。

（Figs.7.1 through 7.10 are modified with permission from Jackler RK. *Atlas of Skull Base Surgery and Neurotology*，2nd ed. New York：Thieme；2008.）

（卜　博）

第 8 节　经胼胝体入路

Angela Bohnen, Tito Vivas-Buitrago, Alessandro Olivi and Alfredo Quiñones-Hinojosa

适应证

- 侧脑室和第三脑室前部肿瘤。

禁忌证

- 经胼胝体入路虽然可以暴露位于侧脑室和第三脑室前部的肿瘤，但是对后三角区、颞角、额角上部显露较差。以上部位的肿瘤可通过经皮质入路切除，该入路有其适应证及并发症。
- 尽管部分胼胝体切开术（通常位于前部）一般不会导致明显的神经功能缺陷，但由于患者选择不当、对血管解剖的认知不足以及不当的操作也会造成严重的神经障碍。
- 交叉优势，即控制利手的半球不是语言控制的优势半球，亦是一禁忌证。交叉优势发生于童年时脑损伤后的皮质功能重建。该类病患会在术后发生书写及语言的障碍。需要特别注意需行胼胝体后部（压部）切开的病例，其会增加认知功能障碍的风险（如：失读症），尤其是在术前已有确定的视野缺损的病患（如：同侧偏盲）。

- 裂隙状脑室患者由于手术操作空间有限，是该种入路的相对禁忌证。

手术计划和体位

患者的选择

- 有认知障碍症状的患者，如记忆缺陷，应进行术前神经心理评估，因为有可能损伤穹窿。
- 术前脑血管解剖检查，对于评估皮质及深部静脉引流以及因半球牵引及手术操作造成的血管充血是有益的。
- 大量的桥静脉可能会限制中线通道的操作。血管成像有助于确定是否为主静脉及其各自损伤的相关风险。

患者手术体位

- 矢状窦旁入路中，患者可采用正中仰卧位，头顶部自水平面抬高 45°。

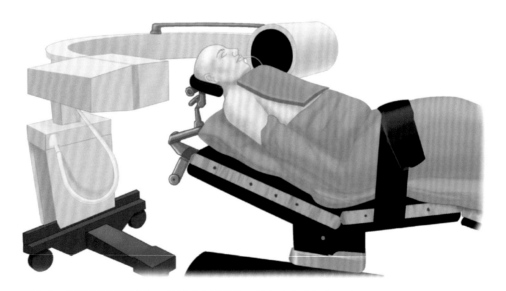

图 8-1　也可以使用侧卧位。利用重力因素使一侧大脑半球与大脑镰之间的间隙增大，这样可以在使用较小牵拉的情况下，更好地暴露中线结构。侧卧位较仰卧位的劣势在于，重力会使中线组织变形。对于中线参考平面的掌握，可以帮助术中定位

手术步骤

开颅术

● 使用改良的双侧冠状切口（通常较短且居中）可以形成向前后方扩展的皮瓣。

● 病灶的部位，对于决定开颅的位置是个重要因素。侧脑室后方的占位，为了获得更好的视角，开颅可以选择较前的位置。通常，开颅选择沿着矢状窦旁正中非优势（右侧）半球侧。优先考虑对引流静脉的保留，如可以保留静脉，则左侧半球入路亦可以考虑。

● 半球间区域的暴露需要前矢旁开颅抵达甚至跨过中线。中线开颅需跨过上矢状窦。骨瓣的设计可参考冠状缝。为了将矢状窦及汇入矢状窦的矢旁静脉的损伤降至最小，骨瓣的后缘不宜超过冠状缝后 2~3cm。这是为了防止损伤矢旁静脉，因其主要于冠状缝后 2~3cm 汇入矢状窦。骨瓣的前缘，根据手术暴露的需要，可至冠状缝前 4~5cm。为了更确切地掌握矢旁静脉分支解剖的个体变异，建议术前行计算机断层扫描静脉成像（tomography venography，CTV）及磁共振静脉成像（magnetic resonance venography，MRV）检查。

● 骨孔的数量和位置取决于硬脑膜的状况。将矢状窦的硬膜解剖分离是非常重要的，有时需要在同侧窦旁钻两个旁中央骨孔，或是三个（两个同侧，一个对侧）。需要花时间将矢状窦与颅骨内板进行分离，将其分开后，可使用铣刀将已钻孔的骨瓣取下。

半球间的解剖分离

● 做一 U 形的硬脑膜切口，向窦方向翻折。牵拉硬膜瓣时，需注意对桥静脉的保护。半球间解剖分离的目标是避免静脉梗死及保证对脑组织的最小牵拉。为防止脑组织过度牵拉造成的梗死，在手术的通路上的任何部位，都必须限制牵拉在 2cm 以内。

● 最开始可以沿着半球内侧的蛛网膜颗粒锐性分离打开。一号吸引器的钝头与脑压板联合使用，可以沿着中线进行足够的分离。在达到胼胝体之前，需对大脑镰及矢状窦下端、扣带回、胼缘动脉、大脑前动脉的胼周分支进行确认。胼胝体较易辨认，因其有发亮及血供少的特点。

胼胝体切开术

● 胼胝体切开切口的长度及部位取决于术者想达到的病变部位。使用显微器械及微冲洗器沿着中线对胼胝体进行分离。脑室占位，会使胼胝体中线偏曲。术前需仔细研究影像学资料对该偏曲进行足够的评估。胼胝体部分开后，使用双极电凝及微吸引器头（5F）进行扩大。在此过程中需注意止血，避免出现脑室内血肿。

● 胼胝体切开完成后，使用牵开器显露脑室内的解剖结构。如果 Monro 孔（室间孔）打开，需及时在其开口放置棉片，以防止出血进入第三脑室。如误入对侧脑室，可对透明隔行开窗或切开来进入同侧脑室。透明隔开窗亦可用于脑脊液的引流。穹窿位于透明隔底部，必须保护。正常脑室内解剖结构：透明隔静脉、透明隔、穹窿、丘纹静脉、大脑内静脉、脉络丛、尾状核头等需要确认。沿着丘脑纹状体静脉、透明隔静脉、穹窿或是脉络丛，可以很好地引导术者找到 Monro 孔。

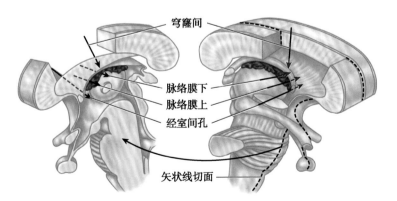

图 8-2 达到第三脑室占位的路径有很多。选择其中一种而非另一种是基于第三脑室内病变的大小、位置、质地，以及术后较少的功能损害

进入第三脑室的入路选择

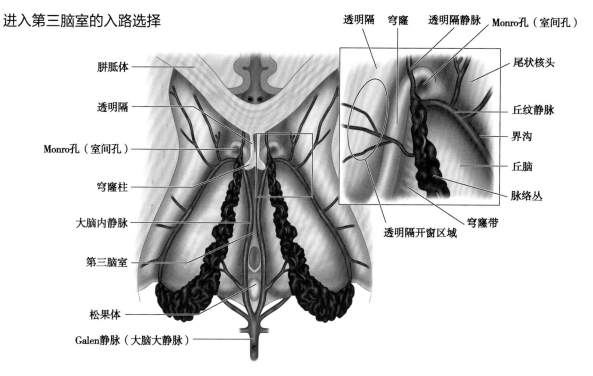

图 8-3 因脑室内分离涉及远离脑表面的狭小空间内的目标,所以对解剖标志的准确定位非常重要。穹窿、丘脑及透明隔的定位可以帮助找到脉络丛及丘纹静脉的走行,从而寻到 Monro 孔,此处尾状核及透明隔静脉亦汇入,从而形成大脑内静脉。需始终循着肿瘤与室管膜之间的界面进行分离

经室间孔入路

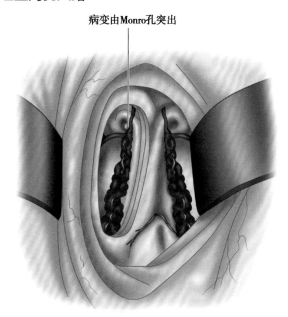

图 8-4 位于第三脑室前部的病变,通过 Monro 孔可以较容易地到达,尤其是扩展至或者自 Monro 孔突出的病变

- 质地较软及囊性的占位,较适宜予以切除并自 Monro 孔取出。有明显占位效应的病变一般已经使 Monro 孔扩张,便于手术操作。Monro 孔的开放可通过显微钳或是硅胶分流管进行探通。穹窿柱形成了 Monro 孔的前上界限,进一步的扩张会导致术后记忆缺损。Monro 孔的扩张通常不是一个可行的选择,因其可能导致穹窿结构受损,尤其是在第三脑室内病变侵犯到对侧穹窿时。此类占位应使用其他方法进行显露。

经脉络膜入路

- 经脉络膜(脉络膜下或脉络膜上)入路是进入第三脑室的首选方法,特别是当病变凸出到侧脑室底部时。进入是通过大脑中帆,即第三脑室顶,位于大脑内静脉的外侧。
  - 脉络膜下入路中,于脉络带作一切口,约在丘纹静脉后 5~10mm 处,脉络丛向上翻转。此时可能误入丘脑一侧。然后用显微剥离器穿透中帆进入第三脑室,这个开口可以向前和向后延伸。保留丘纹静脉后几毫米将有助于保护大脑内静脉。
  - 如采用脉络膜下入路,则需凝断丘纹静脉的一支,这对于分离脉络膜是一限制因素。牺牲一侧丘纹静脉的潜在结果包括不动性缄默及睡眠过多。这些术后并发症可能不会发生,因为可能有皮质表面、后髓及大脑内静脉的侧支循环代偿。

- 脉络膜上入路中,于脉络丛上穹窿带做一切口,脉络丛向下向外翻转,在穹窿下方操作。术者可以向后操作,分裂脉络组织的上膜,暴露大脑内静脉。最后,打开端脉络组织下膜和第三脑室脉络膜丛。脉络膜上入路对丘脑上及尾状核静脉的扰动较小,因此较为安全。

- 鉴于穹窿间入路操作中易损伤双侧穹窿导致较多的并发症,该入路一般仅用于已有明显占位效应致第三脑室底扩张的病例。随着穹窿间入路解剖分离的深入,术者需注意处于穹窿后份的海马连合,此部位的损伤可能导致灾难性的记忆障碍。亦要同时注意对大脑内静脉的保护。

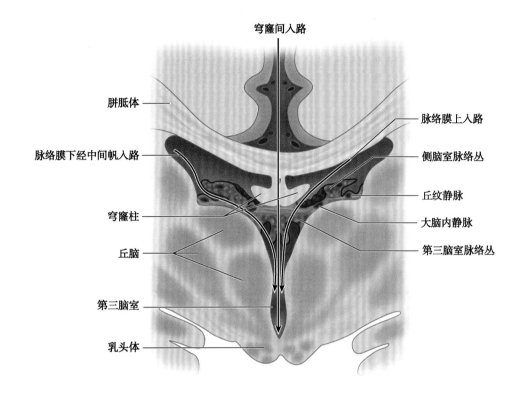

图 8-5 经脉络膜入路可通过从侧脑室体部的脉络丛上或者下方进入第三脑室而得以完成。穹窿间入路则主要是对穹窿体沿中线的分离

8

关颅

- 肿瘤切除后,确保彻底的止血和防止迟发的脑室梗阻是非常重要的。首先是要以和体温相同的液体不断对脑室系统进行冲洗,清除积血、积气及碎片。
- 所有脑脊液的自然通路及术中形成的改道(胼胝体切开、透明隔窗、下丘脑底板的缺损)都需要进行检查,以避免迟发的脑室梗阻。为确保止血彻底,需从三脑室的室管膜层到皮质表面,对手术的每个层面逐层进行确认。
- 对于靠近胼胝体切开处的室管膜表面及受到摩擦的中央及旁中央皮质需特别注意,因为此类部位特别容易出现术后出血。
- 术后可于侧脑室留置脑室引流管 48 小时,用于监测脑室内压及确保脑室系统的循环通畅。术后第一天行 CT 检查排除脑室循环梗阻并评估肿瘤切除的范围。

大师锦囊

- 尽管术前脑室扩大有利于经皮质入路,但是经胼胝体入路无论脑室大小均可有效地到达 Monro 孔区域。
- 如果在开颅过程中遇到矢状窦出血,应用明胶海绵等填塞。只有彻底止血后才能继续。
- 因为脑室内肿瘤在发现的时候一般都已经较大,所以手术一般要在相对小开口的情况下来到达和切除肿瘤,对于动脉血供的控制也十分重要。
- 因为脉络丛的肿瘤,如乳头状瘤、脑膜瘤,血供都基本来自脉络膜血管,所以早期对其进行辨认和阻断,可以减少出血。
- 来自室管膜表面和透明隔的肿瘤,如胶质瘤、神经细胞瘤,血供主要由脑室壁的小血管提供。尽管这些小血管术中出血量较少,但是其数量多且细小,需要耐心地进行显微分离。

隐患

- 尽管第三脑室病变的切除会造成许多并发症,包括意识改变、内分泌改变、视力丧失、缄默及其他间脑损伤导致的症状,经胼胝体入路最主要的并发症是偏瘫及记忆缺失。如将中线结构的牵拉最小化及中线进入时注意保护皮质静脉结构,则发生永久性偏瘫的概率可以达到零,暂时性偏瘫的概率也会小于 10%。
- 术后最常遇到的问题是暂时性的近事遗忘,曾有研究报道达到近 30%,但是多数可于 21 天之后好转。记忆丧失多于术后 24~72h 发生,多数患者于术后 7 天康复,术后 3 个月所有患者都可以达到术前的基线状态。
- 经胼胝体入路会损伤邻近组织结构。在最初的半球间暴露及之后的牵拉中,对于矢旁静脉的操作会导致皮质损伤及静脉梗死。尽管一些术者认为冠状缝之前的静脉可以阻断,多数术者坚持对这些血管结构的保留。实验证据也同样指出桥静脉的损伤伴随脑组织牵拉较之其他操作有更高的静脉梗死发生率。
- 对胼胝体体部的切口长度进行限制可以获得最小的并发症。经胼胝体入路之后会产生语言自发减少的急性综合征,从言语起始阶段的轻度减慢到明显的缄默,发生于术后数小时到数日,可能持续数月。较长的切口(2~3cm 较之 0.8~2cm)除了会伴随此综合征外,还伴随其他表现,包括下肢瘫痪、失禁、情绪紊乱、癫痫发作,表明有其他结构受损。缄默也可以为其他原因产生:对前扣带回、透明隔及穹窿的牵拉,辅助运动区、丘脑、基底神经节的循环紊乱。
- 半球间信息传递的紊乱,包括视觉空间及触觉信息及双手运动学习,是另一个潜在的并发症。尽管确切的缺损取决于胼胝体内纤维的形态学联系,但是不少研究表明只要胼胝体压部是完整的,则半球间的信息传递可以得到保留。
- 尽管不少记忆缺失是继发于海马及乳头体的损伤,此点已有令人信服的证据,但是不少反对的报告认为记忆缺损源于孤立的穹窿体损伤。在许多病例中,记忆丧失归因于穹窿损伤,可能是源于手术区的压力不适地传递至边缘系统结构所致。

(芦 戡 章文斌)

第9节 经鼻蝶入路处理蝶鞍及鞍上病变

Jang Won Yoon,Andrew Victores,Douglas Reh,Alfredo Quiñones-Hinojosa and Kaisorn L. Chaichana

适应证

- 扩大的经鼻蝶入路用于侵及蝶鞍、鞍上区域及蝶骨的各种病变,包括:垂体腺瘤、拉特克囊肿以及颅咽管瘤。其他适应证包括:斜坡脊索瘤、脑膜瘤、转移性占位以及颞叶内侧病变如脑膨出等。
- 该入路对脑组织的损伤最小,避免了脑组织牵拉,没有可见的瘢痕,为垂体提供了极佳的显露,被认为较之经颅入路有较少的手术相关并发症。
- 该入路的视野可通过显微镜及内镜的使用得到扩大。手术显微镜提供了放大的、明亮的、三维的视角。而内镜扩展了术者的视野。两种工具可同时使用,互为补充。我们通常完全使用内镜进行这些手术。

禁忌证

- 传统的经鼻入路的相对禁忌证是蝶窦炎及颈内动脉向中线部扩张。其他相对禁忌证包括:蝶鞍狭小,肿瘤质地较硬,病变向颅前窝或向侧方或后方生长广泛生长,以及不对称蝶鞍。对于这类病变,经鼻入路必须考虑如何最大程度地显露病变并尽可能减少可能发生的血管神经损伤。

手术计划和体位

- 可通过三种经蝶方式进行经蝶入路手术:直接经鼻、经前黏膜切口的经鼻前庭入路、唇下。直接经鼻入路以最小的组织损伤获得了对蝶鞍最好的暴露。
- 磁共振成像(magnetic resonance imaging,MRI)可以提供最有用的术前影像资料。增强或非增强 T1 加权像及 CT 血管成像都可以很好的显示蝶鞍的解剖及蝶鞍占位与周围结构的关系,如视交叉、海绵窦、颈内动脉海绵窦段。T2 加权像可用于鉴别囊性结构并评估组织纤维化程度。通过 CT 扫描可以了解蝶鞍的骨性解剖及区分不同类型的蝶窦(如甲介型),有助于制定术前计划。
- 需要特别注意的是:怀疑血管性病变如颈内动脉海绵窦段动脉瘤,周围血管结构与垂体病变影像学相似。这些

病例术前应作脑血管造影检查。

- 对于因肿瘤或上次手术导致解剖移位扭曲的病例,术中可利用 MRI 或 CT 进行神经导航辅助。也有术者报告术中实时 MRI 用于复杂的病例。
- 术前由内分泌科医师对内分泌水平进行评估,有助于了解激素水平的高低,这种评估对于肾上腺功能低下或甲状腺功能低下的患者尤其重要。如不注意纠正低肾上腺素及低甲状腺素水平,则会导致手术及麻醉风险增高,所以术前需进行评估。泌乳素腺瘤的病患需以多巴胺受体激动剂进行纠正,为手术治疗做准备。神经眼科医师术前对病患的视力和视野情况进行评估。

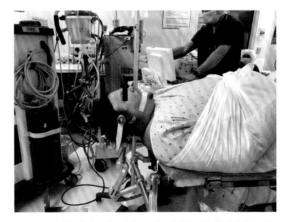

图 9-1 患者仰卧位三钉头架固定,头微后仰使鼻梁与地面平行,头顶向左侧轻微旋转便于右侧鼻孔入路,避免颈部过度屈曲非常重要,因可阻碍颈静脉回流并改变气管插管位置,右下腹部 1/4 准备好以备脑脊液漏修补时取脂肪备用。腰大池引流仅用于高流量脑脊液漏可能性大的患者和 / 或自发脑脊液漏同时进行颅内压监测的患者。经口留置胃管可以预防血性液体进入食管,以免造成呕吐或吸入性肺炎。经口气管插管置于口腔左侧且不要妨碍双侧鼻腔通道

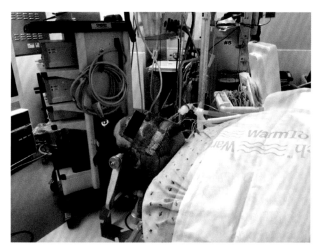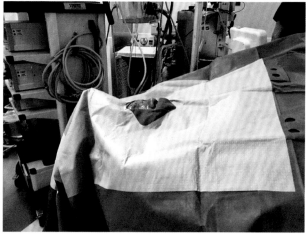

图9-2 患者的鼻及面部结构以聚维酮碘溶液(碘伏)进行消毒准备。鼻黏膜用浸以碘伏溶液的棉签进行准备。消毒后,鼻腔以浸以羟甲唑啉的脱脂棉条进行填塞。多数患者于手术开始前需给予头孢曲松。有库欣综合征的病患术前需给予应激量的激素支持。右下腹部及右大腿区域也需消毒,以备手术时取脂肪或者筋膜移植物。若非斜坡磨除足够多或斜坡脊索瘤患者,我们已经很少这样去做了

手术步骤

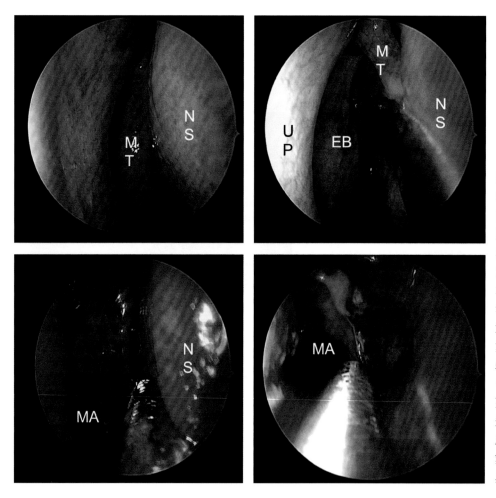

图9-3 内镜观察鼻中隔和鼻甲,并以 0.25% 利多卡因和 1∶200 000 肾上腺素局部麻醉及止血。右侧中鼻甲根部麻醉很重要,此处为蝶腭动脉主要起始部位。右侧中鼻甲去除后显露筛泡和钩状突,一并去除后显露蝶窦开口,提供了抵达蝶窦的宽敞通道,并降低术后蝶窦炎的可能。右侧中鼻甲是鼻腔和鼻窦手术的重要标志,扩大的蝶窦入路常规用于颅咽管瘤和鞍部脑膜瘤。EB,筛泡;MA,上颌窦造口;MT,内侧鼻甲;NS,鼻中隔;UP,钩状突

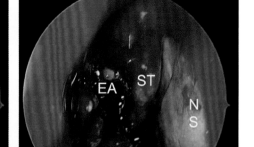

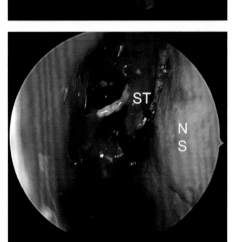

图 9-4　中鼻甲去除上颌窦开窗后，在导航引导下去除前后筛骨，在此过程中不要损伤筛骨纸板，因其可损伤眶骨，上鼻甲作为嗅觉的主要来源应保持完整，鼻中隔瓣翻向鼻后孔方向，此瓣位于上鼻甲部以减少嗅觉丧失，可使用针状电极电凝形成黏膜瓣。EA，筛骨气房；NS，鼻中隔；ST，上鼻甲

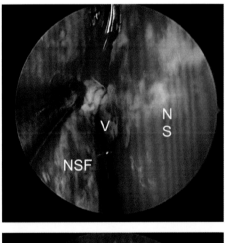

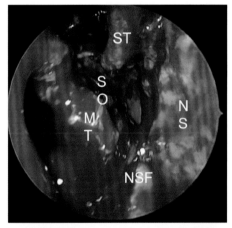

图 9-5　鼻中隔瓣抬起，可显露犁骨和同侧蝶窦开口，打开蝶窦并向对侧蝶窦开口扩大进入蝶窦，可见鞍底和双侧颈内动脉海绵窦段，其他可见结构包括蝶骨平台、内侧与外侧视神经颈内动脉压迹以及斜坡压迹，辨认窦内分隔并磨除，窦内分隔磨除重要性在于避免阻挡鞍底视野并可能改变手术通道，其可能导致颈内动脉损伤。ISS，窦内分隔；MT，中鼻甲；NS，鼻中隔；NSF，鼻中隔瓣；S，鞍底；SO，蝶窦开口；ST，上鼻甲；V，犁骨

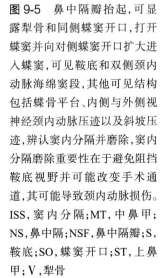

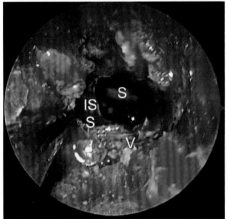

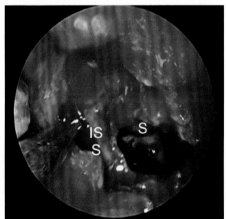

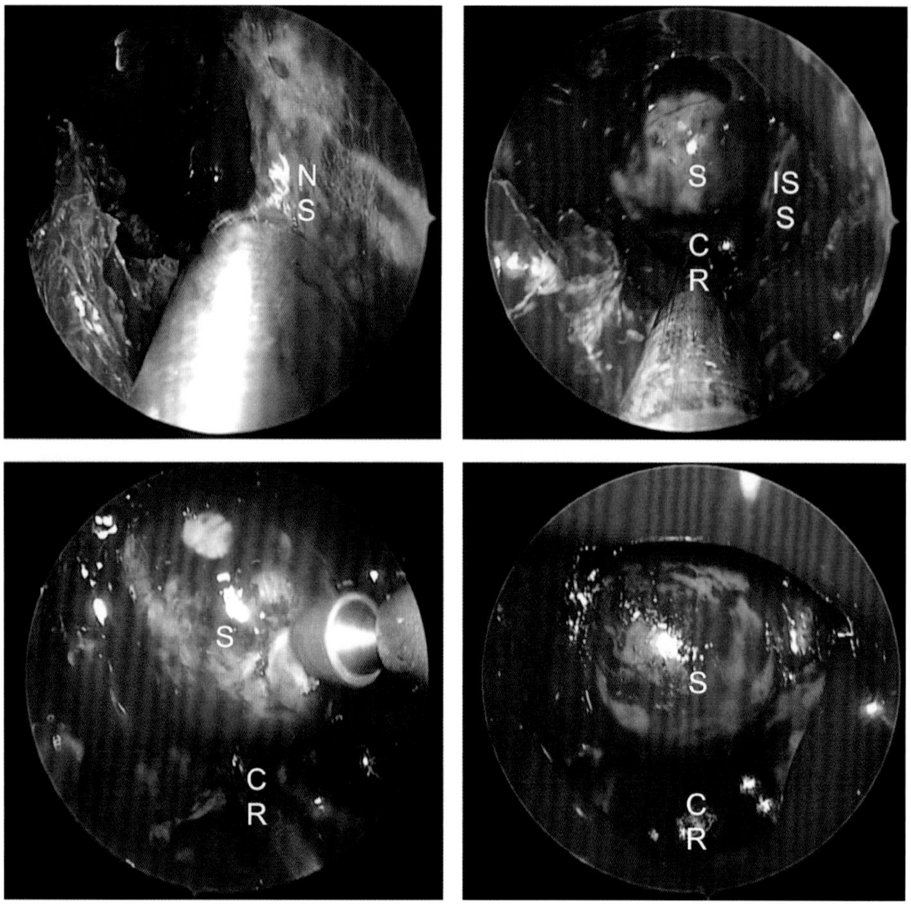

图 9-6 后鼻中隔切除后可进行双侧鼻腔入路手术。垂体微腺瘤单侧入路即足够手术，如果肿瘤侵及海绵窦或有明显的鞍上扩展，建议双侧鼻腔三手手术(一只手持镜两只手持器械 - 通常单手持吸引器)，以导航辨识并确认蝶鞍、残留的蝶窦间隔、斜坡压迹、内侧与外侧视神经颈内动脉压迹。以 3.5mm 的粗金刚砂钻磨除覆盖在鞍底硬膜的骨质，神经钩在硬膜外平面分离，上开口和下开口的 Kerrison 咬骨钳咬除骨质显露鞍底、蝶骨平台和双侧海绵窦，鞍底和平台边缘的骨质保留以利于术后闭合，尤其在一些可能出现脑脊液漏的病例尤为重要。CR，斜坡压迹；ISS，窦内分隔；NS，鼻中隔；S，蝶鞍

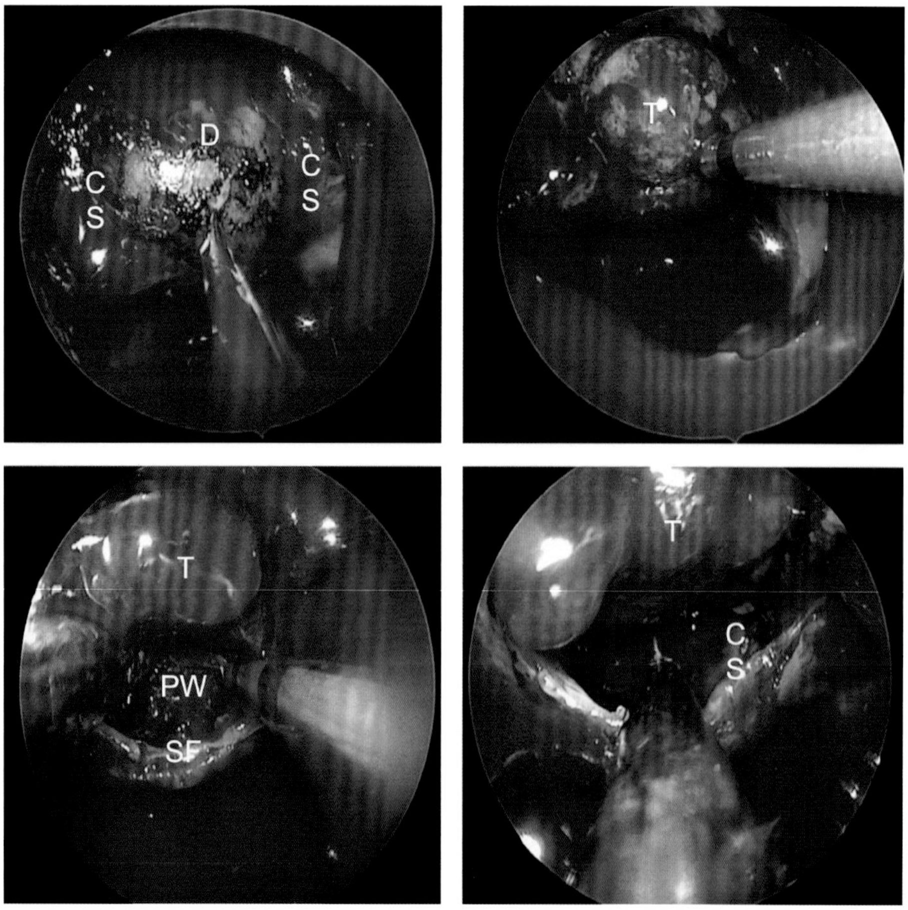

图 9-7 硬膜用双极电凝烧灼以减少海绵间窦出血，硬膜用鼓膜蛛网膜刀十字形切开，部分患者尤其是儿童，海绵间窦发达，既需要硬膜烧灼也需要注入液体凝血酶(Floseal)。硬膜以侧切工具切除以显露鞍内，肿瘤显而易见，但在充分显露之前不要切除肿瘤，出血可能妨碍手术平面，首先显露肿瘤下缘辨认鞍底，太多显露肿瘤上缘可能导致鞍膈过早下降，造成切除残余肿瘤困难。按照顺序显露鞍底、鞍后壁和双侧海绵窦，这样可以保证鞍内边界显露并防止鞍膈过早疝入术野。CS，海绵窦；D，硬膜；PW，鞍后壁；SF，鞍底；T，肿瘤

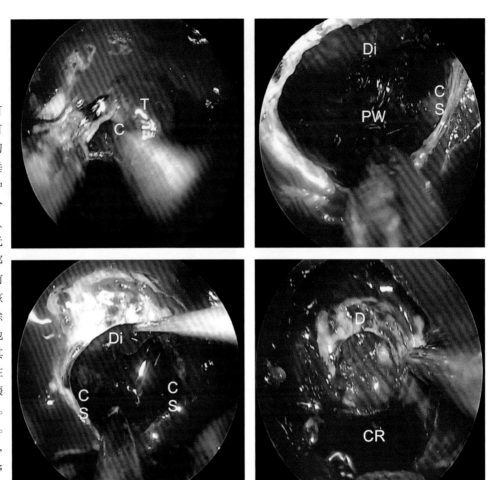

图 9-8 显露肿瘤至包膜可辨识,一旦包膜显露,既有可能达到肿瘤最大程度的切除和最小概率的残留,以垂体钳轻轻牵拉包膜,将肿瘤从上方的鞍膈上钝性分离,该区域依次以 0°内镜、30°或 45°内镜观察,确认无肿瘤残留,最常见的残留部位位于双侧海绵窦和鞍内前上部,角度内镜可以提供该部位的良好视野,完全切除后瘤腔填入明胶海绵,其他部位填入腹部皮下脂肪或其他材料。明胶海绵的好处在于随时间分解并极少形成瘢痕,造成再次手术的困难。术腔以克林霉素溶液冲洗。C,囊壁;CR,斜坡压迹;CS,海绵窦;D,硬膜;Di,鞍膈;PW,鞍后壁;T,肿瘤

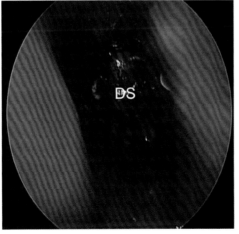
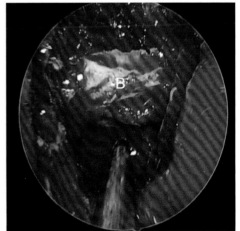

图 9-9 在切除肿瘤并用明胶海绵填塞空洞后,将硬膜补片置于硬膜外腔。在手术入路时从中鼻甲获得的骨片可以用来支撑修复部位。当患者发生脑脊液漏时,通常使用该骨片,但其他情况时仅使用硬膜替代物。B,骨;DS,硬膜补片

9

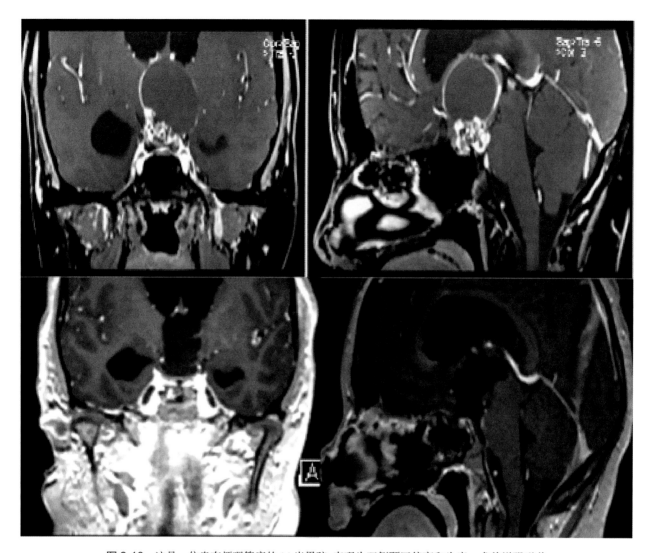

图 9-10　这是一位患有颅咽管瘤的 14 岁男孩,表现为双侧颞区偏盲和头痛。术前增强磁共振(MRI)差异性地显示了强化的蝶鞍和蝶鞍上巨大囊性成分病灶,该囊性物扩展至第三脑室,导致双侧 Monro 孔梗阻及脑积水。通过扩大的鼻蝶内镜入路实现囊性病灶的完全切除,并留置腰大池引流

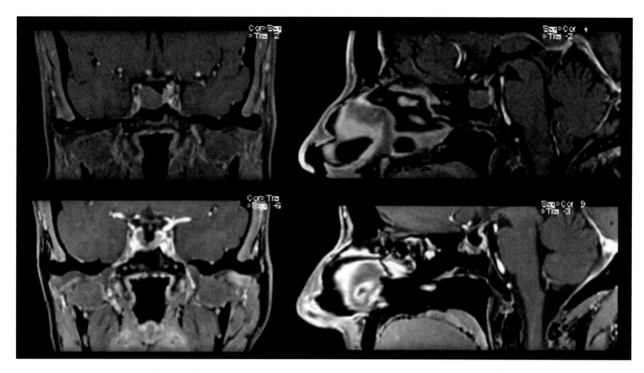

图 9-11 本例 54 岁的男性表现为粗糙的面部特征以及肢端肥大。实验室检查显示生长激素（GH）水平升高到 122ng/ml，并且胰岛素样生长因子（IGF-1）水平升高到 817ng/ml。增强磁共振（MRI）显示了蝶鞍右侧的大腺瘤，对正常的脑垂体造成极大的影响。该患者经鼻内镜成功地切除了此腺瘤。术后影像显示了垂体瘤完全切除及正常脑垂体扩大。术后 GH<0.1ng/ml，术后三个月 IGF-1 水平正常，口服葡萄糖抑制试验 GH<1ng/ml，随机 GH 水平 <5ng/ml

大师锦囊

- 经蝶入路中，有时鞍上区域的肿瘤难以触及。通过腰椎穿刺置管注入 2~3ml 生理盐水或做 Valsalva 动作有助于鞍上部分的下降。脑脊液的搏动有时可以帮助鞍上肿瘤的下降，对于操作起始阶段下降不佳的鞍上肿瘤可采用阶段性切除的方法，通常等待 3~6 个月的时间，脑脊液的搏动有助于鞍上部分的瘤体下降进入鞍内。鞍上部分的暴露可考虑使用 30° 内镜或者进一步去除鞍结节及蝶骨平台的骨质。

- 经鼻入路中维持准确的定位十分重要。定位不准易于发生且会导致鞍旁神经血管结构的损伤。水平面定位可通过使用术中导航得以实现（确认视神经 - 颈内动脉隐窝及颈内动脉沟的位置，对避免向外侧偏离非常重要）。同时垂直定位可通过使用术中荧光镜实现。

- 有鞍上扩展的肿瘤，当鞍上部分切除后，需仔细鉴别变薄的垂体组织。此时垂体组织可能明显变薄成为类似蛛网膜的透明膜状。如果发生，则会发生脑脊液漏。

隐患

- 定位不准确，失去方向感，可能导致灾难性的损伤。定位过高可能误入筛板，导致中枢神经系统损伤，脑脊液漏或是脑膜炎。水平面定位不准确可能损伤海绵窦及颈内动脉。

- 手术结束后，避免术腔的过度填塞非常重要，可能导致视神经及视交叉受压。

- 脑脊液漏可能于术中发生，亦会于术后迟发。如果存在持续的脑脊液漏，漏口需立即修补以减少发生脑膜炎和脑脊液漏的风险。

- 术者决定不处理残余的鞍上肿瘤时，则不应过度操作以策安全。因残余肿瘤可能导致出血及水肿，进而对视神经产生明显压迫（残余肿瘤可能与鞍上结构粘连，例如额底前静脉、动脉及视交叉）。

紧急脱困

- 如果术者在操作中即使使用了神经导航仍失去了定位方向，此时最安全的做法是停止操作，重新定位后再尝试，以免对鞍旁结构造成灾难性的后果。在导航定位不准确的病例中，仔细研究术前患者的 MRI 和 CT 可以为外科医生提供手术方案。

- 经颅眶上入路或者经典的翼点入路可用于如下情况：鞍区病变较坚韧，鞍上肿瘤不能很好地下降，或占位扩展至视交叉之上。

- 如果损伤了颈内动脉，则术野需以止血纱布（Surgicel）、明胶海绵或者湿的 Telfa 棉片以适度压力填塞，并降低动脉压。然而有些术者认为需增加平均动脉压以利于侧支循环。脑血管造影可以发现可能存在的瘘口（并排除真性或假性动脉瘤）。该瘘口可使用血管内介入弹簧圈或支架栓塞或者开颅进行夹闭。颈内动脉海绵窦段常提供鞍内肿瘤的血供，其分支 McConnell 垂体被囊动脉的破口可能导致术中大量出血。

- Valsalva 动作可用来增加颅内压，其可能导致肿瘤下降至手术区域。或者，如果没有发现肿瘤、鞍膈或二者均未显露并怀疑蝶鞍上区域有残余肿瘤，可采用腰大池引流。在摘除肿瘤的过程中，为了增强 Valsalva 动作和增加颅内压，可通过引流管注射 1~3ml 不含防腐剂的生理盐水。为显露鞍膈或完全切除肿瘤，另一个选择是通过优先移除更多的骨质包括鞍结节来扩大暴露。此外，成角范围包括 30° 和 40° 角内镜可以帮助发现潜在的残余肿瘤，残余肿瘤通常位于较高的凹槽和海绵窦内。

- 术后患者需严密监测。血钠水平及尿比重需每 6 小时监测一次，以防止可能发生的尿崩症及抗利尿激素不适当分泌综合征。监测过程中，注意与内分泌医师的沟通。视力视野亦应在与神经眼科医师沟通下进行监测。对于围手术期没有给予皮质激素的患者，早晨 8 点患者体内的皮质醇水平能够决定辅助激素的需要量。48 小时内行 MRI 检查，评估手术切除范围。

（章文斌）

第 10 节　幕下小脑上入路

Tito Vivas-Buitrago and Alfredo Quiñones-Hinojosa

适应证

- 此入路对松果体区、第三脑室后部及中脑后部占位提供了极佳的暴露,而对正常组织和周围结构的损伤最小。

禁忌证

- 浸润到小脑幕上侧面或上方的肿瘤。
- 小脑幕呈倾斜尖角的患者,应考虑采用其他入路,如枕部经小脑幕入路。
- 在卵圆孔未闭的患者中,坐位是禁忌证。

手术计划和体位

- 术前规划包括心肺功能的评估、基础疾病情况、基本实验室检查(生化、血常规、凝血功能、血型及其他项目筛查)、胸片、心电图等。术前行心脏超声检查排除异常心脏分流及卵圆孔未闭的情况。
- 术前行 MR 检查包括 MRV,尤其是明确深部静脉结构〔Galen 静脉(大脑大静脉)、Rosenthal 基底静脉、大脑内静脉、直窦〕与手术通道及肿瘤之间的关系。影像学检查同样用于评估肿瘤浸润至周边重要神经结构(中脑、丘脑)的程度。
- 术前神经导航影像可作为手术辅助手段。
- 术前有脑积水的病患,在脑组织分离前先脑室内置管。置管位置选择人字缝与瞳孔中点连线的交点。
- 选择该入路时,本组常采用坐位。该体位可使小脑借重力离开小脑幕,并可防止由于优势侧的静脉引流障碍而出现静脉血淤积于术野。

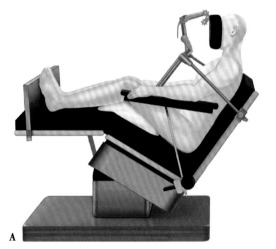
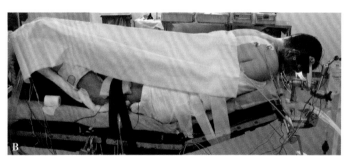

图 10-1　(A)坐位背靠手术床,将其调整至最大角度。(B)予 Mayfield 头架固定患者头部后,屈曲头部使小脑幕与地面平行,使术者能在患者肩部上方手术

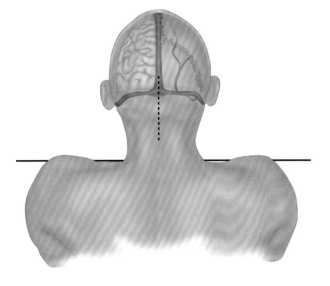

手术步骤

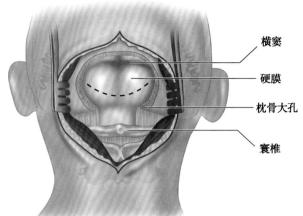

横窦

硬膜

枕骨大孔

寰椎

图 10-2 头皮切口取自枕外隆凸点至 C2 棘突。如采用手术导航则此时可予以注册。俯卧位适用于卵圆孔未闭或动脉导管未闭的患者,该体位降低了空气栓塞的风险

图 10-3 枕下显露通过对枕下肌肉组织的分离得以实现。C1~C2 棘突的肌肉组织予以保护,骨孔选在上矢状窦两侧(窦汇上缘),及两侧横窦上下方距窦汇数厘米处。铣刀连接骨孔形成骨瓣。如果术前有证据显示存在小脑扁桃体下疝,则需行枕骨大孔切开加 C1 椎板切除术。根据横窦及窦汇情况对硬膜做半月形或十字形切开,向上翻转并缝合固定。术者需注意在翻转硬膜瓣时勿将牵开器置于静脉窦上

桥静脉

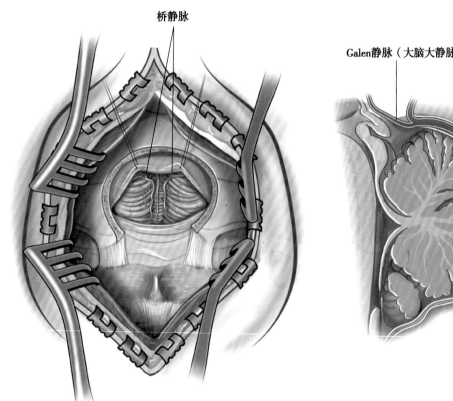

Galen静脉(大脑大静脉)

直窦

矢状窦

硬膜

蛛网膜

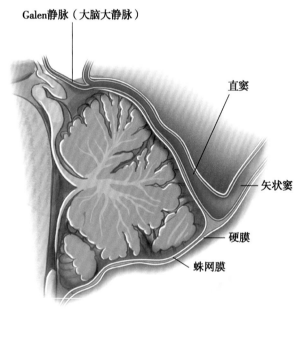

图 10-4 将小脑与小脑幕之间的蛛网膜粘连及桥静脉进行分离,从而打开小脑上幕下的通道。桥静脉的离断应靠近小脑进行,防止出血点回缩至小脑幕从而难以处理。随着分离操作的进行,小脑借由重力逐渐下降。必要时可置入牵开器

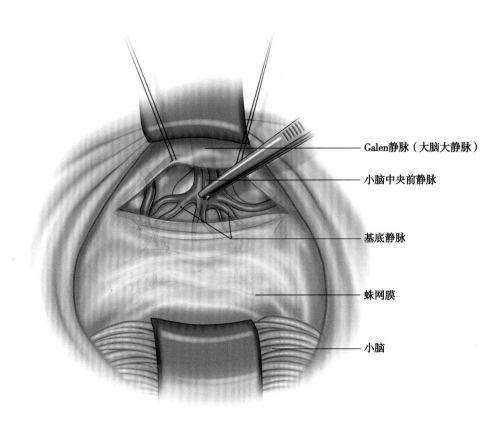

图 10-5 暴露覆于松果体区及四叠体池增厚的蛛网膜，并锐性分离打开。在此过程中，可见到小脑中央前静脉汇入 Galen 静脉。该中央前静脉为唯一可以电凝离断的深部静脉结构

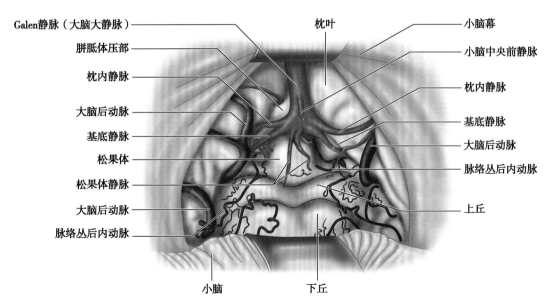

图 10-6 在显露完成及小脑牵开后，即可见正常解剖结构。由于病理性占位的存在，血管及神经结构会被推移至非正常解剖的位置

10

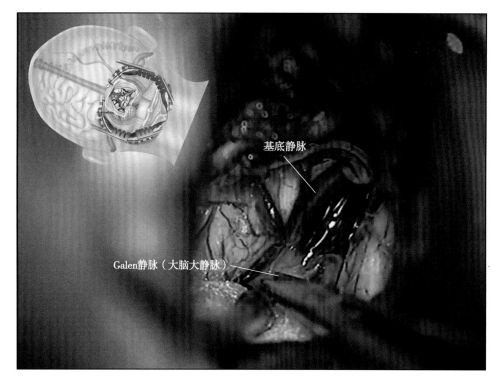

图 10-7　在显微镜下的术中视野,展示了一些深部血管结构,如右基底静脉和 Galen 静脉

● 卵圆孔未闭的患者采用坐位时可导致静脉气栓,此时推荐采用俯卧位。心脏超声检查可以预防这种并发症。心前区多普勒超声是对于探明心脏内气体最敏感的监测方式。置入多孔中央静脉导管,当静脉气体栓塞发生时,可用于从血循环中排出气体。

大师锦囊

● 小脑幕的角度及静脉结构与肿瘤的关系是影响该入路成功与否的关键。
● 术前行脑室穿刺外引流不仅对术前脑积水有帮助,同时也可以使脑组织松弛及减小颅后窝的压力。
● 如采用坐位体位,则术前需仔细了解心脏情况。与麻醉师沟通术中使用心脏多普勒检查可能。留置多孔中央静脉导管以备处理可能出现的气栓风险。

● 如术中发生静脉气栓,则横窦窦汇区域需覆以大纱垫,并对术野持续大量冲洗。

隐患

● 采用坐位体位的主要风险是气体栓塞。所有该类病患需采用术中呼气末二氧化碳监测及多普勒超声检查。对术野大量冲洗及降低患者头部可以减少气栓的形成。中心静脉导管可用来治疗大量静脉气栓。

紧急脱困

● 如小脑幕的角度过于陡峭,则颅骨铣开范围需相对扩大,采用枕部经小脑幕入路。或仍采用小脑上入路而将小脑幕切开并牵拉。

（芦　戡　章文斌）

第 11 节　枕部经小脑幕入路

Nader Sanai and Michael William McDermott

适应证

● 枕部经小脑幕入路开颅,可以为大脑镰小脑幕结合处脑膜瘤,小脑中央前裂、小脑幕后切迹及邻近部位的占位提供极佳的暴露。

禁忌证

● 不能采用常规俯卧体位手术者。

● 卵圆孔未闭则不能采用坐位,易产生静脉空气栓塞。

手术计划和体位

● 术前需行 MRI 检查以及磁共振的动脉和静脉显像以了解直窦是否通畅。肿瘤较大或有短暂皮质盲的病患,术前需行视野检查。

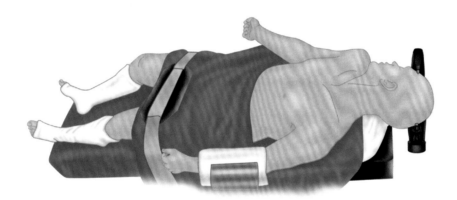

图 11-1　较小的肿瘤(<3cm),单侧入路,同侧脑叶牵拉即可暴露充分,对多数病患,侧卧或半侧卧位已足够。多选择右侧入路,因优势半球入路可能导致右侧偏盲,导致阅读障碍。侧卧位时,上臂伸展使肩部下降,避免下颌与锁骨的挤压。体型较大的病患,必要时采用改良公园长椅卧位

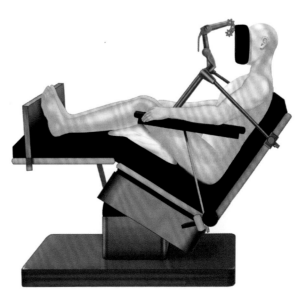

图 11-2　较大的肿瘤(>3cm),需行双侧枕部经小脑幕入路。患者可取俯卧位或坐位,病患体型较大时,俯卧位时胸内压较高,增加手术显露的难度,坐位较适宜

- 如肿瘤的血供来自颈外动脉分支或颈内动脉的脑膜垂体支，则术前行栓塞是安全的。
- 手术室的配置包括双极电凝及高频电刀，手术显微镜（脚踏调节聚焦和放大倍数，口控精细调节），有上臂支撑台和滚轮的手术椅，有体感诱发电位的神经电生理监测仪器。
- 开始切皮时，给予 1g 头孢曲松钠，10mg 地塞米松及 1g/kg 的甘露醇。脑灌注压应维持在 >70mmHg，防止因脑部牵拉导致的缺血。严重的高血压应积极予以控制。（如丙泊酚、戊巴比妥、血管活性药物）。

手术步骤

枕部经小脑幕入路的手术体位

- 病患俯卧或取坐位，头部固定于 Mayfield 头架。
- 俯卧位：颈部伸展，头部向颈前屈曲。
- 气管插管使用弹簧管，避免扭曲。
- 两侧置腰垫，便于手术床向侧方移动。

枕部经小脑幕入路开颅

- 置顶枕叶脑室穿刺外引流管或腰椎穿刺外引流。

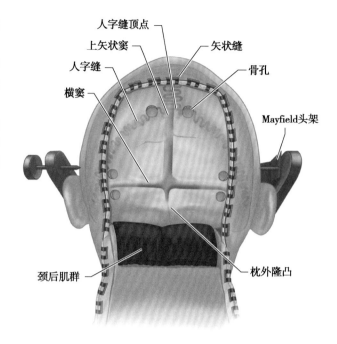

图 11-4 在不损伤上矢状窦及横窦的合适部位钻孔，设计骨瓣两骨孔于上矢状窦两侧，四骨孔于双侧横窦外侧上下方。仔细分离骨瓣与下方硬膜粘连，取下骨瓣

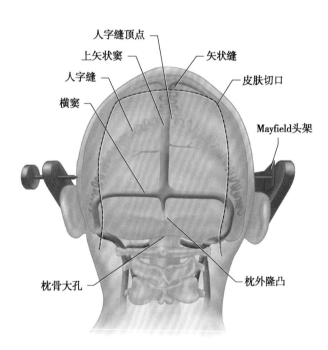

图 11-3 体位摆放完毕后，作一 U 形切口，开口朝下，跨幕上下。该皮瓣提供了包含枕叶及双侧小脑半球极佳的暴露

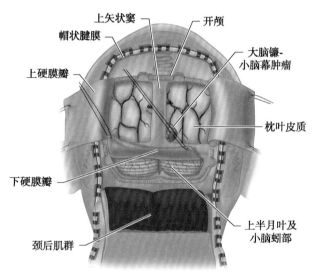

图 11-5 硬膜的切开应远离静脉结构。枕部硬膜瓣以外侧为基底，缝合牵引。小脑硬膜瓣以横窦下缘及窦汇为基底向上翻转。硬膜完全打开后，应显露小脑幕上下缘，并超过肿瘤的外侧边界

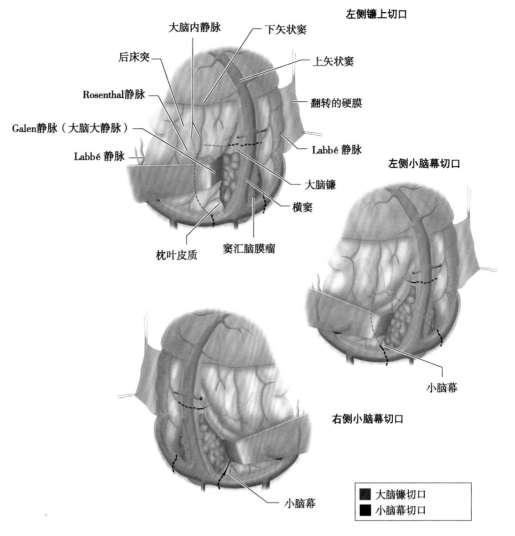

左侧镰上切口

大脑内静脉
下矢状窦
上矢状窦
后床突
翻转的硬膜
Rosenthal静脉
Galen静脉（大脑大静脉）
Labbé 静脉
Labbé 静脉
左侧小脑幕切口
大脑镰
横窦
枕叶皮质
窦汇脑膜瘤
右侧小脑幕切口
小脑幕

小脑幕

大脑镰切口
小脑幕切口

图 11-6 侵犯窦汇肿瘤的切除,应基于术前对静脉引流情况的了解,如窦汇及一侧或双侧横窦是开放的,则小脑幕切开应于窦汇前方自外侧向中心操作。如果窦腔阻塞,则于肿瘤外侧边界处缝扎

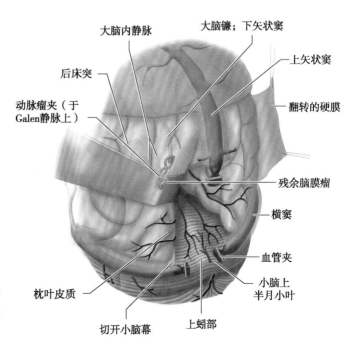

大脑内静脉
大脑镰;下矢状窦
后床突
上矢状窦
动脉瘤夹（于Galen静脉上）
翻转的硬膜
残余脑膜瘤
横窦
血管夹
枕叶皮质
小脑上半月小叶
切开小脑幕
上蚓部

图 11-7 在肿瘤压迫导致上矢状窦闭塞的病例中,可于闭塞处予以结扎切断。沿着大脑镰及小脑幕的切口,可完成对肿瘤的全切

11

大师锦囊

- 对于较大的肿瘤,由两个手术医师组成的团队可以达到对肿瘤的有效切除及减少术者的疲劳的效果。
- 如有明显的幕下侵犯,则可由术者决定行枕骨大孔打开。
- 肿瘤的幕下部分通常为其外生部分。
- 对 Galen 静脉(大脑大静脉)的解剖应耐心谨慎。
- 脑软膜表面覆以乳胶片,以减少术中牵拉造成的损伤。
- 大型肿瘤切除后可能会有数日的暂时性皮质盲,术前需与患者及家属沟通该手术风险。

隐患

- 可通过以下几种方式减轻脑组织牵拉造成的水肿:初次置入牵开器应轻柔,释放脑脊液使脑组织松弛,间歇置放或替换牵开器。
- 避免静脉梗死,需术前行细致的血管影响检查,包括 MRV 或脑血管造影,或者二者都做,以明确静脉结构的开放及闭塞情况。
- 该入路最困难的地方是当直窦是开放的情况下如何确定并予以保留。
- 硬膜瓣可能为肿瘤侵犯而扩张膨胀,并在肿瘤内形成假性瘤壁。

紧急脱困

- 减压后不可控制的脑组织外疝可能影响头皮的缝合,如果事先可以预测到该情况,则控制止血及于硬膜打开前即准备关颅是明智的。
- 在特别紧急的情况下,尤其是短时间内出现的硬膜下血肿及瞳孔改变,则在钻第一个骨孔后予以十字切开硬膜,可于开颅时减低颅内压。

(章文斌)

第 12 节　外伤性皮瓣：单侧去骨瓣减压术

Michael E. Sughrue, Andrew K. Conner, Matthew B. Potts, Shirley I. Stiver and Geoffrey T. Manley

适应证

- 严重外伤后继发脑组织损伤及缺血性脑梗死,导致颅内压增高是导致死亡或严重残疾的最常见原因之一。
- 已有超过 90 年时间没有出现新的治疗颅内压增高的药物疗法。去骨瓣减压术可作为难治性颅内压增高的有效外科选择。在去除外伤性硬膜下及硬膜外血肿后,去骨瓣减压亦可作为一紧急的预防措施。可根据 CT 扫描及术中脑组织的情况选择不将骨瓣复位以减低颅内压。
- 正确施行去骨瓣减压术,可以减低颅内压,防止出现脑疝及死亡。成功的去骨瓣减压术可给予脑组织肿胀的空间,减少因 ICP 上升而导致脑组织受损的风险。多数情况下,去骨瓣减压术亦可以减少病患在重症监护室的用药量。

禁忌证

- 去骨瓣减压多用于可能致命的脑疝的抢救。术者、急救团队、患者家属需了解该类情况下的不良预后而避免有不切实际的预期。去骨瓣减压术用于治疗 ICP 上升,但不确定哪个病患最有可能从该操作中受益。
- 老年患者,脑干反射减退,伤后即出现 Glasgow 低评分的患者,出现不良预后的可能性大。

手术计划和体位

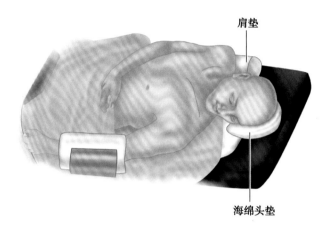

肩垫

海绵头垫

图 12-1　单侧去骨瓣减压术,患者取仰卧位,将一小圈枕垫于同侧肩下,头转向对侧。外伤的病患,需注意对颈椎的保护,勿使颈静脉受压影响静脉回流增高颅内压。头部置于海绵头垫上,如术中发现静脉回流受阻,可予重新调整头位。在不排除颅骨骨折的情况下不推荐使用头钉等对头部行硬性固定

12

手术步骤

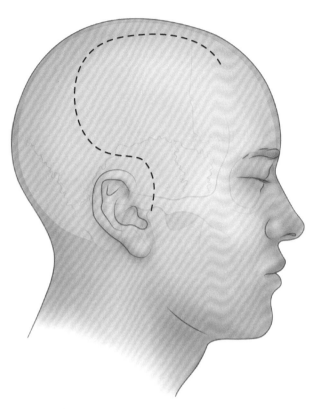

图 12-2　头皮切口。备皮后作一大反问号形切口。自颧骨开始，向后方扩大至耳后，再向上弯曲向上距矢状窦数厘米，向前止于发际线。尽量保留颞浅动脉，其可为皮瓣提供足够的血供

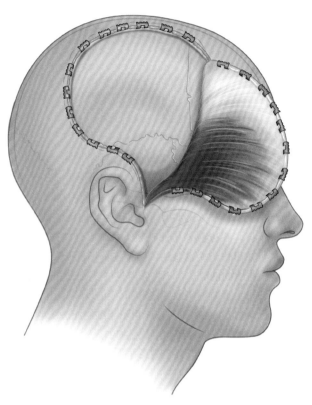

图 12-3　肌肉和软组织分离。切开皮下组织，包括颞肌筋膜，直至颅骨。肌皮瓣向前翻转，并以头皮钩固定。理想状况下，肌肉分离直至颧弓根部，尽可能低过关键孔，可最大程度达到颞部减压

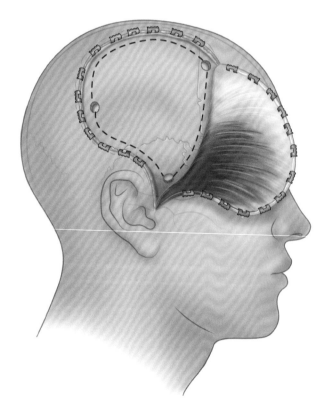

图 12-4　骨孔及骨瓣。钻数个骨孔（至少三个）形成一个大小至少 10cm×15cm 的骨瓣。骨瓣小于此面积会导致减压不充分，不能减低 ICP。可能的情况下，取一小尺自关键孔始向后测量，保证骨瓣前后径为 15cm

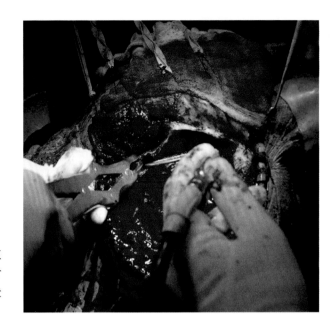

图 12-5 颞部开颅。铣开骨瓣后，剩余的颞骨以咬骨钳咬至颅中窝底，以保证对脑干外侧的最大程度减压。当使用咬骨钳移除骨块时，需注意是咬，不宜扭曲和旋转。粗暴的操作，会造成或使已有的颅骨骨折移位，导致不可控制的出血

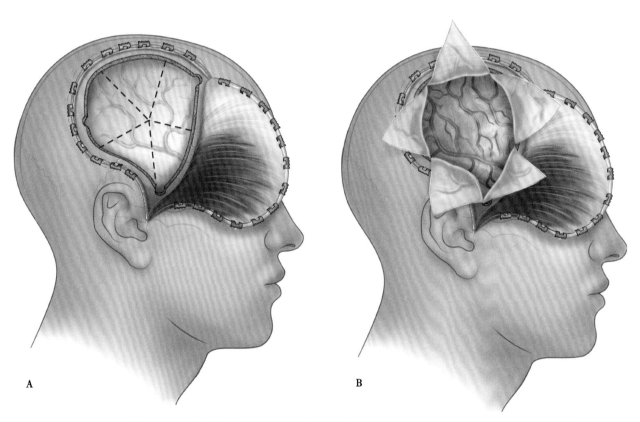

A

B

图 12-6 硬膜切开。止血完成后，可有数种方法打开硬膜。我们选择的方法是放射状（星状）缓慢打开硬膜，提供最大的脑组织减压（A）。血肿清除，止血完成（B）。硬膜打开完全后，即可开始关闭。尽管有些术者行硬膜成形术，我们选择将硬膜敞开，并在脑组织上覆盖硬膜替代物或其他材料，保护脑组织并减少粘连。硬膜瓣置于替代物之上。除非紧急情况需离开手术室外，均需于硬膜替代物之外留置引流管。帽状腱膜以 2-0 可吸收缝线间断紧密缝合，头皮以 4-0 可吸收线间断缝合。为保证水密缝合，缝线之间的距离应较紧密

大师锦囊

- 除了少见的双侧占位,即使是双额脑挫伤,单侧减压手术可使 ICP 得到良好的控制。对于较大的脑实质内损伤,一侧行减压术较双额减压术在技术上更直捷,而且在不需要扰动及暴露矢状窦的情况下,得到最大的减压窗。单侧大骨瓣减压较双额减压,在颞叶区域能得到更大的减压效果。通过 CT 观察患者额窦的大小情况,单侧去骨瓣减压可以有效地避免额窦的开放。单侧去骨瓣后的颅骨缺损修补更为简单和安全,更使之成为优选。

- 在翻起骨瓣时应注意中线定位。在紧急情况下,容易误入中线区域,需对技术操作及细节多加关注。迅速对中线作出标记,而且消毒铺单时将单子铺在中线,以便于术中能随时对中线定位,特别是在头部没有固定的情况下。矢状缝亦可以用来定位中线。

- 在头皮备皮时,亦应对对侧 Kocher 点进行准备,以便术中置入脑室管探头行侵入性监测,可节约时间。

- 大量动脉血自颅中窝底涌出,来自脑膜中动脉及蝶骨翼。如果出现该类出血,则颞部开颅需行相对保守的方式,硬膜予以悬吊可达到止血的效果。

隐患

- 在经验丰富的术者看来,切口并发症是手术致残的最主要原因。包括切口区域的头皮外伤,或是大面积硬膜敞开及脑脊液吸收问题导致的切口脑脊液流出。多注意以下问题可减少上述问题:帽状腱膜的严密缝合,延长引流管留置时间,可吸收缝线严密缝合头皮。

- 高度推荐术腔留置至少两根 Jackson-Pratt 引流管,因为此类患者凝血功能通常异常,且缺少骨瓣的填塞效应,继发硬膜外血肿的风险很高。

- 紧急情况下尽快打开硬膜,除此以外,我们推荐相对缓慢地打开硬膜,因为突然降低的颅内压及伴随库欣反应(脑缺血反应)的儿茶酚胺减少可能导致突然的心血管意外,进而发生低血压。麻醉医师进行充分的复苏可以防止该类并发症。留置中心静脉导管便于成功的进行复苏。

- 前额部的硬膜常常是破损的,尤其是在急诊及老年患者。可认为该处硬膜缺如,取骨瓣时应剥离残存不全的硬膜,然后翻起骨瓣。

- 减压侧对侧的颅骨骨折是术后发生硬膜外血肿的重要危险因素。去骨瓣减压术后早期行常规 CT 检查推荐用于有远隔部位颅骨骨折的病患。术中有时会出现减压后迅速发生脑组织外疝。特别是在有对侧骨折的情况下,如发生,可在不行 CT 检查的情况下,紧急对对侧行手术探查。

紧急脱困

- 减压后,不可控制的脑组织外疝影响头皮的缝合。如果预计可能发生脑组织疝出,则在止血后打开硬膜之前即做好关闭准备。

- 在特别紧急的情况下,如新近发生瞳孔大小的变化及存在硬膜下血肿,则在钻第一个骨孔后,即对硬膜作十字切开,这样可使开颅过程中颅内高压降低。

(赵 博 章文斌)

第13节 矢状窦旁入路

Pablo F. Recinos, Maria Peris-Celda and Michael Lim

适应证

- 矢状窦旁入路适用于治疗靠近大脑镰、纵裂或胼胝体附近的病灶。常包括窦旁和镰旁脑膜瘤、中线肿瘤、海绵状血管瘤和动静脉畸形。矢状窦旁入路也是经胼胝体入路进入侧脑室、或经侧脑室进入上部丘脑及第三脑室的病变的第一步（图 13-1）。
- 对于出现生长、明显占位效应、引起神经功能缺陷、难以控制的癫痫发作或未经诊断疑似原发性或继发恶性肿瘤的，应考虑手术干预。
- 此部位的动静脉畸形较其他皮质部位的出血风险更大，所以手术挑战极大，且手术本身会有较多的并发症。

禁忌证

- 高龄病患，存在严重慢性疾病，基础神经功能差，Karnofsky 评分低，宜行保守治疗。
- 侵及内囊后肢的动静脉畸形不宜行手术治疗，因为其可能导致永久性的神经功能缺失。
- 影响功能区的病变需谨慎处理。
- 血管结构术前需仔细研究，窦的完全阻塞增高静脉梗死的风险。

手术计划和体位

- 术前磁共振成像（MRI）结合术中无框架神经导航在矢状窦旁病变的处理中已得到广泛应用。位于冠状缝后方的占位，功能 MRI 的数据结合神经导航系统可以帮助术者避免脑语言功能区的损害。术前功能 MRI 的评估可以帮助减少致残率。
- 术前全脑血管造影对于动静脉畸形的诊断和治疗规划，以及提供肿瘤的血供信息是非常重要的。治疗动静脉畸形前，掌握其动脉血供及静脉引流情况是非常重要的。血管造影可以了解供血动脉、引流静脉，区分上矢状窦是否通畅，闭塞的上矢状窦区域是否有明显的侧支循环，以及是否需要行术前栓塞。所以血管造影可以很大程度地影响复杂中线部位病变切除的策略。
- 术前分阶段地进行栓塞，可以减少术中出血的风险并减小病变的体积。

- MRV 对于了解脑膜瘤对矢状窦的侵犯情况以及判定潜在的桥静脉及皮层引流静脉情况同样有用，特别是在脑膜瘤中。如果发生了窦的阻塞，则需对周边皮层静脉特别注意，因为手术损伤导致静脉梗死的风险更大。
- 术中监测是中线占位切除的重要辅助工具。双侧上下肢的体感诱发电位、运动诱发电位、皮层脑电描记，可以指引手术入路及病变切除，减少致残率。
- 手术体位的选择取决于占位的位置。病变侵及上矢状窦前 1/3，则取仰卧位。如侵及中 1/3，则可采用仰卧位头颈部屈曲或采用半坐位。若占位所在区域为上矢状窦后 1/3，则可采用公园长椅卧位或俯卧位。如果需要较长时间牵拉脑组织，则体位设计时可将病变一侧头部放低，让重力使脑组织自然下垂，使对侧半球被大脑镰保护（图 13-2）。
- 术中用药于手术开始前与麻醉师进行讨论，抗癫痫药（如：左乙拉西坦、苯妥英钠）对于未曾行抗癫痫治疗的患者有预防癫痫的作用。切开头皮前使用甘露醇、呋塞米及适度过度通气可以使脑组织松弛，避免术中对脑组织的过度牵拉。切皮前给予 10mg 地塞米松。切皮前 60 分钟内经静脉给予一次剂量的抗生素（如：头孢唑啉、克林霉素、万古霉素），并根据手术情况，适时再次给予。
- 当患者取半坐位体位时，对气体栓塞情况进行监测尤为重要，心前区多普勒超声设备用来扫描气栓进展情况。取半坐位时，通过中心静脉导管对中心静脉压进行监测和维持亦非常重要。
- 使用 Mayfield 头架时，需确保三个头钉不在手术范围内，且适度固定不致使头钉滑脱。如果必须将头钉放置在耳廓后，且对头部稳定有顾虑，可以使用 Mayfield Infinity Support 系统进行额外的头部支撑。推荐使用术中导航对肿瘤的位置及边界进行标记，从而指导选择理想的体位、手术通道及皮瓣。双冠切口用于发际线后退（谢顶）的病患或者前额的占位。较小的占位可以使用越过中线的马蹄切口或直线切口。沿着设计好的切缘剃发。切皮前于切口一线以布比卡因及肾上腺素浸润可达到止血的目的。具体操作步骤如下（图 13-3 至图 13-7）。

13

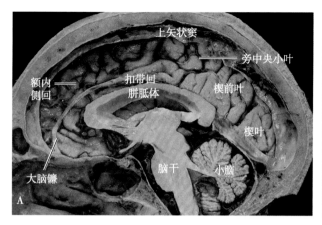
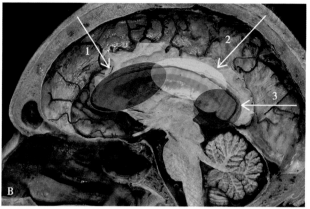

图 13-1 在中线剖开的解剖标本。(A)大脑镰已切除,剩余游离缘暴露出可通过矢旁入路进入的纵裂面对的脑区。(B)通过矢旁入路切除深部中线病灶的不同路径。矢旁入路是经胼胝体入路进入脑室的第一步。亦是从幕上进入松果体的第一步。矢旁入路的路径:(1)额叶,(2)顶叶,(3)枕叶

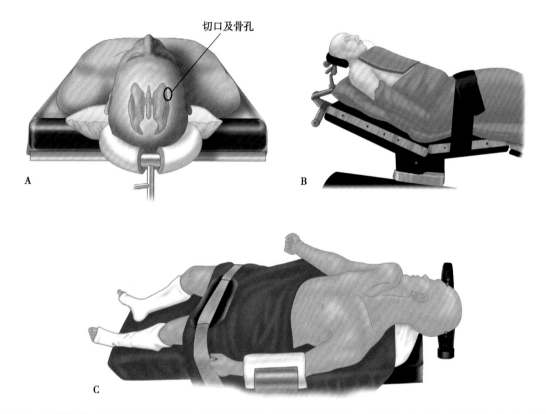

图 13-2 手术体位。(A)额叶半球间入路,患者取仰卧位,颈部屈曲略高于心脏位置。(B)顶叶半球间入路,患者取仰卧位伴头部屈曲或采用半坐位。(C)后顶枕入路,患者取仰卧位,肩部垫软枕使头部旋转 90°。亦可以采用公园长椅位,头部向外侧转向面对地面。病灶侧必须朝向地面,重力作用下便于分离纵裂。亦可以俯卧位进行后半球间入路

手术步骤

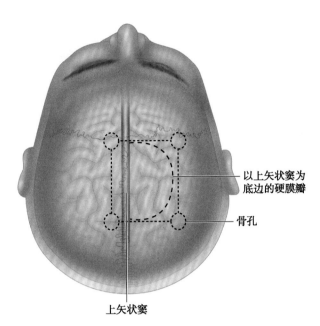

以上矢状窦为 底边的硬膜瓣

骨孔

上矢状窦

图 13-3 使用术中导航,于颅骨上标记出肿瘤边界及上矢状窦。开颅边界得以标记从而保证足够的暴露。病变的大小与深度决定了所需骨孔的数量。一般来说,两骨孔位于矢状窦对侧 1cm 处,2~3 个骨孔位于同侧。用 3 号 Penfield 剥离子从颅骨内板剥离上矢状窦的硬膜

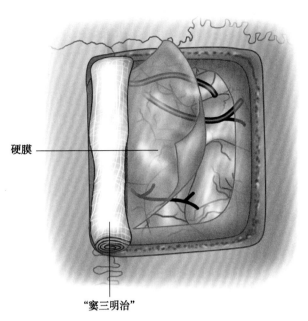

硬膜

"窦三明治"

图 13-4 铣刀铣开骨瓣,穿过窦的骨瓣铣开应最后进行。骨瓣抬起后,包裹以止血纱布的明胶海绵即置于上矢状窦上,并覆以棉片。自硬膜的出血应以浸以凝血酶的明胶海绵进行控制,尽量避免使用电凝。硬膜以马蹄形切开,以上矢状窦为内侧边界。以专用剪刀缓慢剪开内侧边界,避免进入上矢状窦,同时也可以保证不会过分侵及硬膜静脉湖,硬膜翻转并缝合固定

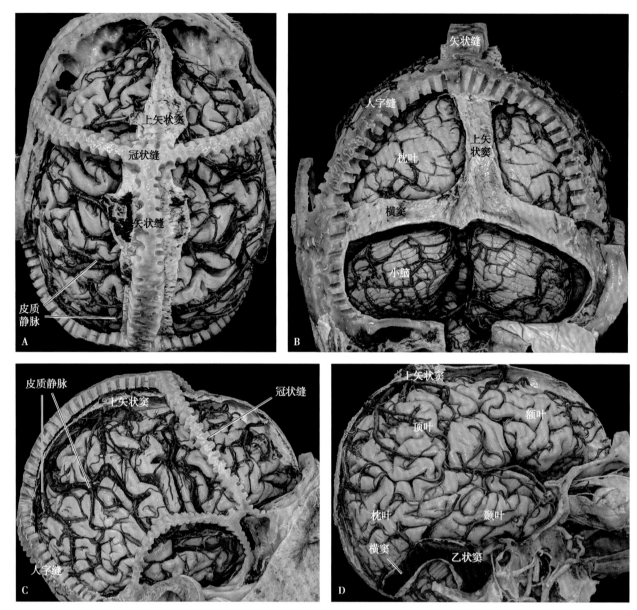

图 13-5 解剖标本上矢状窦解剖。(A)上矢状窦(SSS)、骨缝和脑表面上视图。硬脑膜除 SSS 外周围大部分切除。值得注意的是,大部分皮质静脉都引流到 SSS 的中 1/3。由于静脉解剖的原因,经 SSS 中 1/3 区域的镰旁入路具有挑战性,而且由于运动前区和运动皮质的位置,围手术期并发症也高。(B)后位视图。起源于枕叶的静脉向前引流至 SSS 的中 1/3,而窦的后 1/3 通常没有大的皮质引流静脉。(C、D)对于前部或是额叶的肿瘤,前 1/3 的上矢状窦可予结扎。使用丝线缝合或者放置血管夹予以结扎。对于矢旁脑膜瘤侵及前 1/3 上矢状窦者,矢状窦切除可以防止肿瘤的复发。侵犯中后 1/3 上矢状窦的脑膜瘤,则行部分切除,残留部分行立体定向外科治疗。完全闭塞者除外(Figures13.5A and B adapted from Peris-Celda,Maria. Section Ⅳ neuroanatomy and cranial base. *Rhoton's Atlas of Head,Neck and Brain*,Thieme,2017,pages 396,397.)

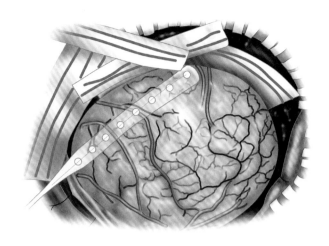

图 13-6　病变靠近或位于功能区,则术前行功能 MRI 检查予以明确。同样的,可以用皮层刺激器或者相位逆转描记出运动区

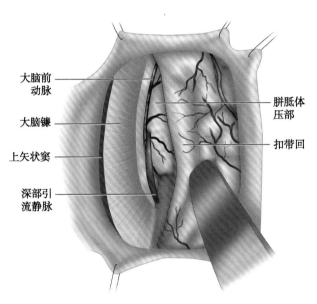

图 13-7　将胶原海绵(Codman,Raynham,MA)或 Telfa 棉条覆于暴露脑组织之上,防止脑组织干燥。辨明引流入上矢状窦的静脉,仔细解剖以防止出现静脉梗死。缓慢增加压力将脑叶向外侧牵拉。术者需明确此处深部结构(如:大脑前动脉,胼胝体)。如果占位较表浅,则沿肿瘤与周围脑组织分出界面后切除肿瘤。肿瘤特性的不同,矢状窦旁脑膜瘤可能与上矢状窦粘连。可能需对上矢状窦进行重建。使用手术显微镜进行以上操作。术中避免对大脑前动脉或者引流静脉的牵拉。占位切除后,仔细止血。可以尝试行紧密硬膜缝合,但不是必须的。骨瓣复位固定,骨孔予以封闭。如病变侵及颅骨,则颅骨内板需予以磨除。如果颅骨大部分被侵及,则舍弃骨瓣,行颅骨成形术

大师锦囊

- 在计划打开硬膜时,尽可能了解静脉解剖,特别是引流静脉。
- 开始牵拉脑组织时,需特别耐心细致,辨清重要血管结构,如大脑前动脉。
- 如果打算切除肿瘤,如脑膜瘤,其侵犯了矢状窦的外侧,则切除时即需准备行矢状窦重建。

隐患
- 损伤皮质引流静脉,尤其是引流入后 2/3 矢状窦的静脉,可能导致静脉梗死。特别是当矢状窦闭塞时,更需予以特别关注。因为脑组织的血液引流主要依靠这些血管。同时亦要避免对其牵拉。
- 术中需注意对牵开器的观察,避免损伤大脑前动脉的分支。
- 对矢状窦的损伤要有所预估。

紧急脱困

- "窦三明治"应在矢状窦周边钻孔或操作矢状窦前即准备妥当。该"三明治"是将明胶海绵剪成 0.75cm×3cm 的条状,裹以 Surgicel 止血纱布,当发现矢状窦或者蛛网膜颗粒出血时,即可将之覆盖于窦上。
- 如果在打开硬膜时,损伤到窦,则使用 4-0 缝线缝合或小的血管夹夹闭,可以有效止血。
- 如果矢状窦的出血不能通过压迫、明胶海绵及止血纱布得到控制,则从外侧取一块硬膜,缝合于缺损之上。在补片与缺损之间置入一块"窦三明治"亦可以帮助止血。

(章文斌)

第 14 节　眶上(锁孔)骨瓣开颅并选择性眶骨切开术

Karim ReFaey,George I. Jallo,Behnam Badie and Alfredo Quiñones-Hinojosa

适应证

- 眶上(锁孔)骨瓣开颅允许术者比较容易且快速到达颅前窝、鞍区和鞍旁区域。这一微创技术提供了一个额下入路,对正常解剖结构的影响微乎其微,有理想的美容效果,明显缩短了手术时间和住院天数,恢复更快,致残率更低。

- 这一入路可以处理很多额叶内和额叶附近的脑内和脑外的病变,包括脑外病变(例如前颅底脑膜瘤、颅咽管瘤、硬膜外脓肿等)、额叶脑内病变(例如胶质瘤、转移瘤)。

- 做使用这技术或其他入路(双冠状或者翼点入路开颅)到达额叶取决于术者希望看到的解剖结构和手术径路(例如额下或者前外侧入路)。作出决定前,要求进行详细的术前检查,包括病变的位置、与周围其他重要结构的关系、病变的大小、病变的水肿和占位效应、计划的解剖分离角度、患者有无并发其他疾病以及全身健康状况。

- 眶上(锁孔)骨瓣开颅可以结合眶骨切开术,提供位于前交通动脉复合体水平之上的更大视野范围内的结构和病变。

- 如果要获得更佳的美容效果,在眶上入路骨瓣开颅中,也可采用眼睑切口和眉毛的切口。

- 该入路的优点是切口短小,单骨孔,对供应颞肌的血管和神经损伤的概率低,术中对脑组织的牵拉小。

禁忌证

- 眶上开颅不适用于明显向颅中窝和海绵窦生长的病变,例如向鞍旁广泛扩展的垂体瘤。

- 伴有明显水肿以及脑积水的病变为相对禁忌证。术前进行腰穿置管,在术中早期无法达到脑池释放脑脊液的病变的处理中,有利于通过小骨窗对脑组织的操作。

- 向上向后发展的额叶病变通过此入路处理比较困难。

- 巨大的额窦是经此入路的禁忌证。

- 需要对血管进行大量的操作和解剖分离者也是该入路的禁忌。

- 是否选择该入路取决于术者的经验和感觉舒适度。

手术计划和患者体位

- 通过使用甘露醇和地塞米松、轻度过度通气、术前腰穿置管引流等方法使脑组织松弛塌陷。

- 麻醉诱导后,Mayfield 头架固定头部。头部抬高并过伸,使额叶从前颅底脱离。然后,根据病变的不同解剖位置,头向对侧旋转 15°~60°。头的方位极其重要,考虑相对局限的操作空间,头部旋转使术者获得对病变及其周边的重要的结构的最佳视野。根据显露的部位不同,头部旋转的程度如下:15°,同侧侧裂;20°,外侧鞍上;30°,前部鞍上;60°,嗅沟和筛板区。

- 本节的焦点在于传统的眶上开颅,不进行眶骨切开。计划中眉毛处的皮肤切口最内侧超过了眶上神经血管束,并要保护这些结构。典型的切口向外侧到达眉毛的边缘。如果必要,切口可以沿着面部的皱褶向后延长。患者常规消毒铺巾。

眉部入路

眉部切口

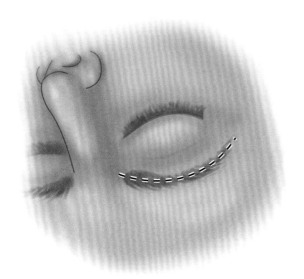

图 14-1 沿着眉毛的毛囊方向做一长约 4~5cm 的切口。上下眼睑可以用 4/0 的线暂时性缝合。切口注射加有血管收缩药的局麻药物。切口可以沿着面部自然的皱纹向后延长。切口最外端可到外眦外 2.5cm

软组织剥离

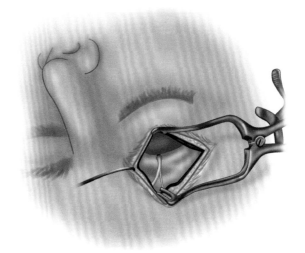

图 14-2 切开额肌,用锋利的显微剪锐性分离解剖出眶上神经。为防止眶内脂肪疝出,应该沿着由前向后,由外向内的方向剥离

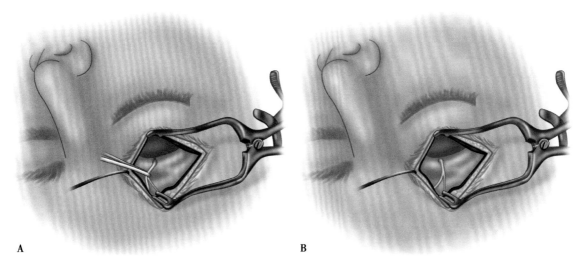

A　　　　　　　　　　　　**B**

图 14-3 虽然眶上神经得到保护并向内侧牵拉(A)形成一个小的外侧骨瓣,但在大多数病例需要将神经自眶上裂游离出来并切断,以获得最更大的工作通道(B)。将骨膜自眶缘和额骨游离。将骨膜小心地从眶顶剥离,沿此界面向后分离

14

开颅术

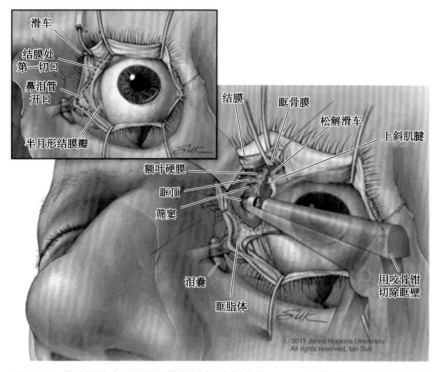

图 14-4　将关键孔表面的颞肌前部剥离，在侧方钻一 3mm 骨孔，用一钝性的剥离子将硬膜从颅骨上剥离（Adapted from Raza SM，Quinones-Hinojosa A，Lim M，et al. Te transonjunctival transorbital approach：a keyhole approach to the midline anterior skull base. *World Neurosurgery*.2013；80（6）864-871.）

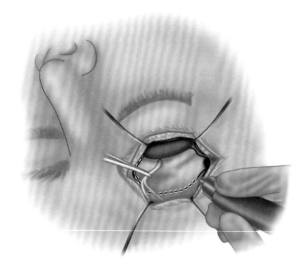

图 14-5　用高速钻沿着切缘最上侧铣一骨瓣，自骨孔开始，向内止于额窦的边缘

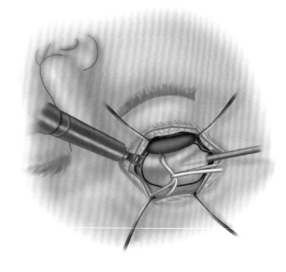

图 14-6　保护好关键孔内硬膜和眶内的眼球时，用摆锯做一个局部的眶顶切开，骨缝沿着内侧额窦的外缘走行，外侧与骨孔沟通

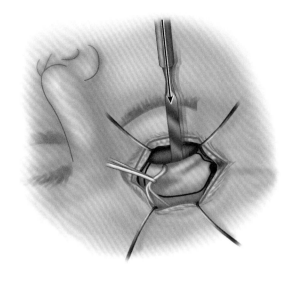

眼睑入路

眼睑切口

　　沿着眉毛或者在眉毛正上方做一个水平的皮肤切口（4~5cm）。切口的边界：内侧到眶上切迹，外侧在眉毛骨性边缘的后外侧1cm。如果需要，切口可以向下延伸到颧骨。

硬膜切口

　　将额窦的黏膜完全切除，额窦用明胶海绵填塞，骨蜡封闭，有时还用取自腹部皮下脂肪填塞。硬脑膜弧形打开。

图 14-7　在保护好骨孔内硬膜的前提下，用小骨凿撬开骨瓣造成骨折，形成包括眶缘、眶顶在内的一个小骨瓣

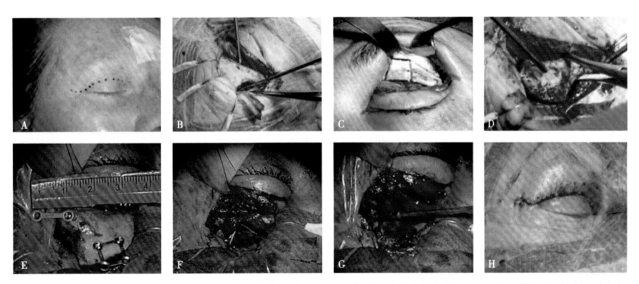

图 14-8　经睑结膜眶额微型骨瓣开颅显露颅前窝（顶）结构。（A）经睑结膜入路的上眼睑褶缝切口。切口标记在睑板上皱褶里，患者仰卧位，切口可以向侧方沿着自然的皱纹延伸至外眦。（B）最大程度地显露眶上缘、额骨、颞窝。软组织可用棉片保护好后牵开。保护好眶上神经，可以将之与额部脂肪组织一起牵开以扩大显露。（C）Ⅰ型微型骨瓣开颅，局限于额骨，可以显露额窦，可以导入内镜及其器械处理前部的病变，而不需要广泛地颅内分离和显露。（D）Ⅱ型微型骨瓣开颅，变化较多，需要额外钻孔，使用骨科的摆锯，以减少骨缺损。（E）跨骨缝预置微型钛板以备术后骨结构的解剖复位。使用图像导航系统有助于术者制定最直接的工作通道，以到达目标病变，并帮助确定拟切开骨瓣的大小。（F）硬膜的显露和颅内的解剖和分离可以借助显微镜或者内镜。切开硬膜形成一个半圆形的硬膜瓣。通过释放脑脊液或者使用甘露醇达到脑组织松弛的效果，以利后续的显露。（G）直接行硬膜的修补，并用硬膜替代补片加固。（H）仔细对位切缘，分层缝合眼睑，以达到外形完美（Adapted from Owusu Boahene KD, Lim M, Chu E, et al. Transpalpebral orbitofrontal craniotomy: a minimally invasive approach to anterior cranial vault lesions. *Skull Base* 2010；20（4）：237-244.）

14

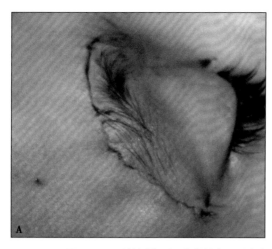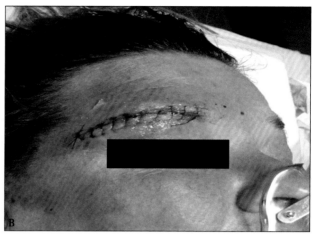

图 14-9 用单纤维可吸收线缝合一层(A),或者用单纤维不可吸收线缝合一层(B),4~5天后拆线

大师锦囊

- 选择这一入路时最初要注意剥离的方向。眶上骨瓣开颅(选择性眶缘骨切开术)提供了一个前方额下入路,可以替代该部位该角度传统大骨瓣开颅和软组织剥离。我们选择性地使用这一技术(不行眶缘骨切开)切除小于3cm的脑外肿瘤,其主要为位于中线部位前颅底和鞍区的肿瘤,而这些肿瘤传统上使用额下入路。

- 考虑到可能有明显的水肿,或者早期到达脑池释放脑脊液很困难时,可以先行腰大池引流。

- 使用带有一定角度的手术器械——和经鼻蝶切除垂体瘤的器械相同,让术者可以处理位于常规视角难以企及的一些角落里的肿瘤。

- 骨瓣开颅后,当从额下入路时,磨除眶顶的骨嵴,减少对额叶的牵拉。

- 如果行眶上骨瓣开颅并眶骨切开时,应该首选眼睑切开,也可称作上睑成形术或者睑板上入路,因为其可提供到达眶上缘的最直接通路。

- 用6-0尼龙线缝合皮肤,术后第5天拆线,以减少瘢痕形成。

隐患

- 进入额窦可能导致术后感染和气颅的风险增高。

- 手术的通道比较狭窄,重要结构有可能被阻挡而无法直视,操作起来比较困难。

- 这一入路不适合修复筛板开裂或者中线部位的前颅底缺损。

- 患者术后可能出现前额部严重的感觉减退,但这些症状一般在6~8个月后改善。

- 在动脉瘤破裂的情况下,严重的脑水肿可能导致这一入路的显露范围受限。在这种情况下,选择标准的翼点入路(附加或者不附加眶骨切开)可能更合适。

- 去除眶顶的范围尽可能小,应该修复眶骨膜的撕裂处,以避免术后出现搏动性突眼。

紧急脱困

- 如果进入额窦,则应该十分仔细地清除其内容物,在已开放额窦腔内填塞肌肉。然后使用带血管蒂的颅骨骨膜瓣覆盖在额窦缺损处,以防术后局部感染。

- 在严重脑水肿的情况下,可以打开视交叉周围池释放脑脊液。

- 在这种空间比较紧凑的手术中,类似于经内镜鼻蝶入路时使用的成角器械很有帮助。另外,使用内镜辅助也可以增加显露的角度和空间。

- 我们经眼睑切开,行一块骨眶骨切开结合眶上骨瓣开颅术,可以有效地扩大工作空间。这一额外操作步骤不仅可以直视鞍区和鞍旁区域,也可以到达视交叉上区和前交通动脉复合体区域。去除眶上缘和眶顶可以增加额外的工作空间,并减少额叶的过度牵拉。

(赵 博 卜 博)

第二章　颅底外科

第15节　额颞骨瓣开颅伴眶颧骨切开术[*]

Andrew K. Conner, Cordell M. Baker, Robert G. Briggs, Chad A. Glenn, Michael E. Sughrue and Andrew T. Parsa

适应证

● 额颞骨瓣开颅伴眶颧骨切开术为翼点入路的补充,可以向后向中线方向得到更大的显露。通过移除眶上壁和眶外侧壁,与传统的翼点入路相比,此入路让术者得到了一个更靠前和靠下的视角。

● 去除颧弓可向下推移颞肌,让术者得到了一个更靠颞下的视角。

禁忌证

● 如果需要在正中线观察鞍上区域,那么双侧额下开颅应该更好。

● 对岩尖和鞍后部空间的显露有限,需要更长的路径。

手术计划和体位

● 根据每一病例的具体情况确定精确的体位。在手术床上患者通常为仰卧位。

● 用 Mayfield 头架固定患者头颅,两钉位于枕部中线两侧,单钉位于置于对侧前额,位于发际后瞳孔中心线。

● 钉入头钉后,摆放体位,颧突置于头部最高点。头向对侧旋转15°,颈部轻度过伸,头部升起。

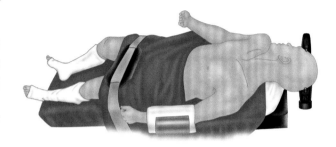

图 15-1　患者的体位和头位。患者仰卧于手术床上,同侧肩部根据需要垫高,以利于头部向对侧旋转。头钉固定,成对的头钉位于赤道线上枕部,前部的单钉位于赤道线上对侧眶上额骨。第一,头部先抬起高于心脏平面呈"嗅探"动作,第二,根据不同手术的要求头部向对侧旋转最大约30°,第三,颈部过伸,使头顶部下垂10°~30°,使额叶靠自然重力下垂,与颅前窝底脱离。在头位理想的情况下,颧突位于术野的最高点

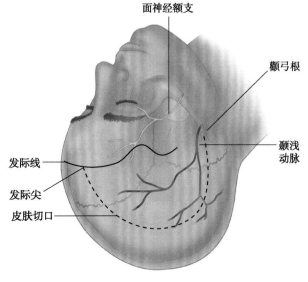

图 15-2　皮肤切口。根据每个病例的个体化要求采用不同的切口。对大多数病例来说,特别是病变位于鞍旁颅底和 Willis 环的病变,切口自发际尖开始,拐向后外,再拐回到颧弓根部就已足够

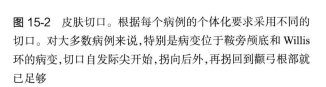

---

* 参见第1节。

15

手术步骤

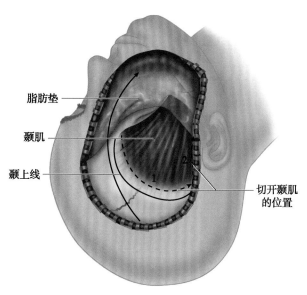

图 15-3 剥离并翻起软组织，辨认标志物。面神经额支在额颞部皮下脂肪垫内从后下向前上方向走行，该脂肪垫位于颞筋膜的浅面，位于眶缘外侧的后方，连接皮肤与颞筋膜。安全并完全地显露眶外侧壁和上颌柱，将皮瓣和脂肪垫从颞肌筋膜上剥离下来，将皮瓣和脂肪垫向前翻覆于颅骨上。可以在筋膜间或筋膜下完成这一操作。在筋膜间入路中，应进行锐性分离，在颞深筋膜和颞浅筋膜之间形成一个界面。在翻皮瓣和脂肪垫时才用钝性分离，将皮瓣翻向眶外侧壁和上颌骨的方向，直到获得充分的显露。在筋膜下入路中，只要一看到脂肪垫，就将颞筋膜切开，并用剪刀将之从颞肌表面剥离，并用骨膜剥离子将之从眶外侧壁、上颌柱、颧弓剥离。将皮瓣和脂肪垫向前翻，颞筋膜剥离到眶外侧壁

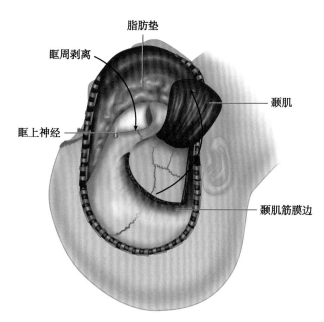

图 15-4 翻起颞肌。不管额神经是如何从肌肉上剥离的，在颞肌上做两个切口来翻起颞肌，留一条肌筋膜在颅骨上以便关颅时复位缝合颞肌。（第一刀）第一个切口位于颞线下并平行于颞线，从眶后缘的 McCarty 关键孔后壁处开始，向后在皮肤切口前 1cm 处止。第二切口（第二刀）与第一刀垂直，向下直到颧弓根部。用单极电凝从眶外侧缘的后壁开始剥离颞肌，将颞肌从颞鳞部剥离，向下直到颧弓。继续向下剥离，直到用 4 号 Penfield 剥离至可以探到前下方的眶下裂

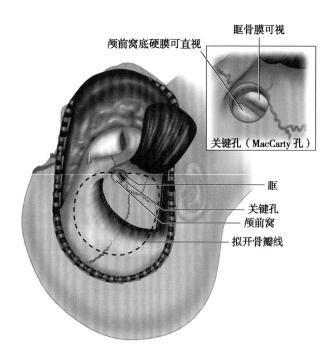

图 15-5 眶周围的分离和骨性显露。用小剥离子将皮瓣从眶上缘内侧剥离并向下显露额颧缝，直到颧弓和上颌骨表面。继续向前剥离直到上颌神经的颧面支从上颌骨前面发出处。将软组织从整个颧弓表面上剥离，这通常要求锐性分离以切断颞肌筋膜极其致密的附着点。当将眶上神经游离释放出来后，将眶骨膜轻轻从眶顶和眶外侧壁剥离。继续向外向下剥离，直到用 Penfield 4 号剥离子可以触及眶下裂。虽然眶下裂通过（盲）触摸可以确认，但是理想的情况是可以在颞下间隙直视到探头进入该裂隙

15

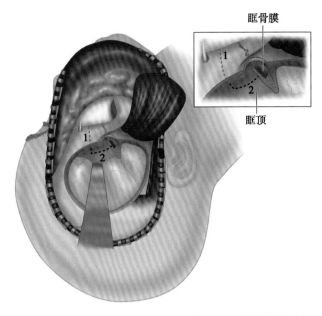

图 15-6 额颞骨瓣开颅。McCarty 关键孔应该较平常典型的骨孔位置更靠前。理想状态下,骨孔应该暴露眶外侧壁,因为眶颧开颅去骨术的两个骨孔要以此孔为终点。还有,很重要的一点是骨瓣开颅时,骨瓣的前额切口要尽量靠近颅前窝底。铣刀要铣到颅前窝底然后再外侧转向到关键孔;这可以在眶骨切开时极大地简化操作

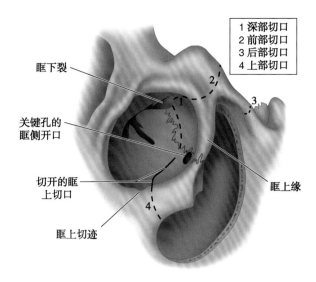

图 15-7 眶颧骨切开术。具体的骨切开显露容易造成迷惘,但是如果明确这些切口的思想,这一操作可以极大地简化:6个切口实现了两个主要目标:两个切口打开眶上裂,四个切口在其附着点切开上颌柱。为了充分利用眶颧切开术在视野上的优势,明智之举是再做一骨瓣开颅,这样才能消除视野中的骨性阻挡。眶顶要用咬骨钳咬除,越靠近眶尖和蝶骨嵴越好。另外,由于在去除颧弓时需额外牵拉颞筋膜,应该将颞鳞部咬除直到颅中窝底。如果必要,蝶骨小翼也要磨除,直到眼球和前床突间没有竖立的骨质

切开眶上壁

- 经过眶顶和眶上裂缘行垂直的两个切口。
- 第一个切口为前后方向,通过眶上缘眶上切迹的外侧开始切,越向后越好。
- 第二个切口与前一切口垂直,向侧方走,从关键孔处出眶。

离断上颌柱

- 上颌柱为一复杂的结构,但其与颅底骨在四个部位相连:深部,前部,后部和上部。余下的四个切口中的每一个在骨切开时都要瞄准这四个连接部。
- 深部切口:将锯置入眶外侧并向眶下裂方向导入。切口继续向外直到遇到眶外侧缘。
- 前部切口:这一切口从深部切口的外侧进入眶下外侧缘和上颌骨,向下外侧走行,在颧面神经的后方跨过(切开)上颌骨。切口跨过整个上颌柱,直到整个上颌柱与前方的面颅骨离断。
- 后部切口:紧贴颧弓根部的前方离断颧弓。切口成角并在离断前用微型钛板标记性固定有利于术毕的修复。
- 上部切口:这一切口从颞侧进入眶下裂。这一切口通过眶外侧壁向上直到与关键孔相通。通过连接两个骨孔,这一切口离断了上颌柱的上部附着,通过 C 形的眶切开去除眶缘的上外侧。

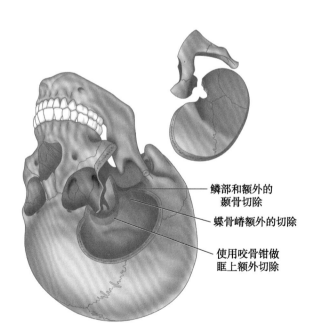

图 15-8 跨侧裂将硬膜 C 形切开。C 形的两端粗略平分已经显露的额颞叶,前方尽量靠近颅前窝底。硬膜向前翻将眶骨膜和眼球拉出视野之外,并将硬膜缝合固定在皮瓣上,缝线尽量低,将硬膜拉平使之尽可能不要突入手术视野

大师锦囊

- 切口要尽量靠近耳屏,虽然缝合时略微复杂,但对外形恢复极其有益。

- 保留颞浅动脉(superficial temporal artery,STA)通畅十分明智,原因如下:首先,颞浅动脉出血是迟发性硬膜外血肿的常见原因,需要再次手术清除血肿,处理 STA 出血要比保留动脉通畅花更多的时间。其次,STA 是头皮的主要供血动脉,保留动脉血供通畅有利于术后切口的愈合。最后,在皮瓣内 STA 前支与面神经额支走行平行,位于其后方,因此 STA 是了解皮瓣与颞肌筋膜剥离距离远近的很好的标志和提示物,在将面神经额支剥离出来并加以保护时特别有价值。

- 典型的 STA 走行于帽状腱膜下颞肌筋膜上间隙,紧贴于耳屏的前方。用 Metzenbaum 剪将帽状腱膜自颞肌筋膜分离,在剪断软组织前一定要确认 STA。

- 一定要小心仔细地保留眶骨膜,因为破坏这层结构不但有损伤眶内容物的风险,而且在眶切开术中使直视摆锯十分困难,也易造成不必要的损伤。

隐患

- 小心切口下缘不要超过颧骨的下缘以避免损伤位于颧弓下面皮下的面神经分支。

- 没有必要剥离眶上神经内侧的眶骨膜,因为有损伤上斜肌滑车附着处,术后可能导致复视。

- 眶外侧壁尽可能保留得多一些,以避免形成术后波动性突眼。

（马驰原　卜　博）

16

第16节 单侧额下或双侧额下骨瓣开颅入路（眶骨切开 / 不切开）

Andrew K. Conner, Cordell M. Baker, Robert G. Briggs, Chad A. Glenn, Michael E. Sughrue and Andrew T. Parsa

适应证

- 单侧或双侧额下入路是神经外科最常用的手术入路。可以到达几乎整个颅前窝底，前部中线和鞍旁结构，例如鞍结节、前交通动脉、视交叉、眶后部和眶尖部。
- 单侧的额下入路可以显露大多数的眶内病变和主体略偏一侧的中线病变。
- 对于大的或者完全位于中线部位的肿瘤，双侧额下入路提供的视野明显增加，故优先考虑该入路。
- 对于小的病变或者更靠后部的病变，或者向上扩展比较明显的病变，去除眶顶可以减少相应的脑皮质牵拉所造成的损伤，并且视野范围更大。

禁忌证

- 主体在颅中窝的病变，经此入路处理比较困难。
- 视交叉后或者视交叉下方的病变，最好经侧方入路处理。

手术计划和手术体位

术者视角

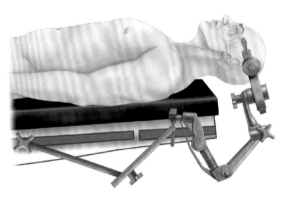

图 16-1 双侧额下入路的手术体位。两个入路的体位均为仰卧位

对于单侧入路,下面的头钉应该在乳突的上部,单钉位于前额发际线后。头向对侧肩部旋转大约 15°,颈部轻度过伸,头部轻度上抬,使同侧眶缘处于头部的最高点。颈部轻度过伸并抬高。

手术步骤

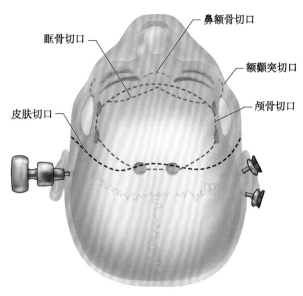

图 16-2 头皮切开。皮肤切口。 切口尽量靠后,从一侧的耳屏前、颧弓根部的下极开始。可能的情况下,应该小心、仔细保留颞浅动脉。切口向上延伸,向前形成一个弧形,在正中矢状面上到达发际。如果计划行双侧额下入路,切口应该在弧形突向前的部位相接

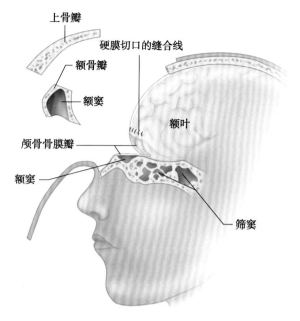

图 16-4 确认标志。如果计划行眶骨切开,很重要的一点是将眶骨膜从眶骨上剥离,剥离动作要轻柔 ,因为如果撕裂眶骨膜,除了可能增加眶部的并发症的风险,也造成眶内脂肪疝出,使切除过程更加困难。一侧眶切开术,应该自内侧眶上神经孔(切迹)处开始,在眶上缘的下方剥离眶骨膜,沿眶上缘外侧逐渐向外扩展,直到额颧缝处。在眶部的剥离尽可能远。如果眶上神经固定于骨孔内,可用骨刀斜行切开,游离眶上神经,将眶上神经孔变为眶上切迹。继续向下剥离头皮,直到看到鼻额缝,因为双侧额下开颅时,双侧眶骨切开要在略靠鼻额缝之上进行

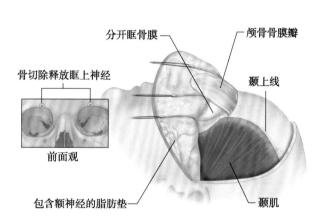

图 16-3 软组织剥离。不论单侧或者双侧额下入路,先将前额部的颅骨骨膜分离出来备用,用来修复前颅底的骨质缺损,并可以将额窦与颅腔隔离开来,以防止脑脊液漏。皮瓣向前向眶上缘方向翻,用单极电刀切出一个大的长方形的颅骨骨膜瓣,向前额部翻,注意保留其血供。额神经保留在脂肪垫内,其位于颞肌筋膜的浅面。脂肪垫应该向前翻到额颧突上方,在筋膜下或者筋膜上剥离法

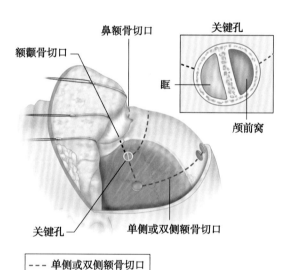

图 16-5 单侧或双侧骨瓣开颅。理想的情况是两个骨孔,一个在 McCarty 关键孔,另一个在关键孔的正后方,位于颞肌下,足以翻起一个单侧的骨瓣。骨瓣应该在(预留的)颞肌筋膜瓣下方数厘米,并在铣刀脚板允许的情况下尽量靠前颅底

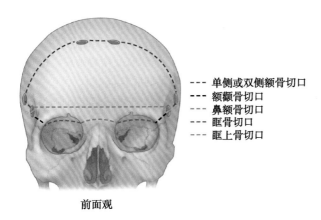

单侧或双侧额骨切口
额颧骨切口
鼻额骨切口
眶骨切口
眶上骨切口

前面观

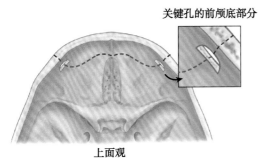

关键孔的前颅底部分

上面观

图 16-6 眶骨切开(必要时)。与眶颧入路相比,此入路切除眶骨的切口更直。用 1 号 Penfield 剥离子将眶骨膜自眶顶分离,自眶外侧缘开始,在额颧缝的上方,自眶内向后向关键孔方向用摆锯将眶顶锯开。眶顶自外向内方向切开,内侧到达鸡冠平面的前方。对于一侧骨切开术,切口自后向前,位于眶上神经孔的内侧,向前,跨过眶上缘的前面,然后眶骨脱落游离。对于双侧额下开颅,双侧的眶外侧壁均要锯开。眶上缘从一侧关键孔到另一侧关键孔锯开,骨缝位于鸡冠的前方。最后,在鼻额缝上方水平锯开鼻额突,眶上骨片即可离断

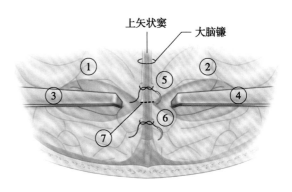

上矢状窦 大脑镰

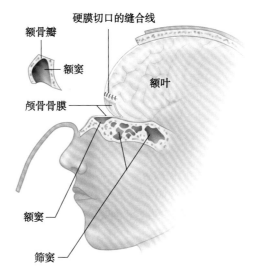

硬膜切口的缝合线
额骨瓣
额窦
颅骨骨膜
额叶
额窦
筛窦

图 16-7 硬膜切开。当颅骨的工作完成后,水平状切开硬膜,越靠近额底越好(步骤 1 和 2)。在靠近上矢状窦前部时停止,对于单侧开颅手术则已足够。 对双侧额下入路,则需要在前部结扎上矢状窦和大脑镰。在窦的两侧水平打开硬膜后,将双侧的额叶自大脑镰向侧方牵开(步骤 3 和 4),然后用 2/0 的丝线经过上矢状窦的下方穿过大脑镰(步骤 5 和 6),这些缝线尽量靠前。 然后将丝线绕到矢状窦的上方并打结。并切断上矢状窦(步骤 7)。轻轻牵拉颅底部的硬膜,使之维持一定的张力并越低平越好,这样才不阻挡视野

关闭切口

- 正确的硬膜关闭十分复杂,但对取得良好的预后很关键。第一,额窦必须与颅腔完全隔绝,以避免感染或者形成黏液囊肿。在额骨瓣上或者眶顶骨上的黏膜必须全部撕掉,并用小磨钻打磨骨面。在额窦内的黏膜也要撕掉并打磨骨面,或者将其翻转推向底面深部,这样其尚可保留黏液正常的引流作用。将颅骨骨膜覆盖于窦上,并将骨瓣置于骨膜的上方。在许多病例中,肿瘤切除后,在前颅底留有骨质缺损,应该用带血管的骨膜片铺在额叶底面,覆盖于缺损处,并在侧方缝合固定数针。
- 前颅底水平部的硬膜切口可能有缺损,将翻转过来的颅骨骨膜与周边颅底硬膜环形缝合。
- 很重要的一点是要考虑到颅骨修补带来将来的美容问题。需要考虑额外的颅骨成形手术,在此处用羟磷灰石或者甲基丙烯酸甲酯塑形,因为此处是患者面部最突出的部分,对外貌影响较大。

大师锦囊

- 如果术后有前颅底局部的颅骨缺损,通常情况下,术后放置腰大池外引流比较明智。
- 很重要的一点是眼部的准备,要让眼球包括在手术消毒野内,铺巾要在眼球的下方,只有这样布巾才不会影响眶上缘的皮瓣向下翻,特别是准备锯掉眶上缘的情况下,尤其要注意。
- 在关闭或者手术切除过程中,如果联合鼻入路,则整个脸的上部中部都应该包括在铺巾的范围内,下方的布巾应该盖在上唇之上。
- 为了切除起源于前颅底中线部位的肿瘤,例如嗅沟脑膜瘤,沿眶内侧壁进行剥离很有帮助,直到看到由眶内发出的穿过纸样板而来的筛前动脉。通过电凝并切断这些动脉血管,可以阻断其经硬膜对肿瘤的血供。

- 取额骨骨瓣时一定要考虑到前额部面部外貌的问题。
- 在老年患者,我们的做法是在上矢状窦两侧各钻一孔,避免在靠近引流静脉汇入上矢状窦处撕裂硬膜。这些骨孔理想状态下应该位于发际的后方。
- 不管行双侧或者单侧入路,我们先做一侧的额骨骨瓣,仅靠上矢状窦边缘,然后直视下将上矢状窦的硬膜从额骨上剥离,然后再根据需要(双侧额下),锯下对侧的额骨骨瓣。我们相信这样操作可以减少在翻转巨大的骨瓣时,发生窦损伤和长时间出血的概率。
- 在可能大幅度牵拉额叶的病例,明智的做法是去除眶上缘(顶)。

隐患

- 在消毒过程中,使用眼睑缝合术或者涂敷 Tegaderm(透明敷料)或者眼膏的方式保护眼球。
- 小心不要撕裂前方自眶内发出的眶上神经,侧方避免过低跨过额颧突,应该在额颧突上方剥离显露脂肪垫,以保护面神经。
- 在一侧眶顶切开过程中,不要在眶顶内侧剥离眶骨膜,因为没有必要冒风险将上斜肌的滑车剥离,造成复视。
- 双侧入路的不同点在于将眶骨膜从眶顶和眶外侧壁剥离。我们的经验是双侧上斜肌滑车剥离后,患者并未出现复视。
- 与眶颧入路相比,切除眶顶和眶外侧壁是没有必要的(除非要求显露眶内容物)。与侧方入路相比,切除眶缘最主要的目的是取得更低更平的角度,以达到颅前窝底的后部,而很少或不需要切除蝶骨嵴附近其他阻挡视野的东西。避免过度的眶骨切除,术后出现搏动性突眼的概率也大大降低。

(卜 博)

第17节 枕下远外侧入路

Andrew K. Conner, Cordell M. Baker, Robert G. Briggs, Chad A. Glenn, Michael E. Sughrue and Andrew T. Parsa

适应证

- 枕下入路并行 C1 椎板切除术可以显露延髓周围约 270° 范围的视野。但是,这一入路不能安全显露延髓前方 90° 范围内的结构,因为视角受到枕骨髁的阻挡,因此,在大多数病例中,要显露延髓前方必须磨除枕骨髁,才能得到理想的视野。
- 中线入路中,此部位的肌群在传统的入路中限制了向侧方的安全显露,特别是在显露颅外椎动脉方面先天不足,故需要磨除枕骨髁的后部。

禁忌证

- 这一入路的限制是不能理想地显露桥延沟以上脑干腹侧的斜坡。

手术计划与体位

- 远外侧入路的体位恐怕是所有常用手术入路中最复杂的。
- 将手术床远离麻醉机方向旋转 120°。将患者置于 3/4 俯卧位,对侧肩部位于下方。上方(同侧)肩轻度前屈,手臂置于亦轻度前屈位的臂托上。对侧上肢用布巾包裹并与床缘隔开,置于肩带上,肩带用布巾钳固定在床缘。

- 用 Mayfield 头架固定头部,两钉置于对侧的枕后部,单钉置于同侧的额部,颞线水平以上。头钉拧紧后,头部轻度屈曲,向对侧肩部旋转,轻度抬高头部。通过将患者置于 3/4 俯卧位,才能获得理想的头位。

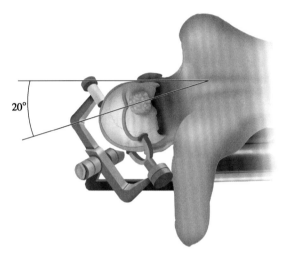

图 17-1 枕下远外侧入路的体位

手术步骤

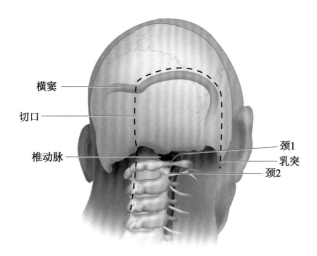

图 17-2 采用曲棍球杆形的切口，三边长度不等，大略垂直。最长的一支位于中线，从颈 3 棘突到枕外隆凸点，水平支从枕外隆凸点向外到乳突尖的上方，短的一支从乳突尖的下方向上与水平支会合。此切口与横窦和乙状窦平行，能尽量将皮肌瓣向外下翻，显露半侧枕骨、颈 1 椎板，向外直到颈 1 横突尖

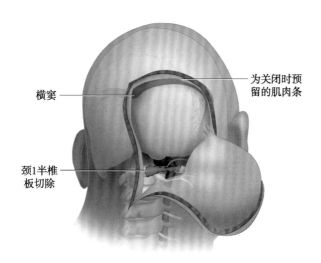

图 17-3 剥离软组织并确认标志。用骨膜剥离子结合单极电凝剥离软组织，并显露三个关键的解剖标志。将半侧枕骨上的软组织剥离干净，下方直到枕大孔。另外，向下显露乳突直到其尖部向前向内弯曲处。向侧方显露 C1 的椎板，直到可以在枕下三角的上斜肌和下斜肌底面触及横突

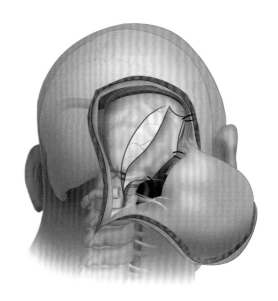

图 17-4 硬膜切开。略呈 J 形切开，从横窦乙状窦移行处开始，向内侧拐，向下跨越枕大孔，恰位于椎动脉入硬膜处的后方。颈部的硬膜切口位于旁中线，直到 C2 椎板的上缘。如果切硬膜过程中跨过枕大孔时，会遇到发育比较大的环窦，应该用双极电凝烧灼止血，必要时窦口可缝扎数针，继续剪开硬膜。在椎动脉周围留一条硬膜皱襞，这样在术毕就可以安全地关闭此处的硬膜。硬膜向前翻，悬吊的缝线尽量靠深部缝合，这样就可以将硬膜平铺在残留的枕骨髁上，不阻挡手术视野

大师锦囊

- 头位理论上的目标是将同侧枕骨髁的后内侧置于术野最高的位置。基于此，手术通道位于枕骨髁的内侧，基本是垂直方向操作，通过自身重力的作用达到最大程度的牵拉和显露。
- 理想的状态是骨切除范围要足够大，骨质应该一起随骨瓣切除。这样骨缺损会相对较少，可以避免术后肌肉与硬膜的粘连和术后枕下部的疼痛。
- 必要的话，可以行 C2 及 C3 的半椎板切除，可进一步增加显露。
- 虽然可以将枕大孔作为侧向切削钻头的直接进入点，我们宁愿另加两孔。一个骨孔位于枕外隆凸点和窦汇的外下方，另一个位于星点的内下方，以助于剥离出一个清楚的硬膜外界面，有助于翻开骨瓣并减少对静脉窦的损伤。

隐患

- 很重要的一点是确认脊柱中线的位置。由于头部的旋转幅度比典型的枕下入路大,有时会迷失中线的方位。迷失中线位置的感觉不仅会导致肌肉出血增多,而且导致到重要结构如椎动脉的投射角度改变。因此,我们在入路开始的早期阶段要找到肌肉间的分隔,并小心仔细地确认棘突中线,从内向外暴露 C1~C3 的半椎板,直到可以明确地触到 C1 的横突。一个简单的定位中线的辅助方法,就是在摆放头位之前即画好中线。此法可以切开后快速确认中线(白线)。使用神经导航系统在解剖分离的过程中对定位也极有帮助。

- 在剥离肌肉的过程中,有可能会碰到比较大的椎动脉肌支。

- 很重要的一点是在此入路中,附着于枕大孔缘的局部增厚的硬膜应该钝性分离出来,因为此处的硬膜撕裂有损伤环窦的危险。

- 显露乙状窦后,最基本的操作是用骨蜡用力封闭其余的乳突气房,以防止脑脊液通过中耳漏出。

紧急脱困

- 明智的做法是整个手术过程中,器械台上要准备一组永久性和临时性的动脉瘤夹,以备处理和控制椎动脉。

（郑 鲁 卜 博）

第18节 颞极入路（一半一半入路）到达基底动脉和鞍后间隙

Andrew K. Conner, Cordell M. Baker, Robert G. Briggs, Chad A. Glenn, Michael E. Sughrue and Andrew T. Parsa

适应证

● 经外侧裂到达鞍旁脑池，投射角度是从上向下，迫使术者越过颈内动脉，经过视神经-颈内动脉或者颈内动脉-动眼神经三角到达这一区域，到达基底动脉中段和脚间池比较困难。

● 虽然经颞下入路在小脑幕缘水平显露基底动脉视野更好，但其由下向上的视角有限，而这在高位基底动脉顶端动脉瘤或者极度向上扩展的肿瘤处理中十分必要。另一方面，这一入路平直的投射角度也限制了其在鞍后间隙的视野。

● 颞极入路与这些入路结合，主要通过显微手术中移动颞叶，将颞叶向后、外侧牵拉比经外侧裂对小脑幕切迹的显露更加充分。

禁忌证

● 向侧方投射的后交通动脉瘤或者大脑中动脉瘤，因为其可能与颞极粘连，在牵拉颞叶时造成动脉瘤破裂。

手术计划与体位

● 患者仰卧位。
● 头钉的固定与眶颧颞入路一致。
● 颧突位于术野中的最高点。

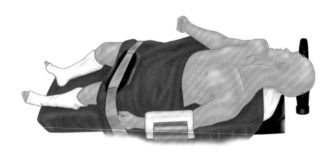

图 18-1 颞极入路患者的手术体位

手术步骤

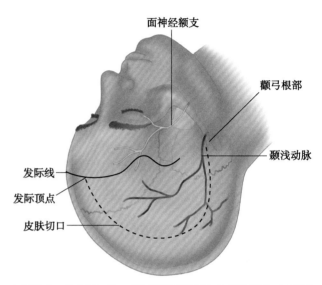

图 18-2 手术切口为 C 形，从颧弓根部向上到发际尖，与眶颧颞入路的切口一致。翻起皮瓣，颅骨骨膜分离备用

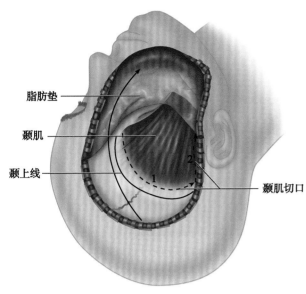

脂肪垫

颞肌

颞上线

颞肌切口

图 18-3 软组织剥离和标志物确认。颞肌脂肪垫的剥离同眶颧颞极入路,以保护面神经的额支。颞肌向下推移分离到颧弓根部,向前到眶下裂。明智的做法是尽可能保留颞浅动脉。如果计划行眶颧骨切除,附着于颧弓的颞肌筋膜要切断,并剥离软组织到上颌柱和额颧缝的之上。眶骨膜自眶骨分离。软组织剥离的步骤详见第 15 节

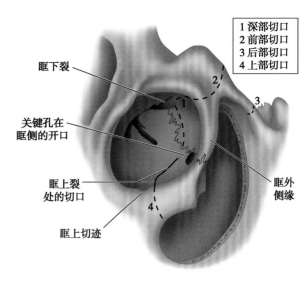

| 1 深部切口 |
| 2 前部切口 |
| 3 后部切口 |
| 4 上部切口 |

眶下裂

关键孔在眶侧的开口

眶上裂处的切口

眶上切迹

眶外侧缘

图 18-5 颧弓和眶颧骨切开(根据需要)。虽然颞极入路最初被认为是翼点入路的扩展,但我们也发现在此入路中眶外更多的骨切除必不可少。去除颧弓让术者可更多地剥离颞肌,对颞极的移位很有帮助。眶缘的上外侧切除可使术者的视角更低平,显微镜投射角度更靠前,这一点在直视基底动脉顶部时有不可估量的价值

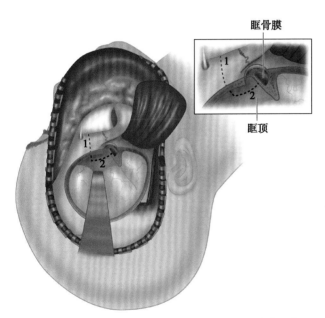

眶骨膜

眶顶

图 18-4 额颞开颅术。经颞极开颅的方法与翼点或者眶颧入路时的额颞骨瓣开颅一致。从颞极向后到颧弓根部,颞鳞部骨质的切除要充分,直到其与颅中窝底平行,这点在此入路尤其重要。额外的骨质切除对于安全地向后牵拉颞叶,沿颅中窝底进行操作十分关键

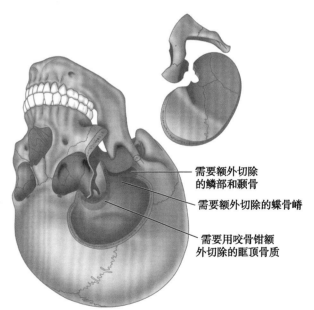

需要额外切除的鳞部和颞骨

需要额外切除的蝶骨嵴

需要用咬骨钳额外切除的眶顶骨质

图 18-6 切除蝶骨小翼。不论做不做眶颧骨切开术,磨除蝶骨小翼和眶顶是必须的,直到与前床突水平平齐。要进行此操作,必须先用 Penfield1 号剥离子将硬膜从颅底骨上剥离。持钻的手腕置于颞肌上(以维持稳定),用侧钻平行于眶骨磨除眶骨上的隆起,尽量避免进入眶内,将眶骨磨得尽可能薄。在深部残留的细而坚硬的骨质可用精细的咬骨钳切除

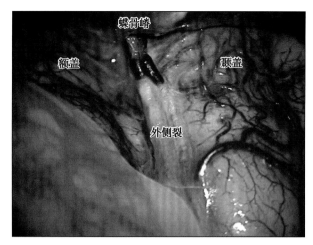

图 18-7 分开外侧裂。打开硬膜后,用显微剪仔细地将外侧裂前部跨越额叶到颞叶的蛛网膜剪开,必要时可以配合使用 6 号 Rhoton 剥离子及双极电凝。自外侧的颈内动脉开始,确认大脑中动脉、中静脉的位置,并向侧裂内追溯。继续剪开外侧裂蛛网膜,将额叶和颞叶向后分开直至岛阈。在额叶和颞叶表面置入脑压板牵开外侧裂,显露基底池

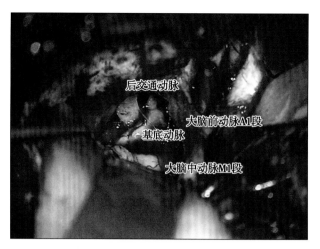

图 18-9 移动颞叶。在此处,将注意力转移到颞极和颞下区。向后轻轻牵拉颞叶,自颞极到蝶顶窦的桥静脉可以电灼后锐性切断。此外,应探查颞叶底面,如果有桥静脉也应电灼后切断。随着颞叶不断通过打开脑池得到松解,向后外轻轻牵拉颞叶,这样可以确认覆盖在海马钩上的蛛网膜。牵拉颞叶后,沿着小脑幕缘随后交通动脉向后追溯,可以看到 Lillequist 膜,打开此膜即可显露基底动脉顶端和鞍后间隙

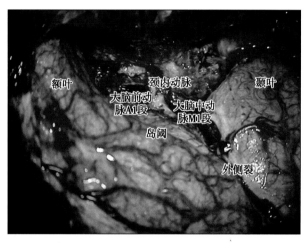

图 18-8 打开脑池。外侧裂分离完成后,周边可见的脑池都要用显微剪锐性打开。这些操作可以增进显露,让脑组织进一步松弛下来。此时,可见后交通动脉自床突上段颈内动脉上发出,视神经 - 颈内动脉三角和颈内动脉 - 动眼神经三角均应打开,这样才能清楚看到血管和神经的行程,并沿其走行向后追溯

大师锦囊

● 硬膜悬吊时一定要紧贴颅骨缝合,不能让其阻挡视野。

● 通常情况下岛盖额部和颞部有叠覆,使进入蛛网膜界面有一定的困难。在这种情况下,聪明的方法是轻轻抬起额叶,确认视神经 - 颈内动脉池,锐性打开此池,引流脑脊液,确认床突上段颈内动脉的位置。

● 在此处一定要按常规保护好脑组织,因为手术可能费时较长。

隐患

● 从来没有必要在侧裂处保留一根横跨的桥静脉,因为此静脉通过仔细地分离总能归于这侧或者另外一侧的脑叶。

紧急脱困

● 如果术中很有必要向后显露环池,可将颞叶向上牵拉,将此入路改为颞下入路。

(陈利锋 卜 博)

第19节　颅中窝入路到达内听道或岩尖

Andrew K. Conner, Cordell M. Baker, Robert G. Briggs, Chad A. Glenn, Michael E. Sughrue and Andrew T. Parsa

适应证

- 颅中窝入路主要指经硬膜外到达颅中窝底的骨质结构。
- 虽然颅中窝底的凸面是这一入路部最直接接触到的结构,但该入路常常也是岩前入路的起始点,可以到达内听道(internal auditory canal,IAC)或岩斜结合部。

禁忌证

- 主体明显向颅后窝延伸的肿瘤。
- IAC 尾侧的肿瘤。

手术计划与体位

- 患者半侧卧位,头部转向对侧,颧弓基本与地面平行。
- Mayfield 头架的头钉分别位于额部和枕部,头顶部下垂有助于颞叶与颅中窝底的硬膜自然分离。

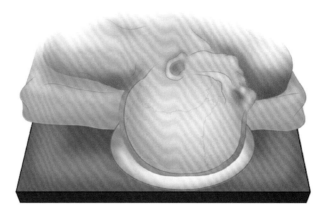

图 19-1　颅中窝入路的体位

手术步骤

- 在前岩骨入路中有两个重要的解剖标志:岩浅大神经(greater superficial petrosal nerve,GSPN)和弓状隆起。GSPN 为面神经较早的分支,不仅标志着耳蜗的内界(称为 Kawase 三角),也与穿出颈动脉管的岩骨段颈内动脉紧贴。弓状隆起(深面)由上半规管构成,用来从上部确认 IAC 的位置。

19

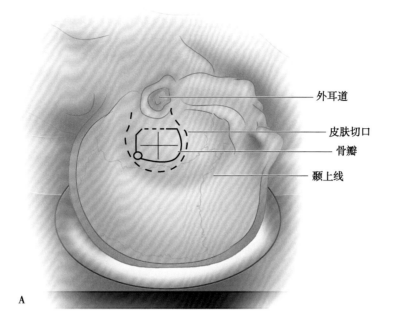

外耳道

皮肤切口

骨瓣

颞上线

A

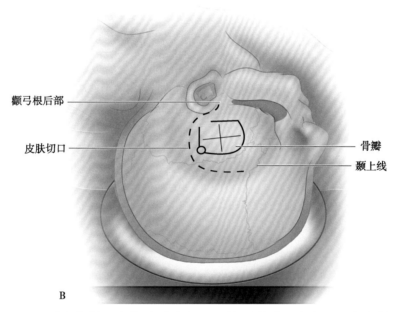

颧弓根后部

皮肤切口

骨瓣

颞上线

B

图 19-2 （A）皮肤切口和软组织分离（IAC 入路）。颅中窝入路到达 IAC 的皮肤切口为马蹄形或者弧形，起于耳屏前颧弓下方，围绕耳廓向上向后弯曲，然后向下到乳突尖部。马蹄形的切口粗略地以内听道（IAC）为中心。将颅骨骨膜和皮瓣一并分起。将软组织分离抬起直到可以触及外耳道（EAC），但不要显露外耳道。颞肌和皮瓣一起翻起形成皮肌瓣。（B）剥离并翻起软组织，辨认（岩尖入路）的标志。经颅中窝到岩尖入路的皮肤切口呈反问号形，从耳屏前颧弓根部起，向后弯曲约 1cm，然后紧贴颞上线的上方向上向前。颞肌沿肌纤维方向切开，从骨面剥离形成皮肌瓣，或者在计划切除颧弓的情况下将颞肌与皮瓣分开。有限的颧弓后部切除可以将颞肌牵开更大范围，并且可以以更加低平视角到达颅中窝底

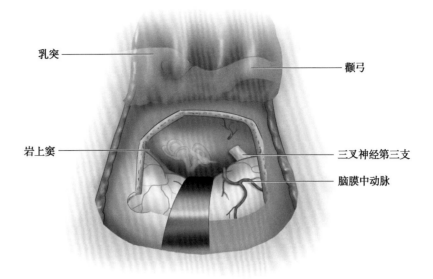

乳突

颞弓

岩上窦

三叉神经第三支

脑膜中动脉

图 19-3 颞部骨瓣开颅大略为长方形。其以 EAC 为中心,在颧弓根部上方到达岩尖部。将骨孔隐藏在颞肌下方有利于外形美观

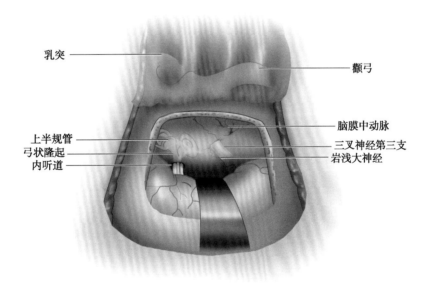

乳突

颞弓

上半规管

脑膜中动脉

弓状隆起

三叉神经第三支

内听道

岩浅大神经

图 19-4 硬膜外入路。骨瓣开颅术后,可将硬膜从中颅底逐步剥离,以显露感兴趣区。硬膜外剥离过程中首先碰到的明显解剖结构是棘孔和脑膜中动脉。虽然脑膜中动脉可以牺牲,但因为其供应面神经,故应该留下数厘米。然后,继续剥离并抬起硬膜,直到岩骨嵴后缘上方的岩上窦边缘

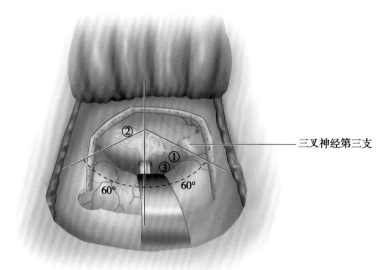

三叉神经第三支

图 19-5 IAC 位置的确认。文献中有多种确认 IAC 位置并开始磨除显露的方法。一种方法是确认 GSPN 的位置,跟随 GSPN 到达其从岩骨发出处。从此处磨除岩骨,追随 GSPN 可以到达并显露膝状神经节,继而到达 ICA。另一种方法是轻轻磨除弓状隆起表面的骨质,显露上半规管的蓝线走向。小心避免损伤上半规管。通过想象中的上半规管和 GSPN 的分角线方向找到 IAC 平面。IAC 平面与 GSPN 或者后半规管平面呈 60°夹角。最后一种方法是磨除前岩骨的背侧,估计的 IAC 前壁方向。磨除应缓慢进行,直到遇到位于内听道口前壁的面神经

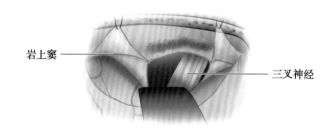

岩上窦

三叉神经

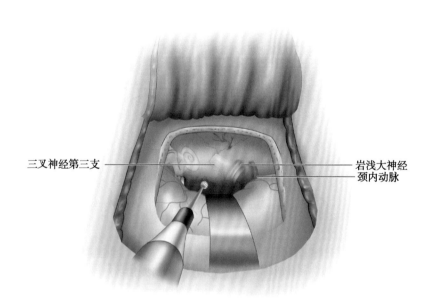

三叉神经第三支

岩浅大神经
颈内动脉

图 19-6 前岩骨切除(如果有适应证)。以 GSPN 为指导,磨除岩尖的骨质,直到岩上窦和小脑幕,切断岩上窦,切开小脑幕。很重要的一点是不要磨除得太靠外侧,以免损伤耳蜗;更重要的是磨除岩骨嵴前部时要格外小心,以免损伤位于此处的颈内动脉。当从硬膜外磨除岩骨后,切开硬膜,切断岩上窦,切开小脑幕,依此通道即可到达岩斜区

大师锦囊

- 经颅中窝入路皮肤切口和骨瓣应该根据具体的手术目标进行调整。表面的解剖标志在该入路的计划中可以提供有用的信息。EAC 和 IAC 大致共轴。理想的骨瓣应以外耳道为中心,位于其上方。同样的,在此体位下,前岩骨粗略地位于颧弓根部的深面,头皮切口和骨瓣应略靠前。

- 虽然长方形骨瓣的上三边可用铣刀锯开,其下边最好用磨钻磨出一个槽来,因为此处的硬膜最易撕裂,故用 Kerrison 咬骨钳咬开骨瓣,直到颅底。

- 硬膜外剥离过程中硬膜外静脉出血常见,尤其是前部。

隐患

- 磨除岩骨太靠外或太靠前可能危及耳蜗和岩骨段颈内动脉。
- 避免牵拉 GSPN,因为有可能损伤面神经(节)。

（马驰原 卜 博）

第 20 节　迷路后入路

Andrew K. Conner, Cordell M. Baker, Robert G. Briggs, Chad A. Glenn, Michael E. Sughrue and Andrew T. Parsa

适应证

- 迷路后入路是一个保护听力的乙状窦前入路,其利用乳突切除术和乙状窦的骨管化,在半规管后显露乙状窦前硬膜。

- 这种入路最主要的特点是可广泛显露岩骨后面和Ⅶ、Ⅷ脑神经脑池段,这样可以将对小脑的牵拉减少到最低程度。

- 另外,迷路后入路也可以用来辨认和显露岩上窦,为切开小脑幕的第一步。

禁忌证

- 因为有迷路和耳蜗结构阻挡,该入路不能直接到达内听道或者岩骨尖。

手术计划与体位

- 患者在手术台上通常为半侧位,术侧肩下垫一棉垫。

- 头部用 Mayfield 头架固定,其中双钉侧在枕部中线两侧,单钉侧位于同侧额部,位于发际后瞳孔中间线的外侧。

- 固定后,耳廓后部乳突上方位于患者头部的最高点。由于患者的患侧肩部抬高了,只要将患者的头部轻轻向对侧旋转,颈部轻度屈曲,头部略微抬高,就能达到理想的体位。

手术步骤

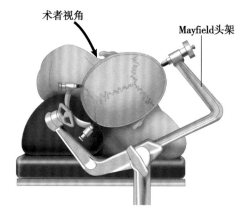

图 20-1　迷路后入路的体位

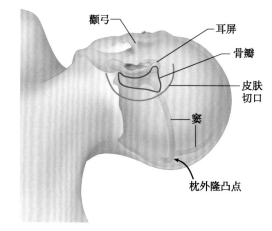

图 20-2　皮肤切口为 C 形,C 形的顶部指向后方。切口的上支起源于耳屏的上方。切口上支的高度可以通过颧弓到枕外隆凸点的连线来定位,在外耳道的上方,跨过颞线。切口下缘位于乳突尖部的前下方。C 形切口的顶部应该足够靠后,以完全显露星点,其大约在耳屏到枕外隆凸点连线的前 1/3

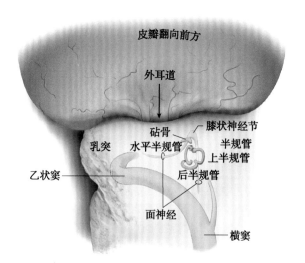

图 20-3　软组织的剥离和标志点的辨认。皮肤切开后,将皮瓣从下面的骨膜上锐性分开,抬起并向前翻。颅骨骨膜瓣剥离后也向前翻。软组织的分离应该一直向前,直到可以触及外耳道壁。当乳突显露出来后,将其上附着的胸锁乳头肌和头夹肌部分从乳突尖上剥离,直到骨质向内弯曲移行为止

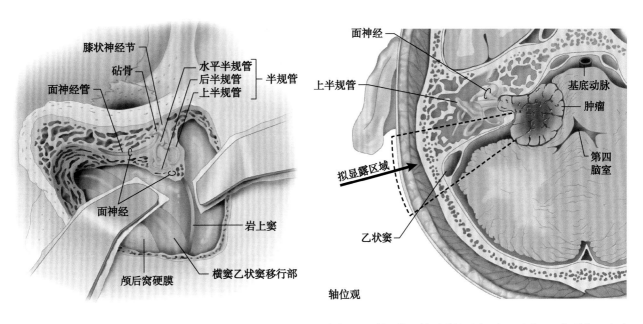

轴位观

图20-4 乳突切除术在外耳道后方一个大致为直角三角形的区域内展开,斜边位于外耳道的后方,略呈弧形。三角形的上边平行且位于颞线的下方,从颧弓根部到星点后方。三角形前边起于上边最前点的下方,随着外耳道的骨性轮廓略呈弧形,向下中止于乳突尖部。下边从星点到乳突尖部,构成了一个完整的三角形结构。最重要的解剖标志是 Henle 嵴,正好位于外耳道的后上方。此点大略覆于乳突窦上方,其内有半规管和面神经走行

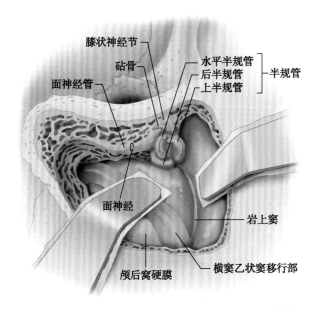

图20-5 窦硬膜角的轮廓。暴露乙状窦和硬膜以后,外鼓室用金刚钻磨开。将覆于半规管上方的骨迷路骨管化,小心仔细操作,不要破坏这个保护性的骨质。当迷路的边界完全显露清楚后,可以继续安全地磨除迷路后的骨质,直到确认窦硬膜角的范围,充分显露相邻的颅中窝和乙状窦前硬膜,直到窦硬膜角的各边完全得到显露

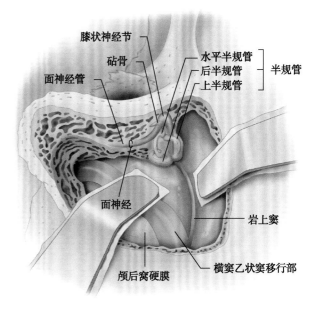

图20-6 确认面神经管的位置。如果该入路要得到充分的显露,必须向下显露颈静脉球,面神经的垂直段覆于颈静脉球和此处的硬膜之上。面神经管位于鼓室上隐窝内骨迷路的前下方。当其走行得到确认后,用金刚钻将面神经管骨管化。尤其在其深面,要从嘴侧向背侧的方向磨除、显露,直到搞清楚面神经和颈静脉球的关系。在面神经管的下方,骨质的磨除尽量向前下方进行

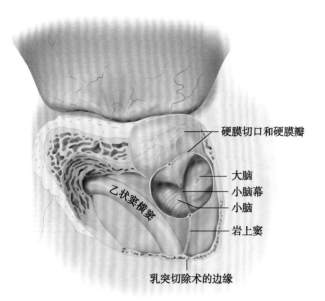

图 20-7 切开硬膜。在鼓室上隐窝处以迷路为基底 C 形切开硬膜。很重要的一点是要确认内淋巴囊的位置，并将内淋巴囊置于硬膜瓣内，使其回流通畅。根据手术的目的，可在切开小脑幕时将岩上窦结扎，打开颅中窝底的硬膜，可以提供到达岩尖、小脑幕切迹、颅中窝底的最佳视野

大师锦囊

- 在解剖分离的过程中会遇到数根乳突导静脉，如果其中的一支出血，此时最好继续剥离，跨过出血部位，然后再尝试用骨蜡封闭出血点。
- 磨除时应该先使用大号的切削钻，到重要结构如面神经、乙状窦附近时改用金刚钻。
- 在完成特定的磨除工作时，应该尽可能使用大号的钻头，因为大号钻头与小号钻头相比，不容易穿透血管壁和神经鞘膜。

隐患

- 避免在摆放体位时过于扭曲对侧的颈静脉，避免静脉闭塞。
- 在软组织剥离时注意不要进入外耳道。

（卜　博）

第三章　血管病手术

第 21 节　经翼点入路前交通动脉瘤开颅夹闭术

Jonathan Russin and Steven Giannotta

适应证

绝对适应证

- 蛛网膜下腔出血伴脑内出血,须急症清除。
- 蛛网膜下腔出血伴无法血管内栓塞治疗的前交通动脉瘤。

较强适应证

- 动脉瘤因占位效应导致临床症状。
- 小于 50 岁患者,未破裂动脉瘤(直径≥ 7mm)。
- 动脉瘤伴有腔内血栓。
- 指向前方的动脉瘤。
- Hunt-Hess 分级为 I 、II 或 III 级;年龄小于 50 岁患者。

禁忌证

较强禁忌证

- 动脉瘤瘤颈处具有明显钙化或粥样硬化。

相对禁忌证

- Hunt-Hess 分级为 IV 或 V 级,可施行血管内栓塞治疗的动脉瘤。

- 蛛网膜下腔出血,年龄大于 60 岁,可施行血管内栓塞治疗的动脉瘤。
- 年龄大于 70 岁,未破裂动脉瘤,瘤体直径 <7mm。
- 指向后方的动脉瘤。

手术计划和体位

- 通常手术入路选用患者非优势大脑半球一侧,其禁忌证如下:
  - 患者存在优势半球侧脑实质出血,需手术清除;
  - 早期控制优势侧 A1 主干存在困难;
  - 计划一次手术夹闭多个动脉瘤(如:左侧大脑中动脉和大脑前动脉动脉瘤)。
- 术前进行脑室外引流或腰椎穿刺脑脊液引流通常对手术有利。
- 若需术中造影,应安放可透射线的头架。
- 合适的头位可减少脑牵拉。
- 切皮前预防性使用抗生素。
- 切皮时输注甘露醇,有助于降低颅内压。

21

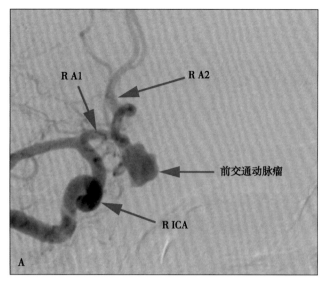

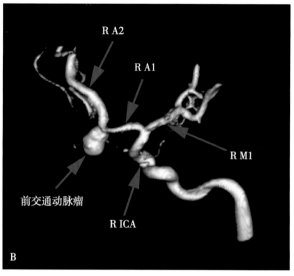

图 21-1 术前影像检查对确定患者动脉瘤的解剖关系具有重要意义,包括计算机断层扫描成像(CT)、磁共振成像(MRI)和磁共振血管造影、CT血管造影、全脑血管造影。图例可见脑血管造影(A)和数字减影血管造影三维重建(B)。血管造影和三维重建显示了分叶状的动脉瘤,由右侧A1供血,左侧A1发育不良

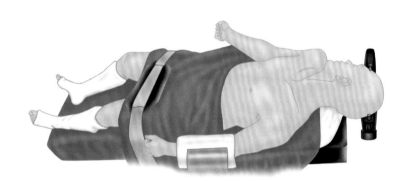

图 21-2 翼点入路是前交通动脉瘤手术的标准入路。将患者头部向对侧旋转30°~60°,用可透视三钉头架固定。旋转角度的大小根据动脉瘤的情况而定,目的是提供一个垂直的视野径路暴露前交通动脉复合体

手术步骤

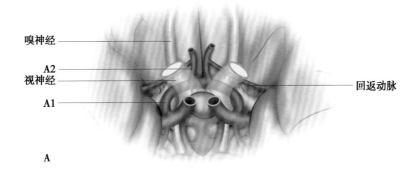

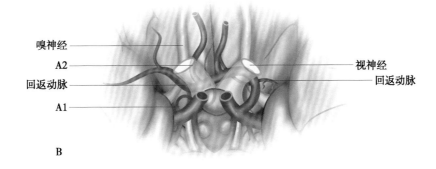

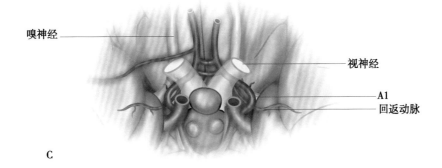

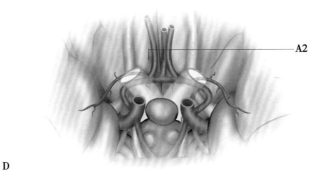

图21-3 很多前交通动脉动脉瘤存在解剖学变异。(A)双侧对称的A1,回返动脉自A2近端发出。(B)与动脉瘤相关的最常见的血管变异,左侧A1段占优势而右侧A1段发育不良。(C)双前交通动脉,左侧回返动脉发自A1远端。(D)从前交通动脉复合体发出三条A2

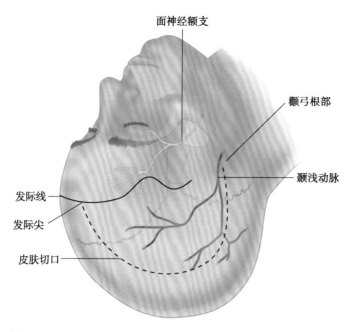

图 21-4 经翼点开颅的切口:自颧弓水平耳屏前 1cm 开始,经翼点约至中线的弧形切口。切口应尽量位于发际线内。这样既可充分暴露手术野,又可美观地关闭切口。注意头位应使入路的视野径路在垂直平面

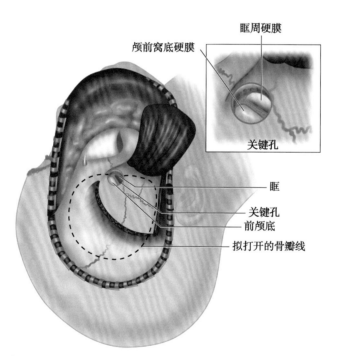

图 21-5 一般将皮瓣和颞肌一起分离,这样可以避免损伤面神经额支;但有些情况下,将二者分别游离更好。目前有多种钻孔器械可供选择,无论钻几个骨孔,注意骨窗沿眶上缘达 2~3cm,以方便到达颅前窝底

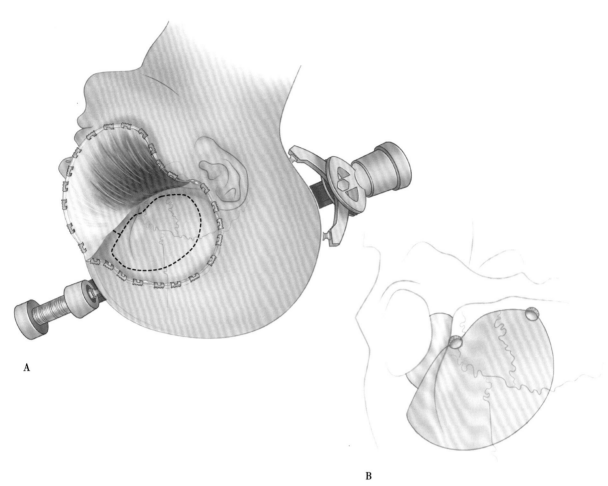

图 21-6　开颅的关键就是充分切除蝶骨嵴,可使用高速磨钻并注意保护硬脑膜(A)。有时动脉瘤较大,需暴露蝶骨平台前方,此时可扩大做眶的骨切除(B)

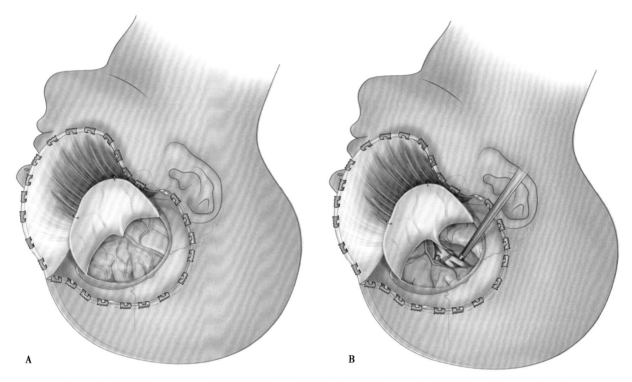

A   B

图 21-7 以蝶骨嵴为中心 C 形切开硬脑膜。悬吊硬膜,防止硬膜外出血并能帮助增加暴露(A)。充分分离侧裂是手术的关键步骤,分别采用锐性和钝性分离,从外侧向内侧逐步分离。该步骤的目的是使颞叶游离,避免牵开时压力传导到前交通动脉复合体(B)

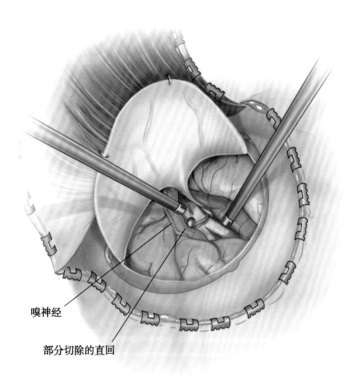

嗅神经

部分切除的直回

图 21-8 手术操作的原则是尽量减少脑组织的牵拉,一种有效的方法就是切除部分直回。从嗅束向内侧切除,约 1~2cm 长。使用吸引和双极电凝,行软膜下脑回切除。保留软膜可以防止对动脉瘤的误伤

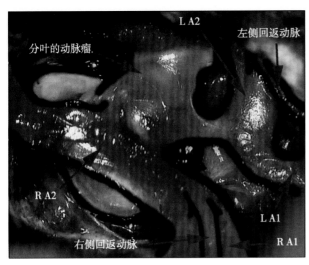

图 21-9 直回切除后,就可以进行前交通动脉复合体的解剖分离。此操作一定要缓慢、小心。要注意防止对动脉瘤顶的牵拉,尤其是已破裂的动脉瘤。分离的目标是暴露动脉瘤颈和复合体的六个主要分支(双侧大脑前动脉 A1 段、A2 段和 Heubner 回返动脉)

大师锦囊

● 除非有禁忌证,手术入路应从患者非优势半球侧进入。

● 采用脑脊液引流,甘露醇和合适的体位,充分降低颅内压。

● 充分解剖侧裂、纵裂和蛛网膜池,尽量减少牵拉。

● 分离动脉瘤时采用临时阻断。

● 可采用多种方法(术中应用多普勒超声,术中使用吲哚菁绿(ICG),术中脑血管造影),确保动脉瘤周围血管血流通畅。

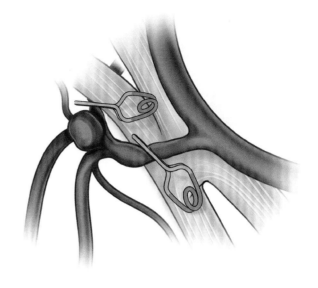

图 21-10 尽管并不绝对,但是在多数情况下,上永久性动脉瘤夹前先临时阻断 A1 段(有时也阻断 A2 段)是有利的。临时动脉夹可以降低动脉瘤压力并可以预防术中动脉瘤破裂。夹闭时应注意保持 Heubner 回返动脉的通畅

隐患

● 避免长时间使用自动牵开器(我们尽可能不使用牵开器)。

● 对于指向下方的动脉瘤,早期牵开额叶时可能导致动脉瘤术中破裂。

● 有时很难了解动脉瘤周围解剖的全貌,寻找对侧 A2 近端尤其困难;但应在夹闭动脉瘤前明确所有动脉血管。

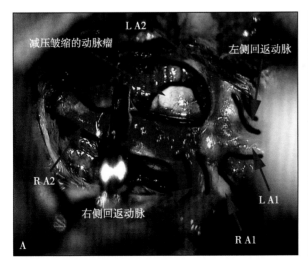

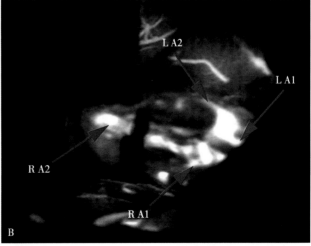

图 21-11 夹闭前交通动脉瘤有时不是直接夹闭,而需要使用个体化的夹闭方式(A)。在上永久动脉瘤夹后,外科医生需要判断周围血管是否通畅;可以通过术中给予吲哚菁绿(ICG),术中多普勒超声及术中脑血管造影(我们推荐的方法)来进行判断(B)

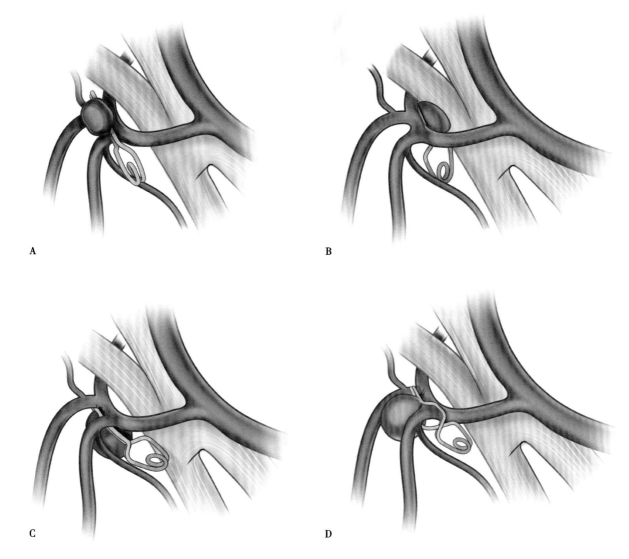

A

B

C

D

图 21-12 前交通动脉瘤有很大变异性。可分别采用以下方法:向前指向的动脉瘤用直动脉瘤夹
(A),指向下方的用直夹夹闭(B),向后指向的用弯夹夹闭(C),指向上方的用窗式夹夹闭(D)

紧急脱困

- 若脑压较高,可打开终板进一步释放脑脊液。
- 对侧 A2 近端可以根据以下方法找到:
  - 沿同侧 A2 段内侧缘向前交通动脉复合体方向寻找;
  - 自纵裂内从远端向近端寻找。

- 早期临时阻断对侧发育不良的 A1 段,可以降低动脉瘤张力并可预防分离操作时动脉瘤破裂。
- 直回切除可作为增加视野暴露和操作空间的最后措施。

(倪石磊 戚其超 伊志强)

22

第 22 节　经翼点入路后交通动脉瘤开颅夹闭术

Steven Giannotta and Jonathan Russin

感谢上版作者 Paul Gigante，Christopher P. Kellner，and E. Sander Connolly，Jr

适应证

绝对适应证

- 蛛网膜下腔出血伴脑内出血，须急症清除。
- 蛛网膜下腔出血伴无法血管内栓塞治疗的后交通动脉瘤。

较强适应证

- 动脉瘤因占位效应导致临床症状，对动眼神经的直接压迫可引起典型的眼肌麻痹表现。
- 小于 50 岁患者，未破裂动脉瘤（直径≥7mm）。
- 动脉瘤伴有腔内血栓。
- Hunt-Hess 分级为Ⅰ、Ⅱ或Ⅲ级；年龄小于 50 岁患者。

禁忌证

较强禁忌证

- 动脉瘤瘤颈处具有明显钙化或粥样硬化。

相对禁忌证

- Hunt-Hess 分级为Ⅳ或Ⅴ级，可施行血管内栓塞治疗的动脉瘤。
- 蛛网膜下腔出血，年龄大于 60 岁，可施行血管内栓塞治疗的动脉瘤。
- 年龄大于 70 岁，未破裂动脉瘤，瘤体直径 <7mm。

手术计划和体位

- 后交通动脉瘤应选择同侧入路手术。
- 术前进行脑室外引流或腰椎穿刺脑脊液引流通常对手术有利。
- 若需术中造影，应安放可透射线的头架。
- 合适的头位可减少脑的牵拉。
- 术前影像学评估有助于判断是否需要磨除前床突以获得颈内动脉近端控制。

- 切皮前预防性使用抗生素。
- 切皮时输注甘露醇，有助于降低颅内压。

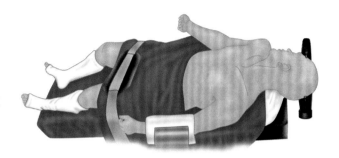

图 22-1　患者头部固定于可透过射线的三钉头架上，头部向对侧旋转 30°~60°，旋转角度大小根据患者解剖情况而定

手术步骤

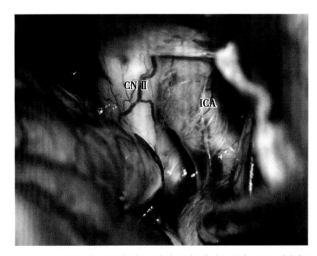

图 22-2　往视交叉的方向继续向深部分离，图中可见到右侧视神经及颈内动脉（ICA）

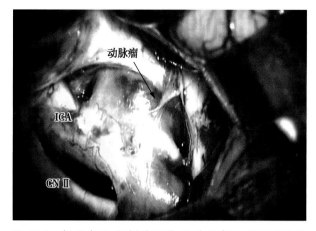

图 22-3　轻柔牵开，解剖蛛网膜，释放脑脊液，沿颈内动脉（ICA）分离，暴露后交通动脉及动脉瘤

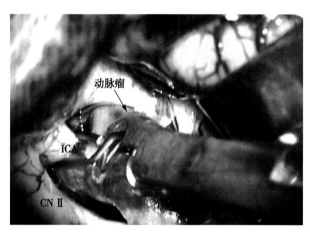

图 22-4　在分离后交通动脉动脉瘤时，用临时动脉瘤夹夹闭颈内动脉的后交通动脉近端，阻断近端血流

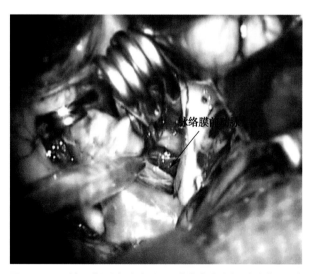

图 22-5　近端阻断颈内动脉后，用动脉瘤夹夹闭动脉瘤颈，检查载瘤动脉，并调整动脉瘤夹至合适位置，以防误夹穿支血管

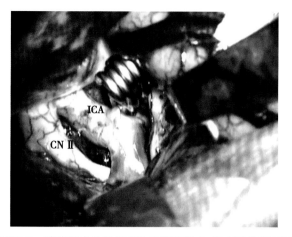

图 22-6　移除颈内动脉近端的临时阻断夹，检查动脉瘤是否有充盈及出血情况。调整动脉瘤夹位置时应再次临时阻断颈内动脉

大师锦囊

- 应在术前影像中认真分析动脉瘤的指向。对于指向外侧的动脉瘤，牵拉颞叶时要小心，以免造成动脉瘤顶部破裂。而对于指向后方和内侧的动脉瘤，术中往往难以看到后交通动脉的起始部位。
- 如果动脉瘤瘤颈特别大，其长轴与颈内动脉的长轴垂直并且与后交通动脉或者大脑后动脉的起始部合并，应选用窗式动脉瘤夹。
- 当需操作近端 ICA 和 / 或近端动脉瘤瘤颈时，应做前床突磨除。

隐患

- 若术前影像显示为胚胎型后交通动脉，术中要格外注意保持后交通动脉起始处通畅。
- 较大的后交通动脉瘤常常与脉络膜前动脉关系密切。在夹闭前应注意游离脉络膜前动脉，夹闭后要仔细检查其通畅性。

紧急脱困

- 若术中动脉瘤过早破裂，临时夹闭动脉瘤远端的颈内动脉和后交通动脉相较于单独阻断近端颈内动脉，能够明显改善视野显露。
- 术中动脉瘤过早破裂，在设法阻断颈内动脉近端之前，压迫同侧颈部同样会帮助减少出血和有利于进一步操作。

（倪石磊　戚其超　伊志强）

第 23 节　床突旁颈内动脉动脉瘤

Steven Giannotta and Jonathan Russin
感谢上版作者 Anil Nanda and Vijayakumar Javalkar

▶ 本节附在线视频

开颅夹闭适应证

破裂动脉瘤

- 所有床突旁颈内动脉动脉瘤破裂伴蛛网膜下腔出血且不适合血管内栓塞治疗。
- Hunt-Hess 分级为 Ⅰ、Ⅱ 或 Ⅲ 级;年龄小于 50 岁患者。
- 多发或双侧床突旁颈内动脉动脉瘤,在不确定哪一个是破裂动脉的情况下且其中一个动脉瘤不适合血管内栓塞治疗。

有症状的未破裂动脉瘤

- 一般来说,大型或巨大动脉瘤会有占位效应而导致压迫症状。由于紧邻视神经通路前部,这类动脉瘤可引起视觉障碍。为防止进一步的视力丧失或为了改善视力,这类患者需要手术治疗。

无症状的未破裂动脉瘤

- 年龄小于 60 岁而动脉瘤大于 5mm 者不适合血管内治疗者可选择开颅手术。
- 偶然发现的动脉瘤且动脉瘤大于 10mm 若不适合血管内治疗可选择开颅手术。

禁忌证

- 大型或巨大动脉瘤伴有瘤颈钙化或者瘤颈边界不清者夹闭较为困难,往往需要做颈动脉阻断并行搭桥血管重建。
- 动脉瘤夹闭术其他的相对禁忌证来自患者的自身状况如:高龄,严重的合并症等。

手术计划和体位

术前影像学评估

- 术前 CT 血管成像一般足以用来制定手术计划。
- 脑血管造影在一些有搭桥手术可能的患者或 CT 血管成像中血管解剖因颅底结构显示不清的病例中具有价值。
- 对于伴血栓的动脉瘤,磁共振成像(MRI)有助于评价动脉瘤的情况。

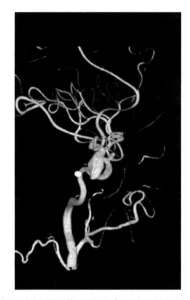

图 23-1　复杂病例的影像三维重建有助于了解动脉瘤形态

- MRI 不仅显示动脉瘤与周围结构的毗邻关系,还可显示动脉瘤瘤壁的钙化情况。
- 薄层 CT 扫描可以显示动脉瘤瘤壁的钙化情况以及前床突受侵蚀的情况。
- 0.5mm CT 扫描以及前床突区域的重建图像有助于评估前床突的气化情况。术前评估前床突气化情况有助于避免术后脑脊液鼻漏。

球囊闭塞实验

- 难以夹闭的动脉瘤可能需要进行颈动脉阻断作为补救或者治疗措施。在这些病例中需要进行球囊闭塞实验以评估对侧代偿。
- 应用单光子发射 CT(SPECT)或者氙 CT 监测脑灌注也是有意义的。如果患者临床表现能够耐受实验并且 SPECT 显示脑内无灌注缺损区,则颈内动脉的永久性闭塞以及动脉瘤的孤立可以安全地完成。临床表现或影像学不能耐受球囊闭塞实验的患者可行搭桥术。
- 根据 Sekhar 等人制定的标准,球囊闭塞实验时脑血流量超过 35ml/(100g·min)的患者无需进行血运重建。球囊闭塞实验时脑血流量在 15~35ml/(100g·min)者,有中等风险,通常需行血运重建。患者在球囊闭塞实验时出现神经功能缺失说明存在高风险,需行血运重建。

23

体位

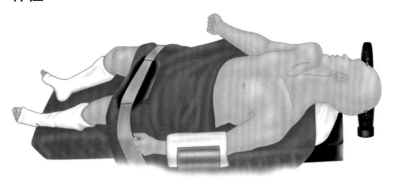

图 23-2　患者仰卧位,头转向对侧 30°~35° 并用可透射线头架固定,这样不影响术中血管造影。头顶斜向下方,使颧突位于最高点

手术步骤

近端控制

- 处理破裂的床突旁颈内动脉动脉瘤时,于开颅前暴露颈部的颈内动脉便于近端控制。
- 在复合手术单元,血管内球囊闭塞技术用于近端控制可作为暴露颈部颈内动脉的替代方式。

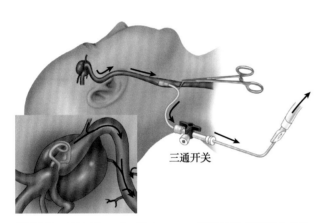

三通开关

图 23-3　1990 年,Batjer 和 Sampson 报道对床突旁巨大动脉瘤做逆行抽吸减压。用血管夹夹闭颈段颈内动脉,同时用临时阻断夹夹闭颈内动脉邻近后交通动脉的近端。临时阻断后,用 18 号动脉导管插入颈段颈内动脉。导管后端连接三通管,7F 吸引器管连接三通管。通过对吸引的控制,经眼动脉和海绵窦段分支侧支循环流入动脉孤立段的血液就可以被清除

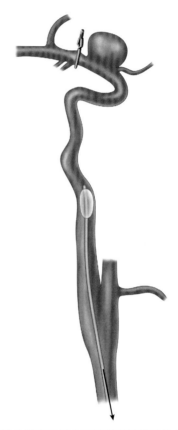

图 23-4　经股动脉穿刺置入双腔球囊导管实现血管内逆行抽吸减压。球囊扩张同时临时阻断动脉瘤远端的颈内动脉,被孤立段的颈内动脉和动脉瘤会塌陷

- 对于较大并更偏向近端的动脉瘤,我们常规在开颅前暴露颈部的颈内动脉进行近端控制。
- 我们也在部分病例用逆行抽吸减压。

头皮切口和开颅

● 神经外科医生对手术入路和外科技术并没形成统一意
见。一些医生支持常规眶骨切除,而另一部分人则认为常
规做眶颧开颅是不必要的。我们认为标准翼点开颅并磨
除蝶骨嵴可以处理绝大部分该类动脉瘤。在我们一组
86 例颈内动脉眼动脉段动脉瘤中,使用标准翼点开颅的
占 66%。

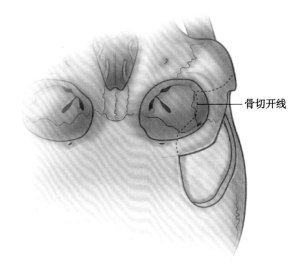

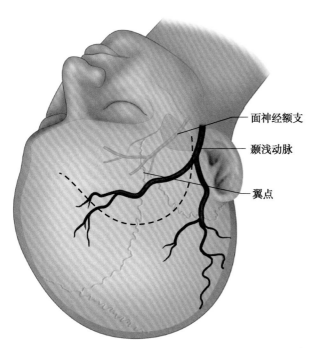

图 23-6 同侧标准翼点开颅并磨除蝶骨嵴。在大多数病例中,
我们只做翼点开颅并不做其他颅底操作

图 23-5 自耳屏前 1cm,在发际后做弧形切口,注意保护颞浅
动脉分支。皮瓣翻向前方,仔细做颞肌筋膜下分离,避免损伤
面神经额支

图 23-7 硬膜外前床突切
除的关键步骤是眶颞骨膜
反折的切开(A),这有利于
前床突的显露(B)

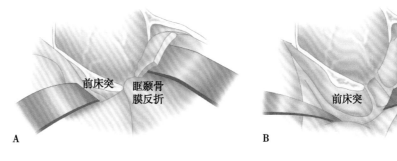

- 部分病例需同时做眶颧切除。我们一般对大型或巨大动脉瘤进行颅底骨质操作。在我们一组 86 例颈内动脉眼动脉段动脉瘤病例系列中,应用额颞眶颧入路的占 34%。
- 对于在硬膜外还是硬膜内切除前床突尚无统一意见。支持硬膜外切除者认为保留硬膜可以在磨除时形成对动脉瘤的保护。另外一些神经外科医师认为在当前的高速磨钻下硬膜并不能起到安全屏障的作用。并且认为这种操作方法可能会造成意外的不良后果,特别是在前床突被动脉瘤侵蚀后。
- 对于大多数需要切除前床突的患者,我们常规进行硬膜内操作。硬膜外操作只是在少数患者偶尔用到。

硬膜外前床突切除

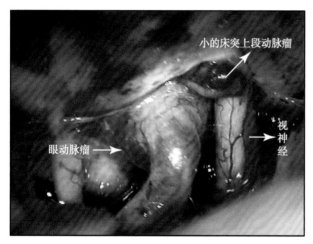

图 23-8 分开侧裂后显示颈内动脉,视神经和眼动脉段颈内动脉。同时还显示一个小的颈内动脉床突上段动脉瘤

- 开颅后,小心地剥离颅中窝和颅前窝的硬脑膜,磨除蝶骨嵴。打开眶上裂外上侧骨缘,暴露眶颞骨膜返折。一些医师主张在蝶骨嵴水平切开眶额硬膜返折以保护穿过眶上裂的脑神经不被损伤。

硬膜内显微分离

- 剪开硬脑膜后,解剖侧裂并探查动脉瘤。仔细查看动脉瘤的起源、指向和与视神经的关系。

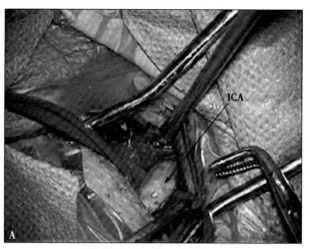

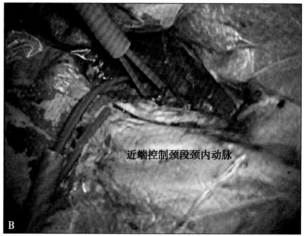

图 23-9 对于大的和更靠近端的动脉瘤,我们常规暴露颈部颈内动脉,用线带绕过颈总动脉和颈内动脉进行近端控制

● 根据动脉瘤情况做进一步操作,如:镰状韧带的切断,视神经移位,前床突切除(如果尚未行硬膜外切除)。根据动脉瘤颈显露情况,以及动脉瘤起源和指向决定是否磨除视神经管顶壁。此时,为了进一步分离动脉瘤需要进行前述的近端控制。

● 我们有时应用逆行抽吸减压技术达到近端控制的目的。

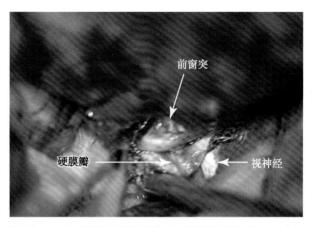

图 23-11 为了硬膜内磨除前床突,可围绕前床突做一个小的硬膜瓣。用显微器械轻柔地探触前床突,检查是否存在骨侵蚀

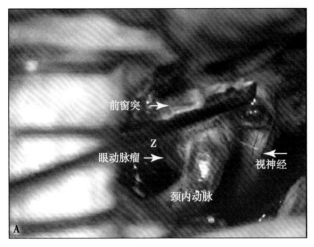

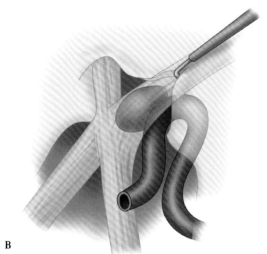

图 23-10 小心剪开镰状韧带(A),该步骤有利于视神经的移位。切断镰状韧带往往可以暴露眼动脉起始部和颈内动脉的近端(B)。应格外注意保护视神经软膜上的血管

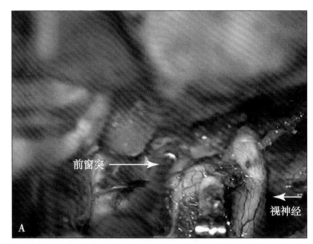

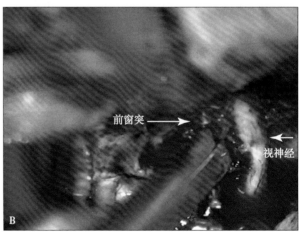

图 23-12 用金刚钻头的高速磨钻(A)和精细咬骨钳(B)切除前床突。也可以磨除视神经管顶壁。先用磨钻磨掉前床突的核心,再用精细咬骨钳去除核心周围的外壳

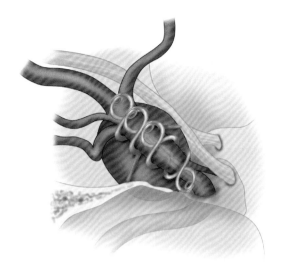

图 23-13 巨大动脉瘤需用多个动脉瘤夹一前一后或依次夹闭

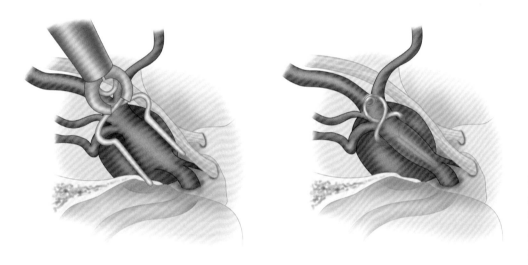

图 23-14 位于腹侧的大型或巨大动脉瘤需要用窗式夹。窗式动脉瘤夹平行颈内动脉放置

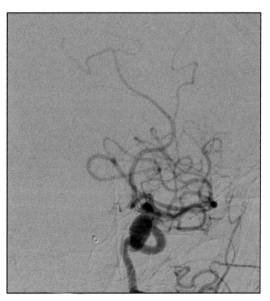
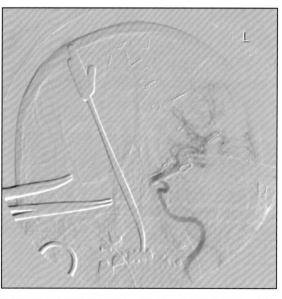

图 23-15 对于复杂动脉瘤,我们常规进行术中血管造影来观察动脉瘤的夹闭程度和载瘤动脉的通畅情况。在这个病例中,动脉瘤夹闭完全并且颈内动脉通畅

- 为了明晰动脉瘤颈的近端情况,需要切开呈环形围绕颈内动脉和其毗邻结构的硬膜远环。
- 此外,术中显微血管超声多普勒在夹闭动脉瘤时也可以应用。
- 切除前床突过程中的任何缺损都需要修补,特别是在蝶窦气化扩展到前床突者。缺损可以用脂肪修补,纤维蛋白胶加固。对于视柱气化并施行了前床突切除术的患者尤为重要,该措施可防止脑脊液鼻漏。

术中血管造影和吲哚菁绿血管造影

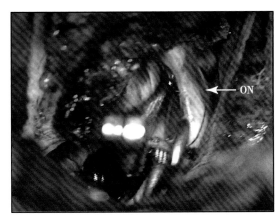

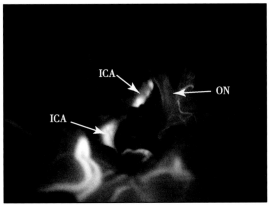

图 23-16 我们用术中吲哚菁绿血管造影观察动脉瘤夹闭情况和载瘤动脉通畅情况。该病例的造影显示,动脉瘤夹闭完全且颈内动脉保持通畅

- 如果夹闭动脉瘤后颈内动脉狭窄,则需做搭桥。

对侧入路

- 多达 7% 的眼动脉瘤是双侧的,只要有可能应考虑通过单一入路治疗双侧病变。
- 对侧的动脉瘤最好是未破裂的并且较小(<15mm)。
- 一些学者不支持对前置视交叉者或者巨大动脉瘤患者行对侧入路手术。另一些学者则提出存在前置视交叉者可以通过磨除蝶骨平台增加暴露。

大师锦囊

- 对于指向前上方的动脉瘤要尤其小心。当抬起额叶时,应注意这些动脉瘤往往与额叶粘连紧密,有破裂的可能。
- 应该切开镰状韧带后再做动脉瘤的解剖分离。
- 不要过分分离视神经周围,因为这有可能导致视神经血供障碍。
- 视神经软膜血管需仔细保护。
- 相比于颈动脉 - 眼动脉瘤,源自颈动脉后壁的动脉瘤在切除前床突时应更靠外侧和后方。
- 垂体上动脉 / 颈动脉窝动脉瘤起源于颈内动脉的内侧壁。指向下内方,有时不需做骨切除来获得充分暴露。
- 对于宽颈动脉瘤,应尽可能平行颈内动脉放置动脉瘤夹。垂直于动脉上动脉瘤夹效果很差,在一些眼动脉瘤病例,尖桩栅栏(Picket Fence)构建可顺利实施夹闭。

隐患

- 过分分离视神经周围可能导致视神经失血运进而引发视力下降。
- 手术直接操作或前床突磨除带来的热损伤均能导致第 2 或第 3 脑神经损伤。
- 未能准确判断前床突气化情况而磨除前床突会导致脑脊液鼻漏。

紧急脱困

- 对于复杂床突旁动脉瘤,颈动脉孤立结合血管重建可作为补救措施。
- 若动脉瘤有钙化或严重血栓形成,可在动脉阻断后行血栓清除或斑块切除再最终夹闭。
- 当动脉瘤夹闭或血管重建策略不可行时,可做动脉瘤塑形有利于后续血管内治疗。

（倪石磊 戚其超 伊志强）

第 24 节　大脑中动脉动脉瘤:翼点(额颞)开颅夹闭术

Steven Giannotta and Jonathan Russin
感谢上版作者 Mohamed Samy Elhammady and Roberto C. Heros

适应证

- 对于大多数破裂的和未破裂的大脑中动脉(middle cerebral artery,MCA)动脉瘤,我们首选开颅夹闭手术。因为大脑中动脉动脉瘤所在位置容易达到,手术并发症较低,且与介入治疗相比,夹闭术的动脉瘤持久闭塞率更高。神经功能差的患者(Hunt-Hess 分级为 Ⅲ、Ⅳ、Ⅴ)除外。
- 未破裂的 MCA 动脉瘤是否需要处理,需要充分考虑其自然史,权衡手术风险。需要考虑到包括患者年龄、一般健康状况、临床表现(头痛、抽搐)、吸烟史、蛛网膜下腔出血家族史以及动脉瘤大小等在内的诸多因素。
- 通常,大于 7mm 的破裂和未破裂动脉瘤均需考虑干预。

禁忌证

- 相对禁忌证包括高龄、严重内科合并症、神经功能差等。该类患者若考虑治疗的话,可行介入栓塞治疗。

手术计划和体位

- 术前评估包括心肺状态评价、实验室检查(血常规、基础代谢率、凝血功能),胸片、心电图分析等。(前一句原文没有)需要行 DSA(三维重建)、CTA 及 MRA 等检查明确动脉瘤形态及相关血管解剖。
- 术中在切皮前预防性应用抗生素,通过静脉滴注甘露醇及轻微过度通气降低脑张力。

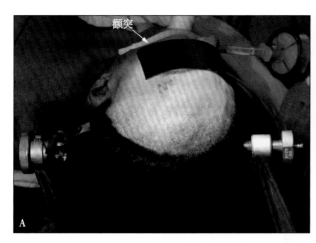

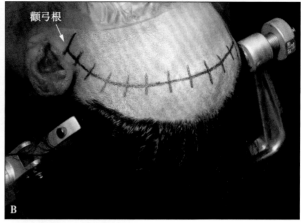

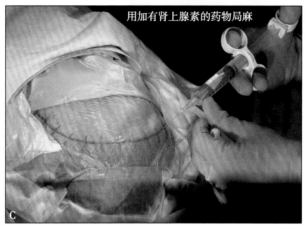

图 24-1　（A）患者仰卧位，头高于心脏位置。头部用三钉头架固定，向对侧旋转 30°，并轻度后仰，使颧突置于最高点。术区头皮常规剃头、消毒。（B）标记头皮切口，起自耳屏前颧弓水平，避免损伤面神经额支，在发际内向前上延伸至中线，呈弧形。（C）皮肤切口贴透明膜，并注射局麻药及肾上腺素混合液浸润

手术步骤

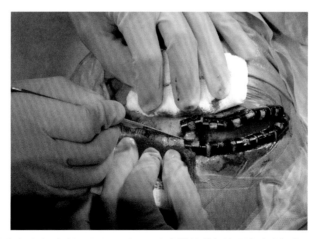

图 24-2　从前方头皮覆盖颅骨处逐层切开，注意辨认并保护颞浅动脉额支，必要时可用作搭桥供体血管。用 Raney 头皮夹夹住皮缘，控制出血。沿切口线向后切开颞肌及其筋膜

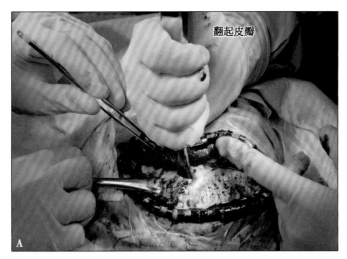
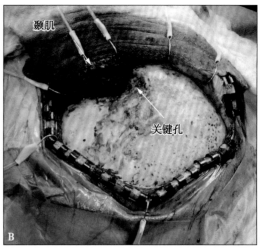

图 24-3 （A）从骨膜下剥离颞肌，与头皮形成肌皮瓣一起翻起，直至暴露眶缘和额颧缝。（B）皮瓣翻向前方，并在表面垫纱布，以防皮瓣折成锐角影响头皮血供，然后用钝鱼钩状牵开器牵开。尽力向下方的颞窝方向牵开颞肌，避免遮挡视野，这很重要。切开颞肌纤维的前方附着处有利于牵开颞肌，注意在颞肌筋膜和颞肌之间的脂肪垫深面操作，以防损伤面神经额支。注意关颅时要缝合前方颞肌，以防翼点处出现头皮凹陷，影响美观

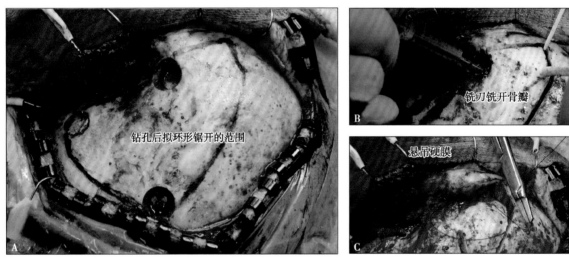

图 24-4 （A）标准翼点（额颞）开颅，显露 MCA 之 M1 段及分叉部动脉瘤。在关键孔及颞区钻孔，如果硬膜和颅骨粘连紧密，偶尔需要向后沿颞上线钻孔。若动脉瘤位于周边分支，则需向后扩大骨瓣开至颞骨及顶骨。（B）将骨膜从颅骨上剥离后，用铣刀铣开游离骨瓣。要将骨瓣向眶上区延伸至少 2cm，以充分显露侧裂近端。（C）沿骨缘悬吊硬膜

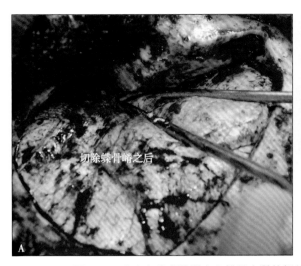
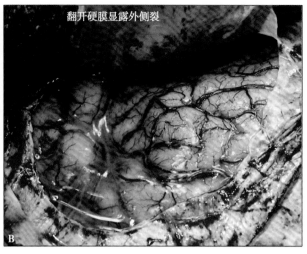

图 24-5 （A）充分磨除翼点和蝶骨小翼外侧骨质，向下方直至眶硬膜反折，以提供一个低入路，避免不必要的脑组织牵拉。这样磨除骨质也利于自前外侧及后方分离动脉瘤及放置动脉瘤夹。（B）C 形剪开跨外侧裂及蝶骨嵴的硬脑膜。将硬膜向前方翻折，缝线固定

- 上手术显微镜。处理 MCA 动脉瘤有三种基本入路，分述如下。

内侧经侧裂入路

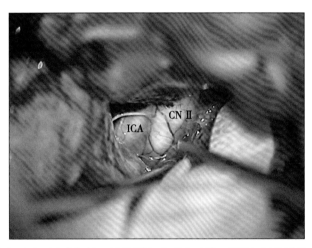

图 24-6 将外侧额叶底面向内轻抬，显露视神经和颈内动脉。锐性解剖蛛网膜，打开视交叉池和颈动脉池释放脑脊液，充分松弛脑组织。必要时，可打开终板池进一步释放脑脊液

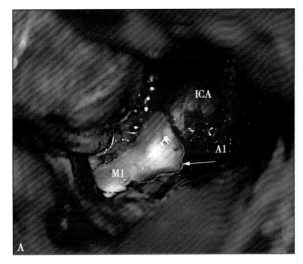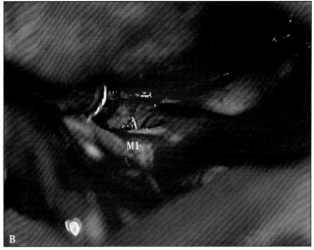

图 24-7 （A）沿颈动脉池继续向远端分叉部解剖。（B）从 MCA 近端沿其前下方向远端解剖,避开穿支血管,从内侧向外侧开放侧裂池。沿着侧裂浅静脉的额侧解剖,该静脉最终引流入蝶顶窦或海绵窦。经常会遇到引流额叶的小静脉,不可避免地要牺牲掉,以利于充分地分开额颞叶,这样做一般是安全的

● 有时,内侧经侧裂入路用于发自 M1 主干或早期颞支的破裂或复杂动脉瘤,或者用于短 M1 主干或早分叉患者的 MCA 分叉部动脉瘤。该入路可早期辨认并近端控制 M1 主干,因为静脉原因致侧裂远端解剖困难时也可应用。一般,由近及远解剖侧裂更为困难,故通常我们采用外侧经侧裂入路,由远及近解剖侧裂。

外侧经侧裂入路

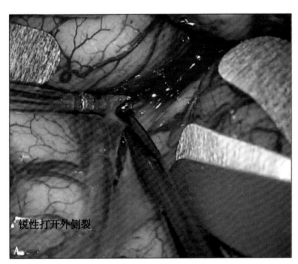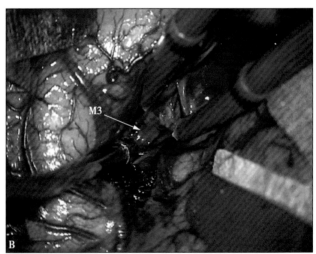

图 24-8 （A）自侧裂静脉额侧蛛网膜透明处开始锐性解剖打开侧裂。（B）轻柔分开侧裂双唇,显露 M3 段。沿 M3 分向侧裂深部至 M2 分支。然后,“由内向外”轻柔分开侧裂,将表浅的桥状蛛网膜系带锐性剪开

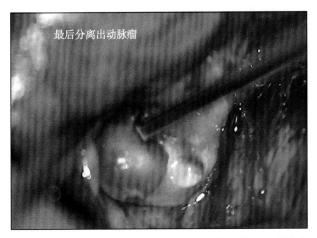

最后分离出动脉瘤

图 24-9 用钝头剥离子先分出动脉瘤颈，直至能通过动脉瘤夹。确认瘤颈之后即可从容地解剖动脉瘤的其余部分。动脉瘤颈处的粘连部分或小的血管分支必须在高倍镜下锐性分离。任何粘连的蛛网膜系带，都要锐性分离，避免过度牵拉动脉瘤顶。在放置动脉瘤夹前，要充分显露，留出足够的空间，以利瘤夹顺利通过

- 大数 MCA 动脉瘤首选外侧经侧裂入路。该入路利于显露动脉瘤远端解剖，但可导致在近端控制载瘤动脉前就暴露出动脉瘤。这样做一般没问题，因为一显露出动脉瘤基底，就可以在动脉瘤后方或前方循 MCA 分支向远端进行操作，而不必解剖动脉瘤顶。但对于大型或巨大动脉瘤，这样做则可能很困难。
- 从 M2 分支向近端分离至 M1 主干，沿远离动脉瘤的一侧分离，避免干扰动脉瘤顶。或者，可以分开颈动脉池，按如前所述，由内向外分离，辨认出 M1 段。

颞上回入路

- 颞上回入路适合于处理破裂的大脑中动脉分叉部动脉瘤合并巨大颞叶血肿；或者分开侧裂远端会带来巨大损伤时，常见于侧裂静脉解剖复杂的情况。
- 在颞上回前部做一 2~3cm 的皮质造瘘，平行于侧裂方向。若有血肿，小心吸除，避免干扰动脉瘤。
- 在软膜下向内侧切除脑组织，至岛叶表面的侧裂垂直部，避免干扰侧裂静脉或额盖。
- 如前所述，向近端分离 MCA 分支。
- 在解剖和夹闭动脉瘤前，要分辨出豆纹动脉、颞前动脉和主要的远端动脉。沿 M1 主干要预留出足够的空间，最好是在豆纹动脉以远，以备必要时临时阻断之用。
- 保护好 M1 和 M2 各分支，用永久动脉瘤夹夹闭动脉瘤颈。

大师锦囊

- 宽基、厚瘤颈的动脉瘤可能需要先行临时夹闭，缩小动脉瘤，有利于放置合适的永久动脉瘤夹。
- 对于大型或复杂动脉瘤，开窗的跨血管动脉瘤夹是有用的。将一支或多支 MCA 分支或豆纹动脉含在开窗瘤夹内，可以避免扭曲或损伤这些血管。
- 为了保证充足的瘤颈闭合力，可以先用开窗夹夹闭瘤颈远端，再平行于它，放置第二枚瘤夹夹闭瘤颈近端。
- 大型或巨大动脉瘤，部分血栓形成或钙化的动脉瘤可能需要行动脉瘤缝合术和血肿或粥样斑块清除术，以实施明确的动脉瘤颈夹闭或切除动脉瘤膨出部分后，缝合动脉瘤基底的"袖口"。
- 可能需要做动脉重建或颅内外血管旁路（相关内容超出本章范围），尤其是对于巨大动脉瘤，如果不牺牲一支主要的 MCA 分支，则不能做到完全夹闭时。

隐患

- 头位过度旋转会导致颞叶遮盖在侧裂上，则需要更大程度的牵拉颞叶，也使分离动脉瘤变得困难。
- 头位过伸会导致眶缘阻挡视野。
- 剪开硬膜时要非常小心，因为动脉瘤有可能会指向浅表，与蝶骨嵴硬膜粘连。
- 放置动脉瘤夹后，不管是 M1 还是 M2，任何可见的、甚至是非常轻微的狭窄，都不能接受，因为这类狭窄常常与严重的管腔收缩相关。可以用术中血管造影、吲哚氰绿血管造影或者超声确认血管通畅性。

紧急脱困

- 在动脉瘤分离出之前发生的术中破裂可以通过如下措施处理。
  - 可以在 M1 放置临时阻断夹减少出血，并用粗口径吸引器吸除出血，以显露并夹闭动脉瘤。
  - 另一个有用的办法是用吸引器顶着棉片填塞住出血点，用另一只手分离出动脉瘤。
  - 如果有一个熟练的助手，则可由助手用吸引器吸住出血点，术者则可以用两只手分离并夹闭动脉瘤。
  - 如果出血仍然汹涌，术野不清，可于 M2 放置第二枚临时阻断夹。
  - 偶尔，动脉瘤破口延至瘤颈，需要在放置最后的动脉瘤夹之前，显微缝合几针。
  - 在动脉瘤尚未完全分离出之前，盲目尝试放置永久动脉瘤夹可能会导致瘤颈出现不能修复的撕裂，或者引起邻近血管的意外损伤，必须注意避免。

24

- 在永久动脉瘤夹放置过程中出现的术中破裂可能由于剪切瘤壁引起,尤其是在瘤颈尚未完全分开之前。一个常见的错误时重新打开瘤夹并向前推进,这可导致剪切力的增加。一旦出现这样的情况,需要迅速去除瘤夹,实施临时阻断,进一步分离动脉瘤。
- 偶尔,在动脉瘤夹叶片关闭瞬间,由于将瘤颈从其周围结构上牵开,可引起动脉瘤破裂。此时,如果术者有信心已经夹住瘤颈,可继续推进瘤夹,至远端超过瘤颈,然后闭合瘤夹,常能止住出血。

（伊志强）

第 25 节 旁中线开颅和单侧前纵裂入路夹闭大脑前动脉远端动脉瘤

Steven Giannotta and Jonathan Russin
感谢上版作者 Martin Lehecka，Mika Niemela，and Juha Hernesniemi

▶ 本节附在线视频

适应证

- 大脑前动脉（distal anterior cerebral artery，DACA）动脉瘤通常体积较小，基底相对较宽；处于血管远端；常自基底部发出一支或多支分支血管。综上因素，相对于血管内治疗，该部位动脉瘤更适合手术夹闭。

- DACA 动脉瘤破裂后约 50% 表现为额叶血肿，需要在夹闭动脉瘤的同时考虑清除血肿。

- 发生破裂的 DACA 动脉瘤较其他部位动脉瘤体积更小（平均 6mm），因此在年轻健康患者中发现的小型（小于7mm）未破裂 DACA 动脉瘤，其处理应更为积极。

- 因该部位动脉瘤死亡率较其他部位低，故 Hunt-Hess 评分 Ⅳ 级和 Ⅴ 级的、动脉瘤已破的患者也应积极治疗。

禁忌证

- 患者 Hunt-Hess 评分 Ⅳ 级和 Ⅴ 级的患者应考虑血管内治疗。

- 高龄、一般情况较差、罹患其他疾病者为相对禁忌，首选血管内治疗。

手术计划和体位

- 术前计划需以 CT 血管成像（computed tomography angiography，CTA）及数字减影血管成像（digital subtraction angiography，DSA）影像资料为依据。应特别注意观察：①前交通复合体血管结构，②胼周动脉的数量及经行，③确切的载瘤动脉，④动脉瘤相对于胼胝体膝部的位置，⑤动脉瘤顶的指向，⑥颅内出血情况，⑦动脉瘤基底部发出的血管分支数量及起源部位，⑧血管变异情况，⑨有无其他动脉瘤。

- DACA 动脉瘤中，85% 源于大脑前动脉（ACA）A3 段，位于胼胝体膝部。

- 除大脑前动脉 A2 近端和大脑前动脉额底支远端（距颅前窝底不超过 15mm）部位动脉瘤，经侧方的眶上入路（为改良的翼点入路）手术外，其余的大脑前动脉远端动脉瘤均可经半球间前纵裂入路到达。

- 对于右利手的操作者，右侧入路更便于暴露大脑镰下缘的双侧胼周动脉的大部分经行路径。仅大脑前动脉末端动脉瘤（A5 段或胼缘动脉末端）需行动脉瘤同侧入路。颅内血肿位于左侧者需行左侧入路。

- DACA 动脉瘤与胼胝体膝部的相对位置决定开颅骨瓣位置与手术入路方向。动脉瘤位置距 A2 起始点愈近，开颅位置愈靠近额部，以避免胼胝体膝部阻挡直视动脉瘤基底部。不推荐部分切除胼胝体膝部，因为可导致认知障碍。

- 术中导航有助于手术入路的计划及实施。

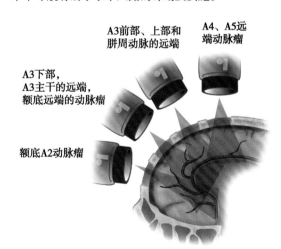

图 25-1 不同部位大脑前动脉远端动脉瘤经纵裂间入路骨瓣位置

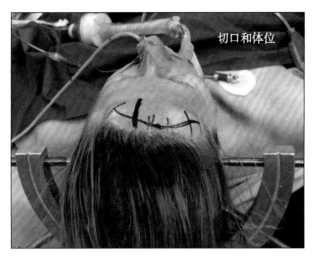

图 25-2 局部备皮,皮肤消毒,局麻药联合肾上腺素浸润麻醉。发迹后弧形切口,切口基底朝向额部,一侧跨过中线,但其主体位于预定的骨瓣侧

- 患者仰卧位,头位高于心脏水平 20cm。头处中立位,鼻子指向正上方。头偏向任何一方均可能导致骨瓣过分偏离中线,使得难于进入纵裂。
- 根据大脑前动脉远端动脉瘤位置远近决定患者颈部轻度屈曲或伸展。理想的体位应使手术路径接近垂直方向。
- 采用异丙酚麻醉,可予适量甘露醇。

手术步骤

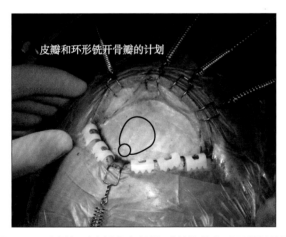

图 25-3 全层切开皮瓣翻向额部,弹性拉钩牵开以利额骨暴露。骨瓣直径 3~4cm,稍过中线以便在分离过程中向中线牵开大脑镰。骨瓣如过小可致桥静脉间隙操作空间不足

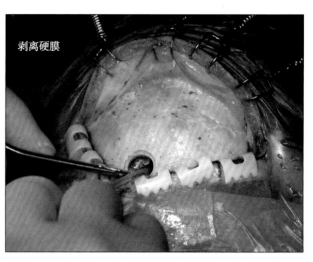

图 25-4 于矢状窦上方、骨瓣后界中线处钻一孔,用弯形剥离子小心将骨瓣从下方硬膜上分离开来

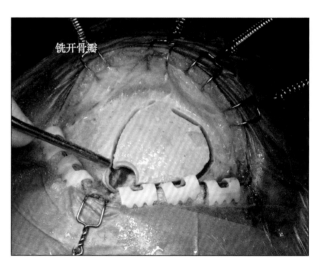

图 25-5 铣刀铣开骨瓣。铣刀止于矢状窦两侧,避免直接从矢状窦上方经过。磨薄残留骨质,打开骨瓣。用高速磨钻打磨骨缘,扩大骨窗。骨缘钻孔悬吊硬膜

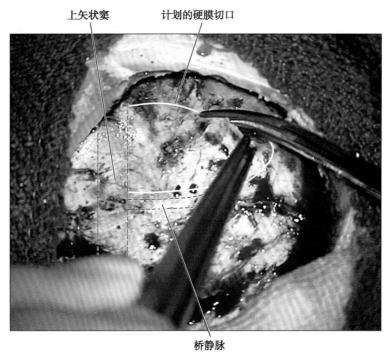

上矢状窦　　　计划的硬膜切口

桥静脉

图 25-6　C 形剪开硬膜使其基底朝向中线。硬膜切口先自前方从外侧切至中线,然后从后方切至中线。计划好硬膜切口以确保硬膜静脉窦腔保持完整无损。桥静脉可沿中线经行数厘米连接硬脑膜

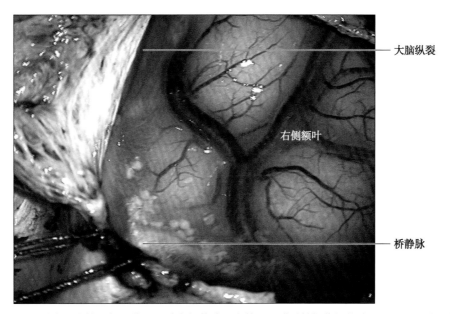

大脑纵裂

右侧额叶

桥静脉

图 25-7　手术显微镜下仔细分开和游离桥静脉。在剪开硬膜时易损伤桥静脉。悬吊起硬膜边缘以避免硬膜外出血进入术野

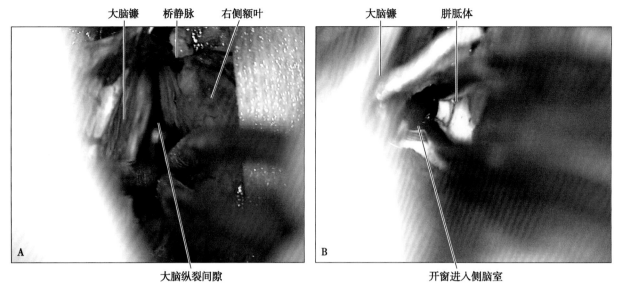

大脑镰　桥静脉　右侧额叶

大脑镰　胼胝体

A

B

大脑纵裂间隙

开窗进入侧脑室

图 25-8　自桥静脉间进入纵裂,应保持桥静脉完整无损。吸引器吸除脑脊液,沿大脑镰逐渐向深部分离(A)。纵裂池和胼胝体周围池较为狭小,可释放的脑脊液和获得的空间有限。对于未破裂的大脑前动脉远端动脉瘤,此法可获得足够空间。对破裂动脉瘤,可行腰大池引流或于骨窗外侧缘皮质处行经皮质脑室穿刺术,也可在分离过程中用双极电凝镊经胼胝体进入侧脑室(B)

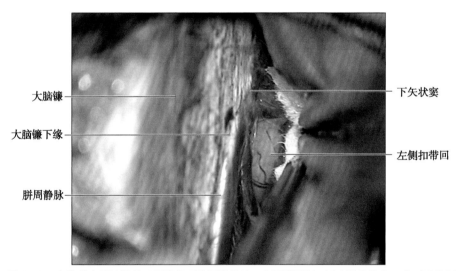

大脑镰

大脑镰下缘

胼周静脉

下矢状窦

左侧扣带回

图 25-9　在纵裂内用显微剪刀锐性剪开蛛网膜粘连。打开纵裂池,额叶得以游离。也可以使用注射器注射生理盐水行"水性分离"法以扩大分离界面,吸引器、双极电凝、小棉块均可用作显微牵开器

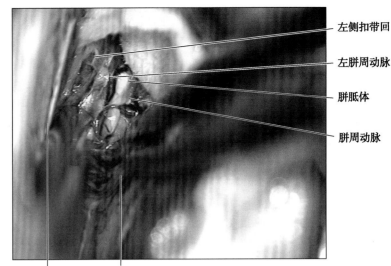

左侧扣带回

左胼周动脉

胼胝体

胼周动脉

大脑镰的下缘　右侧扣带回

图25-10　分离的第一个目标是辨认大脑镰的下缘,在双侧紧密接触的扣带回间寻找分离界面。大脑镰深度与胼周动脉行程变化不定。胼周动脉有时走行于扣带沟中,但更为常见的是沿深部的胼胝体走行。继续由双侧扣带回向深部胼胝体分离

大脑镰的下部　　　　动脉瘤

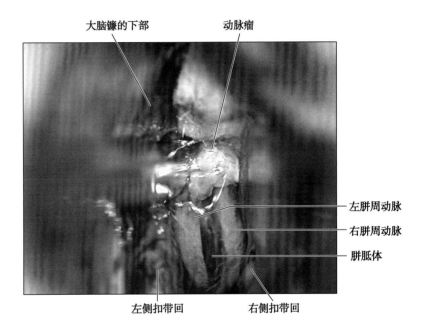

左胼周动脉

右胼周动脉

胼胝体

左侧扣带回　　　　右侧扣带回

图25-11　双侧胼胝体往往呈白色、走行纤维呈横行而得以辨认。术中必须看见双侧胼周动脉后辨认动脉瘤近端血管,由近端向动脉瘤分离。动脉瘤往往指向侧方并被扣带回软膜包绕。沿对侧扣带回以暴露载瘤动脉近端,寻找合适的位置以便临时阻断

胼缘动脉

动脉瘤

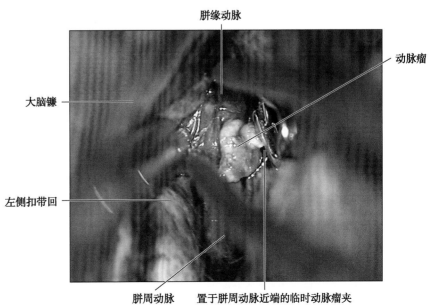

大脑镰

左侧扣带回

图25-12　对动脉瘤近端的控制往往是纵裂间入路夹闭大脑前动脉远端动脉瘤手术中最为困难的部分。动脉瘤的指向可由于术中牵拉而变化,出血可使解剖结构不清,动脉瘤辨别困难。额叶的过分牵拉有可能引起术中动脉瘤破裂。大脑前动脉远端动脉瘤仅采用单纯近端临时阻断已足够,很少需要阻断远端血管。如载瘤动脉远端难以暴露,则只能采取实验性夹闭

胼周动脉　　置于胼周动脉近端的临时动脉瘤夹

25

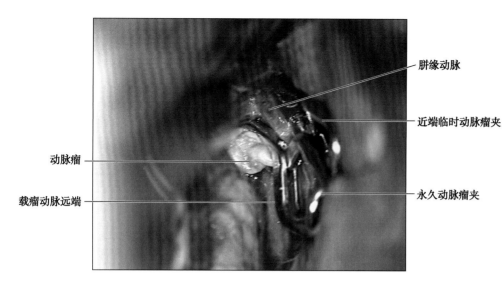

图中标注：胼缘动脉、近端临时动脉瘤夹、永久动脉瘤夹、载瘤动脉远端、动脉瘤

图 25-13 临时阻断或实验性夹闭动脉瘤后，完全游离动脉瘤瘤顶，看清楚周围所有血管分支后，永久夹闭动脉瘤。动脉瘤永久夹应尽可能地小且轻巧，以避免载瘤动脉或周围分支打折、扭曲、阻塞。局部使用罂粟碱以预防血管痉挛

大师锦囊

- 因纵裂间入路缺少合适的固定解剖标志，常致术中定位困难。急性蛛网膜下腔出血患者，因血块和肿胀的脑组织阻挡手术视线，采取此入路手术更为困难。所以术前对手术路径的仔细计划至关重要。距冠状缝或鼻根的距离可作为术中进入点的合适标志。另外，应测量在颅骨上手术进入点距动脉瘤的距离。

- 约 50% 的 DACA 动脉瘤患者合并多发动脉瘤，其中 10% 的患者为多发 DACA 动脉瘤。通常，通过一次手术即可经纵裂入路夹闭所有 DACA 动脉瘤。

- 大脑前动脉远端动脉瘤如距前颅底垂直距离小于 15mm，最好采用侧方眶上入路，该入路可以更好地控制动脉瘤近端，更容易从基底池释放脑脊液。为定位动脉瘤，可测量右侧从视交叉到半球进入点的距离。有时需切除少量额叶直回。

- 除位置非常远的 DACA 动脉瘤外，几乎所有的大脑前动脉远端动脉瘤均可在大脑镰下缘的下方探及。镰的深度虽然有所变化，但术前影像学资料均可发现下矢状窦。

- 如术中骨瓣太小，则很难在桥静脉间寻找充足的操作空间。应根据静脉分布情况来决定硬膜切开部位。直径 1.5~2cm 的工作通道已足够手术操作。

- 当入路角度发生错误，则入路的方向往往太靠近前方。

- 术前影像学资料很难确定动脉瘤起源自左侧或右侧胼周动脉。

- 胼周动脉可走行于中线的任何一侧。在继续分离动脉瘤前必须保证双侧的胼周动脉均得已暴露。

- 在载瘤动脉近端得以控制前，往往会提前遭遇动脉瘤瘤顶，此时应避免过分牵拉额叶以免术中动脉瘤破裂。

- 有时从动脉瘤顶的下后方较之动脉瘤的上方可更好地控制载瘤动脉。

- 几乎所有的病例在动脉瘤基底部可发现至少有一支动脉分支。在永久夹闭动脉瘤前应完全游离开动脉瘤基底部。

- 在最终夹闭时，如第一个动脉瘤夹滑脱，使部分瘤颈残留，可在第一个瘤夹的近端施放另外一个动脉瘤夹（即"双夹"）。

- 如动脉瘤位于单一胼周动脉分叉部，有可能损伤双侧半球。

隐患

- 如开颅时太靠近外侧致距离中线过远，使手术进入纵裂非常困难。

- 剪开硬膜或额叶的过分牵拉往往导致桥静脉损伤。

- 在纵裂池和胼周池的操作空间不足往往由于脑脊液释放不足或颅内出血过为广泛。

- 粘连过紧的双侧扣带回可被错认为胼胝体，将其他成对的动脉误认为胼周动脉；导致在纵裂内彻底迷失方向。

- 在动脉瘤近端得以控制前可发生动脉瘤术中破裂。

- 大脑前动脉远端动脉瘤如瘤壁发生动脉硬化、动脉瘤基底较宽均不利于动脉瘤完全夹闭。

- 动脉瘤夹过大过重可导致载瘤动脉扭曲。

紧急脱困

- 如术者在纵裂迷失方向，为防止不必要的过分分离所造成的损伤，可用一枚大动脉瘤夹作为标志，采用 C 型臂矢状位透视成像来帮助定位。

- 如发生术中动脉瘤破裂，首先用吸引器控制出血，棉块压迫出血点准备临时阻断或试夹闭。静脉使用腺苷（9~18mg 静脉推注）诱发心脏停搏，使血压迅速短暂下降，以便迅速完成分离和试夹闭。

- 如小型、薄壁动脉瘤在分离过程中发生瘤颈破裂，临时阻断后应试图夹闭载瘤动脉一部分以完成动脉瘤基底部重建。

- 在解剖结构不适合夹闭或血管受损的情况下，通过 ACA-ACA 侧侧旁路搭桥术旷置动脉瘤段是一种选择。

（王 拓 伊志强）

第 26 节　枕下远外侧入路夹闭椎动脉动脉瘤

Steven Giannotta and Jonathan Russin

适应证

● 不适合血管内治疗的、已破裂的椎动脉动脉瘤、椎基底动脉结合部动脉瘤、小脑后下动脉（posterior inferior cerebellar artery，PICA）近端动脉瘤应考虑手术。

● 不适合血管内治疗的、未破裂的椎动脉动脉瘤、椎基底脉结合部动脉瘤和 PICA 动脉瘤，相比于前循环动脉瘤，5 年破裂风险更高。除非患者存在严重合并症，否则应予治疗。

● 适合手术治疗的动脉瘤，这些病变均位于脑干腹侧或腹外侧和中段斜坡下方，远外侧入路提供合适的入路到达病变。

禁忌证

● 对所有动脉瘤，开放手术与血管内治疗两种治疗方法均应考虑。该部位的动脉瘤从解剖角度考虑更适于血管内栓塞治疗，所以在决定施行开放手术前应尽可能地尝试是否可行血管内治疗。

● 如小脑后下动脉（PICA）瘤位于远端，或累及 PICA 扁桃体或皮质段，因为该部位更靠近中线，所以不适合应用远外侧入路。此时中线枕下入路或联合内侧、外侧枕下入路既可提供到达动脉瘤的入路。

● 一般情况不平稳的患者无法耐受开放性手术。

手术计划和体位

● 动脉瘤三维解剖结构和动脉瘤与载瘤血管的关系在术前须了解清楚。高分辨率 CT 血管成像三维重建技术可作为常规术前检查。详细了解 CT 血管成像检查中骨性解剖结构情况，对枕下远外侧开颅暴露尤为重要。某些病患要更好地辨认清楚动脉瘤，必须行常规的导管脑血管成像术。不管采用任何一种入路，相关的血管解剖情况至关重要，其包括：① PICA 是否为双干，② 在 PICA 供血区域是否有邻近血管参与供血，③ 后交通动脉管径的粗细，④ 动脉瘤顶相对于瘤颈的朝向。

● 切皮前常规注射抗生素、利尿剂和地塞米松。

● 联合应用咬骨钳和高速磨钻联合去除同侧 C1 后弓。在此步骤中显露椎动脉硬膜外部分至关重要，尤其是椎动脉经行动脉切迹处。硬膜切开点位于横窦 - 乙状窦交汇点下方，稍斜向中线，止于已去除的同侧 C1 后弓下方。上手术显微镜。

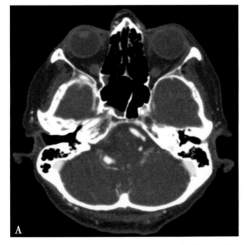 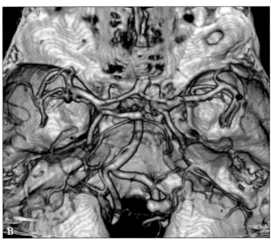

图 26-1　高分辨率 CT 血管成像技术对术前计划的制定愈来愈重要。CT 薄扫影像资料（A）在影像工作站很容易重建处理为三维影像（B）

26

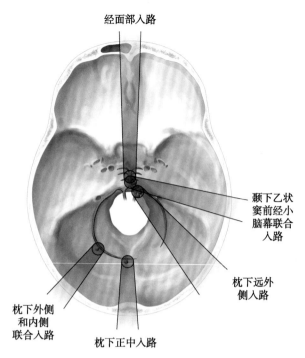

图 26-2 对于椎动脉、小脑后下动脉、椎基底动脉结合部动脉瘤手术有多种外科手术入路。选择合适的手术入路主要取决于该区域动脉瘤的具体位置。该示意图总结了既往我们的手术入路策略

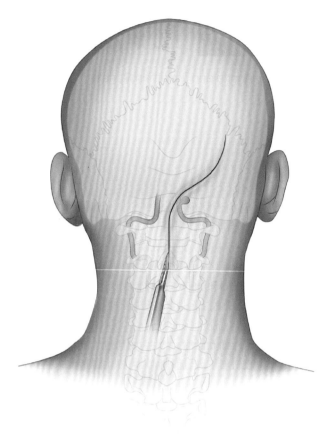

图 26-4 头皮切口呈 "S" 形,起于耳廓上方水平乳突内侧约 3 横指宽,切口向下走行,在枕外隆凸点下方稍拐向中线,止于颈 2 棘突水平。消毒前用透明贴膜贴覆术野周边

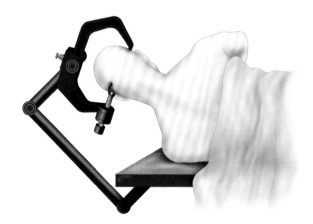

图 26-3 患者呈标准侧卧位,腋下放置软垫。同侧的上肢置于枕头上。将同侧肩膀用厚粘性绷带向下拉开,使显微镜获得更大的活动范围,头向同侧肩膀偏向约 30° 以利于静脉回流和脑脊液引流。体位摆置妥当后,Mayfield 头架固定头部,患者的身体用绷带和毯子固定妥当

手术步骤

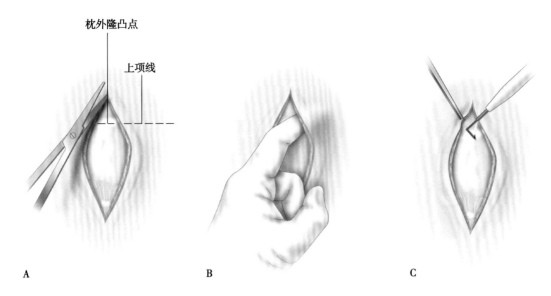

图 26-5　需提前为手术结束时关闭硬膜做准备。如果原有的硬膜无法缝合严密,为将感染的风险降至最低,我们更喜欢选择自体骨膜来修补硬膜(A),在上项线附近枕外隆凸点水平切开头皮直至腱膜层。用 Metzenbaum 剪刀在腱膜下层锐性分离出界面以辨认骨膜层。(B)辨认清楚骨膜层后,用手指钝性分离开骨膜层。(C)用一个尖端呈 90°的单极电凝确定需用骨膜的范围,骨膜剥离子将其从下面的颅骨上小心分离下来

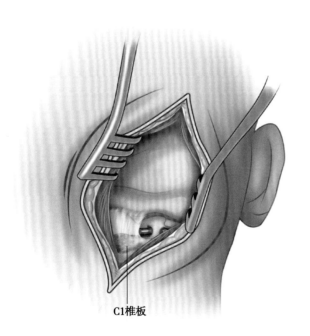

图 26-6　自体骨膜游离完毕后,用单极电凝继续切开至颅骨。自上项线下方向下分离,严格循中线无血管区以避免不必要的肌肉出血。切口下端暴露至 C1 与 C2 棘突。从横窦-乙状窦交汇点至枕大孔稍过中线处打开颅骨,骨瓣呈"泪滴状"。开颅时先用颅钻在颅骨上钻孔,脚踏式高速磨钻骨瓣成形;咬骨钳和切割钻进一步去除颅骨。颅骨切除范围对手术入路所达到的效果至关重要;其切除范围向外应至枕骨髁部,内侧面可使用磨钻进一步扩大

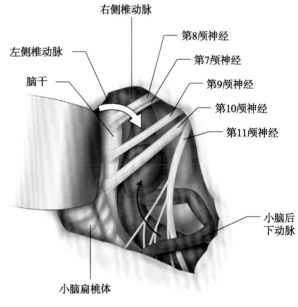

图 26-7　轻轻牵开同侧小脑半球及扁桃体以暴露神经血管。打开蛛网膜,从枕大池释放脑脊液使脑组织进一步回缩。可发现两个重要的操作通道能提供到达动脉瘤的空间,该通道取决于动脉瘤的位置。尾端通道(黑色箭头所指)位于以第Ⅸ、Ⅹ对脑神经为上界,第Ⅺ根脑神经为下界,小脑皮质为内界所围成的空间内。头端通道(白色箭头所指)位于以第Ⅶ、第Ⅷ根脑神经为上界,第Ⅸ、Ⅹ脑神经为下界,及延髓侧方围成的空间内

26

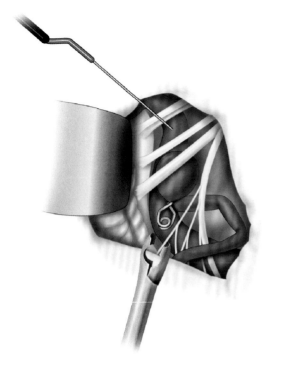

图 26-8 通过合适的操作通道,动脉瘤可得到安全的夹闭。多普勒超声微探头再次确认载瘤动脉远端血流

关颅

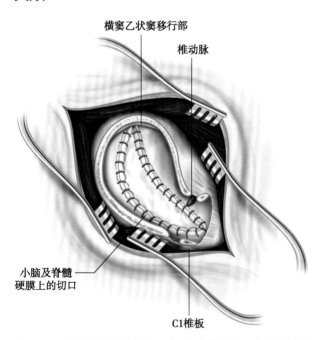

图 26-9 将原有的硬膜关闭严密,但多数情况下常需使用硬膜补片加以修补。修补时将开颅留取的骨膜用 4-0 的尼龙线连续缝合在原有硬膜的周边。肌肉和筋膜按层次用 polyglactin 910(薇乔)缝线间断缝合,皮肤用 3-0 的尼龙线作连续缝合

大师锦囊

- 该入路的关键是骨窗暴露的范围。远外侧入路中的枕髁类似于翼点入路中的蝶骨嵴——可以通过向腹侧磨除更多的骨质,使切开硬膜并牵向外侧后枕髁不会阻挡术者的视线。向内侧和上方的暴露范围也应满足,适度牵拉小脑即可提供足够的空间。

隐患

- 若剪开硬膜前骨质切除范围不够,则须过度牵拉脑组织。
- 血管神经暴露后,后组脑神经呈网状分布,术中轻微的牵拉也可致术后脑神经麻痹,在此期间应对患者食谱的变化倍加小心,不管使用原来的硬膜还是补片。
- 水密封式缝合硬膜对防止脑脊液漏最为重要。

紧急脱困

- 应在手术早期控制动脉瘤的近端和远端的椎动脉。如不小心将动脉瘤或血管撕裂,应考虑到临时或永久的血管阻断。
- 对于梭形动脉瘤或 PICA 发出部位被损伤或存在发育异常的情况下,可考虑行 PICA-PICA 旁路搭桥手术同时近端给予阻断。
- 如 PICA 近端血管为动脉瘤所累及或受损致无法行搭桥手术,可考虑行枕动脉 -PICA 旁路搭桥手术。

(王 拓 伊志强)

第27节　眶颧开颅基底动脉动脉瘤夹闭术

Steven Giannotta and Jonathan Russin

感谢上版作者 Nader Sanai and Michael T. Lawton

适应证

- 基底动脉尖动脉瘤，包括破裂或未破裂的基底动脉分叉动脉瘤、小脑上动脉（superior cerebellar artery，SCA）动脉瘤、大脑后动脉（posterior cerebral artery，PCA）近端动脉瘤。
- 宽颈、大脑后动脉和小脑上动脉有复杂分支、侧壁有动脉分支、瘤腔内有血栓形成、或动脉瘤有明显占位效应的临床分级较好（Hunt-Hess 分级：Ⅰ～Ⅲ级）的年轻患者应考虑显微手术夹闭。

禁忌证

- 老年患者（≥70 岁）、临床分级差（Hunt-Hess 分级：Ⅳ和Ⅴ级）。
- 动脉瘤有钙化、动脉瘤形态适合栓塞治疗（窄颈、大脑后动脉分支锐性成角、动脉瘤后部膨出），这些动脉瘤患者应考虑血管内治疗。

手术计划和体位

- 诊断性影像检查应包括 CT 扫描，以评估脑积水程度，脑室扩大行脑室外引流术的效果。动脉瘤壁钙化或动脉粥样硬化改变的存在会妨碍手术夹闭动脉瘤。脑组织不对称（颞叶软化灶，有手术史，或侧裂的解剖结构）影响手术入路的侧别选择。术前应注意动脉瘤颈与后床突、鞍背、斜坡的关系。额窦的大小也与入路有关。术前是否存在血管内栓子，其在 CTA 影像上可得到较为清楚的显示，其往往是造成动脉瘤手术操作过程中远端血管栓塞的隐匿性原因。
- 血管造影资料应详尽，其包括：动脉瘤大小、瘤颈宽度、形态、偏向哪侧、动脉瘤朝向（前、后、上、侧方），以及动脉瘤颈相对于后床突、鞍背、斜坡的位置。瘤颈部分支（大脑后动脉 P1 段，小脑上动脉，穿支动脉）血管解剖，血管造影中血管内径与 CT 或 MRI 图像中血管外径存在差异提示血管腔中有血栓形成可能。检查后交通动脉（PCoA）和大脑后动脉 P1 段，了解是否为胚胎型大脑后动脉以及前-后侧支循环情况。若有其他动脉瘤的存在也影响手术入路侧别的选择。应评估动脉穿支相对于瘤颈的位置。其他血管成像的异常也可清楚显示，比如血管痉挛、血管阻塞、相应的动静脉畸形、烟雾病等。
- 特殊设备包括：可透过放射线的头架以备术中造影所需，眶颧开颅截骨所用摆锯，金刚钻（直径 1~2mm 的球形头）或带刮骨器头的超声吸引器（用于低位的基底动脉尖动脉瘤，在术中可以磨除掉后床突），动脉瘤夹（永久的和临时的），Rhoton 剥离子，多普勒血流探头，术中血管成像设备（常规导管血管造影成像或吲哚菁绿染色成像）。
- 手术间设备应包括：双极电凝和电烧灼器；手术显微镜（带有可控制调焦及放大倍数的脚踏，可控制微调的口控开关）；带有手托及轮子的手术椅；可行体感诱发电位、运动诱发电位、脑电检查的神经电生理监测设备。
- 麻醉方法如下：切皮时给静脉给予 1g 的头孢唑林钠、10mg 地塞米松（decadron）、1g/kg 的甘露醇。脑灌注压维持在 70mmHg 水平以上，以预防因术中脑牵拉、血管痉挛、临时血管阻断引起的脑缺血。对于术中严重高血压应积极给予异丙酚、硫喷妥钠及血管活性药物。体温控制在 34℃（93.2℉）左右，一旦动脉瘤夹闭后应立刻复温。对有血管痉挛的患者动脉瘤夹闭后可给予相对高血容及高血压疗法治疗。

眶颧开颅体位

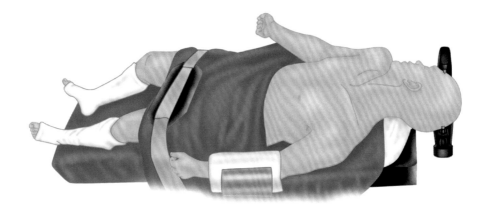

图 27-1 患者呈仰卧位，Mayfield 头架固定

- 头偏向手术对侧 15°，头位适度伸展、抬高。
- 在双侧放置肾形支架使手术床可向侧方旋转。
- 在开颅侧对侧的手术床边固定 Leyla 棒状支架。

手术步骤

眶颧开颅

- 眶颧入路开颅可提供从前方的眶上方向到侧方的颞下方向的充分的暴露范围。所以适用于暴露所有基底动脉尖部位动脉瘤。
- 对于额窦发育较大的患者，可能会在开颅时或打开眶骨时开放额窦，可在游离皮瓣后留取骨膜以备封闭额窦。（见第 15 章）
- 经筋膜下入路分离暴露眶缘与颧弓，经筋膜间分离更有利于保护面神经额支功能。
- 仔细保留眶周筋膜以利于眶骨切除、减轻术后眶周肿胀。
- 骨瓣去掉后，将眶颧骨作为一个整体移除，在颧弓根部与上颌骨间切开骨质，使关颅时骨质能更好地复位为一体。
- 在眶颧骨整体移除前先钻孔定位备复位使用，以求美观。
- 内侧骨切除范围位于眶上裂外侧，骨窗范围应延伸至该标志点内侧约 1cm 左右。
- 眶顶和眶外侧壁可向后暴露至眶尖位置。
- 颞骨侧方磨平齐颅中窝底，有利于减少颞叶牵拉。
- 用多根丝线缝吊反折的硬膜瓣，使眼球不阻挡视野，以求最充分的外科暴露。
- 严密止血以防止出血流入视野中。

分离

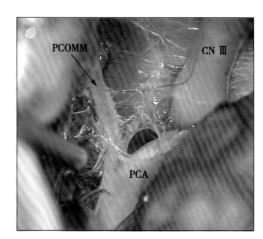

图 27-2 侧裂广泛的分离为手术要点，应暴露大脑中动脉分叉部，大脑中动脉 M1 段和远端 M2 分支。PCOMM，后交通动脉

- 将额叶自动牵开器（Greenberg）置于额叶嗅神经与视神经交点处。
- 打开颈动脉池以吸除脑脊液，循大脑前动脉 A1 段走行至终板处打开终板，继续吸除更多脑脊液。
- 电凝、剪断颞叶下底面与颅中窝硬膜间蛛网膜粘连使颞叶游离，继之离断颞极回流到蝶顶窦的桥静脉。
- 沿小脑幕边缘打开蛛网膜界面，自动眼神经与颞叶连接处游离之。

- 辨认清楚后交通动脉与脉络膜前动脉。后交通动脉走向Lillequist膜,由此小心打开后进入颅后窝。脉络膜前动脉走向脉络裂,仔细分离该动脉可使额叶与颞叶深部粘连点分离,使颞叶获得最大活动度。
- 将牵开器尖端置于钩回,向后外侧方向牵开颞叶。
- 在蛛网膜出血患者,凝血块有可能阻挡正常血管解剖,可自血凝块未覆盖处沿正常解剖结构的血管小心去掉血凝块。后交通动脉(PCoA)可作为进入较厚凝血块的引导标志,继续向大脑后动脉 P1 和 P2 段交界处分离,尽量避免无意中暴露动脉瘤顶。
- 可将后交通动脉及其穿支血管向上移开,以获得更充分的空间,以显露内侧结构。有时需断掉后交通动脉以扩大暴露,但此方法仅限于后交通动脉比较细小,同侧大脑后动脉 P1 段在夹闭动脉瘤时得以保留的情况下。但若存在胚胎型大脑后动脉或夹闭动脉瘤会影响大脑后动脉 P1 段血流时则不能断掉后交通动脉。

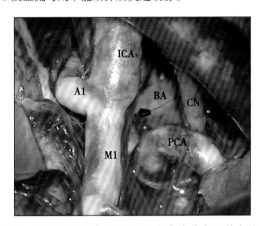

图 27-3 沿大脑后动脉 P1 段下面向中线分离至其自基底动脉的发出点,此处也可见小脑上动脉

- 避免提前分离动脉瘤,直至小脑上动脉下方基底动脉一段已游离以确保对动脉瘤的近端得以控制。
- 辨认清楚起自基底动脉尖的四根血管,减少患者头位旋转的程度以在视野内可见基底动脉主干和对侧的分支。
- 沿同侧 P1 段近端的基底动脉后壁向对侧 P1 基底部分离,以识别、排除 P1 段后方的穿支血管。
- 对于位置较低的动脉瘤,可用金刚砂磨钻或带有刮骨器的超声吸引器磨除后床突或斜坡上份。海绵窦后内侧的出血可用骨蜡或可吸收止血材料处理。

临时阻断

- 当动脉瘤瘤体较脆或瘤壁菲薄,为暴露清楚相关解剖结构尚需移动动脉瘤时需采取临时阻断措施。动脉瘤临时夹闭后可使瘤体变软,从而降低操作难度,并降低动脉瘤术中破裂的风险。

- 选择小脑上动脉下方没有穿支血管的区域以备临时阻断用。
- 临时阻断夹的位置常选择于动眼神经下方。如在狭窄的操作空间里将阻断夹置于动脉瘤周的神经上方会占满整个手术视野。
- 将动脉瘤基底部的穿支血管小心地从瘤颈部分离开来,相对于穿支血管而言移动动脉瘤时需更加小心。尽量减少分离这些细小的穿支血管,因为这些血管容易发生血管痉挛。没有必要游离整段的穿支血管,分离出的空间只要可以通过动脉瘤夹即可。
- 如动脉瘤近端临时阻断后张力仍高,则需将临时阻断夹置于后交通动脉处。

永久性夹闭动脉瘤

- 应在动脉瘤、瘤颈两侧和穿支动脉完全、充分暴露清楚的情况下放置永久动脉瘤夹。
- 通常夹闭基底动脉瘤时,长、直瘤夹最为常用,因为术者视线与瘤夹方向呈切线位,长的叶片使瘤夹柄不会阻挡视线(如图 27-4)。
- 窄颈的小动脉瘤可用单个瘤夹夹闭。

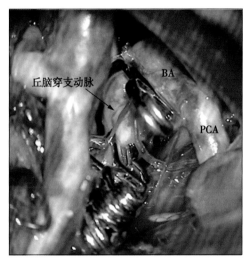

图 27-4 需仔细分离和检查对侧大脑后动脉 P1 段起始部,因为该部位决定动脉瘤夹的放置部位,且隐藏的穿支血管在显微镜下最难发现

- 宽颈的巨大动脉瘤常需多个瘤夹组合夹闭。窗式动脉瘤夹适用于夹闭位于远端的瘤颈,使近端瘤颈,有时是起源于同侧大脑后动脉 P1 段的穿支动脉穿过瘤夹开窗处。第二枚非窗式瘤夹用于夹闭该窗,并完成瘤夹重塑。
- 尽量缩短临时夹闭时间,临时阻断夹仅适用于分离及施放永久阻断夹的最后阶段。

复杂动脉瘤的再次检查

- 6 号 Rhoton 剥离子轻触动脉瘤,如仍有搏动则提示动脉瘤有残余充盈,需重新放置临时阻断夹,并检查永久动脉瘤夹。残余部位往往位于远端瘤颈,进一步推进第一枚瘤夹可消除残留。经此尝试性夹闭后往往得以改善。
- 如误夹穿支血管,必须调整动脉瘤夹以消除误夹。
- 有时瘤夹位置良好但动脉瘤仍未得以夹闭,往往由于瘤夹叶片尖端倾斜所致。这时需再用一个瘤夹并排叠夹在第一个瘤夹上以加强闭合动脉瘤。

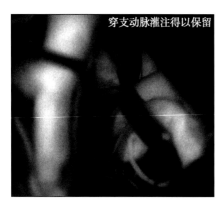

图 27-5　如动脉瘤完全夹闭,可进行术中血管成像(DSA 造影或吲哚菁绿染色)或穿刺动脉瘤以确认是否夹闭完全

- 检查动脉瘤夹时应注意仔细分析神经电生理监测数据的变化。

术后处理

- 应用地塞米松 48 小时。
- 术后第一天行头颅 CT 平扫检查。
- 出院前行 DSA 检查以确认动脉瘤夹闭完全、无瘤颈残余、载瘤动脉及其分支血管保留完好。
- 对于已破裂动脉瘤患者,应小心监测血管痉挛的发生。

大师锦囊

- 治疗基底动脉动脉瘤预后良好的关键是选择合适的病例。在目前血管内治疗时代,确认患者适合显微手术夹闭,而不适合血管内栓塞治疗最为关键。不利于手术夹闭的因素包括脑肿胀伴颅内压增高、Hunt-Hess 评分较差、动脉瘤指向后方、瘤颈位置相对于后床突较高或较低、瘤颈部有钙化的动脉粥样硬化组织。可使手术难度增加但仍优于栓塞治疗的因素包括动脉瘤体积大或巨大、宽颈、大脑后动脉或 / 和小脑上动脉有复杂分支,血管内有血栓存在。
- 临时阻断技术非常重要,因为该方法可使动脉瘤变软,从而可以降低移动动脉瘤时破裂的风险。由于操作空间狭小、视野受限,安全的移动动脉瘤从而游离穿支动脉、看清楚对侧解剖结构对于手术尤为重要。
- 并发症常因损伤穿支血管导致,尤其是位于瘤颈远端部位难以看到的穿支血管。须预见到这些穿支血管,努力分离直至完全游离。动脉瘤夹闭完成后,应检查视野的

盲侧,对夹闭前无法看清的穿支动脉更应反复检查。

- 夹闭不良的动脉瘤,其问题往往存在于动脉瘤的远端瘤颈,该部位位置最深,难以看清,而且是施放动脉瘤夹时首先夹闭的部位。在永久瘤夹释放后仍保持充盈的动脉瘤往往需要重新处理,施放第二枚甚至第三枚瘤夹,并小心调整最初放置的瘤夹。窗式瘤夹对于完全闭合瘤颈很有用。
- 基底动脉瘤的学习曲线较为困难,应仔细研究预后不佳患者的诊疗过程以提高术者技术水平,并避免重蹈覆辙。

隐患

控制基底动脉之前,动脉瘤的未成熟破裂

- 避免方法:开始时小心放置牵开器;打开颈动脉池和终板池释放脑脊液从而使脑组织回缩;尽量避免血压升高;小心去除脚间池的血块,不要动瘤顶的血块,可去除瘤颈部血块。
- 干预措施:控制性低血压,用棉片压迫基底池,出血减轻时继续分离。

动脉瘤夹闭过程发生破裂

- 避免方法:临时阻断下轻柔分离;远离瘤壁最薄的瘤顶部;分离的重点集中于动脉瘤基底部,该处为动脉瘤夹施放位置;在最终施放动脉瘤夹前尽量避免可能导致动脉瘤破裂的危险操作。
- 干预措施:破裂发生前做好准备工作(给予脑保护剂,提前选择好永久性和临时阻断夹),计划好动脉瘤夹的形态;破裂时术者保持镇静;如有必要更换更粗的吸引器头;用棉块对准破裂口使术野保持干净;基底动脉近端予以临时阻断;施放永久动脉瘤夹;如电生理监测信号出现变化时使血压维持正常或升高血压。

脑干穿支血管损伤

- 避免方法:处理穿支血管须动作精巧;临时阻断后,可移动动脉瘤壁,而非牵拉穿支动脉;分离空间只需足够用作动脉瘤夹通过即可;只有当整个动脉瘤后壁分离开后,穿支动脉得以清晰辨认,方可施放永久动脉瘤夹;禁用电凝处理穿支动脉出血。
- 干预措施:如永久动脉瘤夹误夹穿支血管,必须重新调整瘤夹;如果穿支血管发生痉挛,可立即使用罂粟碱;如穿支动脉与动脉瘤基底无法分离,可使用开窗式瘤夹绕过血管夹闭动脉瘤。

动眼神经损伤

- 避免方法:分离其周围蛛网膜及周围支撑组织,尽量减少直接触碰神经机会,分开其与颞叶间的蛛网膜粘连;小心保留动眼神经血供;在神经周围禁忌使用电凝。
- 干预措施:激素;告知患者这种损伤往往是一过性的。

(王　拓　伊志强)

第 28 节　开颅切除颅内皮质动静脉畸形

Steven Giannotta and Jonathan Russin

感谢上版作者 Christopher S. Eddleman, Christopher C.Getch, Bernard R. Bendok, and H.Hunt Batjer

适应证

- 功能区的破裂动静脉畸形（arteriovenous malfor-mations, AVM），有明显血肿及神经功能障碍。
- 血管结构特点提示 AVM 出血风险高（例如，存在深部静脉引流，AVM 内发现动脉瘤，静脉管腔狭窄，静脉压力高，既往有出血病史）。
- 给予适当的保守治疗（非外科治疗）后神经功能缺失仍进一步加重或有癫痫发作。
- 年轻患者的能安全切除的 AVM，因其终生处于 AVM 自发破裂的风险中。
- 对 AVM 和其自然病程风险有所认识，患者心理负担重，日常活动受限。

禁忌证

- 除 AVM 自然病程风险以外，患者发病前存在增加手术风险的因素，包括凝血异常、心肺功能障碍等。
- 位于功能区皮质，经功能 MRI 证实的无症状的 AVM。
- 血管结构特点提示手术风险极高，比如未破裂的 AVM 中，病灶呈弥散性，靠近或位于功能区皮质。
- 个人、宗教或非宗教性原因，患者或家属的愿望。

- 老年或生存预期短的无症状患者。

手术计划与体位

- 术前计划包括对 AVM 位置和血管结构特点进行详细研究，包括任何血管瘤样改变，供血动脉和引流静脉的位置，病灶范围。术前影像学检查应包括 MRI 和血管造影成像。也可行 CT 血管成像和 MRI 血管成像。功能 MRI 或弥散张量 MRI 成像可用于评估患者病灶周围脑实质的白质传导束的经行路径与功能状态。
- 对于位于或邻近功能区皮质的患者可行术中脑地形图。

手术步骤

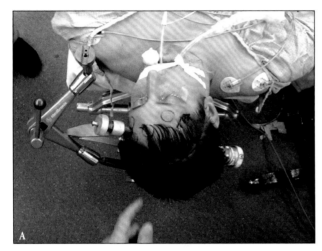
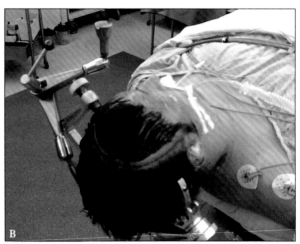
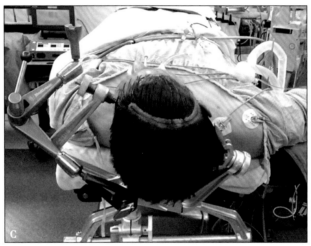

图 28-1 Mayfield 头架固定（A）。使用肩垫以限制颈部活动。对于额部、颞部及侧裂部位的 AVM，转动头部使开颅骨瓣位于头部最高点（B 和 C）。对于位于顶叶后部、枕叶和颅后窝的病变，患者可采取侧俯卧位，极少数的情况也可取坐位

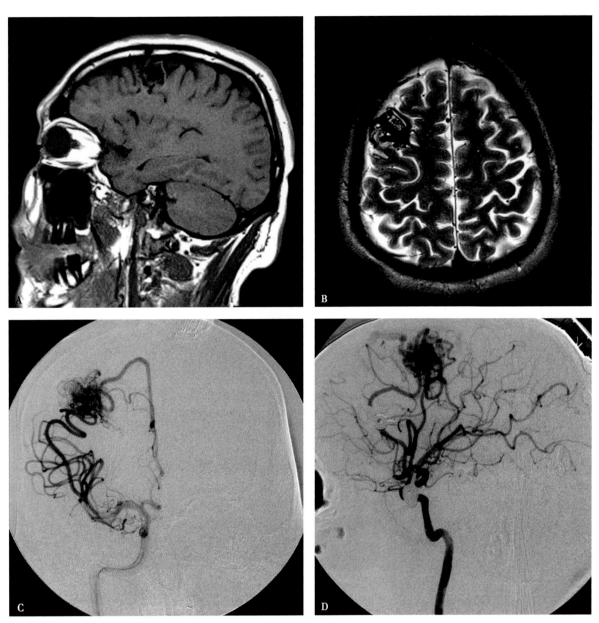

图 28-2 摆好体位后,神经导航引导下定位 AVM,设计头皮切口使骨窗范围足够暴露 AVM 病灶
(A 和 B)以及所有皮质供血动脉及引流静脉(C 和 D)

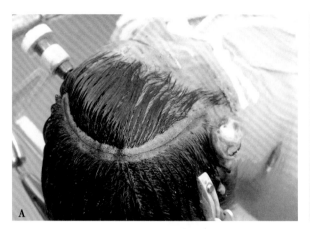
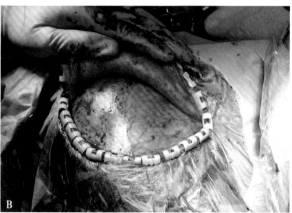

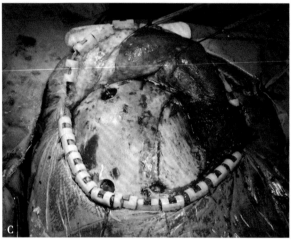

图 28-3 常规方式切开头皮（A 和 B）。如果颈外血管系统参与 AVM 病灶供血时需加以小心，会导致大量出血。打开颅骨后，再次用导航系统定位 AVM。颅骨钻孔位置应位于 AVM 病灶边界范围外，以便为手术提供充分的暴露，也可避免由于钻头插入病灶引起病灶破裂出血可能（C）。当开颅器械经过引流静脉部位时，应小心以避免不必要的出血

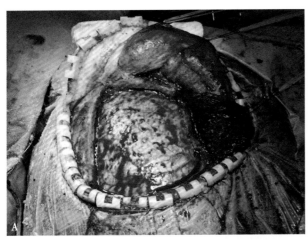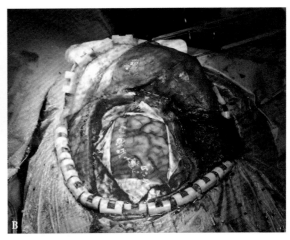

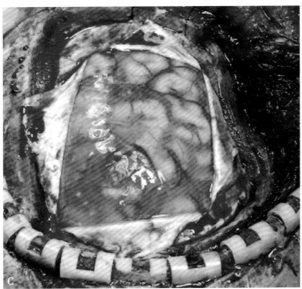

图 28-4　骨瓣移除后（A），悬吊硬膜，勿损伤硬膜下血管。硬膜切开范围要足够暴露皮质表面整个 AVM 病灶、供血动脉和引流静脉（B 和 C）。可以用刀片沿着槽探划开硬膜或用剪刀切开硬膜。反折硬膜时动作应非常轻柔，因为 AVM 相关血管可能与硬膜有粘连，牵拉硬膜时血管撕裂可导致 AVM 出血

28

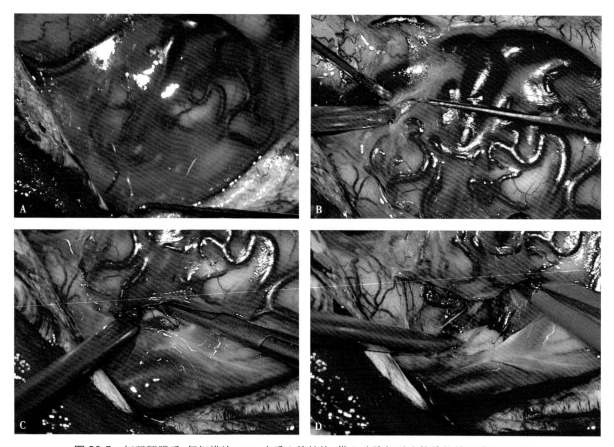

图 28-5   打开硬膜后,仔细辨认 AVM 皮质血管结构,供血动脉与引流静脉的蛛网膜界面,脑沟
(A)。打开蛛网膜,分离皮质 AVM 所有相关血管,此阶段称为蛛网膜阶段的分离(B 和 C)。可帮助
辨认清楚 AVM 相关血管及经行血管,并增加血管的活动性(D)。早期夹闭其皮质供血血管可使
AVM 血供减少

28

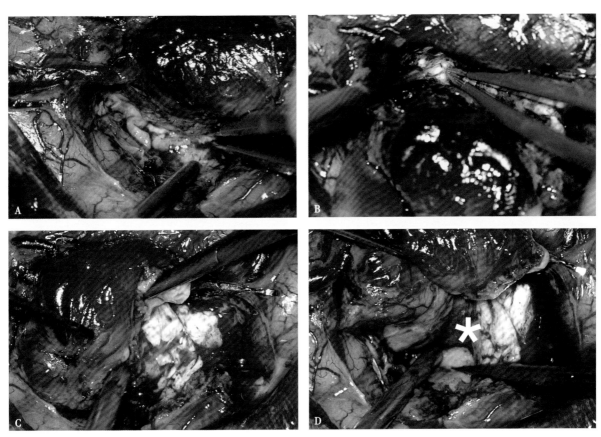

图28-6 在皮质表面辨认清楚 AVM 所有结构后,开始分离 AVM 主体,此阶段为脑实质分离阶段,分离沿 AVM 周边螺旋式前进(A)。由于慢性缺血可使 AVM 周边常存在一个胶质增生组织界面,该界面的存在使分离易于进行。分离出的界面用 Telfa 或棉片(B)标记,便于之后辨认。分离过程中牵开器方向应始终位于 AVM 侧,不要牵拉周围脑组织(C 和 D)

28

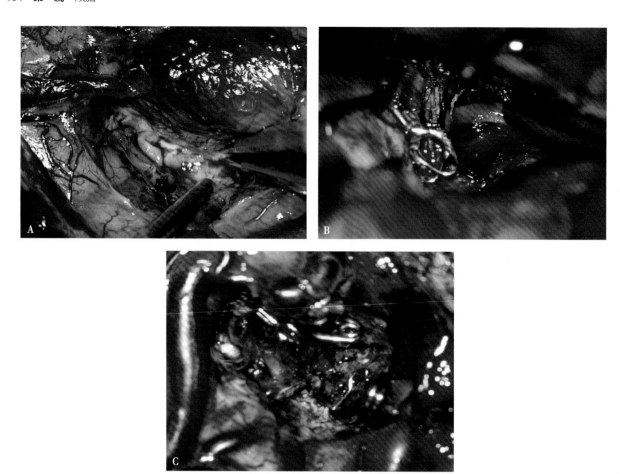

图 28-7　保留引流静脉直至分离结束(A),引流静脉的损伤可导致 AVM 病灶充血破裂。在脑实质分离阶段离断供血动脉。虽然大部分供血血管可用双极电凝处理,但较粗的供血动脉须采用血管夹夹闭,用电凝处理或不处理均可(B 和 C)。应特别小心血管襻或潜在的过路血管,因为其对于远端血供尤为重要,仅仅偶尔与病灶血供有关,其不必要的损伤,往往是术后致残的潜在原因

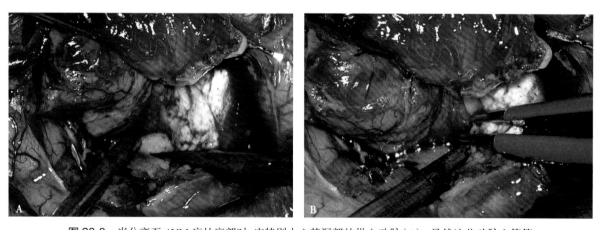

图 28-8　当分离至 AVM 病灶底部时,应特别小心其深部的供血动脉(A)。虽然这些动脉血管管径较细,但往往呈高流量,使得用电凝控制出血困难(B)。如使用小血管夹可能更为奏效。如无法止住出血,有必要进一步切除 AVM 病灶使其体积缩小,使位于已切除 AVM 深部残腔内的残余病灶得以控制

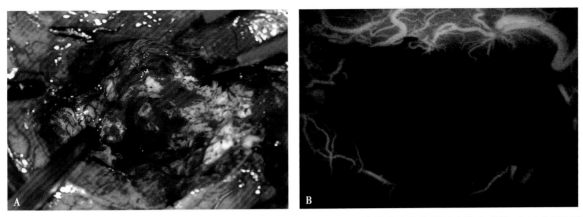

图 28-9　AVM 病灶切除完毕后，检查残腔内是否存在病灶残余及出血（A）。持续出血往往提示病灶有残留，此时应仔细检查。术中成像方法包括术中 DSA，也可用吲哚菁绿血管成像检查（B）。血压升高后容易导致再出血，需要再次手术清除，所以要将残腔处理完善，可短暂升高血压至高于正常水平以检查是否存在潜在的出血点

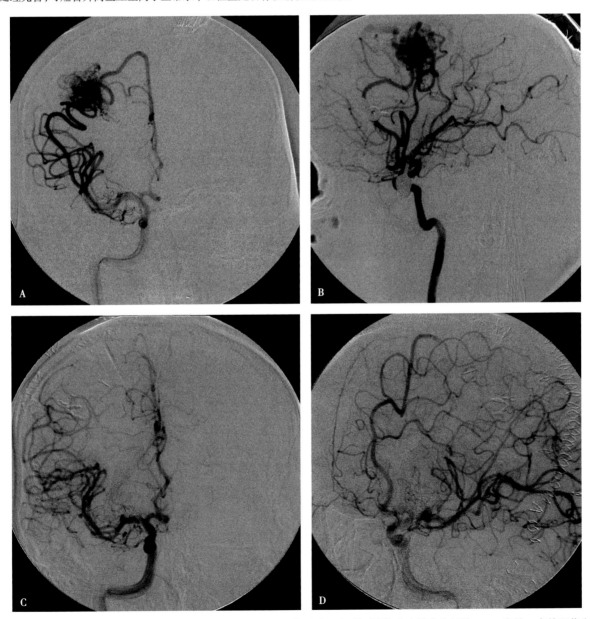

图 28-10　常规骨瓣复位，缝合切口。术后应尽量给患者行影像学检查（血管造影）以确保完全切除 AVM 病灶。术前正位（A）、侧位（B）与术后正位（C）、侧位（D）的血管造影对比

大师锦囊

- 了解 AVM 及其相关血管的三维形态是制定有效切除病变策略的关键。高分辨率血管成像和术中神经导航对手术非常有用。
- 在狭窄空间里操作风险较大,应尽量避免。充分暴露至关重要,可提供良好的视野,同时给助手清理术野出血提供足够的空间。
- 位于矢状窦旁的 AVM,在纵裂池内可能没有明显的软膜界面,若主要供血来自大脑前动脉,骨窗应跨中线,便于进入纵裂池控制 AVM 近端供血,利于手术。
- 对于巨大 AVM,如无法达到其深部供血血管,行术前栓塞有助于阶段性地降低巨大 AVM 的血流量。如位于侧裂旁,采用 ONYX 标记可帮助迅速辨别过路血管和供给 AVM 的血管。
- 动脉供血血管,尤其靠近脑室旁者,往往难以处理。这些血管血流速度快,仅用双极电凝不能产生足够的热量实现电凝止血。此时过分使用电凝,可导致血管破裂,回缩进深部组织,增加操作致残的风险。更为有效的措施包括:早期使用小 AVM 血管夹,电凝,血管分流和去除血管夹。

隐患

- 手术早期损伤重要回流静脉可导致病灶充血,分离过程中 AVM 充盈肿胀,增加深部出血破入脑实质和脑室系统的风险。
- 止血时,策略与坚持很重要。在手术遇到困难的情况下,由于病灶充血与持续出血导致分离界面愈来愈困难,此时需迅速切除 AVM 病灶。在切段供血动脉前先行夹闭对手术很有帮助,如同两位医生先后操作一样。用小棉球轻轻压迫可以控制汹涌的出血。然后轻轻翻转棉球可使出血点得以精确暴露。
- 病灶切除完毕后,由于血流动力学发生明显变化,出血为术后常见并发症。因此,残腔内严密止血非常重要。在手术关颅、复苏以及术后 24~36 小时内对患者进行细心的血压调控。延长低血压持续时间的长短,取决于 AVM 大小及其复杂程度。

（王　拓　伊志强）

第 29 节 皮质下动静脉畸形：胼胝体、侧脑室、丘脑和基底节

Macro lee and Gary K. Steinberg

▶ 本节附在线视频

适应证

- 手术适用于破裂的 AVM 患者或引起难治性癫痫者，进行性神经功能缺损者，严重的顽固性头痛患者。对于有症状的患者行栓塞或立体定向放射治疗失败者是显微手术干预的适应证。

- 皮质下 AVM 如位于功能区，则必须考虑栓塞或立体定向治疗。巨大的 AVM 常采用多种方式治疗，有时需要分期切除。

- 手术时机往往选择患者已度过急性期，处于较为平稳状态时；这通常意味着出血 3~4 周后，患者已开始逐渐恢复并且血肿已经液化。如果血肿产生明显的占位效应我们也选择尽可能急诊清除血肿，后期切除 AVM。

禁忌证

- 患者临床情况差为相对禁忌证；患有不适合手术的其他疾病；高龄患者；AVM 位于功能区内，例如运动、语言及视觉中枢，无安全的手术通道。

手术计划和体位

- 术前须行全脑血管造影术（4 血管），仔细研究图像以评估其动脉血管期、毛细血管期及静脉血管期情况；是否存在动脉瘤；病灶大小及结构；病灶与供血动脉及引流静脉的关系。MRI 影像可详细提示 AVM 与周围神经结构的关系，以帮助选择最为合适的手术入路。在 AVM 切除前，应先着手处理破裂的近端动脉瘤，行手术或血管内治疗。

- 脑松弛技术的应用，例如甘露醇静滴和腰大池脑脊液引流技术，特别对于脑室未开放的患者可采用该方法。对伴有癫痫发作的患者，应提前使用抗癫痫药，同时行皮质电位检查以定位癫痫灶。使用异戊巴比妥定位语言功能区或功能 MRI 对手术有所帮助。

- 常规预防性静点抗生素，采用亚低温技术，术中电生理监测，股动脉置入导管鞘以备术中血管造影所需，术中可诱导低血压。

- 常规设备包括：可透过 X 线的三点式头架，神经导航系统，不粘双极电凝镊，显微动脉瘤夹，AVM 迷你血管夹。

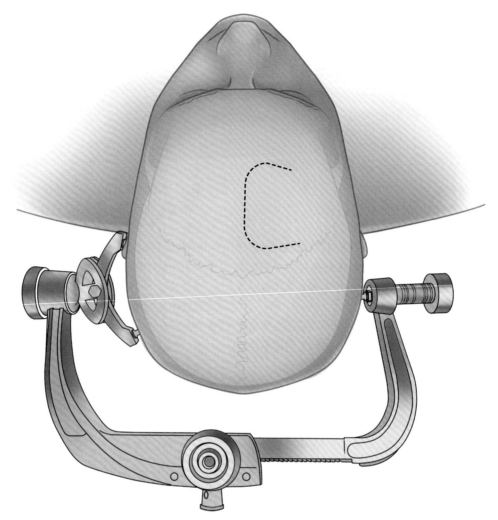

图 29-1 胼胝体 AVM 患者的体位取决于 AVM 在前后方向的位置。对额部及顶部胼胝体 AVM,我们常选择仰卧位,胸部抬高 15°,头位保持中立,轻度屈曲。在神经导航系统引导下,最好将病灶置于"U"形皮瓣中心,基底位于侧方,皮瓣过中线。足够大的皮瓣可以避免损伤自皮质内侧至矢状窦走行的桥静脉

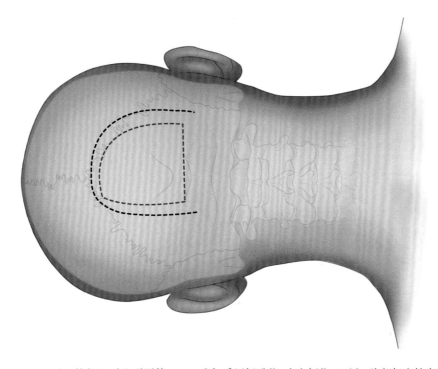

图 29-2　对于枕部（压部）胼胝体 AVM，我们采用侧卧位，病变侧位于下方，胸部轻度抬高。标记以 AVM 为中心的"U"形切口，骨瓣要足够暴露回流静脉，基底位于上项线上方，内侧边界跨过中线。后方经纵裂入路也适用于内侧三角区脑室内的 AVM

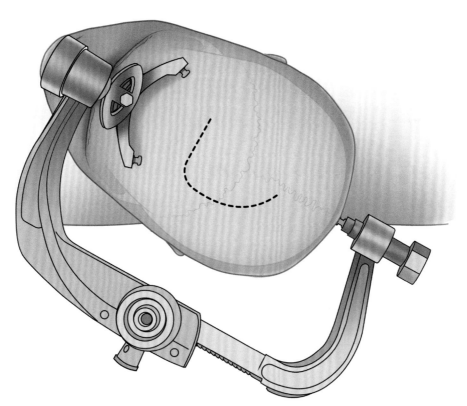

图 29-3　经胼胝体入路适合于丘脑尾部内侧的 AVM，转动头位使病变侧位于下方。皮瓣成型如图 29-1，皮瓣设计应在神经导航系统的引导下进行。对于更靠近外侧与背侧的丘脑枕部 AVM，常采用经皮质入路，转动头位使病变处于最高点，基底朝向下方的顶枕皮瓣成型

手术步骤

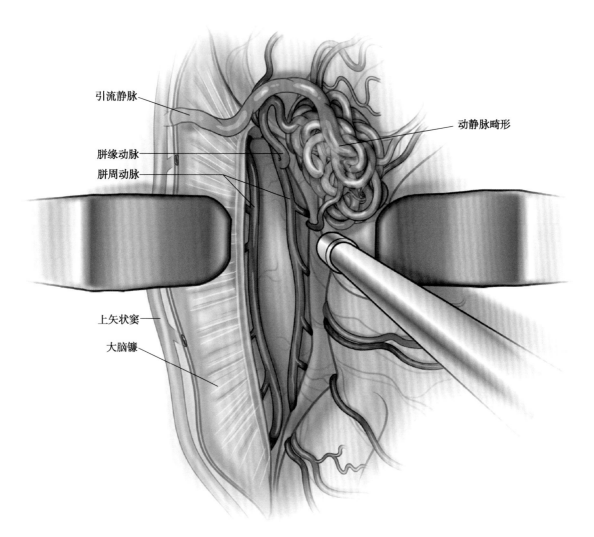

图 29-4 对于额部及顶部胼胝体 AVM,手术应暴露上矢状窦,"U"形剪开硬膜,基底位于矢状窦侧。分离皮质内侧面,自动牵开器将脑组织轻轻牵离大脑镰。逐渐向深部分离直至辨认清楚胼缘及胼周血管。有时内侧尚需使用一个牵开器以牵拉对侧扣带回,增加对胼胝体的暴露,但增加的这个牵开器可致操作空间缩小

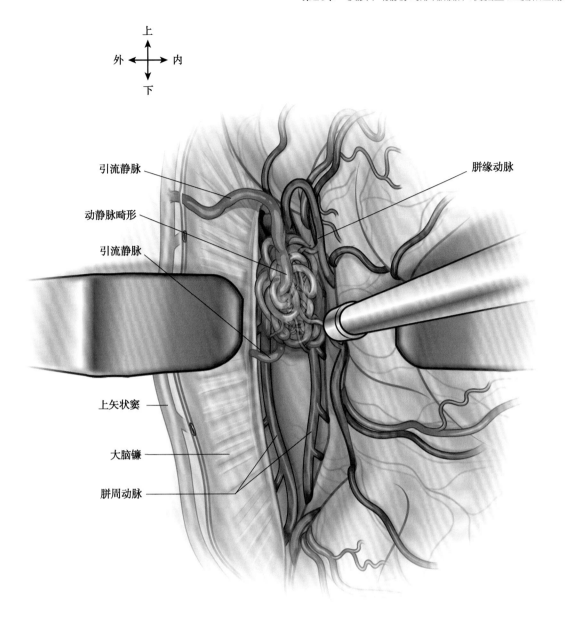

图 29-5 胼胝体前部 AVM 通常由同侧胼周和胼缘动脉的分支供血，浅部静脉回流至上矢状窦和下矢状窦，深部通过室管膜下静脉回流至脑室。当暴露同侧扣带回，在此处开始分离 AVM 时小心操作避免损伤回流静脉，逐渐电凝和切断从双侧动脉发出的供血血管

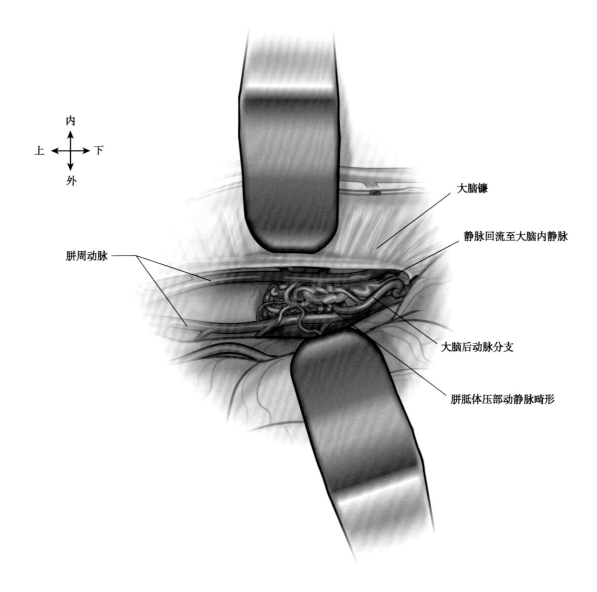

内
上 ←→ 下
外

大脑镰

静脉回流至大脑内静脉

胼周动脉

大脑后动脉分支

胼胝体压部动静脉畸形

图 29-6　除胼周动脉，胼胝体压部 AVM 也接受脉络膜后动脉及大脑后动脉一些分支的供血。静脉常回流至大脑内静脉和大脑大静脉（Galen 静脉）。将顶叶和枕叶自大脑镰上分离开，分离操作如图 29-5 所示。该入路同样适用于位于三角区内侧 AVM 病变，但手术过程中其深部回流静脉常先于供血动脉显露

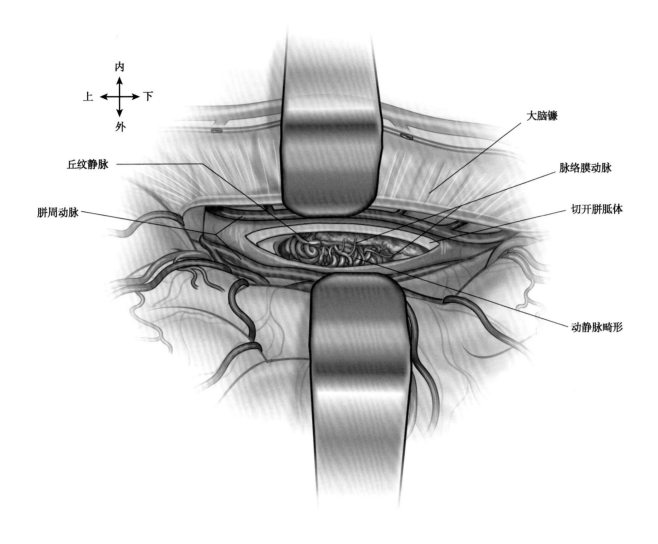

图 29-7　丘脑尾部内侧病变可采用经胼胝体 - 经侧脑室入路。病变常由脉络膜前和脉络膜后动脉供血，静脉回流至丘纹静脉和大脑内静脉。分离操作如图 29-4 所示从病变侧下方开始。牵开器向内深入以帮助分离双侧胼周动脉，胼胝体暴露后在其表面做 2~3cm 切口切开

29

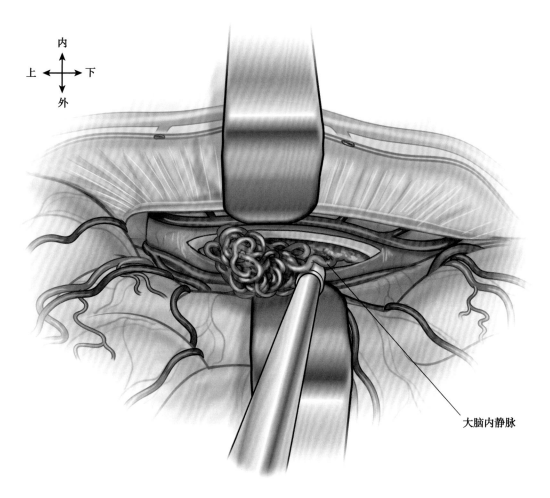

内

上 下

外

大脑内静脉

图 29-8　进入同侧脑室,可见 AVM 病灶。大量供血血管汇入 AVM,病灶分离沿外侧及内侧边界交替进行,电凝或夹闭沿途供血血管。电凝丘脑纹状体后静脉、室管膜静脉和远端脉络丛直至病灶游离,至仅与大脑内静脉附着时,最后夹闭、切断该静脉

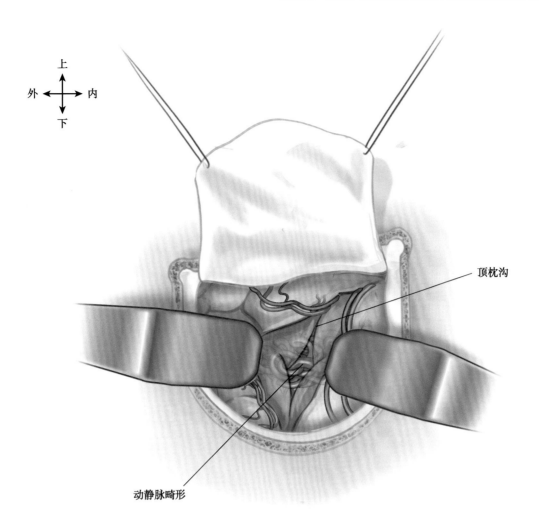

上
外 ← → 内
下

顶枕沟

动静脉畸形

图 29-9　位于丘脑枕部背外侧或三角区后部的 AVM 可经顶枕皮质入路到达，将病变置于最高点。剪开硬膜，基底部朝向下方。用套管针经过顶枕裂穿刺同侧侧脑室三角区，或在立体定向及脑牵开器引导下进行。锐性打开脑裂，向里深入，进入侧脑室后牵开脑组织，辨认丘脑枕部及脉络丛

29

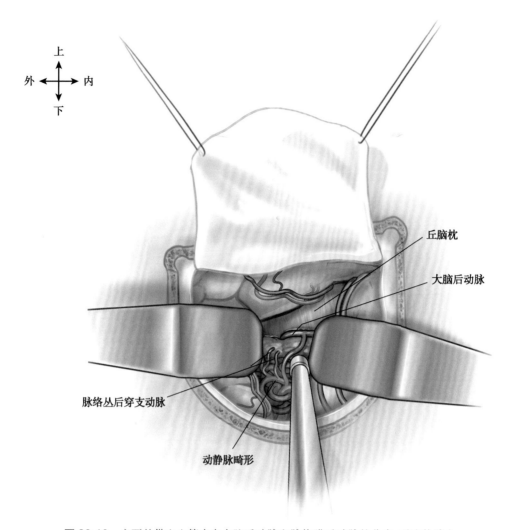

图 29-10 主要的供血血管来自大脑后动脉和脉络膜后动脉的分支,引流静脉主要流向大脑内静脉及大脑大静脉(Galen 静脉)。AVM 与脉络丛伴行,沿 AVM 基底电凝其供血动脉,从侧方打开后脉络裂

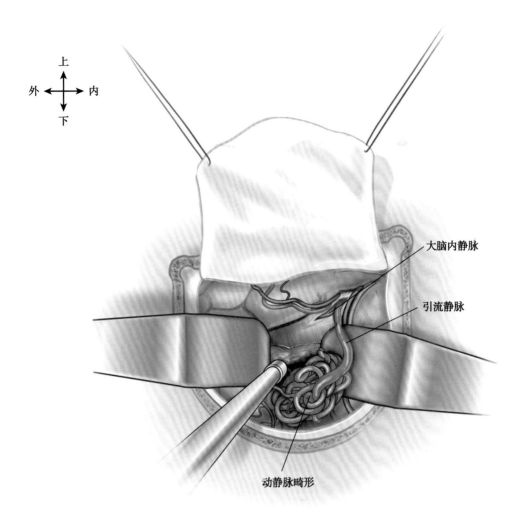

图 29-11 继续沿病灶内外侧分离，向内打开透明隔，暴露大脑内静脉及大脑大静脉（Galen 静脉）。在 AVM 病灶游离后，电凝、离断大脑内静脉

29

大师锦囊

- 深部 AVM 手术,骨窗范围应足够大。
- 如果皮质表面未发现 AVM,应循回流静脉或血肿来定位 AVM。术中立体定向手术导航对寻找病灶非常重要。
- 在湿棉片的保护下轻轻牵拉 AVM 病灶有助于暴露清楚供血动脉。
- 供血动脉常常很难用电凝夹闭,但可采用显微 AVM 血管夹阻断。
- 在切断回流静脉前应先予临时阻断,观察病灶确认所有大的供血血管已离断,病灶无肿胀及出血。

隐患

- 当供应正常脑组织的过路血管被误认为供应 AVM 的供血血管,经电凝处理后可造成正常组织的缺血。
- 应认识到术后出血往往是 AVM 残留的结果。将血压升至正常,在显微镜下彻底地仔细检查残腔。
- 在病灶胶质增生带界面以外分离有可能损伤周围脑实质,而在此界面内侧分离可导致病灶出血。
- 要避免深部供血血管回缩,若回缩血管出血,不要试图填塞止血。

紧急脱困

- 如果出血来自深部分离操作时,脆弱的已发生回缩的深部穿支血管,应避免采取填塞压迫的方法,应追踪到血管用 AVM 显微血管夹夹闭。
- 快切除完毕时,有时残余 AVM 会大量出血,应迅速切除残余病变,出血自然会止住。

(王 拓 伊志强)

第 30 节　颅内硬膜动静脉瘘

Steven Giannotta and Jonathan Russin

▶ **本节附在线视频**

适应证

硬膜动静脉瘘治疗的一般指征

- 颅内硬膜动静脉瘘的治疗指征取决于患者的自然病史。因为出血和神经功能缺失的风险直接与皮质静脉逆流的状态有关。原则上只有出现皮质静脉逆流的病变才需要治疗。

- 两种公认的分型方法：Borden 分型和 Cognard 分型。这两种分型法描述了脑膜动静脉瘘不同的血流动力学模式，并且参考皮质静脉逆流和主要静脉窦引流受累情况对其危险程度做了划分。这些分型对判断治疗指征和选择治疗方案有重要意义，为简便起见，本章仅采用 Borden 分型。

Borden Ⅰ型硬膜动静脉瘘：静脉窦引流无皮质静脉逆流

- 因为该型的出血风险很低，所以只有当患者出现不可忍受的症状时才给予治疗，例如耳鸣、眼科症状、疼痛等。该型病变需要临床和影像学观察，最终小部分（2%~3%）发展为皮质静脉逆流。

Borden Ⅱ型硬膜动静脉瘘：兼有静脉窦引流和皮质静脉逆流

- 该型患者有皮质静脉反流，需要接受治疗。有神经功能缺失的患者，往往由静脉充血所致。这型患者的静脉窦不能牺牲，给通过手术或血管内治疗完全消除瘘增加了困难。治疗方案主要是阻断供血动脉和将受累静脉窦孤立。没有神经功能缺失的患者，皮质静脉逆流可以离断。当静脉窦无引流功能时，可以将静脉窦和瘘一起切除。

Borden Ⅲ型硬脑膜动静脉瘘：皮质静脉逆流无静脉窦引流

- 这类患者有极高的出血和神经功能缺失风险。对于不伴神经功能缺失的患者，治疗策略的制定取决于脑功能区是否经动静脉瘘的逆流静脉引流。这可以通过血管造影静脉相来评估。若脑组织利用皮质逆流的静脉引流（特别是 Labbé 静脉上的逆流），只能做供血动脉阻断而不能处理病变相关的静脉。如果没有证据表明脑利用皮质逆流静脉，则采取经典的皮质静脉逆流离断。对于因静脉充血而致神经功能缺失的患者，只做供血动脉阻断。

硬脑膜动静脉瘘的位置

- 颅内硬脑膜动静脉瘘的常见位置：①横窦和乙状窦（40%），②海绵窦（30%），③深静脉和小脑幕切迹（10%），④上矢状窦和大脑凸面（5%），⑤枕骨大孔（5%），⑥颅前窝（4%），⑦颞窝（2%），⑧岩上窦（1%）。治疗方案的选择取决于前述的标准而不是动静脉瘘的位置。有些动静脉瘘如颅前窝动静脉瘘，总是伴有皮质静脉逆流，而病变周围没有引流皮质静脉至静脉窦的通路，因此往往需要治疗。

治疗方案

- 当适应证及治疗目标确定之后，治疗方案的选择一般包括经动脉或静脉途径的血管内栓塞和手术。尽管有人提出把放射外科用于硬膜动静脉瘘的治疗，但是临床上很少应用。只要能够完成治疗目标且风险不高，血管内治疗都应作为首选。当血管内治疗失败或技术上不可行时，推荐进行手术治疗。

血管内治疗

- 经动脉血管内治疗包括动脉供血血管的超选插管并栓塞，但很难消除瘘。多数时候，经动脉途径的血管内治疗只是通过闭塞主要的供血血管来减少瘘的血流量而不是根治，因为很多较小的供血血管并不能被栓塞。如果瘘仍有残存的血流，会逐步形成更多的供血动脉而导致复发。一方面小动脉太细无法栓塞，另一方面这些动脉存在于硬脑膜上和窦壁上，所以此类病变难以根治。

- 经动脉栓塞是手术治疗硬膜动静脉瘘的一个很有效的辅助手段，可以显著地减少术中失血。

- 经静脉栓塞通过逆向静脉途径到达瘘的静脉端，是治疗硬膜动静脉瘘的可靠手段，通常要栓塞和牺牲动静脉瘘的引流静脉窦。只有血管造影的静脉相显示正常脑的静脉回流与病变所累及的静脉窦无关时，才可以行经静脉途径栓塞。多数时候，经静脉途径在 Borden Ⅲ级的病例是无法进行的，因为这种病例的回流不经过静脉窦而是直接从皮质静脉回流。

30

外科手术

- 当血管内治疗失败或无法进行时,有三种手术方案供选择。
- 第一种方案:也是传统的手术方法,即完全切除瘘和周围硬膜。这种方案离断所有供血动脉和动脉化的软脑膜静脉。当正常脑回流不经过病变的静脉窦时,切除该静脉窦和病变的硬膜。如果脑回流经此静脉窦,则使之轮廓化,保持通畅。
- 第二种方案:直接手术暴露病变部位,插入导管,用线圈或其他致血栓的材料(例如明胶海绵,丝线)填塞静脉窦。
- 第三种方案:选择性离断伴有皮质静脉逆流的动脉化的软脑膜静脉。这个方案基于对硬膜动静脉瘘自然病史和病理生理学的理解,操作更简单,侵袭性更小,术后并发症率低。因为皮质静脉逆流是硬膜动静脉瘘进一步恶化的主要危险因素,所以有选择地消除皮质静脉逆流能够使硬膜动静脉瘘临床进展稳定,消除出血和神经功能缺失的风险。基于我们自己对采用这种方案得到良好结果的经验和一些其他报道,我们在治疗进展性的硬膜动静脉瘘时更倾向于这种方案而不是完全地切除瘘。如前所述,只有当脑组织回流不经过逆流静脉时,离断皮质逆流静脉才是安全的。

放射外科

- 目前有一部分关于放射外科治疗的报道,但是其作用仍不清楚。放射治疗后起效间隔较长,对于硬膜动静脉瘘的治疗是有危险的,因为动静脉瘘若发生皮质静脉逆流,出血和神经功能障碍的风险为 15%/ 年。

禁忌证

- 无皮质静脉逆流的硬膜动静脉瘘(Borden Ⅰ型)没有体征或症状,或者有少数可耐受的症状,不需要治疗,因为这类患者出血的风险很低。
- Borden Ⅱ型硬膜动静脉瘘,发生静脉怒张造成神经功能缺失是离断皮质逆流静脉的禁忌证,应只离断供血动脉并小心保护静脉。
- 离断皮质逆流静脉的另一禁忌证是血管造影显示逆流静脉是正常脑组织的引流静脉。这种情况最好是离断供血动脉。
- 血管造影显示正常脑组织通过病变静脉窦引流是牺牲该静脉窦的禁忌证。
- 当患者全身状况无法承受全身麻醉时也禁忌手术。

手术计划和体位

硬膜动静脉瘘位置	入路	术中照片
横窦/乙状窦	**颞、枕和/或枕下入路**	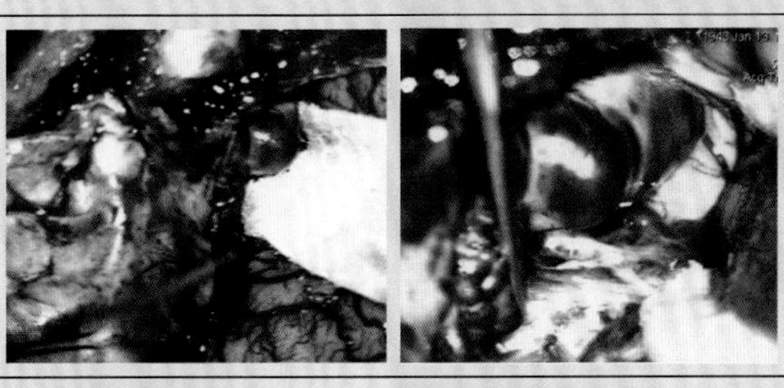
颅前窝/筛骨	**眶上额下入路**	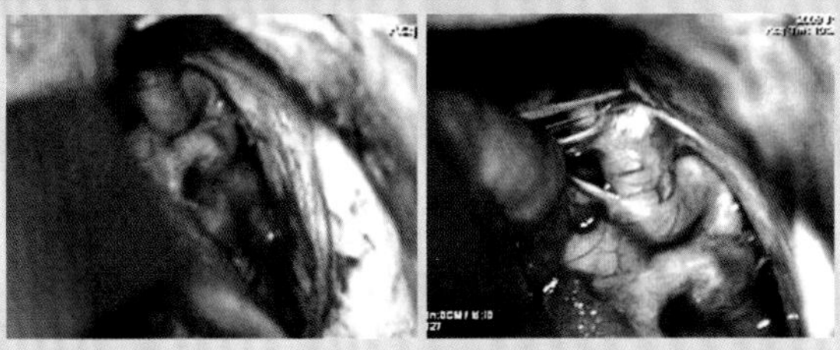
上矢状窦/凸面	**正中和旁正中入路**	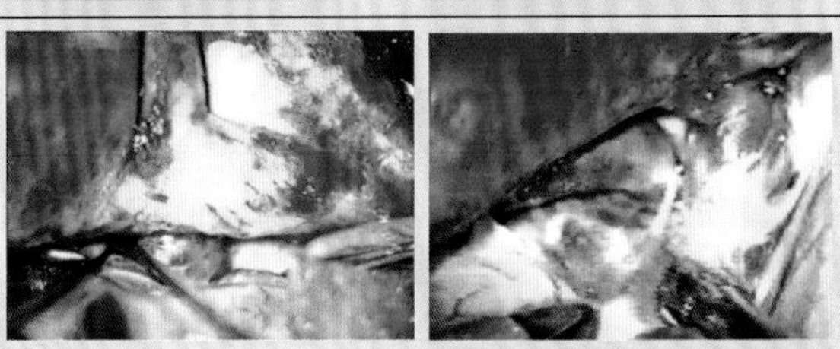
颞窝	**翼点经侧裂入路，颞下、颞前入路**	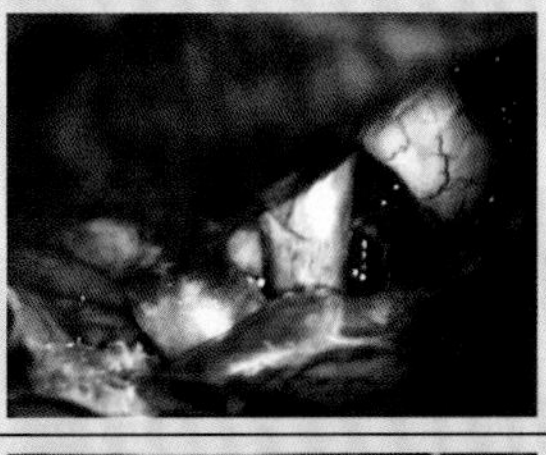
枕骨大孔	**枕下、远外侧入路**	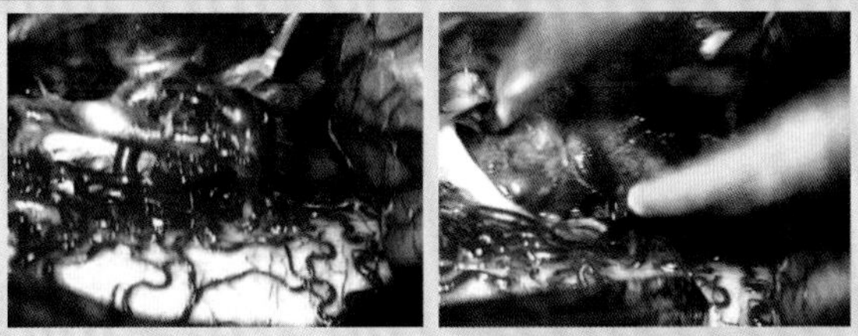
岩上窦	**外侧枕下入路**	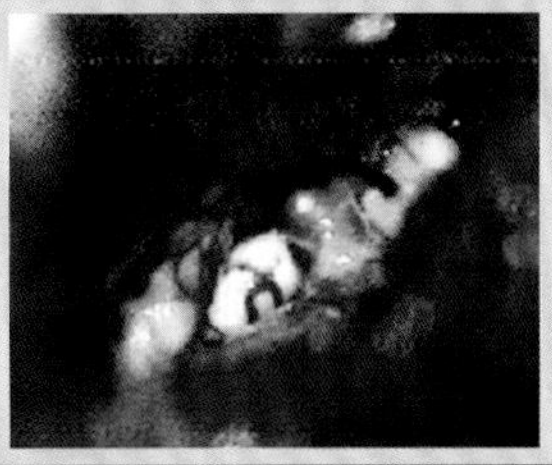
海绵窦	**翼点经侧裂入路，颞下入路**	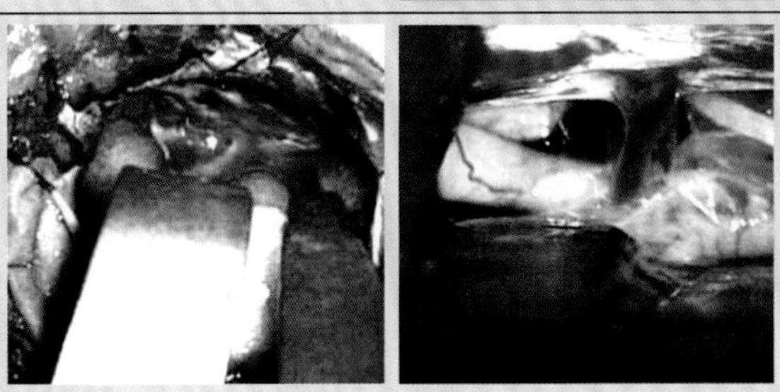

图 30-1 颅内硬膜动静脉瘘不同的手术体位和入路。黑体字是手术入路

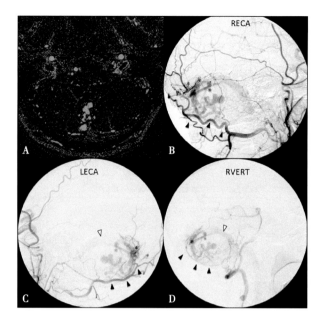

图 30-2 Borden Ⅱ型小脑幕, 窦汇, 横窦区硬膜动静脉瘘的血管造影和 MRI。（A）磁共振血管造影显示窦汇区扩张的血管, 提示有硬膜动静脉瘘。（B）右颈外动脉造影显示巨大的枕动脉（黑箭头）, 其分支是瘘（星号）的供血动脉。扩大的引流静脉和静脉囊参与形成皮质静脉逆流, 横窦和乙状窦回流使病变分级达到 Borden Ⅱ型。（C）左颈外动脉造影显示左枕动脉（箭头）参与供血动静脉瘘。（D）右椎动脉造影显示椎动脉的软脑膜分支是瘘的供血动脉

- 根据血管造影细致地对硬膜动静脉瘘进行分型。
- 瘘的确切解剖位置应予确认。
- 术前的血管造影应确定所有的供血动脉, 引流静脉和静脉窦以及皮质的逆流静脉。
- 应根据瘘的位置选择手术入路。

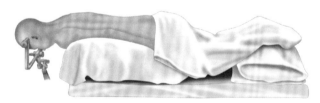

图 30-3 Borden Ⅱ型窦汇动静脉瘘患者, 手术采用俯卧位

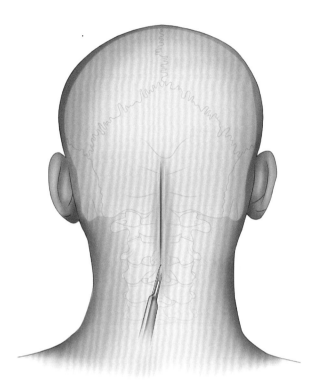

图 30-4 头固定在三钉或四钉头架上, 轻度屈曲以最大程度地暴露枕骨下方

- 根据病变位置做从枕外隆凸点到中段颈椎的中线直切口或 "S" 形切口, 或者做位于耳后两指宽度处的旁中线切口。
- 开颅范围需暴露横窦, 窦汇, 窦下方的枕下硬膜, 及窦上方的颞枕部硬膜。

手术步骤

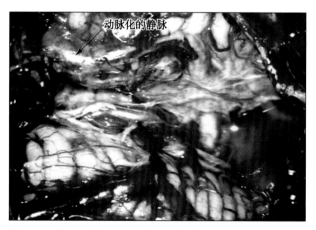

图 30-5 枕下及枕部开颅, 暴露全部横窦。颅后窝硬膜做 "Y" 形切口, 打开枕大池, 锐性剪开小脑蚓部的蛛网膜。可以看见红色、扩张的动脉化的引流静脉

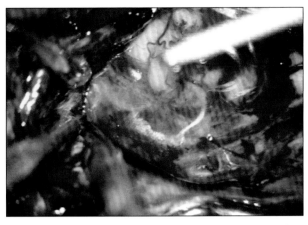

图30-6 沿粗大引流静脉向横窦的走向解剖分离。该静脉走行于小脑上和幕下之间,并附着于横窦和小脑幕

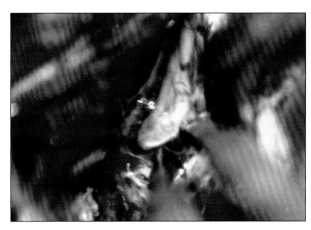

图30-9 将静脉向内侧移开,可以看到小脑幕外侧方向。这一区域没有其他的引流静脉。在静脉窦发出的主要引流静脉的出口周围可以看到并行的小扩张静脉

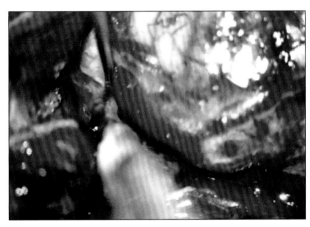

图30-7 进一步分离可以看见静脉的近端,绕过它在横窦的起始处向后走行

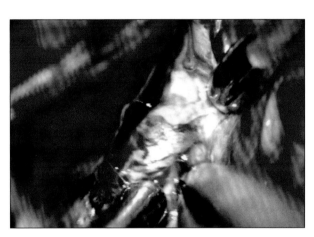

图30-10 探查引流静脉的内侧。未发现其他大的扩张引流静脉

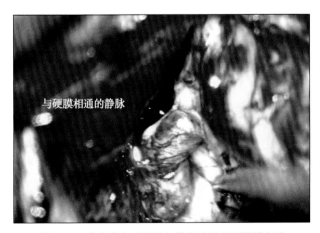

图30-8 完全分离开静脉与横窦连接的桥静脉部分

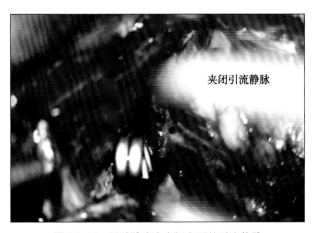

图30-11 用动脉瘤夹夹闭主要的引流静脉

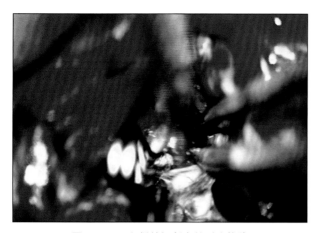

图 30-12 电凝并切断大的引流静脉

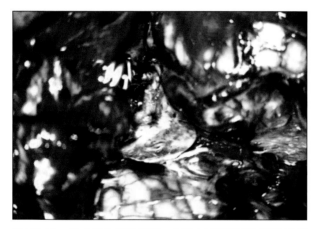

图 30-13 手术部位最终视野。小脑上可以看到切断的引流静脉之远端。静脉目前充盈着蓝色的静脉血（与图 30-5 比较）

大师锦囊

- 枕动脉和耳后动脉通常是扩张的，开颅时若发现应给予双重结扎并切断，有时可阻断硬膜动静脉瘘的主要动脉血供而显著减少术中出血。

- 当暴露颅骨或开颅时，颅骨导静脉会凶猛出血，因此暴露颅骨时及早发现这些血管并用骨蜡对之进行有效封闭非常重要。

- 横窦和乙状窦的硬膜动静脉瘘，静脉往往通过同侧的横窦和乙状窦引流。若同侧闭塞，可以经对侧引流。有时也会通过板障静脉引流，可能在开颅时大出血。皮质静脉逆流可以出现在颞、枕或小脑静脉，仔细分析逆流情况尤为重要。

- 尽管从血管造影可以确认正常脑的引流不经过皮质逆流静脉，但为安全起见，在离断这些静脉之前先用动脉瘤夹夹闭主要回流静脉。观察几分钟，看是否有因静脉回流受阻引起的脑肿胀，然后再电凝切断这些静脉。

- 动静脉瘘可以有多根静脉参与，有些静脉比主要的引流静脉更小也更难分辨，因此仔细发现所有动脉化的静脉并给予离断具有重要意义。

隐患

- 在开颅或从未经栓塞的静脉窦翻起骨瓣时可能出现灾难性出血。术前栓塞并减少动脉血供是外科手术非常有效的辅助手段。钻孔、颅骨铣开和处理硬膜时应倍加小心。

- 我们强调手术前确认硬膜动静脉瘘的所有参与血管并了解它们的解剖、血管构筑和血流动力学的重要性，是因为若有供血支术前未能辨认，例如源自小脑镰的动脉向横窦瘘供血，就有可能在术中漏掉而未作处理。

紧急脱困

- 当静脉与其引流静脉窦的交汇处撕裂可引起静脉大出血，应给予压迫并耐心保持一段时间，往往可以有效止血。

（倪石磊 戚其超 伊志强）

第31节 海绵状血管畸形

Jonathan Russin and Steven Giannotta

适应证

- 海绵状血管畸形在血管造影时是隐匿性的,典型的临床表现是癫痫和急性出血。随着无创神经影像的广泛应用,目前许多海绵状血管畸形为偶然诊断。
- 对于伴有癫痫或至少有一次症状性出血的患者应推荐手术。脑干和丘脑症状性海绵状血管畸形的患者,如果病变接近软脑膜和室管膜表面,通常可以手术治疗。

禁忌证

- 无症状偶然发现的海绵状血管畸形。
- 有严重的内科系统合并症和预期寿命较短的患者。

手术计划和体位

- 海绵状血管畸形手术成功的关键因素是病变的位置及其与周围功能区的关系。幕上皮质和皮质下海绵状血管畸形的手术体位和入路与其他幕上肿瘤和血管病变并无差别。
- 对准备行脑干和丘脑海绵状血管畸形切除的患者,必须做好术前告知,使其了解术后可能会出现暂时的类似于先前出血发作的症状。如果正确地进行手术操作,大多数患者在可能出现的暂时术后症状加重后会恢复到术前水平。
- 选择正确的手术入路应根据海绵状血管畸形的位置,还有出血模式,如有些出血可能会已经形成一条手术通路。另外要选择从何处软膜或室管膜进入,暴露病变。合并发育异常静脉的位置也是选择入路要考虑的重要因素。我们像其他作者一样强烈推荐,必须严格保护与血管畸形伴随的发育异常静脉(事实上,脑干海绵状血管畸形术中都可以看到这种发育异常的静脉,尽管有些在术前磁共振没能显示)。损伤这些发育异常的静脉几乎都会引起静脉梗死和不良预后。
- 我们认为理想的手术时机是症状性出血后的2~3周,在这个时间窗血肿部分液化,能减少手术带来的机械损伤。此时液化的血肿可以让术中内减压更容易,损伤更轻微。我们尽量避免在症状性出血几个月后手术,因为这时血肿机化,和周围含铁血黄素染色的脑干组织粘连,增加了手术损伤。尽管是在脑干部位,一些大的出血性海绵状血管畸形切除术后可以立即观察到临床症状改善,这是因为术前症状部分是因为出血的机械性移位和压迫而不是因为对脑干实质的直接破坏所造成的。

- 无框架立体定向注册到手术显微镜的焦点可提供术中实时反馈,对显微手术有很大帮助。它结合术中监测和皮层脑电图描记,对确认切除病变的进入点以及初始切口位置极为有用。尤其是对于有些病变,磁共振显示畸形接近表浅位置,但术中探查脑干或丘脑表面并未发现关于畸形精确位置的线索,这时术中导航显得格外重要。
- 很多丘脑和尾状核处的海绵状血管畸形邻近脑室表面,此类病变我们选择对侧的经胼胝体入路。术中患者头位与水平面平行,且患侧在上。这种体位可以利用重力,使开颅侧的半球离开大脑镰。头部与水平面平行使术者的双手并排操作,处于更方便的工作位置。这种从对侧进入的入路提供了对病变更直接的手术路径。

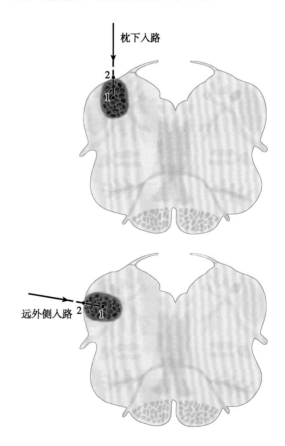

图31-1 选择手术入路有一个简单的原则即两点法。在确定海绵状血管畸形最表浅处时应依据T1加权像而不是T2加权像。在T2加权像中,存在"开花"样假象,使海绵状血管畸形显得更大且更表浅

31

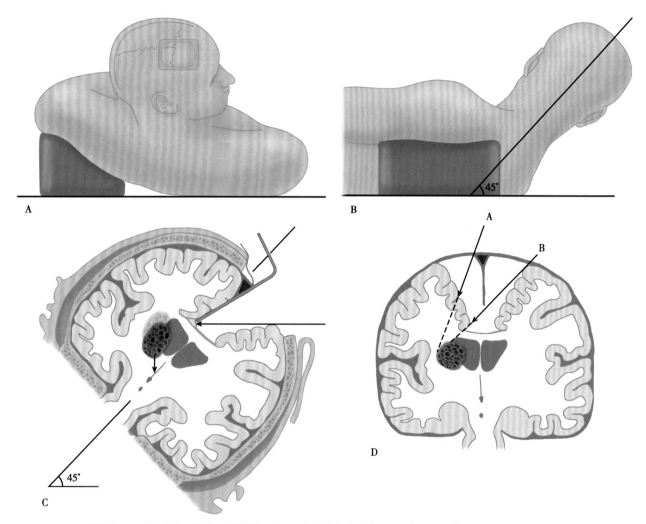

图 31-2　采用病变对侧的经胼胝体入路，入路侧的大脑半球下垂，由于重力作用远离大脑镰，手术无须牵拉脑组织即可操作（C 和 D）。而且，这种图 A 和 B 显示的对侧入路和术中头位提供的手术径路（图 D 中 B），比病变同侧入路（图 D 中 A）更直接也更理想

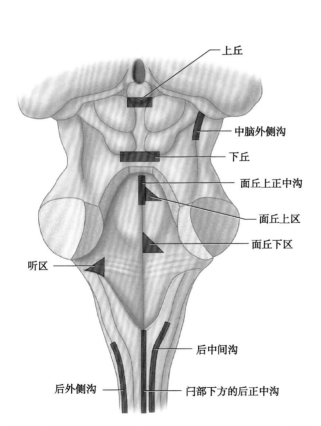

图 31-3 处理脑干海绵状血管畸形有多种手术入路,如何选择取决于海绵状血管畸形浅表部分的位置、患者术前的神经功能状态、伴随的发育异常静脉的位置以及外科医生的个人喜好和入路操作的舒适程度

眶颧入路
颞下入路
岩部
乙状窦后入路
远外侧入路
枕下入路
幕下小脑上入路

手术步骤

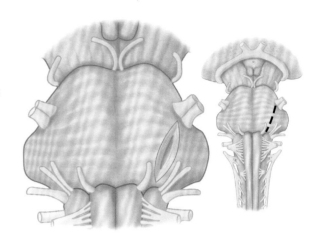

图 31-5 为了避免损伤功能区,沿神经束和核团的长轴方向做纵切口。大多数脑干神经束和核团都是沿垂直方向排列的。纵向切口使切口本身造成直接损伤的机会达到最小。同样,为避免热损伤,不使用电凝烧灼切开,而是用刀片锐性切开或者用剥离子轻柔分开

上丘
中脑外侧沟
下丘
面丘上正中沟
面丘上区
面丘下区
听区
后中间沟
后外侧沟
闩部下方的后正中沟

图 31-4 脑干各部位的安全进入区前面已经讨论过了。我们优先选择从血肿区域或海绵状血管畸形在脑干表面明显的部分进入,因为必须做最大努力来保护脑干实质

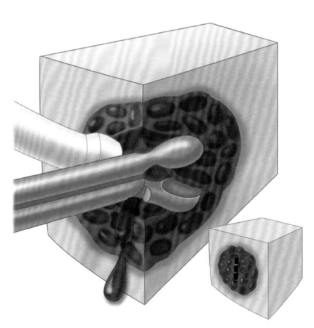

图 31-6 脑干海绵状血管畸形往往通过一个比畸形本身小很多的皮质切口切除。不同于幕上海绵状血管畸形,脑干海绵状血管畸形采用分块切除的原则。脑干切开后,先做病变内减压,再探查伴有液化陈旧血液的病变腔

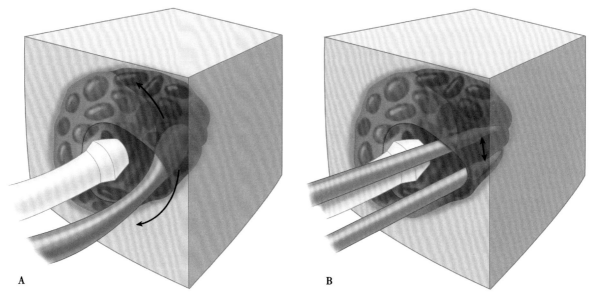

A　　　　　　　　　　　　　　　　　B

图 31-7　当血管畸形完成部分内减压后，逐步在病变和周围含铁血黄素沉积的胶质带之间分出一个界面，分离应该在畸形最接近脑干进入点的部分开始。可以使用特殊设计的弯头剥离子（A）或用双极轻柔分离的方法（B）完成该操作。分离过程中术者用左手的吸引器轻轻牵开畸形，以减少对周围脑干实质的机械损伤

含铁血黄素染色的脑实质　　　正常脑实质

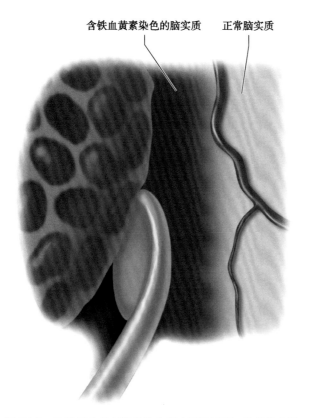

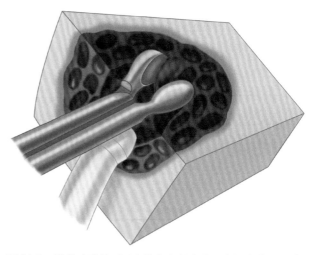

图 31-9　随着畸形界面逐步游离和囊壁进一步塌陷，轻柔地使用垂体显微取瘤钳取出海绵状血管畸形碎块，达到内减压目的

图 31-8　从脑干中分离海绵状血管畸形的原则。海绵状血管畸形表面和周围含铁血黄素沉积组织的分离在有些区域是很明显的，有些区域则不甚明显。在不明显的区域，如果发现分离界面由棕黄色变成黄白色时应立即停止分离，因为这表明分离位置已接近正常脑组织了

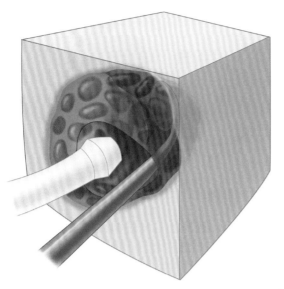

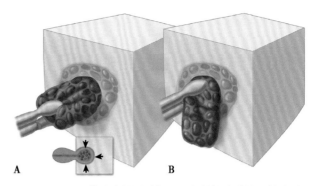

图 31-12 用垂体取瘤钳继续轻柔地向外拉海绵状血管畸形,使畸形从皮质切口向外游离(A),当病灶开始向外脱出后,用钳子夹住已脱出部分的底部继续牵拉(B),如果此时遇到较大阻力,就继续再做内减压和分离的步骤

图 31-10 进一步内减压后,用弯头剥离子继续分离界面。由于手术区域较深和切口大小的限制,这部分操作更依靠"感觉"而不是直视。因为在非直视下手术,操作时应格外谨慎且轻柔触探以避免损伤脑干实质

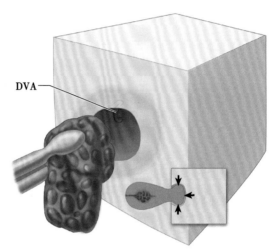

图 31-13 最终,血管畸形从术腔中剥除,由于已做内减压和畸形柔软的橡胶质地,海绵状血管畸形可以暂时变形,从比自身还小的脑干切口分离出。这种操作也受益于受压的脑干在减压后有恢复原来形态的趋势。剥除血管畸形之后,由于受压的脑组织恢复原状,残留下来的空腔往往比畸形小很多

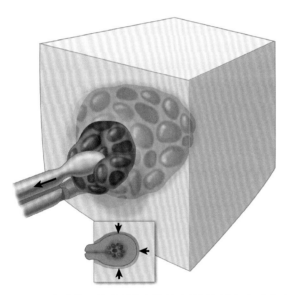

图 31-11 海绵状血管畸形的主体基本从周围脑组织中分离后,用垂体取瘤钳轻微牵拉畸形浅表部分的边缘。如果海绵状血管畸形周边已经很好地分开了,这时轻柔而稳定的牵拉可以使病变最终从术腔分离

31

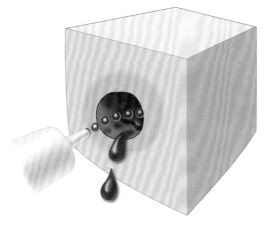

图 31-14 畸形切除后,残腔里经常有出血的情况,通常出血来自并发的发育异常的静脉分支。出血并不剧烈,属于低压性的静脉渗出。应注意避免使用双极电凝止血,温盐水冲洗及使用止血材料轻柔压迫就能成功控制出血

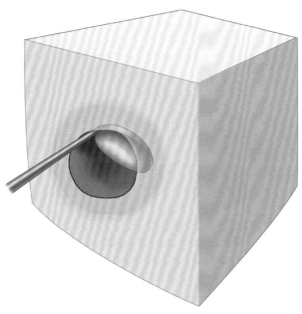

图 31-15 出血得到控制并妥善止血后,在显微镜高倍放大下观察残腔,我们常使用一个小反光镜去观察隐藏在脑干切口之后的死角。注意不必切除病变周围含铁血黄素沉积的脑组织

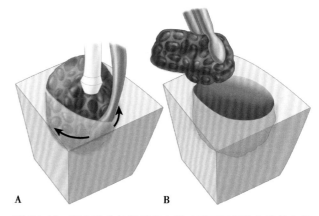

图 31-16 幕上浅表的海绵状血管畸形可以围绕海绵状血管畸形周围界面逐步进行分离(A),并整块切除病变(B)。若病变不在功能区,应尽量切除病变周围含铁血黄素沉着的脑组织,尤其是当手术目的是为了治疗病变伴随的癫痫时

大师锦囊

- 手术可选择在症状性脑干出血之后 2~4 周进行,此时血肿部分液化,术中内减压和分离海绵状血管畸形的操作相对容易。
- 脑干海绵状血管畸形切除术中,当组织颜色由棕黄色变成黄白色,表明到了病变与正常脑干的交界区,这时分离操作应特别谨慎小心。
- 功能区的海绵状血管畸形切除之后,残腔经常有出血,这种出血往往是由于低压性的静脉渗出导致。冲洗并用止血材料轻柔压迫即可控制出血,尽量避免电凝灼烧止血。

隐患

- 辨清海绵状血管畸形与周围含铁血黄素沉积之脑组织的交界区有时很困难,尤其是在位置深、照明差的区域。
- 脑干和丘脑海绵状血管畸形的切除经常是通过比病灶还小很多的切口完成的。分离病变深部和周边各角经常是靠"感觉"完成,而不是在直接的视野下,这时耐心和"轻柔触探"非常关键。
- 由于术腔周围含铁血黄素沉积脑组织的影响,功能区病变的术后影像资料很难辨认。因此,我们在术后第二天做磁共振作为对比,以便与日后随访的影像资料相比较。

紧急脱困

- 任何海绵状血管畸形手术的目标都是全切畸形。有病例显示,部分切除会导致更高的再出血风险。对明显的术后残留应考虑立即再次探查。

(倪石磊 戚其超 伊志强)

第 32 节　颞浅动脉 - 大脑中动脉搭桥术

Steven Giannotta and Jonathan Russin

适应证

- 血流动力学不足的动脉粥样硬化性颈动脉闭塞
  - 一项多中心随机对照的试验显示,对于非选择性的患病人群,症状性颈动脉闭塞性疾病的患者,颞浅动脉 - 大脑中动脉(superficial temporal artery-middle cerebral artery,STA-MCA)搭桥手术没有益处。
  - 最近的多个关于症状性颈动脉闭塞性疾病自然病史的研究发现,对于那些有症状性颈动脉闭塞的离散的亚组患者,即那些在正电子发射断层成像(positron emission tomography,PET)上显示为具有氧摄取指数增加的脑灌注严重不足的患者,他们面临将来非常高危的缺血性事件的发生,这部分人群有可能从外科血管重建中获益。颈动脉闭塞手术研究旨在探讨 STA-MCA 搭桥手术与最好的药物治疗的效果,研究对象为症状性颈动脉闭塞复发的缺血性脑卒中患者的发病率及 PET 上显示脑灌注严重不足患者的发病率。这个正在进行临床试验的结果很可能会对这一重要问题提供一个明确的答案。
- 有缺血症状的烟雾病
  - 尽管尚未被大型随机对照试验验证,但是大家公认对有缺血症状的烟雾病患者进行外科血管重建是有益的。这一结论是基于对多个个案案例分析得出的。结论显示 STA-MCA 搭桥手术可以长期缓解烟雾病患者的缺血症状。而对于有出血症状的成人烟雾病患者是否能够从 STA-MCA 搭桥手术中获益还不得而知。
- 颅内复杂动脉瘤和颅底肿瘤
  - 为防止牺牲主要的颅内供血动脉而造成术后缺血性并发症的发生,在处理复杂颅内病变的过程中,常常需要进行颅内血管重建手术。当需要脑血流流量适度增大的时候,常常选择 STA-MCA 搭桥手术。(例如,MCA M2 分支的牺牲;经临时球囊闭塞试验验证,颈内动脉闭塞后有轻度血流动力学障碍的患者)。

禁忌证

- 无血流动力学障碍的动脉粥样硬化性颈内动脉闭塞。这类患者的良性自然病史记录证明手术血管重建后并不能获益更多。
- 动脉粥样硬化性颅内动脉狭窄。前述随机对照试验中提到的,在进行 STA-MCA 手术后,发生缺血性并发症风险较高的患者。

- 脑血管痉挛。迄今为止,有一些个案报道急诊用 STA-MCA 搭桥手术治疗脑血管痉挛,但是这些患者的疗效尚未得到证实。
- 经临时球囊闭塞试验证实,预计牺牲主要的颅内供血动脉后患者会发生显著血流动力学障碍。这些患者需要用桡动脉或大隐静脉移植进行高流量搭桥手术。

手术计划和体位

- 所有患者都应该接受以下几点:①详细询问病史并进行体格检查,特别要关注患者是否存在心血管疾病的危险因素;②计算机断层扫描(CT)或 / 和磁共振成像(MRI)研究患者脑组织;③脑血管造影,为了充分评估 STA 搭桥手术的可行性,进行选择性颈外动脉造影。对于慢性缺血的患者,应考虑脑血管储备的影像学评估(例如:PET,经颅多普勒超声,ECT,氙 CT,CT 灌注成像)。对于那些需要牺牲主要颅内动脉的患者,术前应该仔细评估。为了评估侧支循环是否充足,并确定血管重建所需的范围,应该考虑行球囊闭塞试验。
- 对于将要进行 STA-MCA 搭桥手术的慢性缺血性脑血管病患者(例如有颈动脉闭塞或烟雾病的患者),在整个手术过程中麻醉有一定的特殊性。具体而言,必须严格维持正常到略高的平均动脉压和正常动脉二氧化碳水平(38~42mmHg),以避免低灌注相关的缺血性并发症的发生。

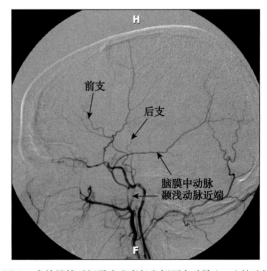

图 32-1　术前导管对烟雾病患者行右侧颈内动脉(ICA)的选择性造影显示,由于狭窄或闭塞,ICA 床突上段部分不能显影。STA 的前、后支很容易分辨。脑膜中动脉(MMA)起始部位于 STA 的近端

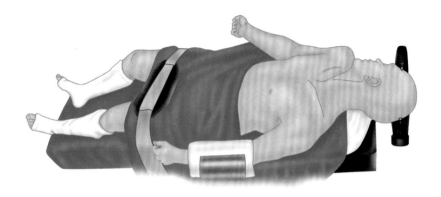

图 32-2　患者一般采取吸入和静脉注射相结合的气管插管全身麻醉。患者采取仰卧位，头部用头架固定，同侧肩下方垫高。为避免术野脑脊液聚集，将计划动脉吻合的位置置于最高处。为了促进静脉回流，头部抬高 10°~15°

手术步骤

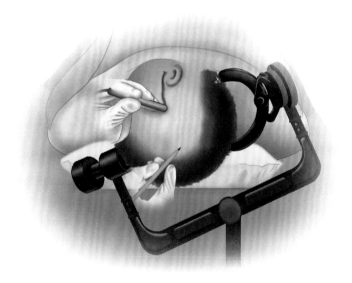

图 32-3　STA 的两个分支通过多普勒超声定位，并用标记笔画出轮廓。基于术前血管造影，术者来决定 STA 的前或后支哪支更适合进行吻合术

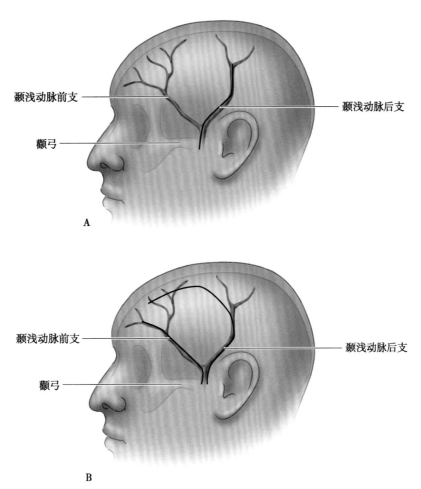

图 32-4　为避免针头导致的 STA 损伤或痉挛,不使用局部麻醉剂。最常选择的是 STA 的后支,因为它的近端靠近外侧裂的后方(位于外耳道以上约 6cm),这里靠近 MCA 的 M4 段,易于搭桥。当 STA 的后支血流量不足或在先前开颅手术时已经闭塞,可以选择 STA 的前支。当使用 STA 后支时,线性的切口在动脉上方,直接从颞上线以上切到颧弓(A:实线描绘了皮肤切口部位)。当需要使用 STA 前支时,皮肤切口可以有两种选择:①线性切口直接在动脉上方(A)。②发际线后的曲线切口,从皮瓣上分离、解剖下面的 STA(B)。我们更倾向于后者,因为这种方法提供了到外侧裂后面的更好的骨性暴露,并且可以避免皮肤切口延伸到患者的发际线前

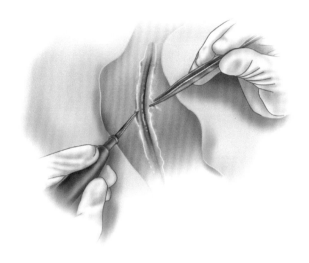

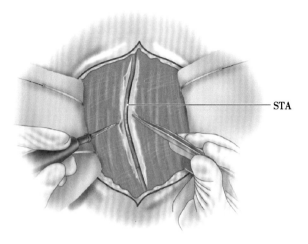

图 32-5 提倡使用头戴式放大镜（Loupe）来协助解剖、分离血管。我们主张开始沿 STA 的远端进行解剖、分离，以避免由于近端血管损伤导致过早地结束搭桥手术。首先用手术刀切开头皮，然后用小的钝头的剪刀或止血钳分离皮下组织，直至找到 STA。显露出 STA 以上的平面，确保安全、连续有效的皮肤切开，直到显露出整条血管。间断使用双极，以协助止血，注意避免对 STA 的热损伤

图 32-6 当颞浅动脉（STA）分支被暴露出来的时候，连同它周围 5~10mm 宽的动脉周围的袖状软组织一同被游离出来。这样做可避免对 STA 不必要的操作，从而可以保护血管避免受到热及机械性损伤。作者主张对 STA 的保护直到血管吻合术完成，反对早期夹闭 STA。对 STA 的保护可以通过间接血运重建来实现，例如脑 - 硬膜 - 动脉血管融通术。本例患者在开颅手术后未找到合适的 M4 段接受血管

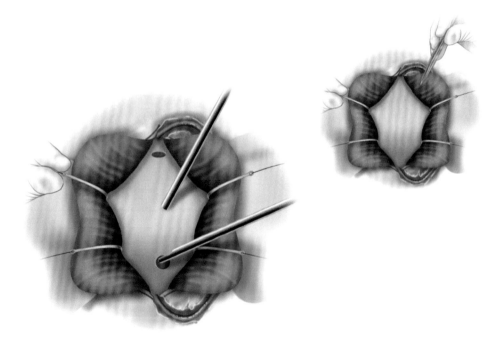

图 32-7 切开颞肌，并用拉钩向两侧牵拉。在这段时间内，将 STA 安全置于手术视野之外，以防止术中意外损伤。在颧骨根部和颞上线钻骨孔，使颅骨骨瓣的中心大约位于外耳道上方约 6cm（Chaters 点）。这个位置通常是 MCA 的 M4 段从外侧裂远端发出的位置

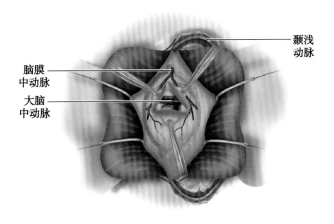

图 32-8 十字形切开硬脑膜,小心不要伤到给大脑提供重要侧支循环的脑膜中动脉主干。使用手术显微镜,以协助识别和解剖被选为受血血管的 M4 段。一般我们选最粗大的 M4 段。建议对已呈缺血或梗死区域的血管优先进行搭桥(例如,颞叶梗死则优先选用 M4 段颞支作为受血血管,而额顶叶梗死优先选用 M4 段的额顶支作为受血血管)。尽管有些作者报道成功进行了直径 0.7~0.9mm 血管的搭桥,通常认为受血血管直径要大于 1mm 才能满足搭桥的需要

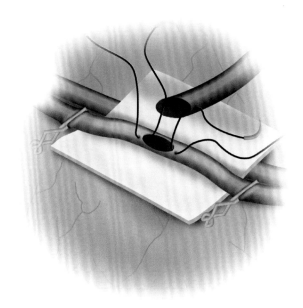

图 32-10 将供血的 STA 分支置入术野,用一个临时动脉瘤夹阻断血管近端,缝扎血管远端。切断 STA 时,血管长度要留有一些富余,以避免吻合部位存在张力。用肝素生理盐水逆行冲洗动脉。要非常小心的去除 STA 切口末端几毫米的所有结缔组织。严格避免用显微手术镊"捏"STA。供血血管用显微剪刀剪一个"鱼嘴"状切口(切口的直径约是受血血管直径的 2~2.5 倍)。这时,从 STA 断端的血流或"截面血流"可以使用超声波流量计探头量化(Charbel 微流量探头;Transonics Systems Inc.,Ithaca,NY)。截流指数〔旁路流量(ml/min)/ 截流流量(ml/min)〕已被确定为预测搭桥通畅的预测指标

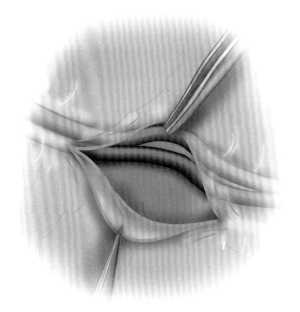

图 32-9 显微镜下锐性切开蛛网膜,受血的 M4 段血管周围,至少要游离 1cm。电凝受血血管段上小的穿支血管并用显微剪刀切断,这是动脉切开和吻合过程中保持术野无血状态的关键步骤。将一个裁好尺寸的小橡胶片置于拟进行吻合的受血血管下面。如果机械刺激造成的血管痉挛持续进展,在手术过程中,可以将稀释的罂粟碱浸泡棉片置于动脉上

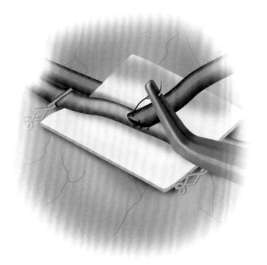

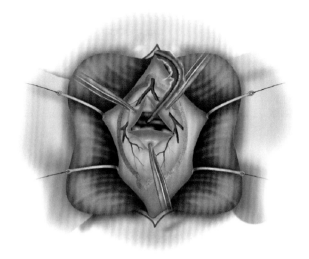

图 32-11 用两个临时的低张力微血管夹阻断受血的 MCA 分支血管。在受血血管侧壁做一线性切开,长度相当于动脉直径的约 2~2.5 倍。作者建议开始时使用镰状蛛网膜刀剖开血管,然后再用显微手术剪刀完成动脉的切开。用肝素生理盐水冲洗动脉后准备行血管吻合。在血管吻合过程中用蓝色标记笔精确地画出 MCA 切口截面边缘及移植血管的边缘。可以使用连续和间断两种缝合方法。我们推荐使用连续缝合法,下面进行简要描述。首先,将用于搭桥的 STA 血管的根部与受血血管用带有缝针的 10-0 的单丝缝合固定后,再进行连续显微血管缝合。继续完成全部的血管吻合。通常,要先完成解剖显露困难处血管的缝合,以便确保缝合线位置很精确且吻合血管后壁没有塌陷。当使用连续缝合法缝合时,缝线在打结前一定要锁死,不能松动,以确保吻合血管的水密缝合

图 32-13 缝合硬脑膜时一定要小心并为搭桥血管留一个大的硬脑膜窗。用咬骨钳去除足够的颅骨以保障搭桥血管的通路畅通,随后将骨瓣安全复位。缝合颞肌,注意避免束紧或扭折搭桥血管。头皮用 3-0 的可吸收线及头皮缝合器缝合

大师锦囊

● **术前抗血小板治疗**:为了把术中搭桥时血栓形成的风险降到最低,我们于手术前开始阿司匹林治疗(例如,每日口服 325mg)。

● **神经保护**:为了把术中 STA-MCA 搭桥时由于临时阻断 MCA 而发生缺血性并发症的风险降到最低,我们主张使用几种神经保护措施。第一,为了抑制脑代谢,应用亚低温(33~35℃)。第二,已经通过术中脑电图证实巴比妥类药物可引起脑电的暴发性抑制。第三,血压轻度升高可使脑血流量最大化。第四,应用药物或采取其他措施降低颅内压,例如应用甘露醇或过度通气。确保大脑皮质与硬脑膜边缘距离有一定距离,颅内压不能太高并确保吻合部位没有过高的张力。

● **严格遵守手术技术**:大多数搭桥失败都是由于手术技术失误造成的。我们强调以下几点:①在血管吻合术中,保持干净的、无血的手术视野(例如,为了持续不断的清除这一区域的脑脊液,将多孔硅胶吸引器管置于乳胶片之下)。②精心处理 STA 的吻合端,完全去除血管周围的软组织。③切开适当长度的动脉(例如,切口长度应约为受血血管直径的 2~2.5 倍)。④避免"挤、压、捏"供血及受血血管,否则可能导致血管内皮损伤并促进移植血管血栓形成。⑤先完成解剖显露困难处血管的缝合,然后检查血管管腔以便确保缝合没有导致受血血管血管狭窄或阻塞。⑥首先填塞消毒的氧化纤维素制品,以解决再灌注后的出血。防止因频繁和重复进行间断缝合,引起血管管腔狭窄和潜在的搭桥血管闭塞。

● **术后护理**:在术后阶段,我们建议采取以下措施以使搭桥后血管闭塞的风险降到最低。术后阶段继续应用阿司匹

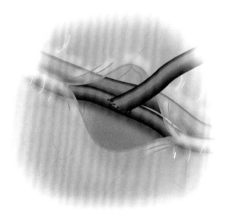

图 32-12 移除 MCA 远端的临时阻断夹,再去除 MCA 近端的临时阻断夹,动脉内血流恢复流动。常常用氧化再生纤维(一种消毒的氧化纤维素制品)对缝线渗血处止血。如果这样不行,就需要对渗血处补充额外的间断缝合。成功止血后,去除 STA 的临时阻断夹,进行移植血管通畅率的评估。多种技术可用来验证动脉血流的通畅性,包括多普勒超声、截流指数(Charbel 微流量探头)、吲哚菁绿血管造影术、导管血管造影等

林治疗（每日口服 325mg）。可以在术后即刻升高患者血压,将平均动脉压目标设为 100~120mmHg,以增加脑血流量。避免包裹头部伤口,以免对移血管产生不当的压力。鼓励患者戴宽松合适的眼镜或暂时移去病变侧眼镜腿以确保移植血管的通畅。

隐患

- 轻度降低平均动脉压或动脉中二氧化碳含量,或使二者一并轻度降低可导致 STA-MCA 搭桥术的患者发生慢性缺血性脑缺血的并发症。神经外科医生和麻醉师之间的紧密合作至关重要。
- 在进行血管吻合前缺少可靠的止血方法,可导致血液循环暂停的时间延长。
- 动脉切开太短（受血血管切口的直径与受血血管直径之比小于 2）容易导致搭桥手术失败。
- 糟糕的血管吻合,尤其是在吻合部位的根部,可导致 MCA 狭窄或闭塞并最终导致搭桥手术失败。
- 停用或不连续使用阿司匹林治疗（尤其是在搭桥术后早期阶段）可导致搭桥血管血栓形成。

紧急脱困

- 间接血管重建
  - 如果供血或受血血管被认为不适合行 STA-MCA 搭桥手术,或者进行了搭桥的尝试但失败了,那么将 STA 缝到软膜表面的间接血运重建方法是一个有效的选择。虽然间接血管重建并不能提供即时的血运通畅,但随着时间的推移（一般要数月）,它可以产生大量的软脑膜血管来改善脑血流。

（赵　强　佟怀宇）

第 33 节 颅外-颅内高流量搭桥

Steven Giannotta and Jonathan Russin
感谢上版作者 Takanori Fukushima

▶ 本节附在线视频

适应证

- 尽管血管内神经外科显著进步，但脑血管搭桥手术仍然是处理巨大动脉瘤和一些累及颈动脉的颅底肿瘤的重要组成方法。无意或有计划的牺牲颈内动脉（ICA）与高死亡率（5%）及高致残率（15%）密切相关。
- 医源性或者外伤后颈内动脉损伤伴有症状性的动脉夹层或者假性动脉瘤，如果不能通过血管介入得到治疗，可以选择高流量搭桥或者颈内动脉结扎。

禁忌证

- 相对禁忌有老年患者、有其他严重合并症的患者、神经系统状态较差的患者。

手术计划和体位

高流量颈动脉搭桥的类型

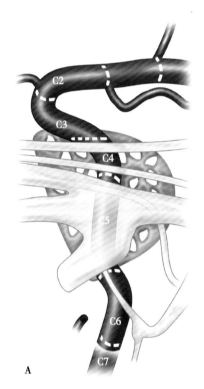
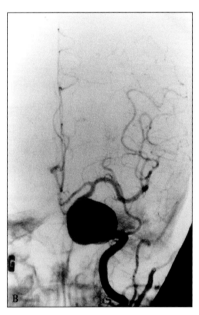
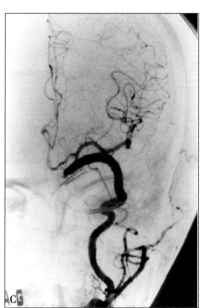

图 33-1 Fukushima 搭桥术 1 型。（A）颈内动脉分段示意图。（B）巨大的海绵窦段颈内动脉瘤。（C）由 C6（颈内动脉岩骨段）到 C2 段（眼动脉旁段）行大隐静脉搭桥

- 1 型搭桥的指征为处理海绵体内巨大动脉瘤和颈内动脉海绵段狭窄及根治性切除侵入此区域的脑膜瘤或恶性肿瘤。

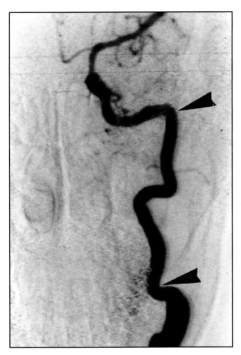

图 33-2 Fukushima 搭桥术 2 型。颈外动脉到 C6（颈内动脉岩骨段）的颞下大隐静脉移植

- 2 型搭桥指征为颞下或高颈段动脉瘤的修复，夹层动脉瘤，动脉狭窄及颞下脑膜瘤或血管球瘤的根治性切除。

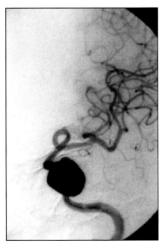
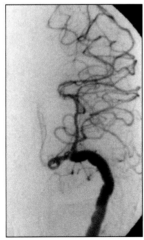

图 33-3 Fukushima 搭桥术 3 型。颈外动脉到 M2 的大隐静脉移植

- 3 型搭桥用于处理颈动脉近端动脉瘤，海绵窦内动脉瘤。

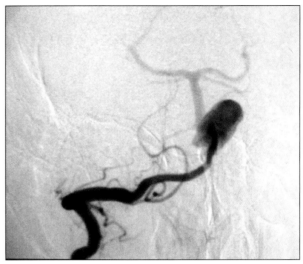

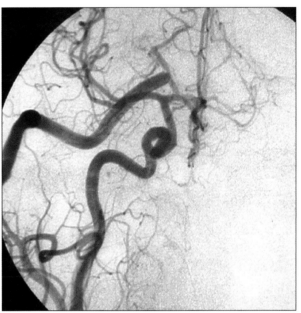

图 33-4 Fukushima 搭桥术 4 型。 颈外动脉到 P2 段大隐静脉移植

- 4 型搭桥用来处理基底动脉巨大动脉瘤。
- 术前评估应包含以下内容：完整的神经系统检查和视力评估、呼吸状况、心血管状态、糖尿病及胃肠功能等。术前常规实验室检查（全血细胞计数、凝血功能、电解质、血生化、基础代谢评价），胸肺 X 线检查和心电图等均很重要。
- 除了 CT、MRI、MRA 等标准的神经系统检查，脑四血管造影对血管的神经放射学评价也很重要。常常用球囊闭塞试验评估交叉血流或侧支循环能力。
- 在切开皮肤之前，给患者一剂术前抗生素和地塞米松（10~20mg 静脉注射）。用甘露醇降低颅内压（25~50g 静脉滴注),呋塞米(呋塞米;20~40mg 静脉注射),呼吸机过度通气。当预计会发生脑张力较高时,可以事先插入腰大池引流管用于术中及术后持续脑脊液引流。在高难度的血管吻合手术过程中,需要临时阻断动脉血流时,可以应用适量的肝素(2 000~4 000U)静脉注射,使用中度低温(33~35℃)及巴比妥类药物抑制脑电活动进行脑保护。

体位

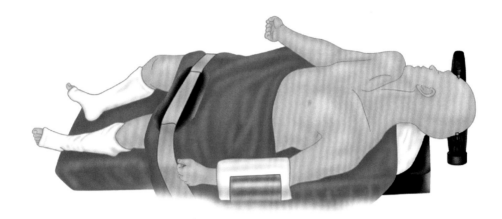

图 33-5 患者处于仰卧位,头部用 ENT(耳鼻喉)硅胶枕头支撑。头部向对侧旋转以利进行额颞骨瓣开颅并容易到达下颌-颈区。大多数时候,不使用三针头钉头架固定头部以便于颈部颈动脉切开,便于大隐静脉的通道从下颌下、翼状肌、颞下区域到达颞下区域。翻起头皮及头部肌肉后,可以用多个钝头头皮拉钩及蓝色硅胶橡皮圈安全地进行前后方向固定

● 一般情况下,将患者的躯干上部抬高 15°,手术台置于 15° 反 Trendelenburg 位置以保持头的位置高于心脏水平。

手术步骤

皮肤切口

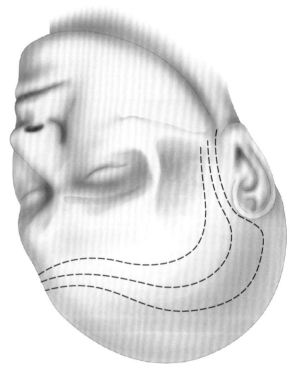

图 33-6 为避免损伤面神经的颧支及额支,皮肤切口开始从耳屏前 10mm 的颧弓开始,在发际内朝前上方呈弧形延伸,跨过中线几厘米至对侧头皮。将皮肤、帽状腱膜和颞肌一层翻起

翻开皮瓣

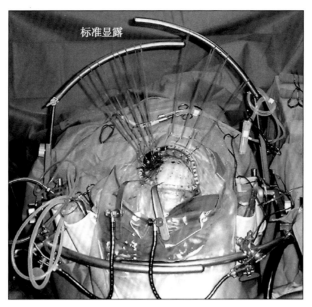

图 33-7 反折的皮肤用潮湿的 Telfa 覆盖保护，以防止皮肤干燥。用多个钝头头皮拉钩及橡皮圈固定在头圈前方的杆上。用单极沿着头皮切口下方切开颞筋膜和肌肉。通常，我们保留距颧弓根部 1.5cm 之内的肌肉，以保护颞肌后部的血管及神经。用单极或骨膜剥离子（Adson Joker & Langebeck 骨膜剥离子）将颞肌和骨膜从颅骨上分离下来。用多个钝头钩子勾起头皮及肌皮瓣（大、中、小三种尺寸的 5~10 个钩子）。向前以 45°的角度抬高头皮和颞肌，以避免任何对眼睛的压迫。术中要辨认眶上缘、眶壁侧缘、额颧缝。然后做常规标准的额颞翼点骨瓣开颅手术

- 正如前面提到的，对于高流量大隐静脉搭桥，头部置于 ENT 枕头上而未使用三钉固定，以便外科医生术中调节头的位置。一般情况下，头向对侧旋转 45°，以中度过伸并便于显露下颌下部的颈动脉、额颞区、颞区及颞下区结构。

颅骨切开

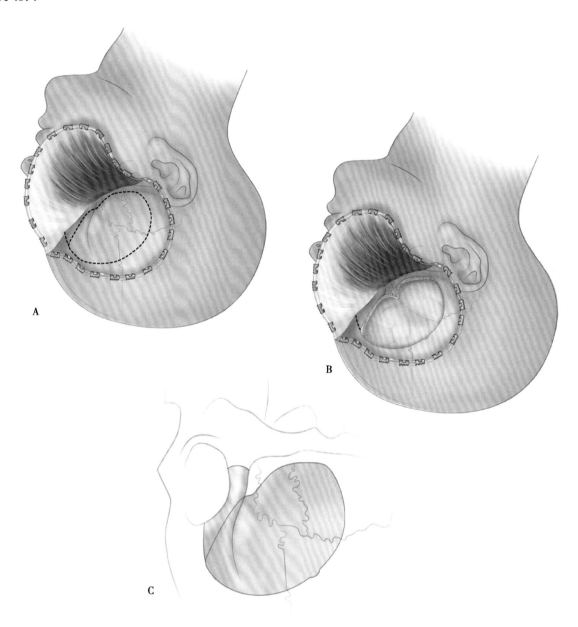

图 33-8 随后环绕颞骨鳞部钻一个小孔。我们从来不使用传统的 14mm 的大钻头。用 5mm 的超粗金刚石钻头钻一个 6mm 的骨孔,刚好有足够的空间可以通过颅骨铣刀脚板。去除颅骨外板及板障的松质骨,削薄颅骨内板,在硬脑膜上留下一个薄的骨壳。随后,用刮匙或剥离子去除残留的蛋壳样颅骨内板。形成小骨孔后,以一个 90° 的 Fukushima 骨孔硬脑膜起子分离硬脑膜与颅骨内板。接下来,去除蝶骨翼的三角型骨质,显露出额部和颞部硬脑膜。继续三角形的翼点部位的骨质磨除,向下磨除直到眶颞连接处,然后继续在颞下磨出一高尔夫球杆形骨槽。大于 60 岁的老年患者,额部硬脑膜常常很薄并黏附到颅骨内板上,因此要在眶嵴及眶上缘附近的额骨上钻一个小骨孔。第二个钻孔防止前内侧额叶硬膜的损坏与破裂。使用小的开颅铣刀以实现最小的骨质丢失,有利于术后美容。当肾形的额颞骨瓣去除后,以缝线在骨窗缘的多个骨孔处悬吊硬脑膜。硬膜外的解剖分离按下列顺序:额部基底、翼点、蝶骨嵴、颞下区。(A)标记拟开骨瓣范围。(B)移除骨瓣后显露的范围。(C)颅骨切除的范围以及与周围骨性标记的关系

- 对于 1 型搭桥,显露 C6(颈内动脉岩骨段)和 C2-C3(颈内动脉床突段和眼动脉旁段)是必要的;Dolenc 型前内侧和 Fukushima 型前外侧硬膜均应自硬膜外抬起,行前床突磨除和视神经管顶部开放(去顶化)。
- 从前颅底开始,自蝶骨嵴到颅中窝前部抬起硬脑膜。用 Joker 剥离子或颅底 A 型锐性剥离子抬起前颅底硬膜,确

认嗅 - 硬脑膜线,筛窦带和蝶骨平台。首先,磨平蝶骨嵴缘至眶脑膜带,然后将眶顶磨薄至蛋壳状。前床突的磨除从眶脑膜带开始,这个三角形鲨鱼齿似的骨头通过视柱牢固地附着在蝶骨上。

磨除前床突

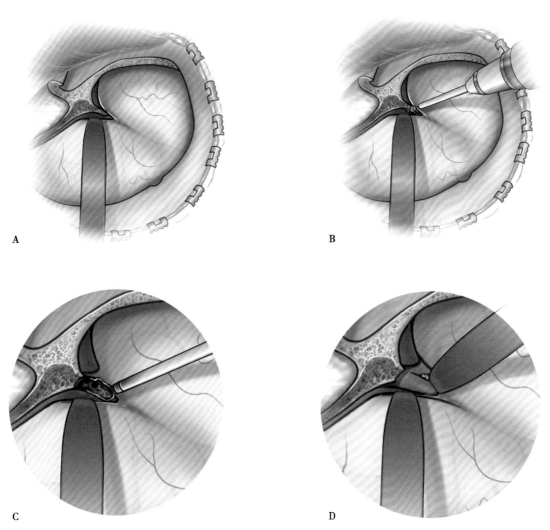

图 33-9　去除前床突是海绵窦区手术最重要和最常用的技术。磨钻滑脱或磨钻产热所致有损伤视神经的危险;术中需要格外小心注意,重点为磨钻的正确使用。我们开始使用 4mm 或 3mm 粗的金刚砂钻头进行磨除,以使前床突内部形成空洞。用 2mm 或 3mm 的金刚砂钻头,从视柱前方和后方去除前床突的内侧半,避免损伤视神经的硬膜。前床突内侧半被去除时,外侧半可以用锋利的 A 或 D 剥离器提起,然后用齿状钳扭转并去除。(A)显露前床突。(B,C)磨除前床突。(D)前床突磨除后得到的显露

开放视神经管

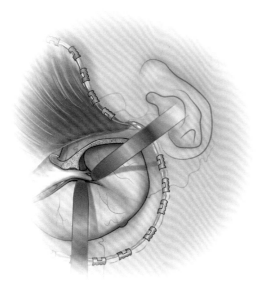

图 33-10 视神经管去顶部化从眶侧开始,直至镰状韧带。在大多数时候,不磨蝶骨内侧,以避免蝶窦开放。磨除前床突和视神经管时,应操作轻柔并进行持续盐水冲洗、冷却。在进行此操作时,有损伤视力的风险

● 外科医生很有必要在解剖实验室进行这项技术的训练。下一步,向前外侧方向抬起颞底硬脑膜,用骨蜡、单极、双极电凝及氧化纤维素实现细致的止血。当使用单极电烧时必须小心,避免向任何神经血管结构传导电流和热。通常情况下,将固有硬脑膜从 V2 和 V3 的圆孔和卵圆孔处剥离,并向后逐渐分离并抬起硬膜,电凝并切断脑膜中动脉。大多数情况下,颞弓根的中点处对应棘孔和脑膜中动脉。接下来术者开始海绵窦的解剖。

确认岩浅大神经和颈内动脉 C6 段

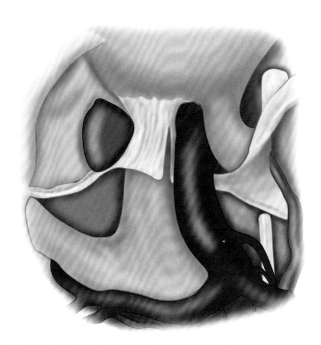

图 33-11　脑膜中动脉切断并分离后，继续将硬脑膜及固有硬脑膜从三叉神经第三支剥离、抬起。电凝离断脑膜中动脉，在棘孔内侧，可以看到并可确认岩浅小神经、岩浅大神经（GSPN）及面神经裂孔等。在识别岩浅大神经后，进一步抬起硬脑膜至岩骨嵴，同时用尖部 2mm 宽的硬锥形脑压板拉开硬脑膜。为了暴露 C6 段（颈内动脉岩骨段），三叉神经第三支后缘可轻柔的拉向前方。为了获得足够长度的 C6 段（颈内动脉岩骨段），常常需要在面部裂孔处切断岩浅大神经，然后用面部神经刺激器定位后方的膝状神经节。术者现在用 3~4mm 的金刚石钻头磨除骨质，显露位于 Glasscock 海绵窦三角的 C6 段（颈内动脉岩骨段）。颈内动脉岩骨段恰好位于岩浅大神经下面并且能够暴露出约 10mm 长。C6 段（颈内动脉岩骨段）膝部在颈动脉管中走行，离耳蜗只有 1~2mm，所以磨除骨质时必须格外小心。大多数时候，轻柔牵拉三叉神经第三分支，可以显露约 12mm 的 C6 段（颈内动脉岩骨段），这便足以用大隐静脉进行端 - 侧或端 - 端血管显微吻合。

打开纤维环

图 33-12　为了显露 C2-C3 段（颈内动脉眼动脉旁段），需要在额颞基底部切开硬脑膜后再继续沿视神经外侧缘纵行切开。切开视神经硬膜鞘，用弯的显微剪刀去除颈内动脉纤维环

33

搭桥术 1 型（C6 到 C3）

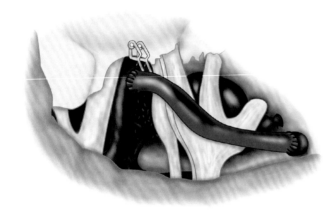

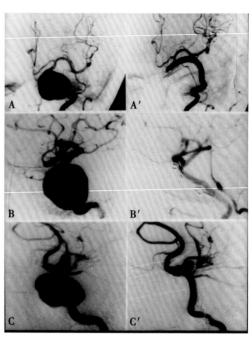

图 33-13　在作者的 70 例 C6 段到 C3 段大隐静脉搭桥的患者中，由于眼动脉临时阻断了 30~50 分钟，7% 的患者经历了视力障碍。行眼动脉旁段吻合前，术前的球囊闭塞试验是必要的，以确定眼动脉缺血耐受程度。如果是不能忍受眼动脉的临时阻断，应该考虑行 M2 下干的显微吻合

搭桥术 3 型

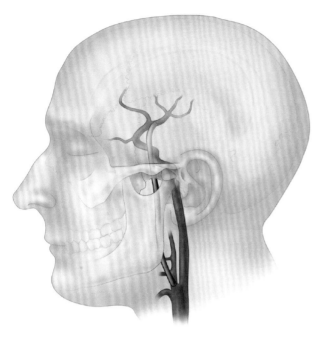

图 33-14 治疗海绵窦内的巨大动脉瘤或颈动脉近端的血管病变时,行高流量颈动脉搭桥术或颈动脉置换术是必要的,可以行颈外动脉下颌下支到 M2 的大隐静脉搭桥。要做到这一点,在下颌下区域做一横切口,以暴露颈部的颈内动脉和颈外动脉。通常,用 8-0 单丝尼龙缝合线行大隐静脉与颈外动脉的端 - 侧吻合。用血管止血带或大的 Mizuho 夹将颈外动脉近端和远端临时夹闭。在大多数情况下,在颈外动脉切口后面,为了便于与大隐静脉吻合,我用 3mm 或 4mm 的血管打孔器打一个椭圆形的孔。行精确的全层内膜到内膜间断缝合,针距 1mm,进针深度 1mm

胸导管技术

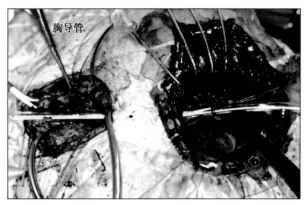

胸导管

图 33-15 通过颞下和颞下窝磨除骨质,引导大隐静脉从下颌下到颞下、颞下窝区,最终到达颞下筋膜。沿着翼外肌穿一小孔。通过这个颞下的孔进行钝性分离,经过翼窝后部连通到颈外动脉的下颌下区。术者还可以从下颌下间隙向翼窝、从颞下窝区向下钝性分离,为血管移植形成一个通道。随后术者从颞下部到颞下窝区用一个大的 Kelly 钳,抓住 28 号胸腔导管,并穿过翼肌通路将该管拉过去。在冲洗情况下用吸引器将 1-0 的丝线吸入胸腔引流管。将这条 1-0 的丝线系于大隐静脉移植血管的一端。通过这条胸导管将大隐静脉移植血管牵引过去

● 大隐静脉远端与颈外动脉吻合,近端同 M2 段相吻合。一般外侧裂暴露出来后,我们优先选 M2 的后下干。用铺在明胶海绵上的橡皮片将 M2 段血管位置抬高。

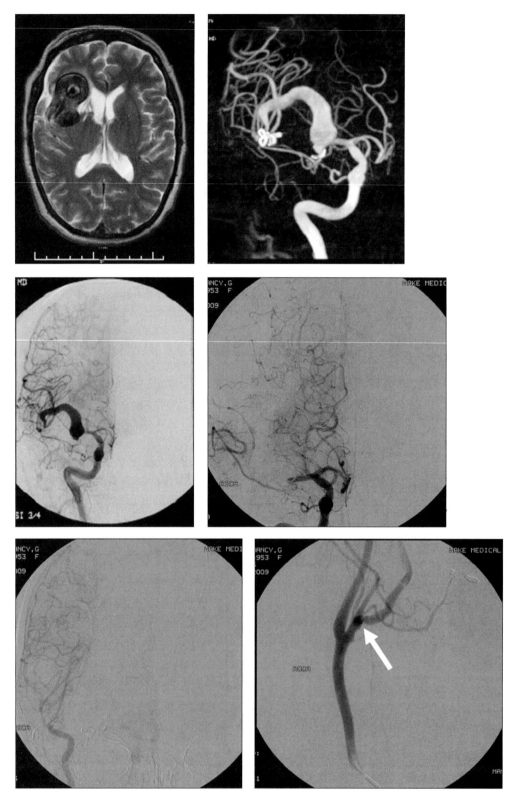

图 33-16 在巴比妥类药物、甘露糖醇和苯妥英（苯妥英钠）类药物的保护下，用临时阻断夹阻断 M2。在 30 分钟内，将大隐静脉与 M2 段行显微端 - 侧吻合。用带小针的 9-0 的单丝尼龙线缝合。为了避免任何吻合术后吻合口漏血，行全层的内膜到内膜的间断缝合，针距 1mm，进针深度 1mm。为了确保血管安全吻合，防止漏血，可用氧化纤维素止血材料包裹吻合口。有时，我还用 Teflon 碎片和少量纤维蛋白胶包裹吻合口

搭桥术 2 型

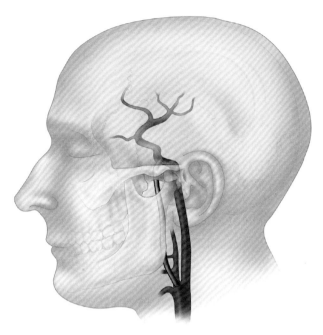

图 33-17 对于颞下窝病变,为了切除迷走神经血管球瘤或修复颞下窝高颈段动脉瘤,需行颈外动脉至 C6 段的吻合。多数情况下,通过大隐静脉移植通路,将大隐静脉与 C6(颈内动脉岩骨段)行端 - 端吻合,这将提供颈动脉血流直接到颈内动脉海绵窦段,以替代颈内动脉颞下窝段。外科医生的显微吻合技能是确保高流量搭桥通畅的最重要的技术保障。用更细小的 2 英寸长带有单丝尼龙线的弯针进行缝合。显微吻合一个血管通常需要缝四到五针。血管吻合技术的关键是精确的内膜和内膜对齐的缝合,并且每针间的间距相等及深度相仿

大师锦囊

● 通过细致的止血和从切开皮肤到手术结束的锐性解剖技术,保持一个无血、清洁的术野。

● 准确、高效、快速地进行显微吻合,以尽量减少临时阻断时间。

● 行内膜和内膜对齐的全层缝合,每针间的间距相等,针距约 1mm 及深度相仿,进针深度约 1mm。

隐患

● 进行缝合时,避免累及对侧血管壁,因为这将造成术后血管闭塞。

● 避免显微吻合术后发生漏血。

● 磨除前床突及沿视神经管周围解剖操作的过程中需要十分小心,以免造成患者视力障碍。眼动脉的临时夹闭可能会造成视觉缺陷的发生率为 7%。

● 临时夹闭血管可能会导致低流量、侧支循环差、缺血等并发症。

● 注意并利用一切可能的脑保护措施和监测方法,如脑电图或脑血流量监测。

紧急脱困

● 如果任何血管——颈外动脉、眼动脉旁段颈内动脉或大脑中动脉有钙化或有厚的动脉粥样硬化斑块,选择血管的其他部位进行血管吻合,以防止吻合口闭塞。

● 如果受血血管管径太小,不到大隐静脉管径的三分之一,会造成高流量搭桥血管发生充血、淤血,这可能会导致术后血管闭塞或血栓形成。受血血管管径最好要达到大隐静脉管径的一半。

(赵 强 佟怀宇)

第34节　开颅脑内血肿清除术

Jonathan Russin and Steven Giannotta

▶ **本节附在线视频**

适应证

- 引发进行性神经系统功能障碍或脑疝的症状性脑出血首选开颅血肿清除术。尤其年轻患者应积极手术治疗。
- 结构性病变(如血管畸形、肿瘤、动脉瘤等)引起的脑出血首选开颅手术,清除血肿同时处理原发病灶。脑叶出血,尤其年轻患者,多数存在结构性异常;而深部脑出血多与高血压相关。
- 脑出血引起弥漫性脑水肿时(如脑创伤,动脉或静脉性栓塞转变为脑出血)首选开颅血肿清除术,必要时可行去骨瓣减压术和硬脑膜扩大成形术。
- 幕下血肿压迫第四脑室(或血块阻塞脑室系统)引起脑水肿压迫脑干和导致脑积水时,应及时开颅清除血肿。

禁忌证

- 脑深部核团出血首选立体定向血肿抽吸术。

- 老年人脑叶出血无神经功能状况迅速恶化或结构性病变时可行保守治疗或立体定向血肿抽吸术。
- 凝血异常或血小板功能障碍没有得到纠正时。

手术计划和体位

- 脑出血患者应常规行影像学检查,如头颅计算机断层扫描(CT)。绝大多数患者需行 CT 血管成像(CTA)检查,以除外血管病变。
- 对于病情平稳的患者,如果 CTA 不能有效评估结构性病变时,应行进一步检查〔如:怀疑肿瘤可行磁共振成像(MRI)或血管造影检查;怀疑动脉瘤可行血管造影检查〕。影像导航检查和手术前应行头皮标记定位等准备工作。
- 出血量大时,可静脉滴注甘露醇(0.5~1g/kg),全身麻醉诱导后适量过度通气。除幕下脑出血外,均应预防性应用抗癫痫药物。
- 合并动脉瘤或血管畸形时应确保血压控制在正常范围。头架固定和切皮时尤其要注意控制血压。

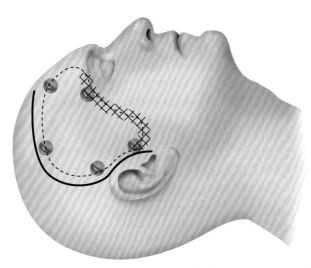

图 34-1 对于额顶区的幕上血肿采用仰卧位,头偏向对侧,颈稍后展,置颧骨于最高点。用 Mayfield 头架固定。此切口适用于所有额颞区脑出血。颅底骨窗要低,以容纳潜在的颞叶水肿,需要磨除蝶骨小翼和颅中窝底骨质(画交叉线区域),以利处理合并的动脉瘤。清除血肿同时处理动脉瘤,避免再次出血。动静脉畸形或其他血管病变应当一期切除,但复杂动静脉畸形需先行栓塞治疗。此时,骨窗不宜过小

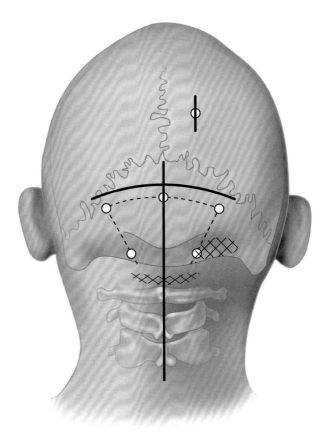

图 34-3 对于幕下血肿,全麻后取俯卧位,颈稍屈曲,Mayfield 头架固定。骨窗尽量开大,靠近出血侧,通常包括枕大孔边缘,以处理可能出现的小脑水肿。小脑出血量大或合并血管畸形时可一并切除寰椎(C1 椎体)后弓;合并小脑后下动脉动脉瘤时需切除同侧枕髁(画交叉线区域)。标记枕外隆凸点上方6cm,中线旁开 2~3cm 处,以备必要时行脑室引穿刺流(见大师锦囊部分)

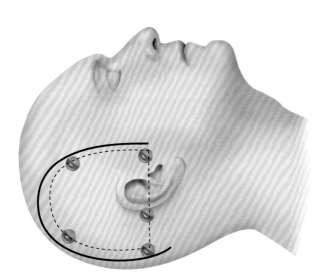

图 34-2 对于颞叶后部、顶叶和枕部血肿,头皮切口和骨瓣位置相应后移,取仰卧位,患侧肩部抬高,头部转向对侧呈水平位,用 Mayfield 头架固定。切口要足够大以容纳潜在水肿的脑组织并处理血管畸形或肿瘤

手术步骤

- 皮瓣和骨窗要大于血肿范围。

- 多数患者硬脑膜张力较高,于血肿上方十字剪开硬脑膜,切除少许脑皮质,抽吸血肿,以减轻占位效应。此时,不要试图彻底清除血肿或切除肿瘤和血管病变。

- 在血肿正上方轻柔地用双极电凝切开脑皮质。用双极电凝和吸引器扩大切口至血肿部位。若有条件,对病情较平稳的患者可以应用影像导航技术优化手术入路。

- 初步减压后,十字形扩大剪开硬脑膜。除非情况十分紧急,应在手术显微镜下清除其余血肿,寻找活动性出血点和用滴水双极电凝止血。直视下清除血肿至血肿边界;用棉片覆盖创面辅助止血,进一步清除深部血肿。

- 合并脑肿瘤或血管畸形时,要仔细寻找和处理病灶。对于原发性脑出血,仔细显露脑表面寻找活动性出血点,用滴水双极电凝止血。活动性出血不可仅用止血材料覆盖止血。
- 对于未行栓塞治疗的大的复杂动静脉畸形,需手术清除足够血肿,以达到减压目的,但要仔细操作,避免损伤动静脉畸形引起大出血。对于动静脉畸形引起的出血可以用 Avitene 止血剂或用凝血酶浸泡过的明胶海绵轻微压迫止血。
- 动脉瘤和肿瘤引起的脑出血需要在清除血肿的同时去除病因,防止再出血或术后肿瘤性水肿。
- 血肿腔壁用冷盐水冲洗以增强止血效果,冲洗液变清后,再以薄层止血纱覆盖。
- 对于已经发生或可能发生脑水肿的患者,应扩大切开硬脑膜;并在脑表面覆盖两层 DuraGen(硬脑膜上下各一层),冷冻保存切除的骨瓣以备将来颅骨成形使用。
- 脑组织完全松弛(凹陷)时可一期关闭硬脑膜,复位骨瓣,逐层缝合切口。

大师锦囊

- 如果脑内血肿未及皮质表面,脑皮质切口应选在运动或语言皮质稍前或稍后位置,并尽可能接近血肿的表浅部分。
- 扩大皮质切口便于看清出血点并用棉片止血。
- 巨大幕上血肿破入脑室者,可直视下留置脑室引流管。

对于幕下出血,开放枕大池可以明显减轻小脑受压,有利于显露和清除血肿、探查血肿腔并止血。对于无脑室外引流的昏迷患者,铺单范围要大,包含 Brazier 钻孔区,以利术中钻孔置管行侧脑室外引流。有条件的可利用影像导航技术和导管鞘管以确保安全准确地置入脑室引流管。

隐患

- 对于脑出血合并凝血障碍的患者,开颅血肿清除术效果欠佳,可能会引起术后反复出血。如需急诊手术,需同时纠正凝血异常,包括应用重组活化人凝血因子Ⅶ(诺其)和输注血小板等。
- 严密观察和确切止血可以预防术后复发。
- 设计开颅骨瓣面积要大于脑血肿面积,以备术毕去骨瓣减压,有充分的空间容纳减压术后水肿的脑组织。
- 多数情况下,清除血肿时可同时处理动脉瘤和多数肿瘤。对于复杂动脉瘤,清除血肿后应立即行介入治疗,处理动脉瘤。不要延误动脉瘤的治疗。
- 如果没有准备切除 AVM,在清除血肿时避免进入动静脉畸形血管团内(不打无准备之仗)。

紧急脱困

- 脑室外引流。
- 去骨瓣减压手术。
- 大出血时输注重组活化人凝血因子Ⅶ和血小板。

(伊志强)

35

第 35 节　影像引导下置管清除血肿及溶栓治疗脑内血肿

Steven Giannotta and Jonathan Russin
感谢上版作者 Issam Awad，Mahua Dey and Jennifer Jaffe

适应证

- 自发性颅内出血。
- 深部或脑叶血肿，患者有可疑高血压或脑血管淀粉样变性。
- 中等或大量血肿（>20ml）。
- 凝血功能正常［国际标准化比值（INR）]<1.3，凝血酶原时间 <14 秒，部分凝血活酶时间 <30~32 秒或在正常范围），血小板计数 >100×10⁹/L，除阿司匹林效应［如已知应用氯吡格雷（波立维）]外，无其他血小板功能异常的证据。
- 血肿体积稳定（有出血后 6h 的影像学检查证据）。
- 神经功能状态保持稳定或缓慢加重。

禁忌证

- 患者一般状态差，有多种合并症，手术风险极高或预后很差。
- GCS 评分 4 分以下，或出血累及脑干。
- 需手术处理的幕下血肿（包括小脑），宜行枕下开颅清除血肿。
- 患者神经功能状态急剧恶化，或出现脑疝前驱症状，宜行开颅血肿清除及其他减压措施。
- 血管畸形、肿瘤、动脉瘤破裂引起的继发血肿不适合影像引导手术，而应行开颅手术，处理原发病。
- 血肿量小（<20ml）或无症状，应保守观察，以避免手术风险。
- 持续扩大的颅内血肿，不应选择置管引流血肿，而应行开颅手术处理活动性出血灶。
- 凝血异常、血小板计数或功能异常应予纠正。INR 升高

或凝血时间延长常见于应用华法林的患者，可用维生素 K、新鲜冰冻血浆或重组 Ⅶ a 因子（诺其）中和。肝素引起的凝血障碍可用鱼精蛋白中和。若血小板计数小于 100×10⁹/L，或已知血小板功能异常（阿司匹林效应意外），应予输注血小板。

手术计划和体位

- 对有脑出血症状的患者，即刻行头颅 CT 检查，可快速明确诊断并评估血肿体积。6h 后，再次复查头颅 CT，除外血肿继续扩大。若血肿体积明显增大（>5ml），应推迟行导管置入术，至血肿不再继续扩大为止；如患者状况急剧恶化，应考虑行开放手术清除血肿。在导管置入前，必须纠正凝血异常，稳定血肿体积。
- 应查找出血原因，尤其是年轻患者以及无控制不佳的高血压病史的患者，除外潜在的血管畸形、肿瘤和动脉瘤。最好行增强 CT 或 CT 血管成像（CTA）检查。若怀疑有肿瘤或脑梗死后出血性转化，应行平扫和增强 MRI 检查。经常，用作影像引导的检查（CTA 或 MRI）也能同时了解血肿体积是否保持稳定，若需要应用影像引导系统，可根据在头皮上放置的基准标志点做手术计划。若 CTA 阴性，但高度怀疑有血管畸形，则行全脑血管造影检查（若存在蛛网膜下腔出血，或脑出血邻近侧裂或纵裂池分布）。
- 根据影像选择穿刺进针点，使损伤最小，且沿血肿长轴放置导管。对于大多数深部基底节血肿，适合在额部或顶枕部钻孔。对于脑叶血肿，选择离血肿最近的皮质处钻骨孔。
- 术前要确认凝血异常得到纠正（确认 INR 和部分凝血活酶时间正常），可在术前开始输注血小板，术程中输完即可。

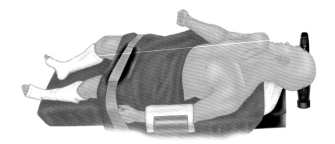

图 35-1 实施麻醉诱导后,用 Mayfield 三钉头架固定患者头部,安装无框架导航。如果使用电磁导航,则无须固定颅骨。在治疗计划平台上注册头皮基准标志点(或体表解剖标志)

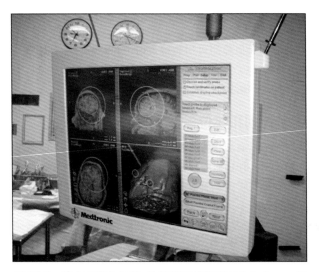

图 35-2 建立和确认导航,导管路径的精确度为 1~2mm。选择手术计划,确定导管的进点,止点以及穿刺深度,将导管置入血肿范围内

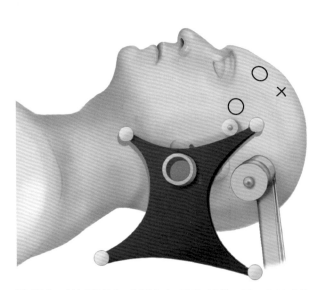

图 35-3 标记穿刺点,术野备皮,消毒,铺单。用一个被动导管引导器(PCI)或导航探针确认穿刺点及穿刺通道

手术步骤

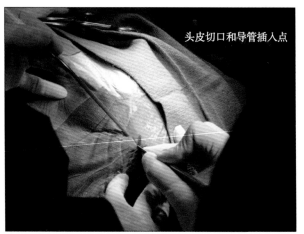

图 35-4 切开头皮(2~3cm)至骨膜层,止血,牵开器牵开,使用 PCI 或导航探针再次确认穿刺点

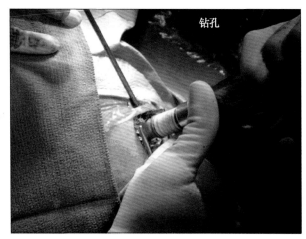

图 35-5 用电钻或手摇钻钻骨孔,用刮勺刮除内板骨片,显露出硬脑膜,用骨蜡及双极电凝止血

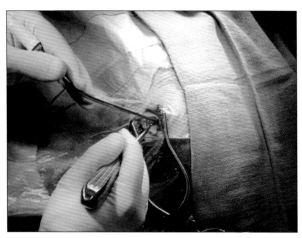

图 35-6 电凝硬膜表面,用 11 号或 15 号刀片切开硬膜并电凝硬膜缘止血。电凝脑表面并切开,避免损伤皮质动脉及静脉

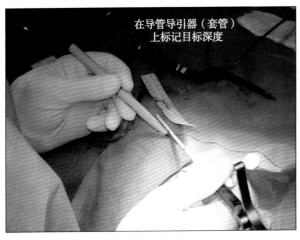

图 35-7 图示带有可剥脱外鞘的套管（Codman 83-1326，Codeman and Shurtleff Inc.，Raynham，MA）。在导管导引器（套管）上标记目标深度，PCI 可用作探针。可用 PCI 引导导引器按治疗计划进入。置于血肿直径的 2/3 处

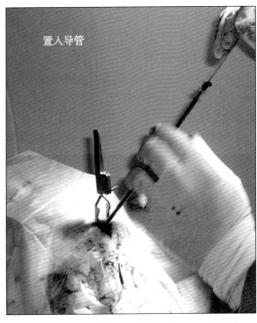

图 35-9 通过套管，将软导管置入残余血肿内

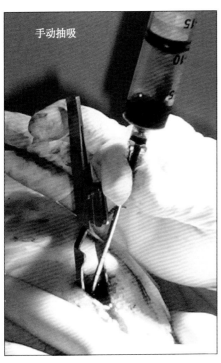

图 35-8 小心取出套管内芯，将套管留置于血肿内。用 10ml 注射器抽吸血肿至有阻力止

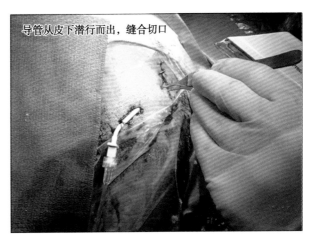

图 35-10 去除外套管（鞘），确保软导管置于血肿中心。将导管钳住以防止脱位，同时，将导管在帽状腱膜下潜行一段，另外做皮肤切口，用套管针或血管钳引出，缝线固定，过程中要固定好导管位置，并确认导管未扭曲或闭塞。尼龙线全层缝合头皮切口

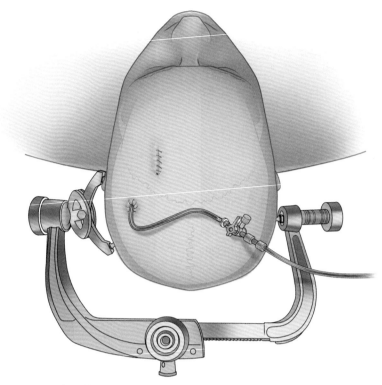

图 35-11　软导管连接密闭引流装置,包括一个三通以及与头部平齐的引流袋

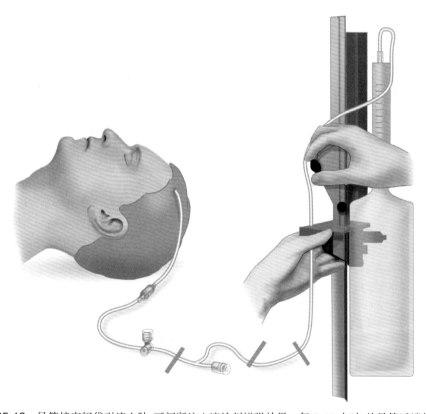

图 35-12　导管接密闭袋引流血肿,可间断注入溶栓剂增强效果。每 8~12 小时,从导管近端的三通注入重组组织型纤溶酶原激活剂(rTPA)1~2mg(1mg/ml),然后用盐水冲洗,严格无菌操作。每次注药后关闭引流管 30~60 分钟,然后再打开继续引流血肿

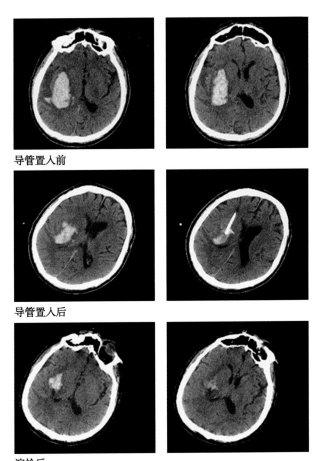

导管置入前

导管置入后

溶栓后

图 35-13　至少每天复查一次头颅 CT（若出现任何神经功能变化，则需更频繁复查 CT）。引流至血肿体积小于 15~20ml 时，停止注入 rTPA。在最后一次注入 rTPA 后，将引流管置于血肿内且保持开放，观察 12~24 小时，再考虑拔管

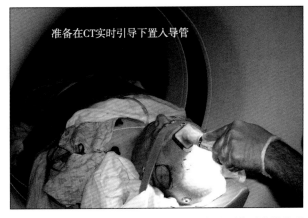

准备在CT实时引导下置入导管

图 35-14　重置导管需要在实时 CT 引导下，严格无菌操作进行，以实现导管位置的实时最优化。也可以用这种方法替代无框架立体定向影像引导技术

大师锦囊

- 如需快速纠正凝血异常，以预防血肿扩大和能够更快地进行干预，清除血肿，可应用重组活化人凝血因子Ⅶ（诺其）。诺其的应用需要依据血肿体积、需干预的紧急程度以及凝血异常的严重性等方面仔细地个体化考虑。同时，要考虑到血栓性并发症的风险（如高凝状态、心脏机械瓣膜、多支冠脉狭窄）。充分权衡风险收益比，做到个体化应用诺其。对于轻度凝血功能异常或血栓性并发症高危的患者，应用低剂量（20~50μg/kg），对于有严重凝血功能异常伴血肿扩大的患者应用高剂量（50~80μg/kg）。若患者凝血功能轻度异常，血肿体积及临床症状稳定，可以通过应用新鲜冰冻血浆或维生素 K 纠正（速度通常更慢），则不应该应用诺其。相较华法林，诺其的半衰期更短，需要在应用诺其后持续地严密观察数小时至数天，并应用新鲜冰冻血浆及维生素 K。极少需要反复应用诺其。
- 头部铺单后，需要重新注册穿刺点及穿刺通路，钻完骨孔后，还要在颅骨上重新注册。
- 除了前述的导管 - 套管 - 可剥离鞘的方式，也可用带侧孔的 Dandy 钝头金属脑针，并用 PCI 作探针，行初步的血肿

抽吸。拔除脑针后，置入导管和 PCI。可以更有效地初步抽吸血肿，并可放置更粗大的引流管，这样不容易堵管。

- 若穿刺抽吸出较多颅内血肿，则需要校正导管头端位置至较浅位置，以适应缩小后的残余血肿。
- 根据Ⅱ期临床实验的数据，溶栓药物的最佳剂量为每 8 小时 1mg，最多 9 次。
- 只要导管还在血肿腔内，就需要持续地密切监测凝血功能，必要时随时纠正异常。
- 若 CT 证实导管不在血肿内，则终止使用溶栓药物。
- 有些血肿与脑室相通，会有血性脑脊液流出，这有助于血肿的清除。
- 每次经导管注入溶栓剂及调整导管位置都要严格无菌操作。引流期间，静脉应用抗生素。
- 若患者合并脑室内出血或脑积水，抑或昏迷患者需监测颅内压，则除了血肿腔置入导管外，还需要行脑室外引流。

隐患

- 导管经常比原计划置入的更深，因为血肿在抽吸后会变得更表浅。
- 如果导管已不在血肿腔内，严禁注入溶栓剂。
- 在应用溶栓剂后 12 小时内，不要行调整导管位置、退管或拔管等操作。

紧急脱困

- 在最初置管及溶栓清除血肿的过程中，若导管位置不理想，术者需根据残余血肿体积（>20ml），决定是否要重新调整导管位置；这需要按照上述步骤重新操作，或者在 CT 扫描引导下重置导管。

（伊志强）

第36节 前内侧颞叶切除术

Samuel A. Hughes

感谢上版作者 Alexander M. Papanastassiou, Kenneth P. Vives and Dennis D. Spencer

适应证

- 颞叶内侧结构硬化(如神经细胞的缺失、胶质细胞增生及突触再生)引起的颞叶内侧型癫痫。术前 MRI 的液体衰减反转恢复序列(FLAIR)可显示海马结构的萎缩,由此推测存在颞叶内侧结构的硬化。
- 病变相关的颞叶癫痫。一般病变包括如颅内海绵状血管瘤、局灶性发育异常及低级别肿瘤。
- 与海马萎缩有关的病变,这种情况下存在两种可能情况,一方面,我们不能确认萎缩的海马是否已丧失功能,并成为癫痫灶,应当切除;另一方面,我们也不能确认它是否仍保持正常功能,被切除后是否会引起认知功能障碍。神经心理评估以及颈内动脉内异戊巴比妥钠试验有助于海马功能的评估。
- 原因不明的颞叶癫痫,这类癫痫患者的影像资料无颞叶病变及海马萎缩,癫痫灶定位于颞叶主要依据颅内电生理监测。

禁忌证

- 癫痫灶位于优势侧颞叶(神经精神评估提示为记忆储存区域)。即使颈内动脉异戊巴比妥钠实验提示记忆储存区位于非优势侧,前内侧颞叶切除术(AMTR)仍有引起言语记忆功能减退的可能。
- 如果颈内动脉异戊巴比妥钠试验提示记忆储存功能在非优势侧较弱,理论上来讲,前内侧颞叶切除术会引起广泛记忆功能障碍。
- 癫痫灶定位于优势侧颞叶,且神经精神评估未显示此处有记忆储存区,颈动脉内异戊巴比妥钠试验证明言语记忆区不在非优势侧者。这种情况下,前内侧颞叶切除术理论上仍有引起广泛记忆功能障碍的风险。
- 非痫性发作所有患者均应反复行非侵入性持续视听脑电图监测,并分析明显的临床症状及有病变的影像学资料,以排除非痫性发作。

手术计划和体位

- 丙戊酸可能会引起出血的并发症。在我们的机构中,术前常规检查凝血酶原时间、部分凝血酶原时间、纤维蛋白原水平、血小板计数以及出血时间。如指标存在异常,我们减少或停用丙戊酸,术前复查各项异常指标。
- 如有需要,术前可准备神经导航系统
- 手术当日早晨的抗癫痫药物应以少量水服下
- 患者取仰卧位,术侧肩下应以楔形泡沫物或肩垫垫起
- 以 Mayfield 头架固定头部,头偏向对侧,后伸约 50°,头顶下垂 10°。头部过伸可使术者在显微镜下能观察到海马长轴

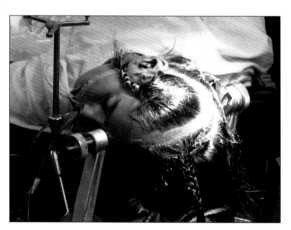

图 36-1 右侧 AMTR 手术常规体位范例,沿手术切口剃去周围头发,此为我们的常规。神经导航的无框架立体定向系统参考标记(Brainlab, Inc., Westchester, IL)亦有显示

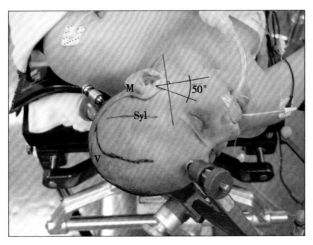

图 36-2　第二例,左侧 AMTR 手术常规体位,剃去所有头发。头部后伸 50°。皮肤切口起自耳屏前颧弓,然后转向上方及后方,切口的后界为乳突尖部(M)至头顶(V)的连线,切口需充分暴露颅骨并去除骨瓣,使得牵拉颞上回及额叶时骨缘不压迫脑组织。侧裂的位置约如图所示(Syl 线)。切口上端延伸位置据患者发际线而定

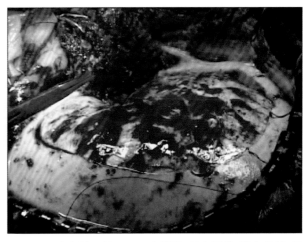

图 36-4　在颅骨上钻三至四个骨孔,剥离骨膜,游离骨瓣,暴露硬膜,避免打开乳突气房,如有打开,需以骨蜡严密封堵,悬吊硬膜

手术步骤

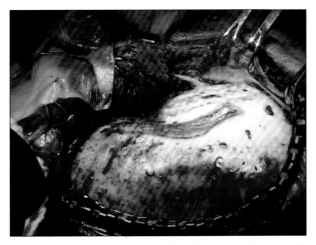

图 36-3　切开皮肤,头皮及颞肌均被剥离并翻向前方,以巾钳固定至连有橡皮筋的 Leyla 杆上。保留颞上线周围的颞肌条以备关颅时缝合

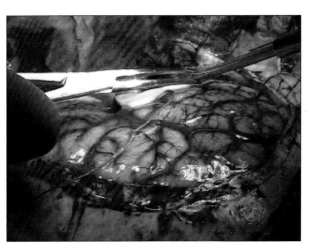

图 36-5　"C"形剪开硬膜,向前翻开。拟定切除颞中回及颞下回侧面皮质的切口后界,4 号 Penfield 以及蚊式钳可用来测量从颞尖至最明显(粗大)的皮质静脉距离,约为 3~3.5cm

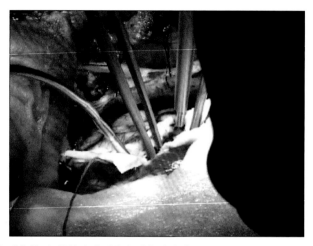

图 36-6 保留皮质静脉,电凝软脑膜后在皮质静脉前缘切开皮质,自颞下回经颞中回上部至颞上沟(STS)。保留优势侧颞上回以保护言语功能,保留非优势侧颞上回以保护协调性。皮质切口沿颞上沟前部走行,仔细在软膜下从下往上分离至颞上沟。皮质切口用超声吸引器加深

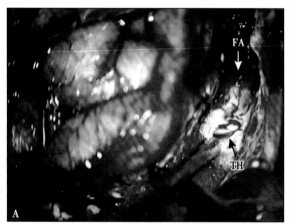

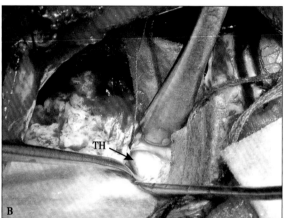

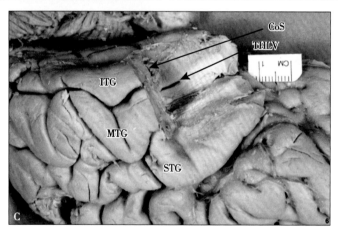

图 36-7 随着皮质切口的加深,沿着梭状回自下而上追溯即可暴露颞角(TH)。颞角与颞下沟处皮质表面垂直。小心操作注意不要损伤颞干。在颞角以上,假如自颞叶前部脑白质内侧经颞干与基底节 / 杏仁核复合体进入大脑脚,蛛网膜间隙很小。(A)颞角,梭形蛛网膜(FA)的大致位置也已标明。(B)切除侧方的大脑新皮质,扩大暴露颞角。(C)解剖标本上的颞脚。CoS,侧副沟;ITG,颞下回;MTG,颞中回;STG,颞上回;THLV,侧脑室颞角

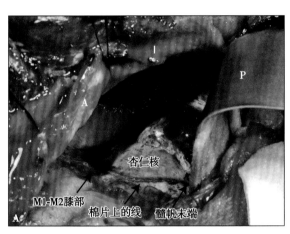

图 36-8　沿白质切除颞极;箭头所指为颞极内侧白质

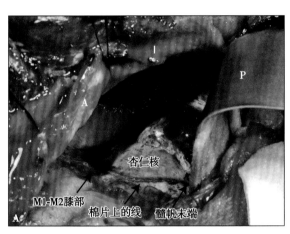

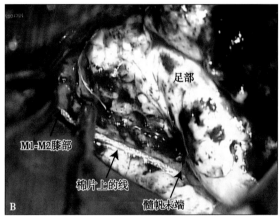

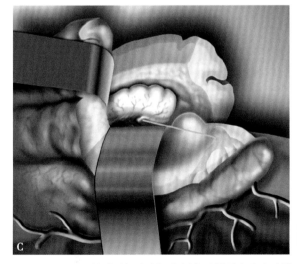

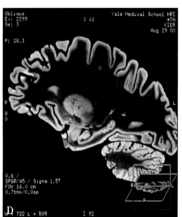

图 36-9　软膜下切除颞极内侧直至暴露大脑中动脉,在髓帆末端与大脑中动脉膝部(即 M1 与 M2 段的交接处)连线以下切除残余的杏仁核,髓帆末端是指穹窿伞带部与终纹在脉络丛起源处的结合部,在该连线以下切除可防止损伤基底核及大脑脚。(A)切除杏仁核前,沿此线以棉垫标记。(B)切除杏仁核后,更容易暴露大脑中动脉膝部及髓帆末端。(C)图示此线。(D)旁矢状面 MR 显示此线,此层面包括杏仁核与海马

● 如图 36-9 B 及 C 所示,放置两个牵开器,放置时注意不要损伤 Labbé 静脉。上方的牵开器轻柔牵拉开颞上回,以棉片保护脉络丛并将之向内侧的丘脑方向牵拉。避免电凝脉络丛,以免损伤脉络丛前动脉而造成内囊及下丘脑继发性缺血。尽可能减少对脉络丛的操作以防出血。下方的牵开器应弯曲放置于颞叶侧部皮质底部以轻柔地将其拉向后外侧。这样可以逐渐向上牵拉颞叶侧方的皮质,逐渐向上牵开颞叶新皮质,充分暴露整个海马。

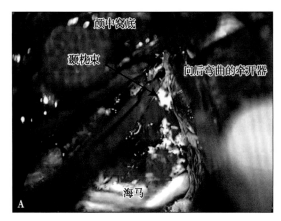
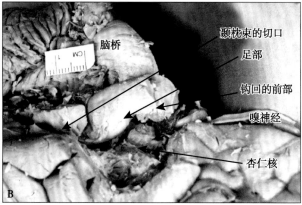

图 36-10　(A)自海马前部至尾部纵向切开枕颞纤维束的内侧。(B)尸体解剖

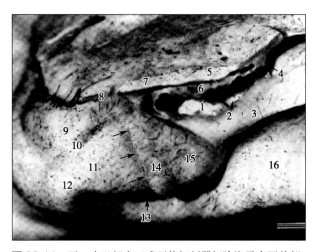

图 36-11　下一步以超声刀或环状切割器切除海马旁回前部,包括嗅皮质、环回、半月回、钩回及缘内回。海马旁回的缘内回位于中脑脚外侧面。此图为解剖标本,显示颞叶内侧面:14、15 为钩回后部;16 为海马旁回;13 为钩回沟,在蛛网膜平面海马钩向内侧卷折,7 为髓帆末端

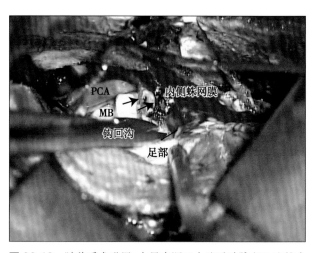

图 36-12　随着手术进展,大量来源于大脑后动脉(PCA)的小血管位于钩回(箭头所示)蛛网膜平面,钩回附近大脑后动脉的分支可能会弯曲反折并供应下丘脑,完全切断钩回对于辨认走行于下丘脑上部的表面供应海马的穿支来源血管至关重要。钩回由黑线标示出。中脑(MB)位于大脑后动脉内侧。当蛛网膜反折被完全打开时,往往自海马体部分离足部会更加轻松

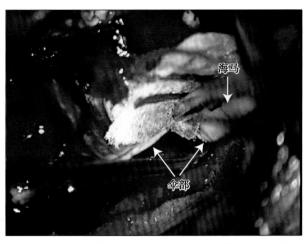

图 36-13 当海马前部及足部已被切除后,开始作海马内侧切除,首先从内侧蛛网膜上分离穹窿伞部,并使其反折回海马表面。此时海马前体部可被轻柔牵拉至侧面,暴露覆盖海马旁回上面的蛛网膜。注意避免分离任何未能明确其进入海马的血管,因丘脑的穿支血管偶尔也可在此区域发现

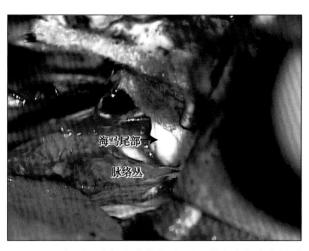

图 36-15 轻柔地向侧方牵拉海马,可见其向内侧弯曲的尾部,脉络丛位于外侧膝状体核上方。分离海马尾部时,注意保护大脑后动脉颞叶分支

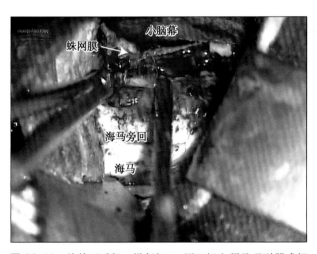

图 36-14 从前至后行一纵行切口,用双极电凝及吸引器或超声刀打开进入海马旁回。此切口经内侧及下侧方入路进入海马旁回,下侧方轨迹如图所示。小脑幕上方可见海马旁回下部的蛛网膜,海马位于海马旁回的上缘

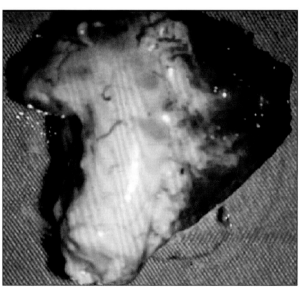

图 36-16 标本切除、拍照并行组织学检测及实验分析。常规关颅,将颞肌与预留骨瓣肌肉缝合

36

大师锦囊

- 手术体位最重要的意义是使头部伸展以暴露海马使之顺利切除。

- 骨窗下缘至颧弓根部,前缘尽可能靠近颞尖部。

- 打开硬膜时,明确并注意保护 Labbé 静脉,放置牵开器时尤其应当注意保护 Labbé 静脉。

- 沿着梭状回表面蛛网膜由下而上寻找颞角,在颞下沟处颞角与其表面皮质相垂直,可借助神经导航定位颞角。

- 颞叶外侧部应向侧方而非后方牵拉。

- 确定杏仁核上部切除范围时,可在髓帆末端与大脑中动脉膝部(M1 与 M2 段移行处)作一假定连线。

- 将脉络丛向丘脑方向牵拉,不要电凝脉络丛。

- 仔细分离钩回以辨认来自丘脑供血动脉的大脑后动脉海马分支

- 分离海马尾部时注意辨认并保护大脑后动脉供应后部颞叶的分支血管。

隐患

- 尽量避免损伤 Labbé 静脉。

- 寻找颞角时,如术者未能发现且向上分离过多,可能会进入颞干、基底核 / 杏仁核复合体、大脑脚。在颞角上方内侧不存在蛛网膜平面。

- 如术者在大脑中动脉 M1 段与髓帆末端连线以上分离组织,颞干、基底核 / 杏仁核复合体及大脑脚亦有可能受损。

- 电凝颞角周围的脉络丛可能会损伤脉络膜前动脉。

- 可能会损伤钩回中来自大脑后动脉的丘脑穿支动脉。

- 分离海马尾部时可能会损伤大脑后动脉发出的颞叶后支。

紧急脱困

- 未能寻找到颞角时,应用神经导航或沿颞中回、颞下回向后下继续分离以辨认海马。

（屈建强 陈晓雷）

第 37 节 选择性杏仁核 - 海马切除术

Samuel A. Hughes

适应证

- 排除新皮质参与的颞叶内侧型癫痫。

- 明确药物难治性癫痫后可考虑手术治疗,在许多机构中,由于抗癫痫药物往往引起认知功能障碍,且手术效果已被证实比药物治疗更好,已逐渐形成颞叶内侧型癫痫早期手术的治疗观念。

- 常需要行侵入性监测以确定是否需要手术。包括:①卵圆孔电极(即定位致痫灶的范围),②深部电极,或③硬膜下栅状电极。

- 在许多病例中,脑电图可记录到双侧颞叶均有放电,此时,准确确定致痫灶的侧别至关重要,因双侧杏仁核 - 海马切除术可导致严重的甚至是毁灭性的短期记忆缺失。

禁忌证

- 相对而言,当颞叶皮质存在明确的致痫灶时需要切除致痫灶,不宜行选择性杏仁核 - 海马切除术。

- 之前曾行对侧颞叶切除术或杏仁核 - 海马切除术者,如再行此手术会导致严重后遗症。

手术计划和体位

- 除常规术前检查[心肺功能、实验室指标(全血细胞计数、基础代谢率、凝血功能检查)、胸部 X 线片、心电图]外,还应行视频脑电图、蝶骨或卵圆孔电极、发作期单光子发射计算机断层成像(SPECT)。由于未行新皮质切除术,严格意义上的选择性杏仁核 - 海马切除术前无需行 Wada 实验(颈内动脉内异戊巴比妥钠实验)。

- 在我们机构中,常规应用无框架立体定向导航以指导手术入路。最常用的入路(即此处重点介绍的入路)为经颞中回 - 脑室入路,其他入路包括改良的侧裂入路及颞下入路。

- 当在优势半球手术时,经皮质切口进入脑沟的位置应根据颞角定位,距颞尖(极)部不能超过 3cm 是十分重要的。

- 不论患者取仰卧位或是侧卧位,最主要的是患者头部是否可充分向对侧旋转从而使颞区尽量水平,体位对于术中观察海马后部至关重要,这样才能更安全,更精确地完成接下来的手术操作。

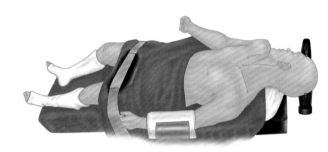

图 37-1 患者取仰卧位或者侧卧位。如旋转颈部难以取得理想头位时,可采用侧卧位。完全侧卧位时,患者术区呈水平状态,如患者为仰卧位,可通过旋转肩部来获得理想体位

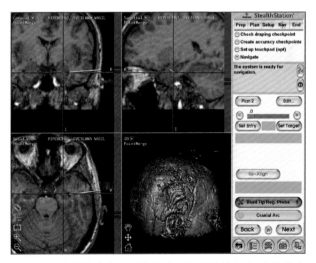

图 37-2 计划自头皮至颞角的手术入路投射角度,这是整个手术的基础

手术步骤

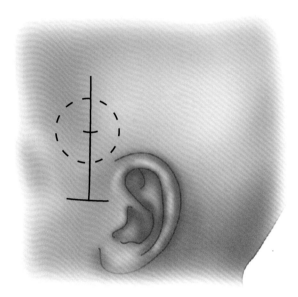

图 37-3 皮肤切口线,切口充分向下延伸十分重要,以便取得足够的暴露视野,不必延伸至颞上线以上

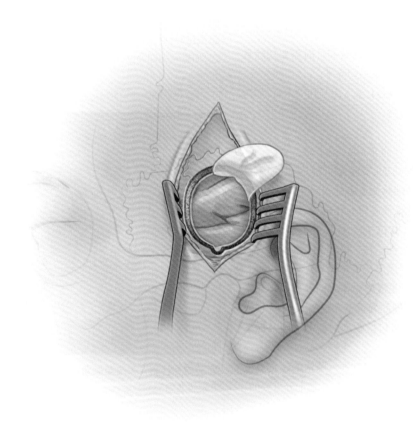

图 37-4 常规开颅并显露颞中回。开颅时应向下尽可能靠近颞弓根部,暴露颞中回表面皮质,并以神经导航确认

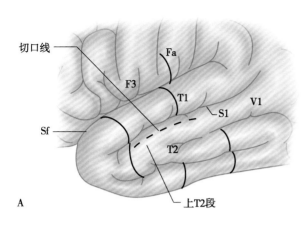

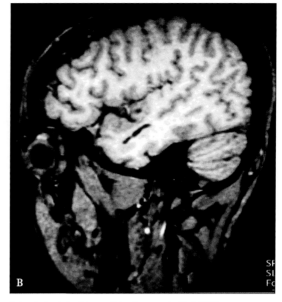

图 37-5 （A）此线为示颞中回脚部的预定切口线（MR T2 相）。（B）示皮质切口叠加在 MRI 矢状位图像上

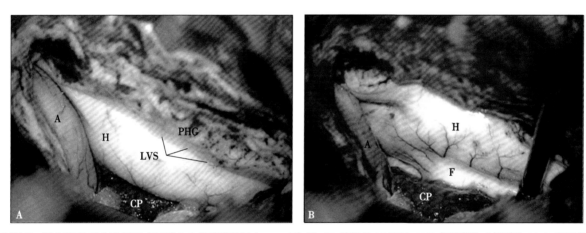

图 37-6 进入脑室,确定关键手术通道上十分重要的标志。A,杏仁核;CP,脉络丛;H,海马;LVS,侧脑室沟或侧副沟;PHG,海马旁回

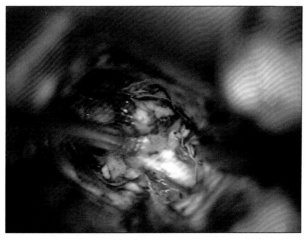

图 37-7 切除杏仁核,吸引器尖端在杏仁核上

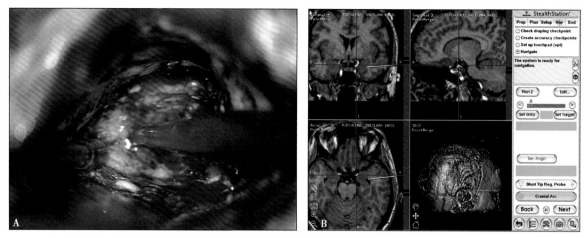

图 37-8 （A）软脑膜下和软膜内切除杏仁核及钩回。（B）神经导航确认切除完全

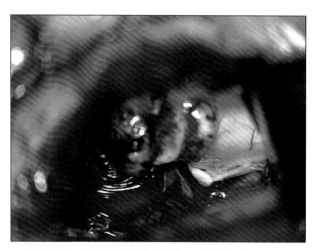

图 37-9 切除海马,操作始终位于脉络膜裂水平以下

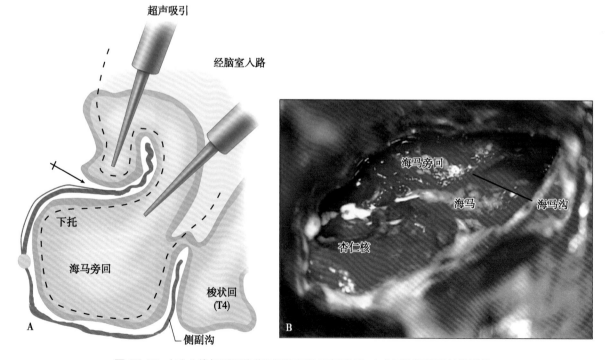

图 37-10 （A）此线标明切除范围沿海马沟双侧进行。（B）切除海马后的海马沟

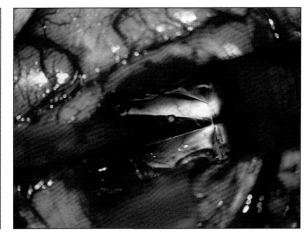

图 37-11　确定切除后界。无框架立体定向导航截屏确认切除后术腔并与术前对比

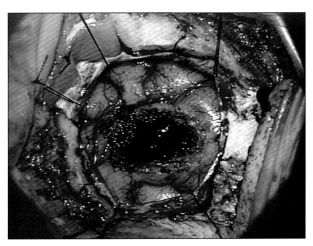

图 37-12　止血。术中图片显示术腔以及切除完毕、关闭硬膜前术腔应用止血材料

大师锦囊

- 颞区保持水平位置对于术中取得良好手术视野十分必要。
- 为了使手术中得到良好的视野，开颅时应尽可能向下靠近颧弓根部。
- 为了降低不慎损伤杏仁核内侧结构的风险，应保持在软膜内面切除杏仁核。
- 为了找到安全的切入点，最好上下反复确认，在小脑幕切迹外侧操作一般较为安全。
- 沿海马沟双侧逐步分块切除较整块切除海马相对较好。
- 切除杏仁核时操作应始终在脉络膜裂水平以下进行。

隐患

- 暴露不充分，尤其是上下范围不够充分，会阻碍合适、安全的视野。严格避免向上和向后改变原定的暴露范围，以免造成不必要的暴露并对侧裂、语言中枢、视放射造成潜在损伤。
- 选择性杏仁核 - 海马切除术最常见的问题是切除不完全，我们以经过四叠体板的冠状平面为海马切除的后界。
- 脉络膜前动脉的损伤或痉挛会导致暂时性或永久性的神经功能障碍，也可能没有后遗症。始终在软膜内表面操作可防止损伤此血管。
- 经常应用神经导航确认操作以防止损伤大脑脚十分重要。

紧急脱困

- 颞角是此手术入路定位的基础，如有疑问，可返回颞角再次确认。如果无框架立体定向导航定位不佳，颞角一般位于距颞中回表面 3cm 深处。
- 当入路范围过窄以及术中体位活动受限时，小范围的颞下回皮质切除术可以适当扩大操作范围。
- 暴露术区的过程中，脉络丛是十分有用的定位标志，操作应始终在脉络丛平面以下进行，情况紧急时小脑幕缘也是十分有用的定位组织。

（屈建强　陈晓雷）

第 38 节 癫痫灶定位颅内电极的放置

Samuel A. Hughes
感谢上版作者 Tsulee Chen, Jorge Alvaro Gonzalea-Martinez and William E. Bingaman

适应证

- 侵入性脑电图（EEG）监测可用于药物难治性癫痫患者，局灶性发作可为致痫灶的定位提供极有价值的信息，尤其是那些与癫痫症状无明确相关性，且非侵入性研究包括头皮脑电图、脑部磁共振（MRI）、核医学检查以及脑磁图（MEG）检查难以发现的病灶。
- 一旦出现"无病变性"癫痫，或者出现双重病变，或者非侵入性检查不能明确诊断时，侵入性监测可以更精确地确定致痫灶。
- 侵入性电极亦可提示脑皮质及其与周围致痫灶的关系。
- 深部电极可以提供那些难以被硬膜下栅状电极记录的放电信息，从而确定放电区域，如杏仁核，海马的不同区段，扣带回以及额顶骨正中线区域、岛叶等。
- 深部电极记录对于评估颞叶内侧型癫痫也是十分必要的。

禁忌证

- 存在广泛硬膜瘢痕、曾经出现颅内感染、颅内压升高、或其他颅内占位性病变者一般不应行硬膜下电极植入术。
- 患有明显内科疾病或精神疾病难以安全进行外科手术者不宜行侵入性监测。
- 侵入性电极植入最好不要应用于年幼患者或未发育成熟的患者，以及抽搐症状极其严重的患者，在监测期间均有发生颅脑外伤的风险。

手术计划和体位

- 所有行硬膜下栅状电极（SDE）植入的患者都应事先做标准术前评估，包括影像学检查与神经心理学检查，有创性监测应在多科室会诊通过后方可进行，包括神经内科、神经外科、神经放射科、健康行为学科。

- 监测区域取决于术前非侵入性检查及癫痫症状，术前非侵入性检查包括视频脑电图（头皮电极）、单光子发射计算机断层显像（SPECT）血流成像减影对比、发作间歇期18-脱氧葡萄糖放射性核素PET检查以及脑磁图。所有患者均行神经心理学检查，必要时行功能性磁共振检查或是颈动脉内异戊巴比妥钠实验以确定语言记忆功能区。
- 头皮切口及开颅位置应根据术前检查进行个体化设定，以提供我们想要的区域，暴露区域除了可以放置电极外还应包括预计要手术切除的部位。
- 患者体位应适于立体定向导航，以便术中需放置深部电极。

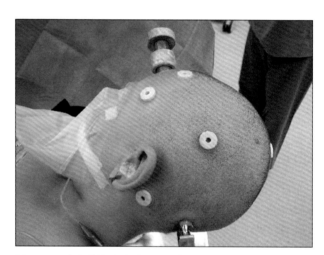

图 38-1　患者剃去所有头发，注意不要干扰立体定向导航基准标志物的放置。头架固定患者头部，以利于较长切口及较大范围的开颅。一般为前额一个头钉，斜行位于对侧，另两个头钉位于枕部

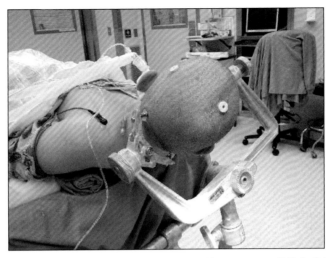

图 38-2 患者取仰卧位,同侧肩下以肩垫托起,头转向对侧 30°~45°,具体角度据顶部及枕部监测区域而定,若中线区域亦需监测,则将顶部向上倾斜。锁定头架关节

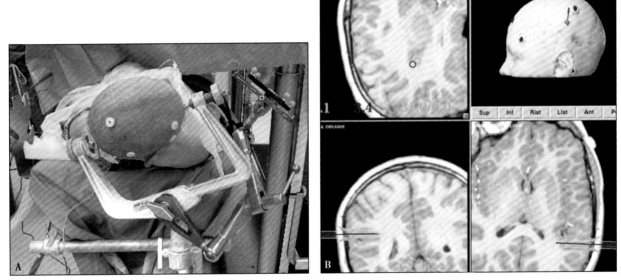

图 38-3 患者体位摆好后,将立体定向导航仪的参比臂固定于头架上,登记患者信息,并确认无误,在这个过程中,计划深部电极及硬膜下电极的目标位置

手术步骤

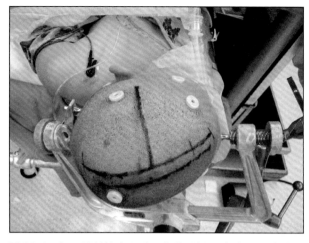

图 38-4 切口需足够大以适于充分开颅,一般行 T 形或大问号形切口,如需监测颞底部区域,切口应向下延伸至颧弓,监测眶额部比较容易,只需行锁孔手术,监测正中半球区域时切口需到中线

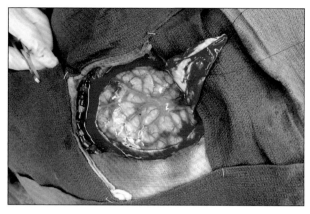

图 38-6 打开硬膜以暴露所需皮质,留一定宽度的硬膜缘用来固定电极线及并可在关颅时水密缝合。注意避免损伤静脉窦及引流静脉

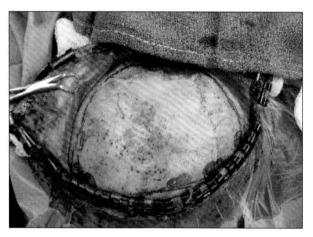

图 38-5 切开头皮后并分离翻开颞肌后,钻孔开颅以便去除骨瓣以及形成电极导线出口,去除骨瓣后沿骨缘钻小孔,以 3-0 或 4-0 线悬吊硬膜以减轻术后硬膜外血肿发生率

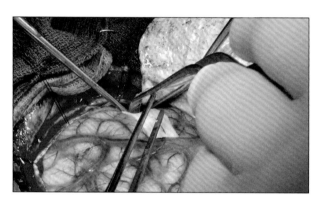

图 38-7 为利于电极安放,仔细检查基底部及正中皮质表面以防损伤皮质引流静脉,在持续冲洗下用枪状镊将网格电极滑入硬膜下预定位置,遇到任何阻力均表明存在引流静脉或皮质瘢痕,此时应调整电极送入轨迹

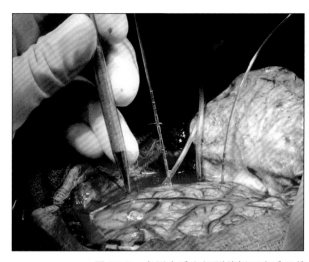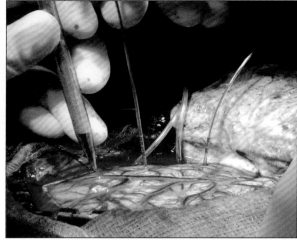

图 38-8 在用皮质电极覆盖侧面皮质以前，立体定向导航引导下植入所需的深部电极。进入点需避开脑沟及血管。在立体定向导航的辅助下，从进入点进入后其行进轨迹明确，切开软脑膜并植入电极。一般来说植入靶点的选择为皮质区域，不需亚毫米级别的精确度，最主要的目的是防止血管损伤

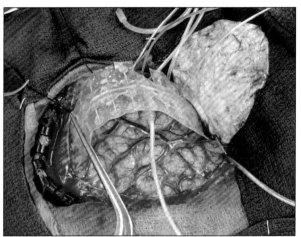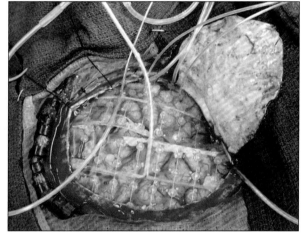

图 38-9 当深部电极到位后，可安放侧方区域栅状电极。翻起硬膜缘，再次应用枪状镊将更大的栅状电极放置到皮质表面。为了将深部电极引出，如有必要可以切开部分栅状电极板。当电极安放完成后，电极连线以缝线固定在最近的硬膜缘，以防在监测期内松动移位。当最后一个电极安放妥善时，可拍照图像作为基准参考，以便术后计划并注册电极的位置，并与术前脑皮质 MRI 图像重建对比

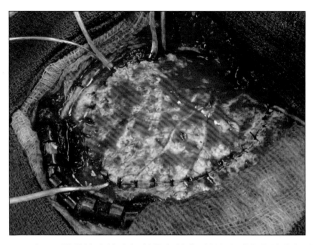

图 38-10 以 3-0 或 4-0 号缝线连续或间断缝合硬膜,尽量达到水密缝合标准以减少头皮电极出口脑脊液漏的风险。由于硬脑膜不完整,颅骨复位很可能会使硬膜关闭不全。如闭合不充分,可在开放区域覆盖硬膜替代品,当硬膜缝合完毕并以海绵吸取多余液体后,以硬膜封闭剂封闭硬膜缝合处

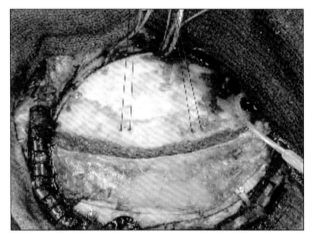 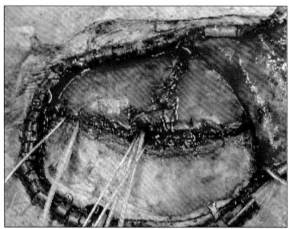

图 38-11 还纳骨瓣并以颅骨钛板固定。不必覆盖骨孔,因电极连线需从此处通过,用钛板固定好颅骨后,将硬膜悬吊线自骨孔中央预钻好的骨孔拉出,并打结固定。颞肌对合适当并缝合

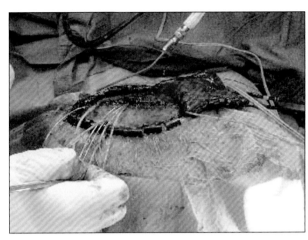
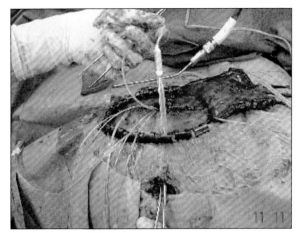
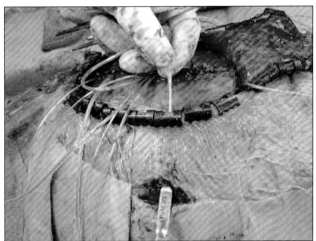

图 38-12　在远离切口部位作一长约 1cm 小切口以引出电极连线,此切口应尽量靠近头顶部以减少脑脊液漏发生率,牵出连线前在出口处作一 U 形缝合以防止牵出后发生脑脊液漏,应用止血钳小心牵拉连线至切口外,拉紧缝合线闭合切口,将电极连线妥善固定于皮肤上

38

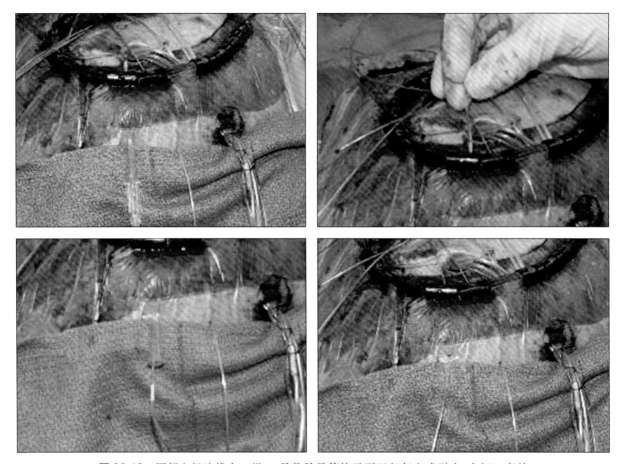

图 38-13 深部电极连线在一根 14 号静脉导管协助下以相似方式引出，自切口旁约 2~3cm 处插入导管，并确保其恰好位于切口内。将电极连线经导管输送至皮肤切口外后，移除导管。每根连线均以 3-0 缝线固定于头皮上。为减少术后脑肿胀以及脑脊液漏的发生，可作一帽状腱膜下引流。电极植入期间均应静脉应用抗生素预防性抗感染

大师锦囊

- 颞叶底部区域监测可通过几个条状电极完成,其大小不一,但在我们医院一般采用大小为 1×6 至 2×6 大小的电极,这些电极可以记录到海马旁回的放电,对于海马及杏仁核的突发性放电可能不能精确地记录到。

- 由于皮质引流静脉及矢状窦的存在,半球间的区域监测比较困难,需要监测此区域时,在中线附近、尽可能远离言语中枢及引流静脉处选取进入点。如发生出血,可抬高头位并冲洗出血区域,一般情况下出血可以自行停止,为将静脉损伤发生率降至最低,半球间区域应尽量避免使用双极电凝。

- 如条状电极或栅状电极不易移动,不必强行移动。此区域桥静脉以及电极自身黏附力可限制其活动度。可进行细微的调整,不过有时对于患者而言,非最佳位置的电极反而会更加安全。

- 较长的皮下隧道可能会起到降低术后脑脊液漏发生率的效果,同样,在不发生皮肤坏疽的前提下,打结时 U 形缝线应拉得尽可能紧。

- 术后颅骨 X 线片可以立即显示电极的相对位置,并可以确认有无占位效应、有无颅内积气、有无中线偏移等。

- 较大的栅状和条状电极可被修剪至合适大小,注意不要切断电极板与向外引出电极线的连接处。

- 尽管可以覆盖脑软化灶,但放置电极应尽量少地接触囊肿或既往手术形成的空腔。

- 当从皮下隧道牵出电线时应小心操作,以免损伤已处于隧道中的电极连线,同时避免使脑表面的电极移位。

- 常规包扎头部伤口,注意记下包扎后敷料上电极连线的放置位置,以免更换敷料时损伤电极连线。

隐患

- 放置侵入性电极会增加对大脑的占位效应,同时操作时注意止血,注意保持水电解质平衡以减少损伤发生率。

- 放置侵入性电极需要两次手术,并且两次开颅手术的风险是一样的。

- 深部灰质结构、正中额叶以及颞骨底部区域监测较为困难,可以考虑用深部电极补充监测。

- 有效的监测通道数量据不同机构有所差异,但在术前应当由癫痫内科专家制定电极植入方案。

- 侵入性电极并不能保证放置在癫痫灶上,可安全植入的电极数目有限,可放置电极的皮质区域也是有限的,故在术前患者应被告知电极不一定能放在癫痫灶上,而且术后根据监测结果,可能再次移动电极的位置。

- 如果电极放置于功能区脑皮质上,在电极的电刺激下,可以很容易检测出功能皮质。但是,刺激实验并不意味着功能区皮质可以耐受外科手术。在癫痫灶切除术中,损伤功能区脑皮质的危险由许多因素决定,应用侵入性监测可更好地预测其发生与否。

紧急脱困

- 如发生出血,应使用冲洗或止血材料止血,避免电凝,这样可以减少静脉梗死的发生率。

(屈建强　崔志强)

第 39 节 清醒开颅

Samuel A. Hughes

感谢上版作者 Daniel L. Silbergeld and Adam O. Hebb

适应证

- 预计肿瘤切除范围在言语中枢皮质周围时,必须做术中语言监测。
- 当肿瘤位于或在运动中枢皮质周围时,术中监测运动功能能够更好地切除肿瘤。

禁忌证

- 由于精神心理疾病或年幼难以配合者。
- 患者存在气道疾患,如睡眠呼吸暂停或过度肥胖者。
- 术前检测言语基线时,间隔 4 秒物体命名准确率在 80% 以下者。因刺激性语言监测有赖于阻断物体命名功能,当语言基线错误率太高时难以定位语言功能区。尽管对于特殊患者的幻灯设施可以去除一定范围的幻灯片,但最终的幻灯设施应至少包括 50 张幻灯片。当患者的物体命名功能正常时(如达到 100% 正确命名率),幻灯片以间隔 3 秒钟的速度播放,在这样一个相对较高的播放速度上可以较快地监测语言功能。

手术计划和体位

- 所有局部麻醉药物均应用 1% 利多卡因及 0.25% 布比卡因混合 1:200 000 肾上腺素混合剂,建议用量为 80~110ml。
- 患者头部应取侧位或在水平线上轻微成角,以保证良好保护气道,且患者可以清楚看到屏幕,在麻醉状态中应密切注意患者气道使之呈最佳状态,尽管我们比较喜欢头架头钉固定,但此过程也可以在马蹄形头靠或泡沫圈协助下进行,不过金属头靠可使头处于最佳角度。
- 通常放置一个 Foley 导管。
- 术前患者应进行血清抗癫痫药物浓度检查。

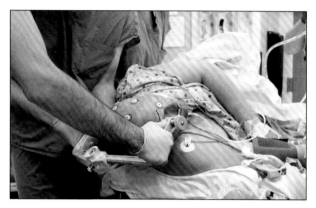

图 39-1 局部滴入麻醉后安放头架

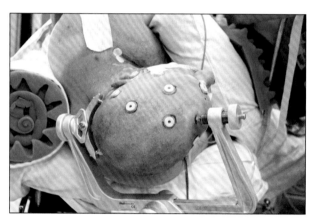

图 39-2 患者头部向侧方倾斜 45°~60°,同时手术床向反特伦德伦伯卧位倾斜 15°~25°,所有压迫点都应以厚垫料垫起,在异丙酚麻醉过程中使患者颈部轻微伸展以开放气道

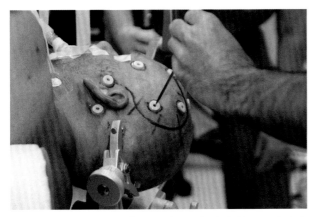

图 39-3 应用无框架立体定向神经导航在术前 MRI 中确定头皮精准定位标记

手术步骤

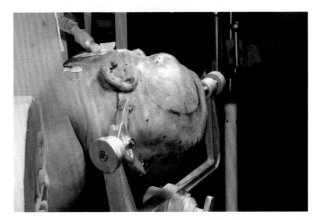

图 39-4 应用异丙酚诱导麻醉后不必插管，接着行局部阻滞麻醉，自耳前神经、耳后神经、眶上神经开始阻滞麻醉，在这些区域麻醉后，其后的麻醉过程中患者的痛苦就会大大减小。尽管有些机构偏好于在此过程中开放喉部气道，我们还是比较倾向于在需要管理气道时才这么做

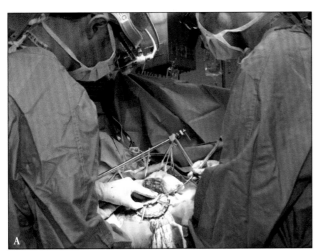

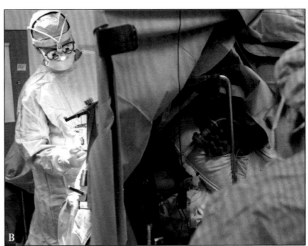

图 39-5 手术铺巾必须保证患者可以看到屏幕，同时麻醉师可以方便地管理患者气道。(A)术者视角。(B)麻醉师视角

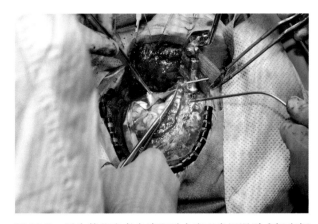

图 39-6 因为某些患者在清醒时会出现意识混淆或轻度烦躁,硬膜应在患者完全清醒且平静时方能打开。有两个方法可以固定电极:固定在硬膜外夹在颅骨上或者用螺旋钉插入颅骨的标杆。我们比较倾向于后者(如图所示),因为这种方法更加稳定,而且可以避免硬膜外出血

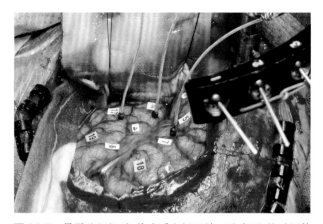

图 39-7 暴露脑组织后,将皮质电极置放于脑表面,然后用数字标记那些已被刺激过的区域。有许多种电极可供选择,包括碳头电极(如图所示)、棉头电极以及网格状或带状电极。我们常用碳头电极,因其可以与皮质良好接触且使术者良好地完成刺激

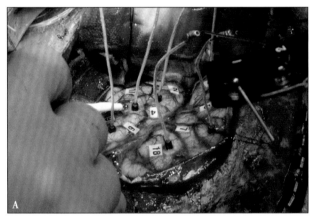

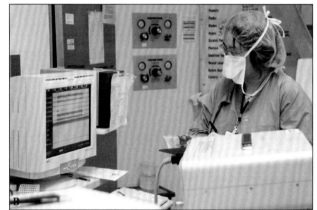

图 39-8 接下来行后发放电位(AD)阈值测试。确定发放电位阈值有助于防止诱发癫痫症状及定位错误。(A)脑电图开启后同时刺激皮质,以 2mA 电流起始,皮质上数个刺激点同时受到相同时间的刺激,同时幻灯设置上以间隔 3 秒或 4 秒的速度播放物体图片,如数个区域刺激均未能诱发后发放电位,电流则以 2mA 的速度逐渐增加,直至诱发出后发放电位,此后则以后发放电位阈值下 1~2mA 大小的电流刺激来描绘语言图。术者刺激大脑皮质的同时患者须辨认幻灯上所显示的物体,术者在每次刺激后报出据刺激区域最近的标签数字。(B)神经监测医师监测后发放电位脑电图并监测癫痫症状,如出现后发放电位或者癫痫症状,则以冰水冲洗刺激区域,如癫痫持续,可以应用咪达唑仑,每次增加 1~2mg,直至癫痫症状缓解。诱发的癫痫症状一般很少出现不缓解的情况而影响此后的地形图描记

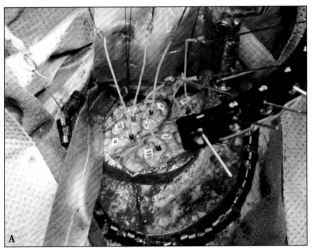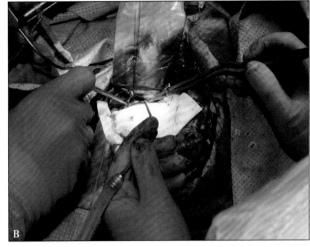

图 39-9 （A）语言图描绘完全后，根据原定手术目的及语言中枢皮质区域确定手术切除边界，此处的切除边缘以丝线标记。（B）为完成手术的其余部分，患者以丙泊酚再次麻醉后继续进行手术，当手术切除区域离语言中枢很近时除外，在这种情况下，患者可以醒来继续命名，当操作完成后继续陷入麻醉状态，手术区域以外的脑组织应以 BICOL 海绵（Codman & Shurtleff，Rayham，MA）保护

大师锦囊

- 选择可以配合手术过程并具有充分言语功能的患者是十分重要的。
- 当施行清醒麻醉的患者存在明显的颅内肿瘤时，建议使用 0.5g/kg 的甘露醇，更高剂量的甘露醇往往会引起明显恶心症状。手术床应处于反特伦德伦伯卧位且颈部位于正中解剖位置。
- 虽然清醒开颅对外科手术医师的经验要求是十分必要的，但同样的经验丰富的麻醉队伍和脑电图医师队伍也是十分重要的。

隐患

- 许多患者拥有多个语言中枢，因此在术中发现颞叶语言中枢或是额叶语言中枢都不一定意味着监测已经完成，必须测试整个区域。相似的是，在多语种患者中，每种语言的中枢都必须被标记出来，对母语中枢的损伤会一并损伤其他语种中枢，对第二语言中枢的损伤可能不会影响母语。
- 监测只是第一步，在手术过程中，术者必须避免损伤皮质下连接结构及血管结构，如有疑问，可以使患者处于清醒状态继续进行物体命名，直至危险期结束。

紧急脱困

- 为防止气道失控，可以行咽部通气。
- 如果术者无法发现言语区域，在切除过程中患者可以持续行物体命名测试。
- 如癫痫状态持续，在使用常规剂量的咪达唑仑以及冰盐水冲洗脑组织的同时，注意开放气道，同时使用其他药物终止癫痫。

（屈建强　陈晓雷）

第 40 节　胼胝体切开术（前部和全部）

Samuel A. Hughes

感谢上版作者 *James M. Johnston, Jr., Matthew D. Smyth*

▶ 本节附在线视频

适应证

- 药物难治性，全身强直性发作。
- 缺乏明确癫痫灶的继发性全面性发作。
- 药物难治性且合并多种癫痫发作形式的 Lennox-Gastaut 综合征。
- 严重的肌阵挛失神发作。

禁忌证

- 有明确致痫灶者。
- 存在出血性疾病者。
- 胼胝体发育不全者。

手术计划和体位

- 患者取仰卧位，头部位于正中，下颏屈曲，躯干约高于水平面 10°。
- 在冠状缝上画一过中线的横向 C 或 S 形切口。
- 可选用神经导航仪器协助确定去除骨瓣范围、确定通往胼胝体前方及后方的通路，避开较大的桥静脉及皮质静脉。

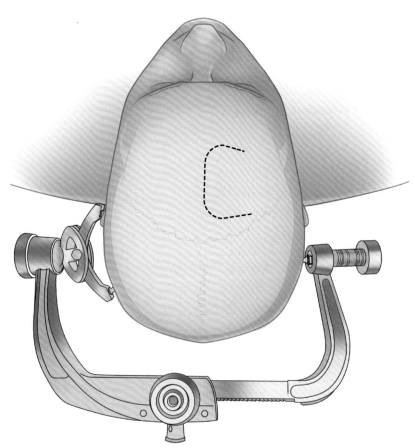

图 40-1　患者仰卧位，头部屈曲，以 Mayfield 头架固定，躯干高于水平面 10°~20°，早期应用甘露醇并使患者适度地过度通气，以减少术中额叶牵拉程度

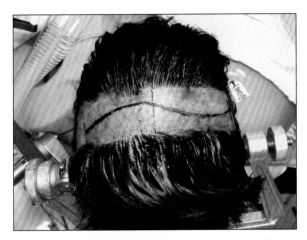

图 40-2 最小范围地剃头之后,在冠状缝上画 S 形切口

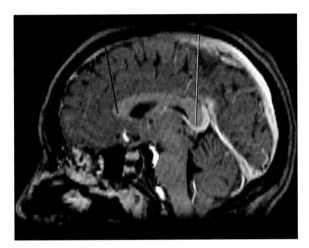

图 40-3 无框架立体定向导航可用来确定最佳开颅位置,并避开皮质静脉,确定通向胼胝体前部及后部的通路

手术步骤

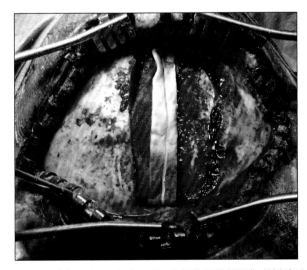

图 40-4 常规开颅,一般取 3 到 6 个骨孔以剥离硬膜,骨瓣跨过中线,大小约 4cm×8cm,上矢状窦的硬膜出血可以应用止血纱布以及明胶海绵、棉片压迫止血。开颅范围应跨过冠状缝,如果需要行胼胝体全切开术时,可留出足够的空间通向胼胝体压部

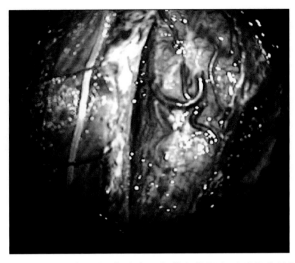

图 40-5 小心打开硬膜,翻向上矢状窦前部直至可以看到大脑纵裂,冠状缝上或冠状缝后的皮质静脉应小心保存

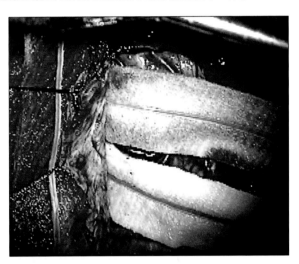

图 40-6 将棉片或 Telfa 垫片放置到额叶内侧以减少分离过程中的损伤

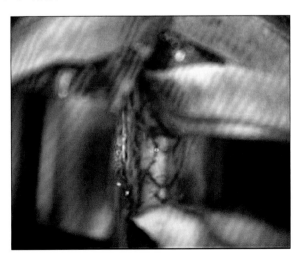

图 40-7 可以看到两侧大脑半球的纵裂间隙时,分离切断蛛网膜,并用脑压板牵开向深部暴露。辨认并小心分离胼周动脉,寻找无血管结构的中线结构,假如发现了单侧发育的大脑前动脉,为减少两侧的穿支动脉损伤,应将其牵向一侧

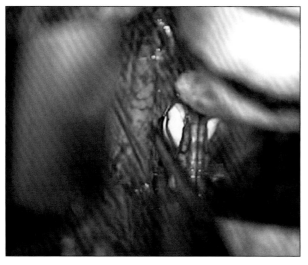

图 40-8 切开深部的蛛网膜粘连后,可在胼周动脉之间看见胼胝体特征性的白色外观,在开始手术前,暴露打算切断的胼胝体全长是十分有帮助的

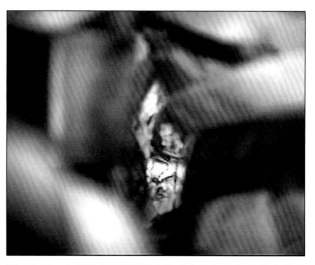

图 40-10 在需要进行胼胝体全切开术的患者中,操作中应注意保留软脑膜以保护大脑内静脉及位于胼胝体压部反折部位前方的 Galen 静脉

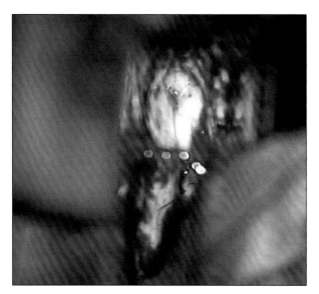

图 40-9 胼胝体切开术应以低功率双极电凝及吸引器或超声刀完成。在切除前以无框架立体定向导航确定中线是十分有帮助的。十分重要的是操作应保持在中线透明隔的两叶间进行,注意保持脑室的室管膜线完整,以减少术后局部脑脊液异常积聚的发生

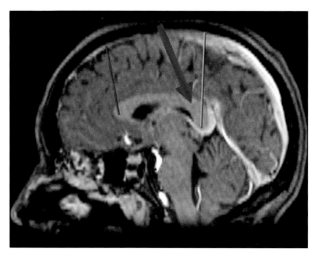

图 40-11 由于压部角度的存在,术者视野存在死角,胼胝体后部切开难度较大

大师锦囊

- 为减轻对额叶的牵拉,可以应用甘露醇或适度的过度通气。
- 注意保护冠状缝后方的所有桥静脉。
- 在内侧额叶放置棉片或 Telfa 垫片以尽量减少脑组织牵拉伤。
- 在行胼胝体切开术前需充分暴露胼胝体全长。
- 确保胼胝体切开术时严格沿中线进行,以避免进入脑室,并尽量减少脑脊液漏。
- 一期完成胼胝体完全切开术时,应沿后部胼胝体及压部内侧进行,以保存中线软膜。

隐患

- 可能损伤皮质交通静脉,造成静脉性脑梗死。
- 造成内侧额叶脑组织牵拉伤。
- 损伤大脑前动脉。
- 进入脑室系统,造成脑脊液漏。
- 胼胝体切开不完全。

紧急脱困

- 如胼胝体切除不够彻底,可二期经后部另一单独的切口直接到达压部。

(屈建强　陈晓雷)

第 41 节 丘脑毁损术和苍白球毁损术

Samuel A. Hughes

感谢上版作者 Jaliya R. Lokuketagoda, Robert E. Gross

▶ 本节附在线视频

适应证

- 苍白球毁损术
  - 帕金森病:重症和药物治疗控制不好或出现并发症的帕金森病,包括:震颤、剂末现象、运动波动和异动症,患者对左旋多巴治疗反应良好。帕金森病的苍白球毁损术仅用于单侧治疗。
  - 肌张力障碍:对药物治疗包括抗胆碱药物、苯二氮䓬类及肉毒素没有明显效果的严重症状患者。在某些情况下,肌张力障碍患者可以行双侧苍白球毁损术。
- 丘脑毁损术
  - 特发性震颤:严重的、上肢为主单侧运动性震颤。不论其对药物治疗如 β 受体阻滞剂、扑癫酮、苯二氮䓬类药物治疗是否有效。
  - 帕金森病:对药物不敏感的以单侧静止性震颤为主要表现的患者。
  - 小脑性震颤:继发于多发性硬化或者外伤性脑损伤的单侧运动性、姿势性或静止性震颤,药物治疗无效。
- 对侧脑深部电刺激(deep brain stimulation, DBS)
  - 在有些(如帕金森病、特发性震颤)需要双侧外科干预的患者,苍白球毁损术和丘脑毁损术可以在植入脑深部电刺激器的对侧进行。
  - 肌张力障碍可以行双侧苍白球毁损术或一侧苍白球毁损术而在对侧苍白球植入 DBS 系统。
- 脑深部电刺激器的替代治疗
  - 有些患者实施了脑深部电极刺激器植入［如苍白球内侧核(GPi)、腹中间核(Vim)及丘脑底核(STN)］,但是出现硬件相关的并发症如慢性感染,可取出 DBS 系统并实施射频毁损治疗。

禁忌证

- 医疗条件不成熟,不能在清醒状态下完成立体定性外科手术。
- 神经心理异常,包括未经治疗的抑郁症、精神症状(不包括多巴胺受体激动剂导致的症状)和认知功能低下。
- 多系统萎缩引起的帕金森病综合征患者。
- 对左旋多巴治疗不敏感(不包括震颤)。

- 对侧同位性病变(不包括肌张力障碍)。
- 手术过程是否需要全麻:
  - 除很少的个别患者外,射频毁损的患者必须在清醒状态下进行,术中需要经常性神经功能评估。
  - 如果患者可以在术中再次清醒,并对毁损部位做出反应,全麻是可以应用的。

手术计划和体位

安装定向框架

- 通常在手术当天早晨局麻下安装头部定向框架(应用或不应用镇静剂均可)。
- 由于有些患者严重的运动异常(如肌张力障碍、震颤)和焦虑,为了患者的舒适及医生获得清晰的图像,患者可在全麻下安装定向框架。
- 对于大多数苍白球及丘脑的手术操作,无框架系统是非常合适的。

成像

- 通过立体定向框架及基准标志获得头部三维图像。
- 扫描 T1-MRI 就足够了(应用对比剂可以看到静脉血管解剖位置)。
- 也可以应用 CT 行立体定位,然后与 MRI 进行融合,在这种情况下,需要在安装立体定向头架以前,先行 MRI 扫描。
- 有些患者(如安装起搏器的患者)不能行头部 MRI 扫描,单独立体定位 CT 也可以完成手术。

靶点和手术路径

- 术前计划
  - 扫描后的图像传输到神经导航工作站,多种扫描融合并校准。
  - 显示基准标志并检查垂直线。
  - 定位 AC-PC 线及中线点,图像再次(自动)更新,中线与连合间线(ICL)呈正交垂直关系。
- 规划靶点
  - 苍白球毁损术:选择的苍白球内侧核(GPi)靶点,为不可视靶点(其坐标值:中线旁 20mm,AC-PC 线中点前 2mm,AC-PC 线下方 4mm),但也可以应用图像反转技术,将 GPi 视为可见靶点。

- 丘脑毁损术:选择的腹中间核(Vim)靶点,为不可视靶点(其坐标值:中线旁11.5mm,后联合前6mm,AC-PC平面上)。
- 计划手术入路
  - 选择冠状缝前入颅点,以避免穿破静脉、脑沟或侧脑室,这样需要选择一双斜面的穿刺路径。

调整立体定向框架

- 将立体定向框架的坐标调整到靶点的位置并进行核查。
- 如可能,模拟定位的坐标做相似的调整,验证和检查测试

靶点的轴心是否准确。

患者体位

- 患者仰卧位,稍屈颈屈膝,注意体位不要影响气道。
- 使用透明帘,增加医生及患者的可视性。
- C型臂横向放置在患者的头部。

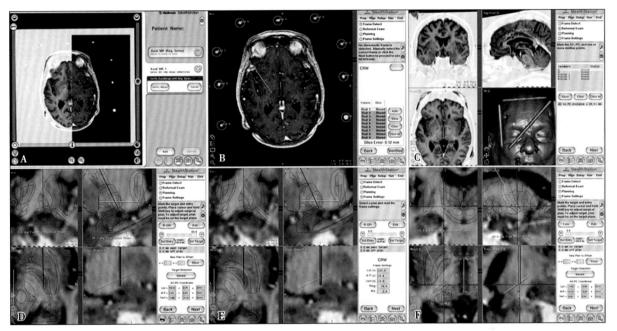

图41-1　靶点和入路。(A)将T1和反转恢复图像输入到神经导航功能神经外科平台(StealthStation手术导航系统;Medtronic,Minneapolis,MN)。(B)标记框架指示点,并调整框架垂直线。(C)标记内部结构(如:AC,PC,中心点)确定ICL平面。(D-F)通过软件系统确认Gpi或Vim的坐标。(D)Gpi位于中线旁20mm,联合线中点前方2mm,联合线下方4mm。(F)Vim位于第三脑室壁旁开11.5mm,PC前联合间线的1/4长度,深度在联合线水平。靶点坐标根据需要可以调整,并可以和Schaltenbrand或Wahren立体定向图谱重叠比较。关于Vim和Gpi手术入路选择,一般在矢状面上与垂直线成30°角,侧方要避开侧脑室,调整角度避免穿过主要的静脉和脑沟。所有数据最终将通过软件获得(E)

41

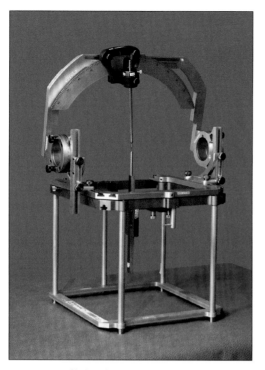

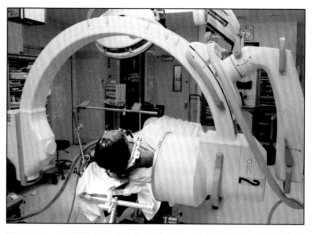

图 41-3 患者体位和手术室布置。患者仰卧位,颈部屈曲45°或少于45°,注意保持气道通畅,通过 Mayfield 头架连接器,使头部固定于手术床,膝部屈曲,以保证患者处于舒适的体位,并防止身体向下方滑动。C 型臂与患者保持一定的距离,以方便手术消毒

图 41-2 立体定向框架的调整。已做计划的靶点坐标调整至立体定向框架上。通过 CRW 立体定向头架匹配靶点模拟验证系统来验证立体定向框架坐标的精确度,并做出调整

手术步骤

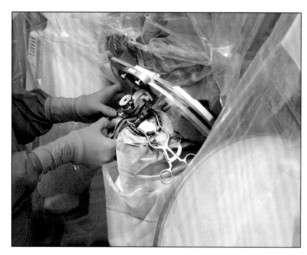

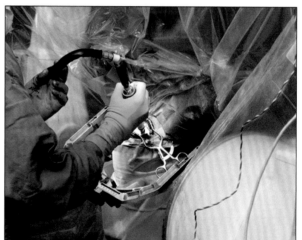

图 41-4 立体定向引导下制定头皮切口及颅骨钻孔。框架调整完毕后,消毒皮肤,铺单,安装定向仪弧弓,标记头皮切口。头皮做冠状或失状位直切口以满足钻孔,或用更小的切口手摇钻钻孔也可以的。在立体定向引导下钻孔(或手摇钻),切开硬膜和蛛网膜。弧形切口用于放置 DBS 系统

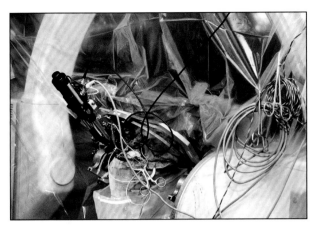

图 41-5 微电极记录的应用。微电极微推进器固定在弧弓上,微电极导引管及导芯缓慢向前推进,微电极植入至导引管内(详细情况取决于微推进系统)。本图所示是 3000 系统(Fred Haer Corporation, Bowden, ME)

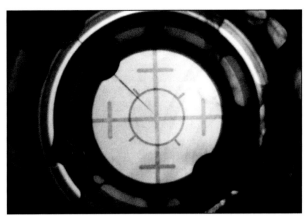

图 41-6 通过 C 型臂透视证实微电极(微电极或宏电极)在脑内的位置。插入电极(刺激电极或毁损电极)至靶点坐标,其精确性由通过仔细校准的 C 型臂荧光透视来证实。如果电极靶点位置有偏移,可以通过 C 型臂荧光透视来判断并考虑重新计划手术入路

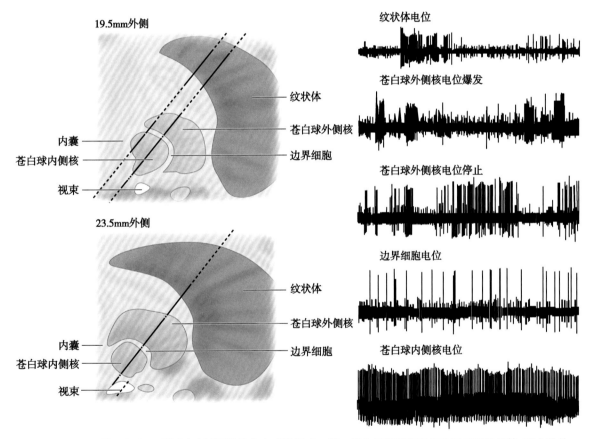

图 41-7 通过神经电生理(微电极)制图指导苍白球毁损术。第一微电极通道穿刺依次记录到纹状体、苍白球外侧核(GPe)、苍白球内侧核(GPi)、内囊(IC)或视束(OT)单位电活动,每个核团均由其特定电生理特点。光(闪光灯或手电筒)诱发的反应可以被记录到并证实视束的位置。在内囊区域微电极可用于电刺激可引出运动反应(如嘴部、面部和上肢)在视束可引出光幻视。在一些记录系统中,微电极可以缩进,并通过套管利用微电极的末端给予宏刺激。另外,拔出微电极,放入刺激电极(大多数是毁损电极本身)进行宏大刺激。临床上可观察到相应的症状。另外,微电极可以更换为刺激电极或毁损电极。第二根微电极通道与第一根微电极同一矢状面以确定 GPi 和内囊的后界;另外一根或两根微电极通道可以确定 GPi 及 GPe 的外侧边界

41

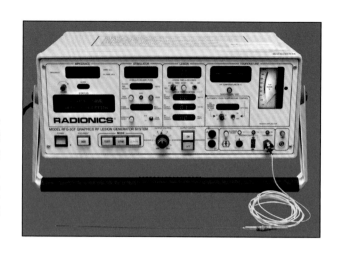

图 41-8　GPi 射频毁损（苍白球毁损术）。定位完成后，插入毁损电极（大约直径 1.1mm，尖端裸露 3mm），并行 C 型臂透视核准。GPi 的具体位置位于 IC 前 2~3mm，（损伤半径大约 1.5mm）（见表 41-1）。首先实施实验刺激，进行可逆性毁损，温度 42℃，如果没有副作用，则实施永久性毁损，毁损温度 60~85℃，并继续观察有无语言、运动及视野损伤。毁损完成后，待毁损电极温度降至低于 42℃时拔出电极

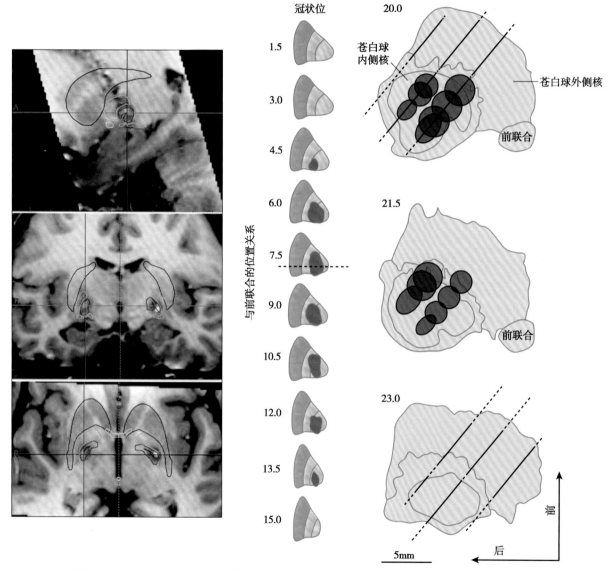

图 41-9　术后图像和重建。术后常规 MRI 扫描（左），术后扫描时间并没有严格的要求。本图显示的是全身性肌张力障碍的患者毁损了苍白球，术后 MRI 与 Schaltenbrand 和 Wahren 图谱融合的图像。冠状位（中央）显示 GPi 完全毁损。多次毁损灶叠加融合后，显示两个独立穿刺轨迹位于 20mm 和 21.5mm 平面。微电极穿刺通道在 23mm 平面时证实为 GPi 的外侧边界

41

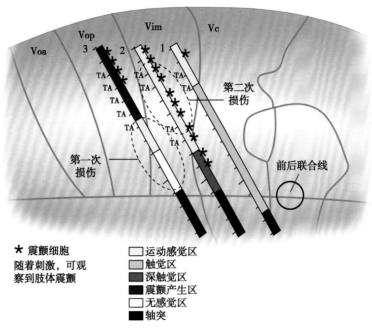

★ 震颤细胞
随着刺激，可观
察到肢体震颤

☐ 运动感觉区
▨ 触觉区
▨ 深触觉区
■ 震颤产生区
☐ 无感觉区
■ 轴突

图 41-10　丘脑神经电生理（如微电极记录）定位与苍白球的定位相似，在丘脑，微电极记录通道是记录了在丘脑核团区域的单个细胞活动。微电极记录的路径从嘴侧到尾侧，依次为腹嘴前核（Voa）、腹嘴后核（Vop）、腹中间核（Vim）、腹尾核（Vc）。通过微电极给以较低的电流刺激（1~5μA）即可产生投射区的感觉异常可以帮助辨别 Vim 及 Vc 的后边界，较高的电流可判断丘脑下方的内侧丘系的位置（图中黑色所显示）。通过刺激电极末端或毁损电极给以宏刺激，判断毁损电极位置的正确性。根据需要，采用第二或可能的更多的微电极通道，以确定 Vim 及 Vc 的后边界，以及腕部或内侧手指躯体感觉的接收和投射区的获得

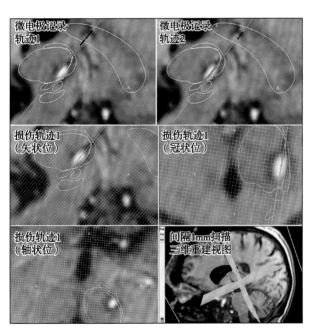

图 41-11　术后丘脑毁损术图像。本图显示丘脑毁损术后毁损灶与微电极记录通道叠加，毁损灶测定大约 7mm 高，3mm 宽

- 进行完整苍白球毁损术（表 41-1）：毁损电极重复进行 3 个穿刺通道继续毁损，进行控制下的苍白球腹后外侧部完全毁损，术中仔细监测神经功能。电极冷却后，拔出电极，分层缝合头皮。患者在麻醉恢复室苏醒，然后回神经外科病房。对于帕金森患者，尽早口服药物。
- 丘脑 Vim 核团射频毁损（表 41-2）。在连续神经功能监测下，完成丘脑毁损术，在 Vim 和 Vc 后界前 2mm（毁损直径大约 1.5mm）靠丘脑腹侧，通常震颤会即刻缓解。另一个路径的毁损可以在背侧，靠近嘴部，这个部位对与近端震颤有关，在有些患者，毁损此部位能达到震颤的完全消除。

大师锦囊

- 苍白球毁损术是否有效关键在于患者的选择。特别是对于帕金森叠加综合征及合并认知障碍的患者效果差。苍白球毁损术效果最好的为药物引起的异动症。
- 苍白球毁损术、GPi 或丘脑底核 DBS 对控制帕金森病的基本症状效果良好，只有很少的情况下，丘脑毁损术对治疗帕金森病震颤是一个合适的选择。

表 41-1 苍白球毁损术

路径	靶点	步骤	毁损*	参数	持续时间	经验总结
1	距离 GPe 的内侧边界 2.5mm,原点前 2.5~3mm	1	实验刺激:自 IC/OT 上方 2mm 开始,每一步 0.5mm,直到明确边界	300Hz;100ms	1s(成串刺激)	阈值:运动 >0.5mA;视觉 >1.0mA
1		2	对于边界上方的靶点实施实验性毁损	42℃	60s	观察患者面部及肢体的力量,视觉,语言。如果有功能缺失,退缩电极 2mm
1		3	临时毁损	60℃	60s	
1		4	毁损	75~80℃	60s	
1		5	电极退缩 2mm 并重复毁损	75~80℃	60s	
1		6	根据电生理定位,如果有 GPi 的电生理信号,退缩电极 2mm,重复毁损	70~75℃	60s	
2	路径 1 前方 2mm	1~6	重复 1~6 步骤			
3	路径 1 内侧 2.5~3mm,原点前 2.5~3mm	1~6	重复 1~6 步骤			
4	路径 3 前方 2~3mm	1~6	重复 1~6 步骤			

* 毁损电极尖部暴力 3mm;直径 1.1mm;毁损温度 70~90℃。
GPe,苍白球外侧核;GPi,苍白球内侧核;IC,内囊;OT,视束。

表 41-2 丘脑 Vim 核团射频毁损

路径	靶点	步骤	毁损	参数	持续时间	经验总结
1	Vim/Vc 边界前 2~3mm	1	实验刺激:逐渐达到丘脑腹侧边界;如果边界太低,向前调整电极 1mm	300Hz;100ms	1s(成串刺激)	阈值:运动和感觉 >0.5mA
		2	从背侧到腹侧实验性毁损约 3mm	42℃	60s	监测感觉异常、肌力情况、构音障碍和震颤控制情况
		3	临时毁损	60℃	60s	
		4	毁损	70~75℃	60s	
		5	电极退缩 2mm 并重复毁损	75~80℃	60s	
2	路径 1 后约 2mm,位于以前毁损的背侧	6	根据患者震颤的形式与激烈程度重复步骤 1~4			

* 毁损电极尖部暴力 3mm;直径 1.1mm;毁损温度 70~90℃。
Vim/Vc,腹中间核 / 腹尾核。

- 为了获得清晰的图像及保证手术操作靶点的精确性,缩短手术时间和减少手术风险,偶尔有些患者也需要镇静剂或在全麻下进行。
- 框架和显影板需要定期的维护和保养(如每年 2 次),尤其框架要用校正系统校正。
- 患者处于坐位可以减少脑脊液的流失与"脑移位",要避免过大的抬高头位,这会吸入性负压导致颅内积气,加重脑移位,偶尔患者也发生癫痫。
- 颅骨钻孔时可以适当应用镇静剂。钻孔时可以应用异丙酚或右旋美托咪定,钻孔完成后立即停药,并不影响术中定位。虽然术中定位可以在全麻下进行,但神经功能检查必须在清醒状态下进行。
- 在手术中必须严格控制血压,尤其在导入微电极时。通常我们将收缩压控制在 140mmHg 以下,以减少穿刺引起出血的发生率。
- 颅骨钻孔后,用骨蜡封闭骨缘,防止静脉空气栓塞。在头位较高时,空气容易经颅骨静脉进入,导致气栓。一旦在手术中,患者有咳嗽先驱症状,血流动力学有改变,应该将头位降低。

- 当开放硬膜、蛛网膜时,可能导致静脉出血,不要电凝止血,因为较容易导致静脉栓塞,可以通过明胶压迫止血。
- 保持手术野干净是必须的,持续的即使是少量的出血也可以导致硬膜下血肿形成。
- 我们用纤维蛋白胶封闭骨孔,以减少脑脊液流失及脑移位。
- 术中透视验证系统的精确性,微推进器的重量可能导致穿刺针尖的移位,外科医生可做适当调整以弥补移位。
- 完全损伤苍白球腹后核可产生永久性效果,不完全毁损仅毁损 Gpi 在 MRI 上的一个层面,则仅有短暂的效果,有时还需再次手术。避免损伤视束的最好办法为不要毁损视束边的上 Gpi 的外侧边界,因此标记 Gpi 的解剖结构是必须的。
- 有些患者应长期震颤,丘脑毁损术后效果不佳,需要再次手术提高疗效。

隐患

- 血流动力学或呼吸改变可能是气体栓塞或气道堵塞导致。前者可能是因为骨窦骨蜡封闭不严、头部位置过高或电凝硬膜引起,后者可能是在手术过程中患者体位下滑引起。头部位置过高可以增加这两种情况的可能性。
- 在手术过程中,万一出现神经功能缺损(在射频毁损前),要仔细分析原因,除了深部血肿外,还要考虑硬膜下血肿。硬膜下血肿可由穿刺路径引起(不适当的切开软脑膜和蛛网膜)。如果骨孔位置较高,出血可流至颞叶而不被察觉,直到神经功能急剧下降时才发现。
- 在一些脑萎缩患者要特别强调脑移位问题,如果微电极监测时间过长,可能难以获得连续性的记录结果,影响毁损位置的准确性。为避免不适当的损伤视束及内囊,最终的电刺激阈值大小是重要的。

- 在苍白球毁损术过程中,微电极记录在头部 MR 的最初选择的矢状位上,不能确定靶点在这层面是靠内或偏外,但可以确定 GPi 的后边界。内囊从前向后是斜的,向中线方向移动,使得靶点更靠近内囊,在矢状面上它不能提供相关偏侧性的信息。而通过探测外侧方并确定 GPe 的外侧边界,提供这层面矢状位需要毁损或允许更完全毁损的相关信息,达到对震颤、僵直、运动减少症长期改善的良好效果。如果只是毁损最初探测的矢状位的 GPi 靶点,不能获得最佳长期效果。
- 在 GPi 的手术操作过程中,对于大多数患者是可以避免通过侧脑室的。但对于脑室扩大的丘脑手术患者来说,在穿刺时避开侧脑室是很困难的。尤其是在高龄的特发性震颤患者,更容易发生。穿透脑室时,脑室壁的室管膜使穿刺的毁损电极向中线偏移。这种差异是由于针尖锋利微电极穿过脑室壁时与毁损电极穿过脑室壁时的通道不一致所致。在手术时,可能的话,应尽量避免经脑室途径。

紧急脱困

- 在外科手术中,万一出现生命体征变化,首先检查气道是否通畅。对于血流动力学及通气有改变的患者,应首先排除静脉空气栓塞。如排除上述因素,仍未找到原因,应停止手术,CT 扫描,明确有无脑实质内出血。
- 如果手术当中患者发生癫痫,应给予咪达唑仑,在一些病例癫痫得到控制,外科可以继续进行,如果发作状态在几分钟内才得到控制,应怀疑脑内出血,手术必须终止。
- 如果微电极记录的信号与预期不符合,应从新检查框架以保证框架没有移位,如果怀疑有框架移位,需要停止手术。

(崔志强　凌至培)

第 42 节　脑深部电刺激

Samuel A. Hughes
感谢上版作者 Ahmed Raslan, Kim Burchiel

适应证

- 药物疗效下降,但多巴胺治疗有效的帕金森病。
- 药物难治性特发性震颤。
- 药物难治性肌张力障碍。
- 部分疼痛及癫痫。

禁忌证

- 绝对禁忌证:未纠正的出血倾向,不稳定的心肺疾病。
- 相对禁忌证:帕金森叠加综合征和对多巴胺不敏感的帕金森病。

手术计划和体位

- 多数情况下,脑深部电刺激(deep brain stimul-ation,DBS)电极的植入在局麻下进行。极少数患者在手术过程中由于运动失调,而不能保持稳定手术体位,需要全麻。
- 最常用的靶点:①丘脑底核(STN),②苍白球内侧核(GPi),③丘脑腹中间核(Vim)。STN 和 GPi 刺激适用于帕金森病所有的三个基本症状(如动作减少、僵硬及震颤)的患者;而 GPi 更适合帕金森病患者合并情感障碍的患者。STN 刺激有引起潜在的抑郁可能。目前,GPi 刺激还应用于治疗肌张力障碍。Vim 适合以震颤为主的帕金森病患者及特发性震颤患者。
- 目前,有一些电子脑图谱用来协助手术计划。在立体定向功能神经外科中,记住与前联合、后联合及联合线中点相关的每一个靶点坐标已经不是必须的。如果需要的话,Schaltenbrand 和 Bailey 脑图谱可用来提取脑内靶点坐标(表 42-1)。所有的坐标局限在一个范围内,并可以随着患者的头围、年龄、脑萎缩的程度、双侧大脑结构不对称等情况改变坐标靶点。

表 42-1　Schaltenbrand 和 Bailey 图谱

靶点核团	坐标 *	相应靶点
STN	垂直 = −4 外侧 = 12 前后 = −3/−4	STN 运动边界的中心
GPi	垂直 = −5 外侧 = 距离侧脑室壁 18 前后 = +2	GPi 运动边界的下界;视束上缘
Vim	垂直 =0 或 −1 外侧 = AC−PC 距离的 50%,但距离侧脑室壁应小于 12mm 前后 =AC−PC 距离的 25%~30%	Vim 的下联合

AC−PC,前联合 − 后联合;GPi,苍白球内侧核;STN,丘脑底核;Vim,丘脑腹中间核。

* 在垂直轴上,负值表示下方;在前后轴上,负值表示后方。

- 手工计算靶点坐标要慎重考虑,计算者要熟悉框架设计的相关数学或几何学知识。
- DBS 手术分 2 个阶段:首先,放置一根或多根 DBS 电极,其次,放置脉冲发生器及与 DBS 电极相连的连接线。
- 下图显示了一侧放置 DBS 电极,另一侧的放置需重复同样操作。

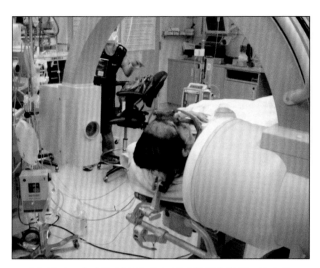

图 42-1 患者头部安装头架后,通过适配器与手术床连接。C 型臂在手术开始前放置于患者头部

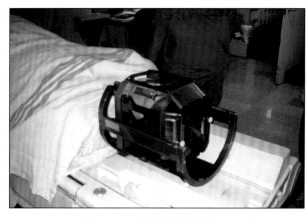

图 42-2 头部 MRI 和数据资料的获得。T1 像和 T2 像是两个最常用的序列。T2 像在 GPi 和 STN 靶点中最重要。头部框架需要特殊的适配器与磁共振相连

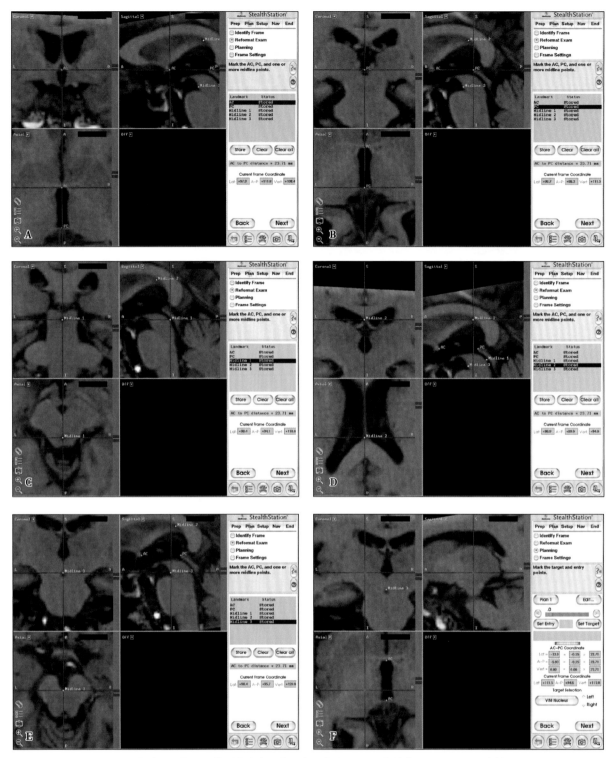

图 42-3 手术计划工作站。辨别中线点及前联合后缘（A）；后联合前缘（B）；Sylvius 导水管（C）；透明隔与胼胝体压部的交界（D）；脚间点（E）；左侧 Vim 核（F）

手术步骤

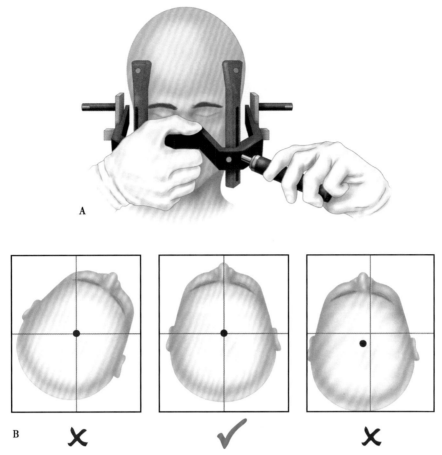

图 42-4 安装头架。(A)局麻下精确安装头架。(B)患者头顶部的连线表示框架的方向。正确的放置方法应该是与 AC-PC 线平行,尽量减少旋转和倾斜,耳塞可以帮助减少偏移

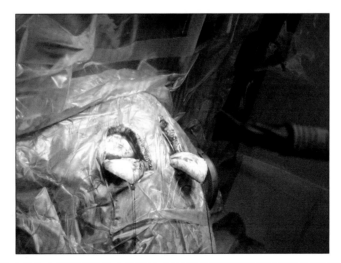

图 42-5 安装立体定向仪弧弓后头皮做切口,切口的位置要使得双侧骨孔位于冠状缝前 1cm,骨孔与中线的距离根据靶点与侧脑室的大小而定,目的是避免电极穿过侧脑室并与电极计划的轨迹平行,应用透明巾帘以方便医生与患者交流

42

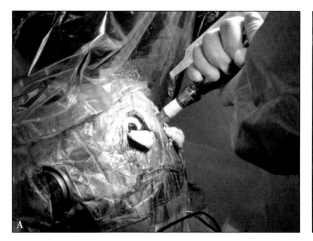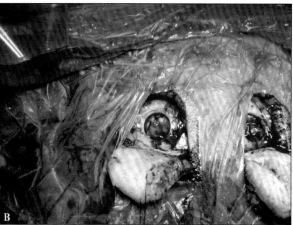

图 42-6 骨孔位置。(A)骨孔应位于冠状缝前及中线两侧,在极端的情况下,不正确的安装头架,特别是偏移较大,可导致钻孔偏移向中线,有损伤矢状窦的危险。(B)美敦力的 Stimloc 固定于颅骨骨孔

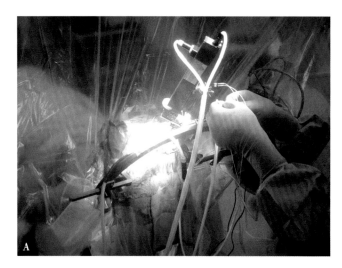

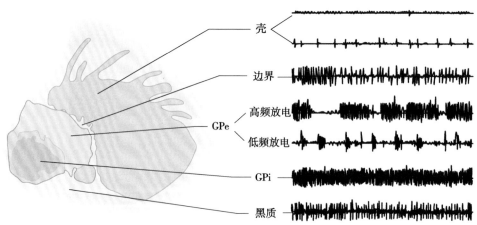

图 42-7 微电极记录设备的安装。(A)微电极的插入。一特殊的套管针先插入脑内,将微电极及 DBS 电极通过套管针植入脑内。不同的治疗中心使用微电极的数量不同,通常,在我们中心同时记录 2 个微电极的电生理活动。有些中心可以同时记录 5 个微电极的电生理活动。(B)在 GPi 微电极记录过程中记录到的不同神经元的电生理活动

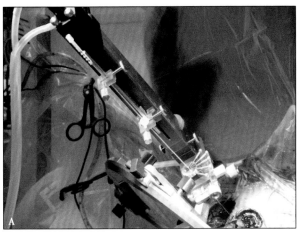
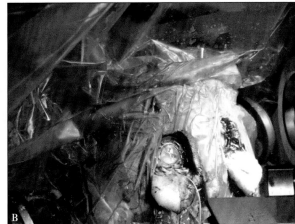
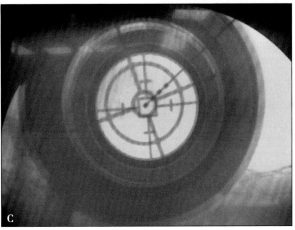

图 42-8 电极的放置、锁定及位置验证。(A)DBS 电极放置后准备实施电刺激。(B)DBS 电极用
Stimloc 锁定。(C)X 线证实锁定后的 DBS 电极位置正确无移位

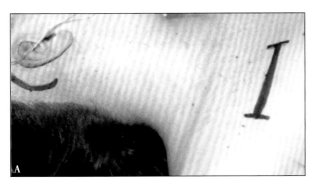
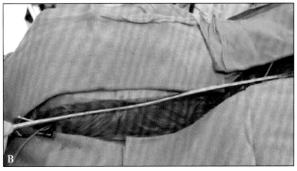

图 42-9 手术的第二阶段,植入脉冲发生器。对于右利手的患者,我们将脉冲发生器植入在左侧
锁骨下。(A)皮肤切口的大概位置。(B)通过皮下隧道,将刺激电极与电池连接起来

42

大师锦囊

- 恰当安装头架很重要,并可以减少颅骨钻孔偏差的风险。
- 核查工作站和框架的坐标两到三次。多次多人重复检查是必须的。
- 严格每一步骤的操作,任何微小的疏忽都可导致手术失败。
- 尽量减少脑脊液流失,以减少脑移位。
- 多次 X 线透视,可减少电极移位,必要时调整电极位置。

隐患

- DBS 电极植入最严重的并发症为脑实质出血,通过以下途径可以将风险降低:①术前至少 1 周停用抗血小板药物治疗。②手术过程中严格控制血压,在植入套管针、微电极或 DBS 电极以前,收缩压在 160mmHg 以下。③尽量减少穿刺次数。
- 严格无菌操作,减少感染风险。如果确认感染,需要取出整个刺激系统。再次植入电极前,抗生素治疗 2~6 个月。
- 在头部框架卸下后(如:手术的第二阶段)发现电极移位,需要再次手术,调整电极位置。因此,证实电极锁定后位置正确是很重要的。

紧急脱困

- 如果手术计划系统或数字脑解剖图谱不能工作,可以通过人工计算补救。
- 将 MRI 数据备份,以免数据丢失。
- 如果骨孔靠近中线,要毫不犹豫地更改骨孔位置。
- 如果穿刺针通过脑室,暂时不要拔出穿刺针,以免过多的丢失脑脊液,造成脑移位。

(崔志强 凌至培)

第43节 运动皮质电刺激

Samuel A. Hughes

感谢上版作者 Louis Anthony Whitworth, Erika Anne Petersen

适应证

- 运动皮质电刺激(motor cortex stimulation, MCS)适合于药物难治性的传入性神经阻滞及神经病理性疼痛,包括卒中、外伤或多发性硬化所致的中枢性疼痛综合征,三叉神经病理性痛(痛性麻木和疱疹后疼痛),舌咽神经痛,臂丛撕脱脊髓损伤性疼痛,幻肢痛,残肢痛等。

- 总的来说,对于难治性疼痛,MCS 的有效率在 40%~70%。由于没有可靠的预测因素,什么样的疼痛患者对 MCS 反应较好,尚没有结论。可能与患者的症状及疼痛的解剖部位有关。患者仅有轻微的肢体肌力减弱,对 MCS 的反应较好。除了一些疼痛综合征外,三叉神经痛、脊髓损伤性疼痛,幻肢痛,残肢痛对 MCS 的反应较好。

- 大脑皮质血流研究显示,在刺激过程中,躯体感觉皮质的血流并没有改变,因此推断 MCS 可能是通过激活下行轴突,而不是尖树突或细胞体。刺激过程中,显示同侧丘脑腹外侧、内侧丘脑、岛叶、扣带回膝部、脑干等与疼痛相关的结构血流增加。

- 最初持续时间有限的试验提示 MCS 可以促进卒中患者的肢体功能恢复,比单纯进行康复效果好。但 Northstar 神经科学研究院的三期研究显示,单独康复治疗与联合侵入性的皮质刺激比较,二者并没有明显的差异。对于帕金森患者,MCS 在最初的 6 个月可以提高 UPDRS 评分,但到 12 个月时,刚开始的疗效逐渐消失,而且震颤并不能通过 MCS 得到控制。

禁忌证

- 患者肌力明显下降,不适合 MCS,因为 MCS 需要完整的皮质脊髓束才能发挥控制疼痛的作用。

- 患者患有明显的精神心理疾病,如抑郁或神经质倾向,限制了其全面的术前评估及治疗过程(患者不能与工作人员正常交流,对刺激参数的调整不能做出相应的反应。)

- 患者患有癫痫。

- MCS 是一个择期手术,患者的身体状况要能耐受手术。活动性感染、无法控制的合并症将增加麻醉风险(如血小板减少症、白细胞减少症、肾肝心等脏器衰竭)。

手术计划和体位

- 术前做 McGill 疼痛问卷评分及视觉模拟评分,以便术后随访症状改善情况。

- 术前做头部 CT 及 MRI,明确中央沟、外侧裂、额上沟、额下沟的位置,功能磁共振定位运动皮质。注意卒中后,运动皮质可能发生重组。

- 术前常规准备,包括检查患者凝血酶原时间、部分凝血时间及血小板计数等。

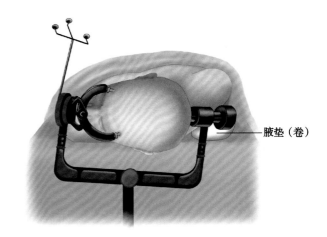

腋垫(卷)

图 43-1 患者仰卧位或侧卧位(疼痛侧在下),疼痛侧垫肩,防止静脉充血

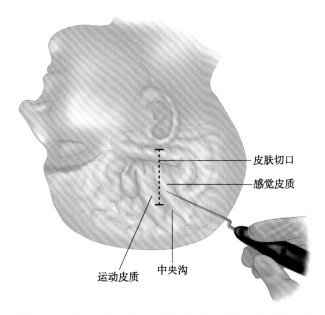

图 43-2 在疼痛的对侧,应用标准的解剖标志做跨中央沟头皮直切口,可以通过神经导航技术定位头皮切口及运动皮质,切口应该足够长,直径最少 5cm,以便暴露中央沟周围的解剖结构

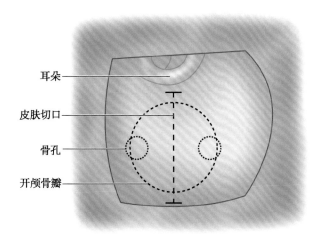

图 43-3 手术中铺无菌巾单时要注意,充分暴露耳后皮肤,以便电极的延长线可以达到耳后。在治疗面部疼痛的患者时,无菌巾单是可以掀开的,以便在术中刺激时可以观察到面部的活动

手术步骤

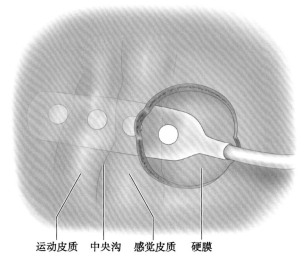

图 43-4 通过颅骨钻孔放置电极。这种有限暴露的开颅手术方法有很多弊端,比如电极放置位置不够精确,在术中通过电生理定位(如体感诱发电位、运动刺激)来确定电极放置的精确性是很困难的,在电极植入之前非直视下剥离硬膜,增加了硬膜外血肿的危险

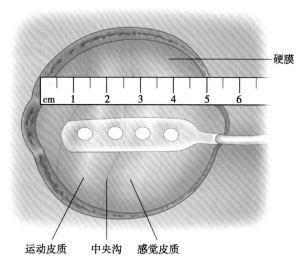

图 43-5 一个较小(4~5cm)的骨窗优于钻孔,因为较大范围的显露便于详细进行术中体感诱发电位的记录仪及高强度、低频的电刺激定位运动皮质

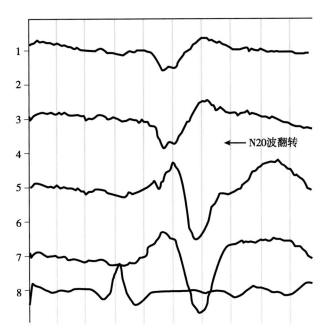

图43-6 通过 N20/P20 可以定位中央沟(箭头所示),此外,可通过皮质电刺激诱发出对侧的运动反应来定位运动皮质

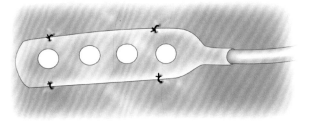

图43-8 电极片用4-0尼龙线(Ethicon,Inc.,Somerville,NJ)固定在硬膜外层,电极的远端通过其中一个骨孔与延长导线相连,并通过皮肤小切口达到耳后乳突位置。患者在住院期间实施实验性电刺激,最常用的刺激参数:电压 2~3V(波动在 0.5~9.5V);频率:20~50Hz(波动在 15~130Hz);脉宽:200μs(60~450μs)。电压应增加到肢体能够承受的最大限度,即当电压增加直到肢体出现抽搐,接着逐渐降低电压,直到抽搐消失。双极刺激时,正极位于感觉皮质,负极位于运动皮质。刺激停止后疼痛仍能缓解几小时,正因为这个原因,可以应用短时间的刺激、较长时间停止刺激的循环刺激的模式程控

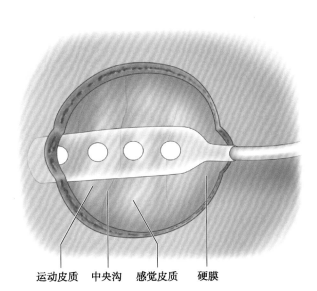

运动皮质　中央沟　感觉皮质　硬膜

图43-7 图示 1~2 个 4 触点电极与中央沟平行或垂直放置,关于是平行放置还是垂直放置的问题,目前尚无统一意见。大部分医生选择电极长轴方向与中央沟垂直,但少数医生选择电极长轴与脑回一致,并最大限度覆盖其脑回。在图中,可以看到只有中央后回的很小一小部分皮质接受了电刺激,必须清楚地定位出躯体感觉组织一保证电极放在合适的位置上

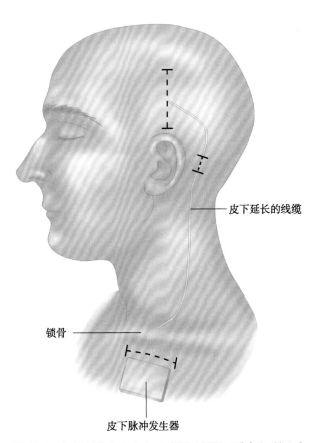

皮下延长的线缆

锁骨

皮下脉冲发生器

图43-9 如果刺激实验成功,患者需重新返回手术室,植入永久连接线及脉冲发生器(IPG)。电极经皮下的导线与放置在锁骨下方的脉冲发生器相连接。脉冲发生器的植入位置不能太深,不超过皮下 2cm,便于程控仪与脉冲发生器交换信息。头颈胸部共有 3 个切口:①头皮切口,②耳后皮下隧道切口,③锁骨下 IPG 切口

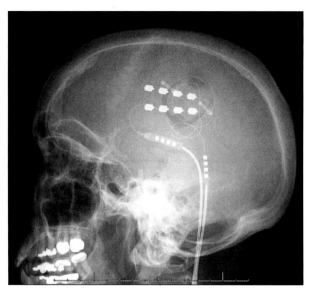

图 43-10 术后 X 线片显示了两个 4 触点电极、联接点和连接 IPG 导线的位置

大师锦囊

● 正确定位运动皮质是手术成功与否的关键。电极沿着脑回放在适当位置上是基本保证。电极位置的确定可以借助影像学资料(如功能磁共振)结合术中 N20、皮质电刺激来完成。术前神经导航有助于皮质灰质的定位。

● 为了覆盖多区域的疼痛(如:涉及面部和手部的中枢性疼痛),2 个独立的刺激电极可以放置在较广泛的皮质区域,目前的脉冲发生器最大可以匹配 16 个触点的电极。

隐患

● 放置硬膜外电极较硬膜下电极损伤小,但需要较高的电压才能产生刺激效果(尤其是大脑半球萎缩时)。

● 5% 的患者可导致导线折断、移位、绝缘层断裂。硬膜外电极移位或者肉芽组织可削弱从电极到皮质的电流。

● 硬膜下电极放置于纵裂内(下肢远端疼痛患者),容易导致电极移位及脱离皮质。

● 硬膜外 / 硬膜下血肿的风险在 1%~2%。其他并发症包括:刺激诱发癫痫,吞咽困难,上肢疲劳,刺激区的疼痛、烧灼感,疼痛的减轻逐渐不明显等。

● 切口感染率在 4%~7%。

● 多发部位疼痛患者术后不能使所有部位的疼痛缓解,提高一个部位的覆盖可能使得其他部位的疼痛加重。

紧急脱困

● 如果患者刺激实验不成功［视觉模拟评分(VAS)降低 <50%］,则需要拔出电极。

(崔志强 凌至培)

第 44 节　枕神经和眶下神经刺激

Samuel A. Hughes

感谢上版作者 Konstantin V. Slavin，Sebastian R. Herrera，Prasad Vannemreddy

适应证

- 周围神经电刺激（peripheral nerve stimulation，PNS）适合于慢性、药物难治性及难以忍受的神经病理性疼痛。
- 枕神经电刺激（occipital nerve stimulation，ONS）主要适合于外伤后、外科手术后引起的枕神经分布区的疼痛。
- 眶下神经电刺激（supraorbital nerve stimulation，SNS）主要适合于外伤后、外科手术后引起的三叉神经分布区的病理性疼痛（如：额窦手术及开颅手术后的疼痛）。
- 在研究性病例中，枕神经和眶下神经电刺激已经被用于偏头痛及丛集性头痛的治疗。

禁忌证

- 周围神经电刺不适合于感觉完全缺失的患者（如：痛性感觉缺失）。
- 神经心理评估结果不理想的患者。
- 正在接受抗血小板治疗及抗凝患者。
- 患者有活动性感染。
- 疼痛实验刺激治疗失败者。

手术计划和体位

- 患者仰卧位，充分显露电极将要放置处头皮，确定切口。手术区备皮并在 X 线透视帮助下在皮肤上画出电极将要放置位置（如：术前将 C 型臂放置于患者头部）。
- 对于枕神经的电刺激，同侧肩部垫胶辊，患者头部转向对侧，同侧电极的插入点位于乳突尖，并沿影像学颈 1 后弓水平到达中线终点。对侧电极通过颈正中线的一个小切口对准对侧的乳突尖穿刺，在双侧电极植入时，这根电极向反方向做皮下隧道，其电极引出在同一侧耳后。

- 对于眶上电极的放置，患者仰卧位。在手术的第二阶段抬高肩部，旋转头部，以便将电极固定于乳突后部，然后向脉冲发生器囊袋方向做皮下隧道。

- 颜面部神经刺激器的脉冲发生器囊袋一般放于锁骨下 1~2cm 的皮下。

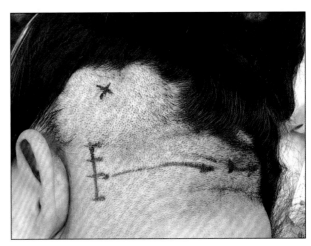

图 44-1　图示双侧枕神经电极植入方向头皮切口线，"X"表示临时刺激电极导线出口，距离植入电极切口几厘米

44

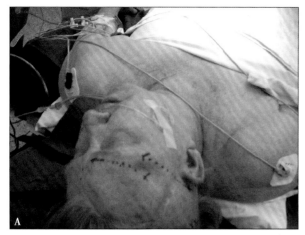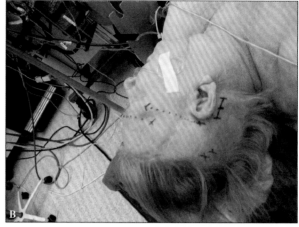

图 44-2 （A）显示了右侧眶上神经刺激电极与右侧耳颞神经刺激电极植入情况,电极插入的为从侧方到中线方向。(B)电极固定切口位于耳后,"X"表示临时刺激导线导出口

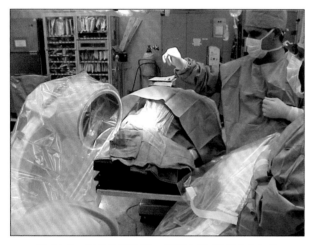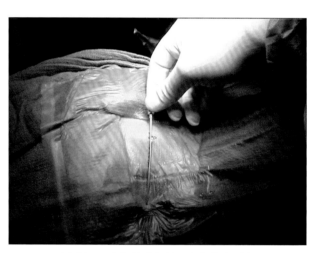

图 44-3 患者头部置于 C 型臂中间,以利术中扫描

图 44-5 电极触点与神经走行方向垂直

手术步骤

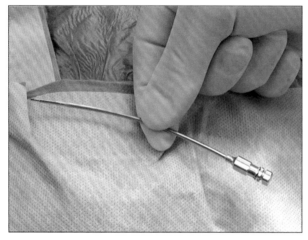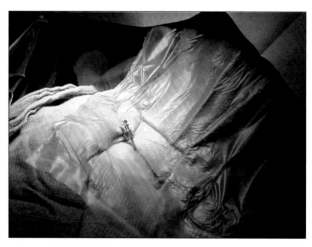

图 44-4 穿刺针弯曲,以适应枕部及眶部颅骨的弯曲弧度

图 44-6 穿刺针按照预定的方向插入筋膜间隙,此间隙阻力最小。穿刺针阻力大可能穿刺太浅(皮下)或太深(筋膜下)

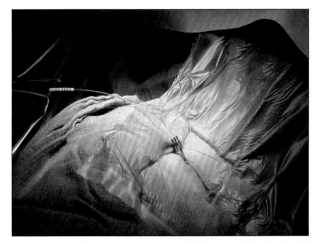

图44-7 拔出穿刺针导芯,插入标准刺激电极(4触点或8触点)

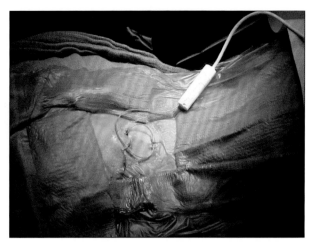

图44-9 临时刺激电极固定在出口处皮肤上

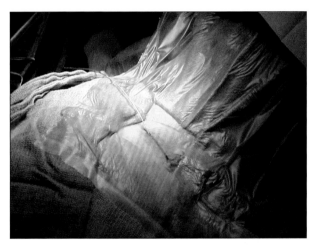

图44-8 当电极达到理想位置时,拔出穿刺针

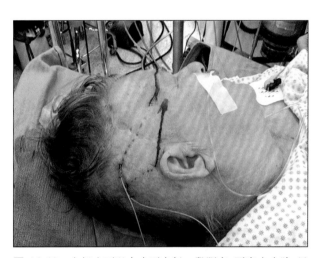

图44-10 电极也可以在皮下走行一段距离,再穿出皮肤,目的是不影响切口处以后的操作

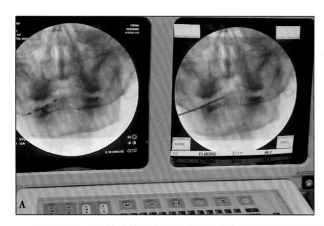

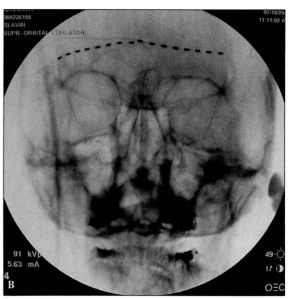

图 44-11 （A）枕大神经电极植入过程中应用透视监控穿刺针和电极的进入的位置。（B）透视双侧眶上神经电极位置

大师锦囊

● 刺激电极应牢固固定于很硬且移动度很小的组织上。我们建议固定枕神经和眶上神经刺激电极于乳突后部的筋膜上。此区域的筋膜牢固且不易移动，也可以承担头部颈部活动时产生的应力。固定不牢固会使电极容易移位，将电极固定于移动度较大的组织时，易产生金属疲劳而折断。

● 我们建议电极放置方向与神经垂直，最理想状态是刺激电极中间的触点与神经的距离最近，这样的话，较小的电极移位可以较容易地通过程控来调整以代替电极位置的调整。

● 一些降低导线的张力释放装置应该放在电极固定点与脉冲发生器之间，而不是放在固定点与电极触点之间，这样可以减少电极移位及接触不良。

隐患

● 电极放置太浅，可导致电极侵蚀。

● 电极放置太深，可引起不舒适的刺激，需要取出或调整。

● 如果电极的长度不能与身体自然伸展的姿势匹配，将导致电极移位和折断。

紧急脱困

● 万一电极折断、移位、接触不良，需要采取外科措施取出受影响的部件，包括电极或脉冲发生器。

● 万一电极受侵蚀，一个选择是取出受侵蚀的电极，另一个选择是除去最远端的电极，留下一些电极继续实施电刺激。

● 万一感染，我们建议拔除整个刺激系统。2~3 个月后，感染完全控制再次植入刺激器。

（凌至培　崔志强）

第 45 节　乙状窦后骨瓣开颅微血管减压术

Reid R. Hoshide and John Alksne

适应证

- 临床确诊的三叉神经痛、面肌痉挛或舌咽神经痛,并且磁共振成像(MRI)显示存在责任血管。MRI 的 FIESTA 序列能详细地显示脑干血管与脑神经的关系。

禁忌证

- 双侧症状的患者很可能与脱髓鞘综合征有关,应该进行多发性硬化的检查,因为在这种情况下微血管减压术可能没有帮助。
- 对于没有明确证据证明存在责任血管的患者,只有经过仔细术前检查才考虑手术,并且要告知患者探查性手术存在失败的风险。

手术计划和体位

- 术前影像学检查应该发现与神经密切相关的责任血管。通常是小脑上动脉压迫三叉神经,小脑前下动脉压迫面神经,小脑后下动脉压迫舌咽神经,但也存在变异。
- 患者体位选择应基于减压区域。三叉神经微血管减压时,患者可仰卧位,头转向对侧。舌咽神经和面神经微血管减压时,患者取侧卧位,头最大程度转向对侧。

- 乳房大、短颈或宽肩的患者在获得乙状窦后入路空间时面临挑战。肩膀可以用胶带下拉固定。通过抬高、旋转和向前屈曲头部可以最大程度地暴露乙状窦后区域。
- 预估所需的手术台的翻转角度。确保患者身体所有的着力点都被垫好,并且已经用皮带、枕托、胶带和卷 / 垫将患者安全地固定在手术台上。
- 神经显微镜的使用是必不可少的,神经内镜可选择性使用。
- 不推荐采用脑室外引流或腰大池引流,因为脑脊液可以通过手术通道内的脑池开通获得释放。
- 应充分使用神经监测。对于三叉神经痛的病例,我们传统上只监测脑干 - 听觉诱发电位。对于面肌痉挛,我们监测面神经肌电图(自由肌电和诱发肌电)和脑干 - 听觉诱发电位;如果可行,还应监测假突触反射。对于舌咽神经痛,我们监测面神经、脑干 - 听觉诱发电位和喉部肌肉反应。对于侧卧位患者,我们监测下方手臂的运动诱发电位和体感诱发电位。麻醉的诱导和维持不应干扰神经监测。

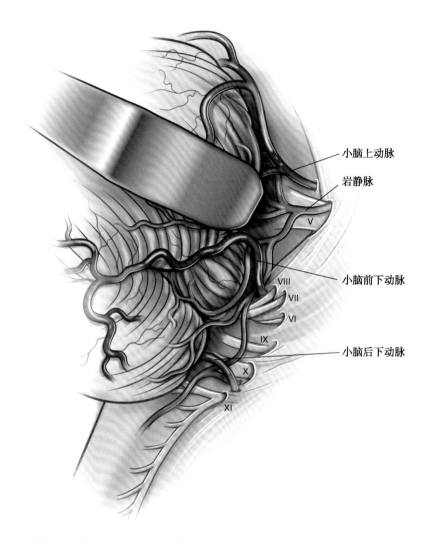

图 45-1　脑神经和后循环血管之间的解剖关系,展示了可能的压迫和干预位置。Ⅴ,三叉神经;
Ⅷ,听神经;Ⅶ,面神经;Ⅵ,展神经;Ⅸ,舌咽神经;Ⅹ,迷走神经;Ⅺ,副神经(From *World Neurosurg*.
2014 Dec;82(6 Suppl):S171-6. doi:10.1016/j.wneu.2014.08.00)

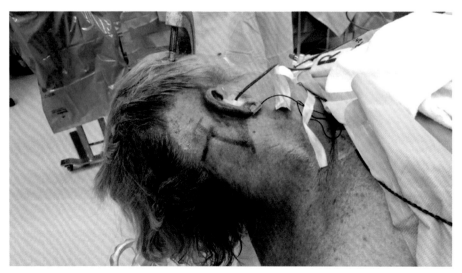

图 45-2　一例行三叉神经微血管减压术的患者。患者取仰卧位,头架固定,头向对侧最大程度偏
转并前屈、抬高。图中标记代表横窦和乙状窦的走行以及预设的手术切口

手术步骤

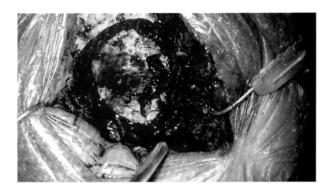

图 45-3 开颅暴露硬脑膜

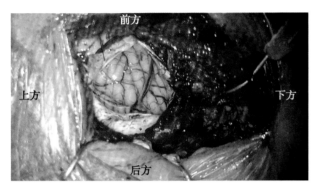

图 45-4 十字剪开硬脑膜并悬吊,上方和外侧的硬脑膜片分别以横窦和乙状窦为底

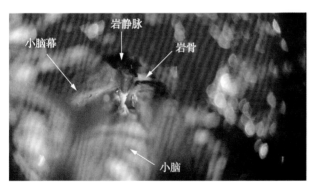

图 45-5 小脑延髓池脑脊液放出后脑组织塌陷,可辨认岩上静脉并将其电凝切断

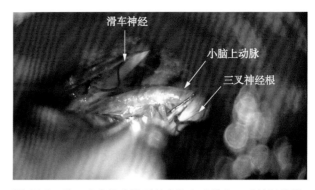

图 45-6 进一步牵拉小脑可见小脑上动脉和三叉神经根部。在远处可见滑车神经

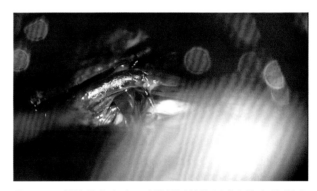

图 45-7 锐性分离小脑上动脉周围的蛛网膜和软脑膜,游离三叉神经根部

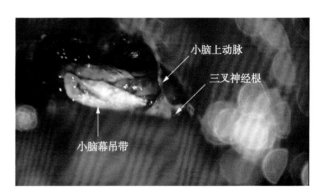

图 45-8 从小脑幕上取一带蒂硬脑膜"吊带",小心移动并包裹小脑上动脉,将其悬吊使其远离三叉神经根部

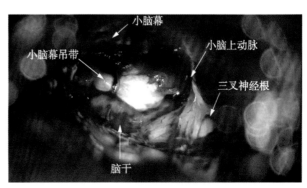

图 45-9 继续使用一枚 Weck 夹来固定硬脑膜"吊带",将小脑上动脉悬吊起来使其远离三叉神经根部

- 患者头位应按上述位置摆放,并用头架固定。
- 手术前应预防性使用抗生素和甘露醇。对于面肌痉挛,应在减压完成后再使用类固醇。从理论上讲,在减压前使用可能会失去假突触反射,这将导致减压后无法监测手术减压效果。
- 应采用乙状窦后入路。没有必要暴露整个横窦和乙状窦,但要看到它们的边缘,这样可以获得充分的硬膜内暴露。
- 硬脑膜应十字切开,其中两片硬脑膜片以横窦和乙状窦为底。
- 轻微牵拉小脑组织。理想的做法是将小脑向后向上牵拉以进入小脑延髓池进行脑脊液释放。
- 岩上静脉暴露后将其电凝烧灼,然后锐性横断。
- 一旦获得足够的脑脊液释放,牵拉小脑将明显变得容易。应使用固定、可塑的脑牵引器来轻柔牵拉小脑,以暴露微血管减压区。
- 一旦发现神经和血管关系密切,可以采用以下几种策略。如果血管是静脉,可以将其分离并牺牲。如果血管是动脉,我们更倾向于使用锐性分离而不是钝性分离神经和动脉之间可能存在的蛛网膜粘连。
- 神经和血管游离之后,绝缘 Teflon 垫片可放在神经和血管之间。然而,更理想的做法是制作一"吊带"将动脉悬吊,使其远离神经,从而消除所有的物理接触。
- 在三叉神经痛的病例中,可以通过切开小脑幕获取一个带蒂的"吊带",将小脑上动脉吊离神经,然后用缝线或血管夹将其固定。
- 在面肌痉挛或舌咽神经痛的病例中,"吊带"可以是自体硬脑膜或筋膜,最后固定在岩部硬脑膜。
- 应仔细止血。
- 是否用骨替代材料填充骨窗在神经外科医生之间的一直存在争论。研究表明,用骨替代材料填充骨窗可减少术后枕下部头痛的发生。我们的做法是尽可能用骨替代材料来填补颅骨缺损。
- 水密多层缝合对减少脑脊液漏和假性脑膜膨出至关重要。

大师锦囊

- 在严重静脉窦出血的情况下,明智地使用头高脚底位有助于减缓出血。然而,过多的抬高头位可能将空气引入静脉窦内引起气栓。

- 提前牺牲岩上静脉一直存在争议。但在我们的经验中,我们从未见过与岩上静脉牺牲相关的静脉性梗死。然而,如果不进行牺牲,在撕脱的静脉上止血是非常麻烦的。因此,为了增加暴露和保证止血的安全性,我们总是牺牲岩上静脉。
- 如果可能的话,用"吊带"将责任动脉吊离脑神经是最理想的减压方法。研究表明,与放置绝缘垫片相比,"悬吊法"可以获得更持久的手术益处。
- 使用诱发肌电图有助于保护脑神经功能的完整性。
- 应准备好罂粟碱或地尔硫卓浸泡的明胶海绵片,用来缓解因手术操作而引起的血管痉挛。
- 对于接受微血管减压术的面肌痉挛患者,应接受 3~4 周的逐级减量的类固醇治疗,这样会减少迟发性贝尔麻痹的发生。

隐患

- 患者的体位至关重要。体位不合适,手术效率会大大降低。
- 不要过度使用牵开器。
- 脑神经经常会像蛛网膜一样变平变薄,诱发肌电图可以帮助辨认神经,而不至于引起神经损害。
- 应全程检查脑神经的可见部分,确定是否有血管压迫。因为可能存在多个压迫点需要处理。
- 骨蜡封闭乳突气房可防止脑脊液漏和感染。

紧急脱困

- 横窦或乙状窦损伤随时可能发生,在开颅时提前准备好止血材料很重要。颗粒型止血剂不应使用,因为可能会引起栓塞。
- 如果神经电生理监测提示运动、感觉或听力损伤,应立即放松牵拉,还应检查神经和动脉是否有压迫、血管痉挛或意外损伤。麻醉方法的改变也应加以评估,注意监测血压和核心体温。可以考虑使用适宜剂量的类固醇。温盐水冲洗可以缓解任何热能或因干燥对神经的伤害。
- 如果脑脊液释放不满意,可以考虑使用临时脑室造瘘或腰大池引流来释放脑脊液。

(张艳阳 马驰原)

第五章　其他手术

第46节　颅骨成形术（自体来源，尸体来源，异质来源）

Michael L. Levy, Carlos E. Sanchez, Reid R. Hoshide and Cecilia L. Dalle Ore

感谢上版作者 Hal Meltzer, Ryan C. Frank, and Steven R. Cohen

▶ 本节附在线视频

适应证

- 我们将自体颅骨移植物作为颅骨成形术或颅骨重建术的首选材料。使用自体移植物感染概率小，并且自体移植物能跟随年龄生长，具有最高的功能融合率。移植物的取材一般都靠近手术部位，这样可以使骨吸收最小化。然而，颅骨缺损的尺寸不能大于可以获取的板障骨的大小。

- 当患者颅骨缺损较大并拒绝使用异质成型物重建或先前有感染时，我们使用劈开的肋骨或髂骨作为移植物。对于有头皮辐照史的患者，如果头皮血供完整，自体骨移植仍是我们的第一选择。如果病变部位软组织损伤，使用自体或异质成型材料完成颅骨重建后还必须行软组织移植。

- 当缺损比可供取材的板障骨面积更大时，我们倾向于使用多种人工材料合成的植入物，如甲基丙烯酸甲酯，可渗透的线性高密度聚乙烯（MEDPOR, Porex Surgical, Inc., Newnan, GA）。这些移植物是使用薄层 CT 扫描三维重建图像来构建的。

- 当存在较小间隙（<2~3cm）或者轮廓不规则时，一般使用磷酸钙作为间隙填充物。尸体骨或脱矿骨的糊状物也是填充小的间隙的一种选择。5 岁之前的儿童，由于板障间隙还未完全形成，可以使用脱矿骨修补中等大小的缺损。使用磷酸钙骨水泥或类似的产品时，在这些材料凝固前，硬脑膜搏动可能会产生破坏性的影响。在这种情况下，可以使用可吸收材料或钛网覆盖在硬脑膜的表面，然后再将骨水泥覆盖在网上修补缺损。

禁忌证

- 缺损大于可取材的骨组织时，我们不使用自体骨移植。在有较大缺损的低龄儿童，应避免使用肋骨或髂骨移植。

- 颅骨上有生长不良的软组织覆盖或头皮的任意一层有活动性感染灶时，都应避免施行手术。如果头皮生存能力不佳或是经过放疗照射，应该考虑移植软组织覆盖相应区域。

手术计划和体位

- 术前准备应包括实验室检查（血细胞计数）和交叉配血。术前所有患者都应行头颅 CT 三维重建。

- 皮肤切开前预防性使用抗生素一次。

- 大部分患者，尤其是缺损较大的患者，一般使用神经外科麻醉方法。

- 用抗生素盐水充分冲洗伤口，逐层缝合帽状腱膜及头皮。

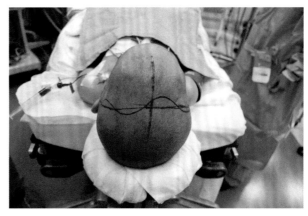

图 46-1　患者体位需保证缺损部位能够完全暴露并易于操作

手术步骤

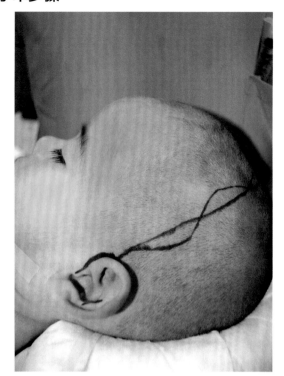

图 46-2 冠状切口准备

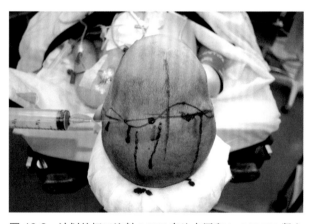

图 46-3 计划的切口注射 0.25% 布比卡因和 1∶200 000 肾上腺素的混合物

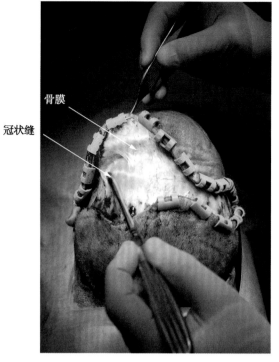

图 46-4 使用单极电凝以切割频率切开头皮,在颅骨缺损以及周围颅骨处,尽量在帽状腱膜下层分离。这样切开可以减少出血,并且可保护骨膜以及额部帽状腱膜的肌肉瓣,以备颅底及硬脑膜重建时需要

骨膜

冠状缝

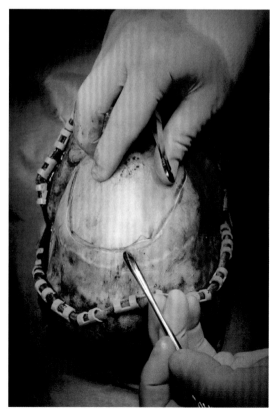

图 46-5 在缺损部位周围的骨膜下分离。也可以在骨膜上层分离而保持骨膜完整,这样可以保证颅骨缺损和硬膜有带蒂组织覆盖

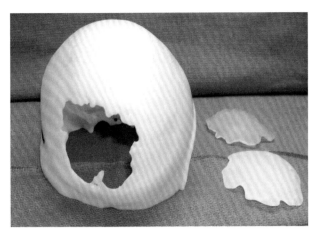

图 46-6 需要使用异质成型材料时,在 CT 重建模型上来设计移植物的位置

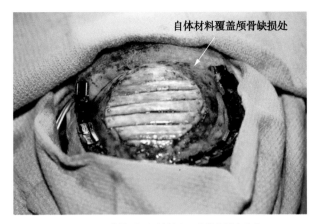

自体材料覆盖颅骨缺损处

图 46-9 肋骨劈开移植用于自体同源重建

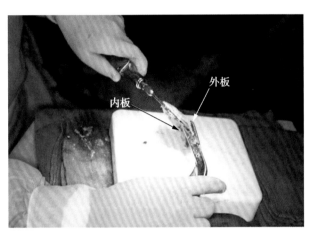

内板　外板

图 46-7 有两种方法来劈开颅骨材料。一种方法是取下一块全层的颅骨,置于一边桌上,用锯子及骨凿从板障间隙分开内外板,然后将一层用可吸收材料或是钛板或钛网固定于取材部位,另一层用于修补缺损部位。对于有较小颅骨缺损的大龄儿童,也可以使用骨凿直接在取材部位取下皮质骨用来重建颅骨缺损

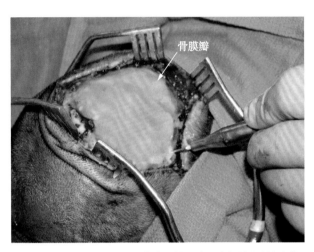

骨膜瓣

图 46-10 使用电钻钻孔,将移植物固定于周围颅骨的边缘,用钛螺丝固定移植物。如果移植物和颅骨边缘不能完全重合,可以使用钛板固定移植物

大师锦囊

- 术前影像及手术计划是手术成功的重要因素。使用预先重建的移植物,手术步骤可以得到极大地简化。术中可以对移植物进行微小的调整以保证其稳固性。

隐患

- 有生长不良的软组织被覆是不能进行手术的。同样,头皮活动性的感染灶是颅骨成形术的绝对禁忌。颅骨成形术后可能会并发致命的恶性脑水肿,这可能是继发于术前的慢性低颅压。另外,术后使用帽状腱膜下负压引流也是一个潜在的危险因素。在患者麻醉苏醒后再进行帽状腱膜下负压引流可以减少这种灾难性并发症的发生。

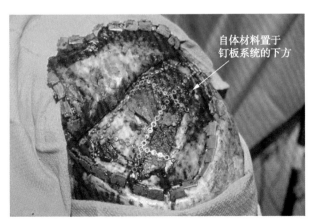

自体材料置于钉板系统的下方

图 46-8 髂骨移植用于自体同源重建

46

紧急脱困

- 作为极少出现的一种情况,如果预先准备的移植物与缺损不相符,可以使用其他方法来修补缺损。自体劈开的颅骨、肋骨或髂骨都可以用来修补残留的缝隙,并通过钉、板固定。残留的小的缝隙可以使用磷酸钙水泥或尸体骨的糊状物来填充。

- 术后用高压氧治疗可以挽救愈合不良的手术切口,尤其是因放疗而被辐照过的头皮。

- 如果术后出现症状性颅内高压,也可以立即返回手术室去除颅骨修补物。

(张艳阳 屈建强)

第 47 节 内镜下经蝶入路

Michael L. Levy, Carlos E. Sanchez, Reid R. Hoshide and Javan Nation

适应证

- 随着内镜的使用,经蝶入路的指征已经显著扩大。通过与技术熟练的内镜鼻科医生的合作,内镜经蝶入路已经成为可行的微侵袭手段,用来暴露涉及蝶骨平台、鞍结节、海绵窦内侧、翼状骨和鞍下斜坡等处的病变。

- 使用内镜经蝶入路的最常见指征是鞍区占位,包括垂体瘤,拉特克(Rathke)囊肿和颅咽管瘤。尽管微腺瘤和小腺瘤不需要使用扩大经蝶入路,仍有部分向鞍上,海绵窦和斜坡扩展的病变需要使用内镜扩大经蝶入路。

- 硬膜外和硬膜内脊索瘤可以使用内镜经蝶(经斜坡)入路进行手术。

- 蝶骨平台脑膜瘤,鞍结节脑膜瘤,以及一些小嗅沟脑膜瘤可以使用内镜经鼻手术切除。

- 源自翼腭窝,甚至是向颞下窝和 Meckel 腔扩展的幼稚型鼻血管纤维瘤均可以用内镜经鼻入路切除。

- 如果术者有把握在术中切除至正常组织边界,恶性肿瘤,如嗅母细胞瘤,鳞状上皮癌和腺癌也可使用内镜经蝶入路切除。

- 脑膜膨出,脑膜脑膨出,和其他颅底中线部位缺损,易引起脑脊液漏,此类病变也可通过内镜经鼻入路修补,从而避免开颅手术。

- 部分无法使用内镜进行全切除的大型肿瘤也不是内镜经鼻蝶窦入路的绝对禁忌。根据患者年龄和手术意图,内镜手术可以通过部分切除肿瘤,做内减压或是分期手术,并辅以二期的开颅手术治疗。

禁忌证

- 对于该微侵袭入路来说,病例的仔细选择十分重要。对于向外侧侵犯至眶上或是颈内动脉的外侧或后方的病变,即使是使用扩大经鼻入路,也很难获得满意的手术效果。

- 向额窦内或后方扩展的病变,即使使用带角度内镜,也很难到达。另外,鼻中隔瓣无法向前覆盖手术部位,从而使得颅底的修补十分困难。

- 病变侵犯海绵窦虽不是绝对禁忌证,但在手术前需要仔细地评估手术目的和制订手术计划。如术者计划自内侧进入海绵窦并切除病变,则损伤周围的神经血管结构的风险需要加以仔细评估。另外一种方案是,有计划地进行病变部分切除或是活检,之后辅以立体定向放射治疗。在准备进行颈内动脉附近病变的内镜手术时,和放射治疗医师一起制定方案非常重要。

- 鞍区和鞍上的大型病变的鉴别诊断包括下丘脑错构瘤,巨大颅内动脉瘤和生殖细胞瘤等。上述病变的治疗策略有很大区别,因此需要在术前对患者进行详细的评估以排除上述病变。

手术计划和体位

- 内镜经蝶窦手术的器械和标准开颅手术的器械有所不同。长而直的手枪柄器械最为理想,特殊设计的枪刺形器械也很合适。单极电凝可用于鼻黏膜的止血,而双极电凝可用于硬膜和颅内结构的止血。显微刨削器可用于切除鼻内病变,颅内病变可以使用双侧操作的吸引器,超声吸引器和射频电刀。微型多普勒探头对分辨周边血管结构很有帮助。在手术开始前,必须确认内镜的监视视频系统工作正常。长度 18cm 和 30cm,镜头角度 0°、30° 和 45° 的内镜均可选用。高清摄像系统和宽屏幕显示器可以使术者清晰观察病变和正常组织。镜头外冲洗鞘可以在手术操作过程中,冲洗和清洗镜头,以免在手术中反复撤出镜头。最后,当术中不需要频繁转换内镜视角时,使用内镜支架可以提供安全和稳定的内镜视野。

- 全麻后,静脉使用抗生素(2g 头孢唑林或 1g 万古霉素)和肾上腺皮质激素(除外库欣综合征病例)。对于大的侵袭性病变,我们使用三联抗生素。鞘内注射荧光素钠有助于在术中发现脑脊液漏。在使用抗组胺药物之后,腰穿释放 10ml 脑脊液,加入 0.2ml 10% 荧光素钠,然后重新注入椎管内。当术后脑脊液漏的风险很高时,也可使用持续腰大池置管引流。头部以三钉头架固定,抬高至超过心房水平,10°~15° 过伸位。如不需要进行头部的刚性固定,可仅使用马蹄形头托。

- 在内镜经鼻手术中,神经导航虽不是必须的,但强烈推荐使用,因为导航系统可以提供内镜位置和角度的实时信息。除此之外,导航系统还可使术者个体化地暴露手术区域,以求达到最大程度暴露病变,最小程度暴露和骚扰周边重要神经血管结构之目的。

- 腹部备皮,以便术中发生脑脊液漏时可以取腹壁脂肪供修补。进行扩大经鼻蝶窦入路时,因为颅底暴露和缺损范围很大,所以需要备大腿皮肤以便取阔筋膜修补颅底缺损。鼻中隔瓣也可用于颅底修补。

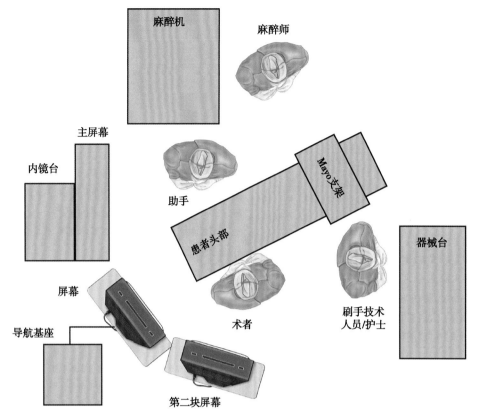

图 47-1　手术室设置。因为内镜手术不是直视手术,需要使用监视设备(如监视器,导航系统等),所以手术设备的合理摆放至关重要。患者头部置于手术室中央,稍稍偏离麻醉人员。使用两台显示器供术者和助手观看。右利手的术者需站在患者右侧

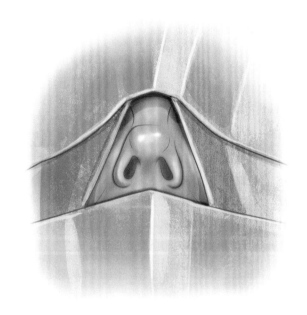

图 47-2　在摆放患者体位之后,需消毒患者鼻部,三角形铺巾,暴露双侧鼻孔。用含有 4ml 4% 可卡因的棉片填塞鼻腔,以使鼻黏膜血管收缩。如需要术中取腹部脂肪或是阔筋膜,则还需消毒铺巾腹部和大腿

手术步骤

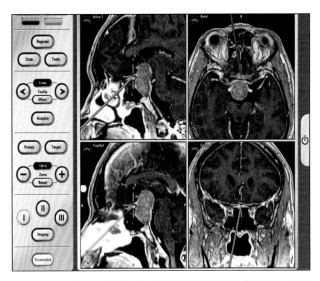

图 47-3 经鼻腔寻找蝶窦时,使用神经导航作为辅助。在进行扩大经鼻入路时,导航在决定颅底骨质去除范围,充分暴露肿瘤时很有帮助。在本例中,进行了扩大经鼻入路,去除了鞍结节和蝶骨翼,以便能充分暴露至肿瘤上方并进行全切除

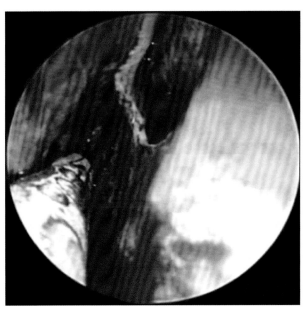

图 47-5 手术开始阶段,应于鼻中隔黏膜做一切口,并制作鼻中隔瓣。在鼻中隔黏膜下分离和 / 或切除鼻中隔后,向双侧牵开上、中鼻甲,充分获取工作空间,并切除梨状骨

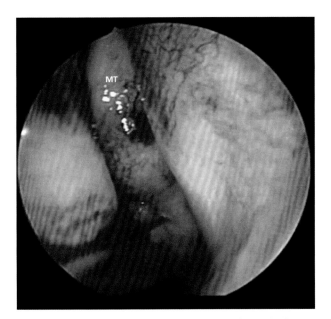

图 47-4 使用 0°4mm 直径的硬质内镜暴露鼻腔和蝶窦。通常使用单手操作法,即一手持镜(通常左手),使用另一手进行器械操作。另一种方式是,由助手持镜。然后,中鼻甲(MT)和蝶腭动脉注射 1% 利多卡因和肾上腺素(1∶100 000)

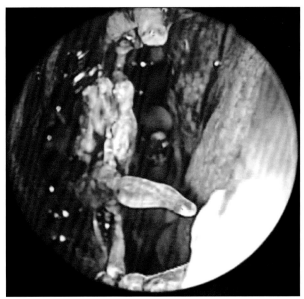

图 47-6 辨认蝶窦开口。电灼附近黏膜,用咬骨钳扩大蝶窦开口,去除蝶窦内黏膜。如发现蝶窦内中隔,则以咬骨钳咬除

47

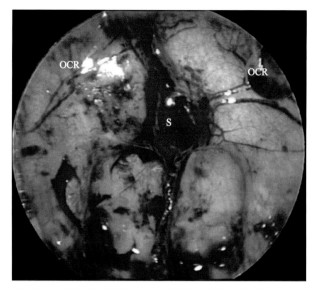

图 47-7 观察蝶窦后壁。此时重要的解剖标志为颈内动脉突起,视神经-颈内动脉隐窝,以及鞍底。此时,我们使用内镜支架固定内镜

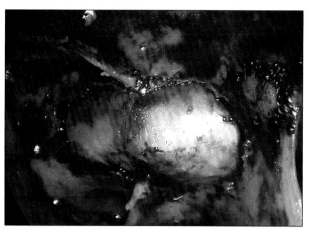

图 47-8 用高速磨钻,骨刮勺和枪状咬骨钳打开鞍底。鞍底开放范围外侧至海绵窦,上方直至鞍结节。应使用多普勒探头和导航系统定位颈内动脉

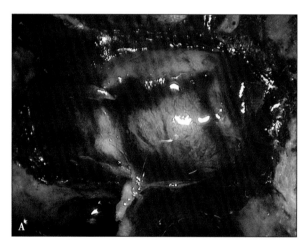

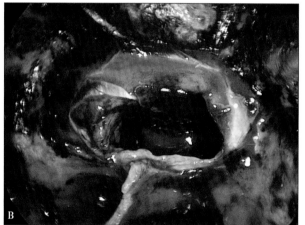

图 47-9 (A)镰状刀十字形切开鞍底硬膜。双极电灼切口边缘。注意切口在前海绵间窦之下,以避免不必要的出血。使用直剥离子探查鞍内,以明确病变周边是否存在间隙。(B)针对激素分泌型腺瘤,争取病变整块切除是保证病变全切除的最佳办法。黄绿色荧光可在术中显示脑脊液。在肿瘤切除,鞍区减压后,常会发生静脉出血,可以使用浸泡有凝血酶的明胶海绵轻柔按压止血

47

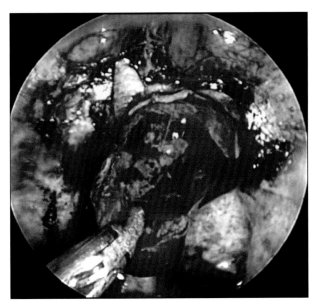

图 47-10 如无法进行整块切除,则通过交替使用环状刮圈和显微垂体取瘤钳切除肿瘤。使用不同角度的刮圈自鞍区各个角落刮除肿瘤

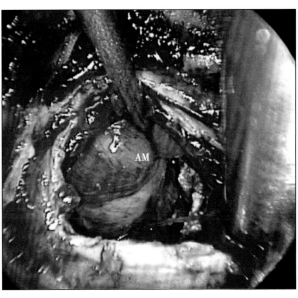

图 47-11 肿瘤上界需要在最后刮除,因过早切除可能导致鞍膈蛛网膜(AM)下陷至术野中并阻挡视野。术中保持鞍膈完整对于减少术后脑脊液漏至关重要。需将鞍膈和垂体牵开,并使用带角度内镜观察鞍区的外上方角落,以寻找残留肿瘤

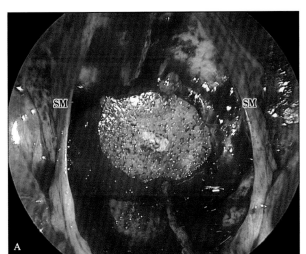

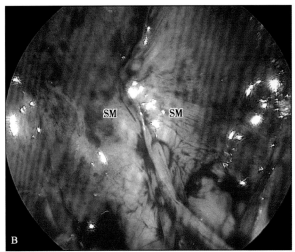

图 47-12 标准经蝶入路手术结束前,需探查蝶鞍排除脑脊液漏。如未发现脑脊液漏,则以浸泡有凝血酶的明胶海绵填入鞍内进行止血。如发生脑脊液漏,我们推荐使用腹部脂肪进行修补。(A) 使用取下的梨状骨或是其他替代物重建鞍底。表面喷涂胶水。(B) 如有可能,可使用完整的蝶窦黏膜(SM)(纵行切开黏膜取得)覆盖于鞍底后壁。最后在蝶窦内填满浸泡有凝血酶的明胶海绵,双侧后鼻道填塞膨胀海绵一晚

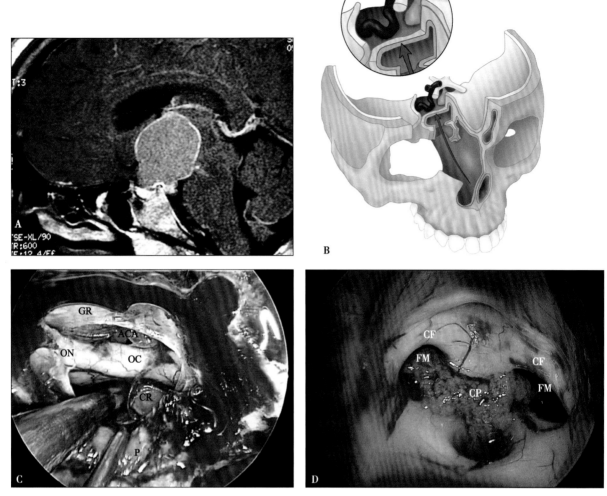

图 47-13 （A）当需要使用前颅底中线扩大入路或是需要向上暴露肿瘤直至第三脑室底时，需要将经蝶入路向前扩展。（B）更前方的目标和病变，以及眶尖部位病变需要使用经筛窦入路。（C）经蝶骨平台入路需要小心磨除平台和蝶鞍，随后在海绵间窦的上下切开硬膜；上述步骤可以电凝海绵间窦，有助于控制出血。该入路可以清楚暴露视交叉。ACA，大脑前动脉；CR，颈内动脉隐窝；GR，直回；OC，视交叉；ON，视神经；P，垂体。（D）对于扩展入第三脑室的病变，可以使用经蝶平台入路。CF，穹窿柱；CP，脉络丛；FM，室间孔

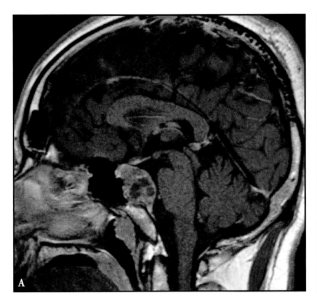

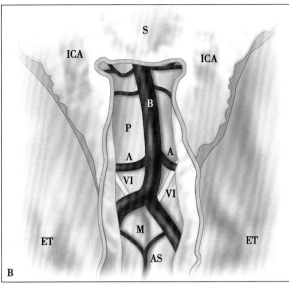

图 47-14 （A）对于扩展至斜坡的病变，需要使用向下扩大的经蝶入路。对于斜坡下 2/3 的病变，可在咽底筋膜和椎前肌肉上做倒"U"形切口，然后将筋膜瓣向下翻转。从蝶鞍开始磨除斜坡，以双侧咽鼓管作为外侧边界，在颈动脉表面磨除时需要特别小心。（B）为避免损伤展神经，切开硬膜应自内向外，呈一大写的"I"形。A，小脑前下动脉；B，基底动脉；ET，咽鼓管；ICA，颈内动脉；M，延髓；P，脑桥；S，蝶鞍；Ⅵ，展神经

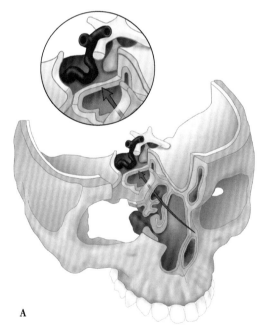

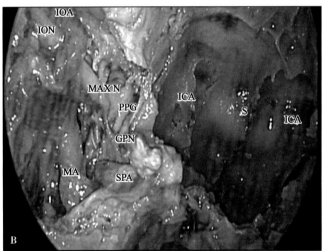

图 47-15 （A）经翼状肌入路是在经蝶入路的基础上向上颌骨方向扩展，以求到达岩尖和颞下窝。上颌窦的内侧边界为蝶腭动脉。在电凝止血后，向后磨除骨质后，可到达翼腭窝和上颌神经（V2），并能到达圆孔。（B）向外侧磨除骨质可以到达颞下窝。GPN，岩大神经；ICA，颈内动脉；IOA，眶下动脉；ION，眶下神经；MA，上颌动脉；MAX N，上颌神经（V2）；PPG，翼腭神经节；S，蝶鞍；SPA，蝶腭动脉

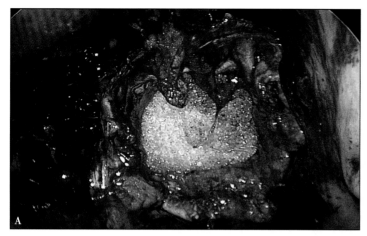
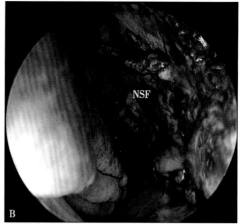

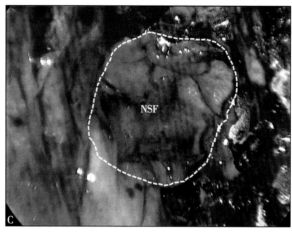

图 47-16 使用扩大颅底入路时,推荐使用鼻中隔瓣进行垫圈式修补。(A) 取一块大于颅底缺损的阔筋膜,再覆盖梨状骨或是其他骨替代物并以筋膜包裹,以求获得水密修补的效果。(B,C) 翻转鼻中隔瓣(NSF)覆盖缺损处;虚线标记了颅底缺损处。封闭胶,如 DuraSeal(Covidient,Mansfield,MA)或纤维蛋白胶可用来辅助颅底修补

大师锦囊

- 打开蝶窦开口时,避免向下外方操作,因为这样有可能损伤蝶腭动脉。
- 当肿瘤很大或是需要扩大入路时,可以切除中鼻甲,以获得更大的暴露。
- 切开鞍底硬膜前,应使用微型多普勒探头来确认颈内动脉位置。
- 对于患有库欣综合征但磁共振(MRI)影像正常的病例,应进行垂体探查。在垂体上做多个垂直的小切口,间隔2~3mm。应争取沿肿瘤假包膜进行整块切除。如无法辨认肿瘤,可经岩窦取血来确定肿瘤的侧别,随后切除病变侧的半侧垂体。和全垂体切除相比,肾上腺切除更佳。
- 仔细评估术前的 CT,CT 血管造影,或磁共振影像,来了解蝶窦内的分隔和颈内动脉。可使用 CT 血管造影影像进行术中导航。
- 使用金刚磨钻头,而不要使用切削钻头磨除鞍底和颈内动脉处的骨质。
- 使用扩大颅底入路时,充分的开放颅底骨质非常重要。导航在涉及充分暴露肿瘤的骨窗这方面很有帮助。
- 病变内减压和病变外分离使术者能够避免盲目的将病变

牵拉至术野中。
- 在进行扩大经蝶窦入路手术时,如脑脊液漏的可能性很大,则需使用其他辅助手段来帮助封闭颅底。推荐使用"垫圈密封法",利用阔筋膜和梨状骨重建颅底,或是使用MEDPOR(Porex Surgical,Newnan,GA)支撑的带血管蒂鼻中隔瓣。硬膜下填塞脂肪有助于消除死腔,但是会给术后影像判断有无残留肿瘤带来困难。

隐患

- 如果颅底开放不够充分,则术者会被迫将病变强行牵拉至术野中,这有可能损伤病变背侧的血管。
- 斜坡硬膜的静脉丛有可能非常发达。缓慢和小心地开放硬膜,加上仔细地止血,有助于手术的成功。
- 仔细在直视下分辨垂体及垂体柄至关重要,可以避免上述结构的损伤。需分辨垂体上动脉并加以保护,因其之损伤可能会导致垂体柄缺血并进而导致垂体功能低下。
- 需避免使用锋利的切削磨钻钻头在颈内动脉表面操作。

紧急脱困

- 如发生颈内动脉损伤,需快速填塞蝶窦,然后插入一条球囊尿管,充盈球囊以保持蝶窦内压力。然后急诊进行血管内介入,对动脉损伤情况进行评估和治疗。
- 静脉性出血的最有效处理方法是使用止血材料和轻柔压迫创面。

- 如发生术后脑脊液漏,需要再次手术时,术前明确脑脊液漏的部位非常重要。鞘内注射碘海醇,随后进行 CT 扫描,或者术中使用鞘内注射荧光素钠有助于辨认瘘口。

（陈晓雷）

第 48 节 内镜下胶样囊肿切除术

David Gonda, Carlos E. Sanchez and Michael L. Levy

适应证

- 症状性囊肿：症状多变，可发生视力下降、意识丧失、强迫头位、感觉障碍或短时记忆下降等。
- 脑积水症状，如尿失禁、痴呆或共济失调。
- 继发脑积水或单侧脑室扩大，无论是否存在症状，都有手术指征。
- 不伴有继发性脑积水的偶发性胶样囊肿。手术干预的指征尚有争议。
- 但决定是否手术时，患者的意愿，知情同意和医师的手术熟悉程度均是重要因素。

禁忌证

- 无症状的偶发胶样囊肿，且脑室小的患者是手术的相对禁忌证。
- 囊肿的大小是另一个内镜手术的相对禁忌证。由于现有的内镜设备所限，较大且有黏性囊内容物的囊肿，如使用内镜手术，将比开放手术时间更长。

手术计划和体位

- 必须由神经内科医师在术前评估患者，以确认患者头痛肯定与囊肿有关。
- 术前影像检查需提供术中导航使用的数据，在脑室较小时尤为重要。
- 将内镜监视器放置于术者面前，并在手术开始前，确认视频摄像部分工作正常。
- 患者取平卧位，三钉头架固定。颈屈约 45°，头部为中立位。骨孔距鼻根 8cm，中线旁开 5~7cm。即使优势半球一侧的脑室扩大更明显，还是推荐自非优势半球进入。

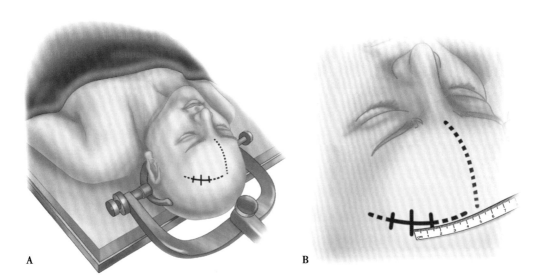

A   B

图 48-1 （A）患者平卧位，三钉头架固定。颈屈约 45°，头部呈中立位。（B）骨孔距鼻根 8cm，中线旁开 5~7cm

手术步骤

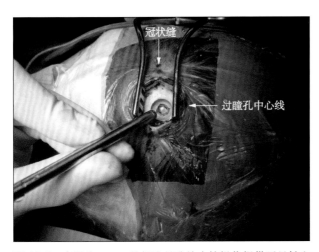

图48-2　直径为11mm的标准骨孔给内镜操作提供了足够空间。必须用脑穿针穿刺脑室,而不是用内镜鞘。推荐使用导航引导。必须以同侧脑室额角为目标,而不是直接对准囊肿。如对准囊肿穿刺,则穿刺道将穿透尾状核头部

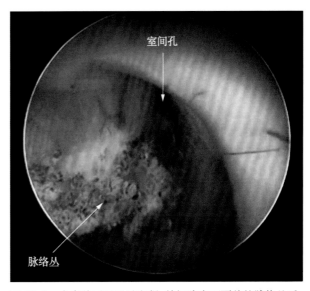

图48-4　小囊肿可以通过电凝,并切除表面覆盖的脉络丛后,经内镜将囊肿整块切除。建议在牵拉囊肿之前,电凝对侧的脉络丛,当然,在室间孔轻度扩张时,该操作较为困难

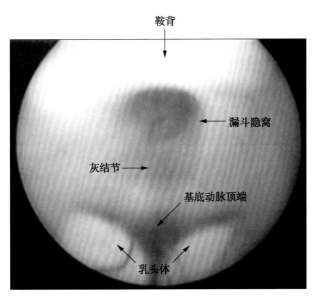

图48-3　为避免在侧脑室内迷失方向,推荐开始时使用0°镜,而不是30°镜。定位室间孔的标志性结构是隔静脉,丘纹静脉和脉络丛。当经室间孔可以见到胶样囊肿时,推荐换用30°镜头

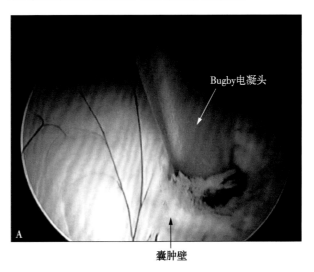

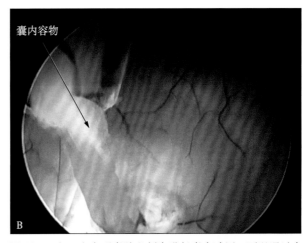

图48-5　(A,B)大型囊肿必须先进行囊内减压。可以通过在穹窿或是透明隔上的小开孔或是通过室间孔进行。开通任何经穹窿或透明隔到达第三脑室的通路都要小心,因为损伤同侧穹窿后,就把所有保持记忆功能的希望都寄托在对侧穹窿的完整性上了

48

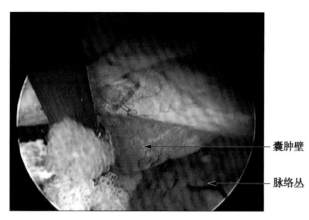

囊肿壁

脉络丛

图 48-6 完成囊肿内减压后,可将囊肿壁电凝后切除。大多数出血,即使是来自较大的静脉,如丘纹静脉,也可以用冲水来控制。如能辨认出出血的血管,其他止血手段,如使用内镜压迫,或用双极电凝止血。在极端情况下,也可在排空脑脊液后,在空气环境下使用内镜止血

大师锦囊

- 前外侧方的入路暴露最佳。
- 使用发际内直切口。矢状纵行切口有可能会在前额部走行于发际外,与之相比,冠状切口具有更好的美容效果。

但患者的发际线很后时,切口很难保持于发际内。矢状纵行切口将会减少对眶上神经末梢的损伤,故有助于减少术后头皮麻木。

- 持续冲水使脑室充盈,避免脑室塌陷。

隐患

- 利用导航直接穿刺囊肿会损伤尾状核并引起出血。
- 使用内镜或内镜鞘直接穿刺脑室而不使用脑穿针很危险。
- 错误使用器械。

紧急脱困

- 对难以控制的出血做好充分准备。在此情况下,将骨孔扩大至一小骨瓣,并将手术变成标准的经皮质、经脑室显微手术。

(陈晓雷)

第49节 脑膨出修复术

Reid R. Hoshide, Carlos E. Sanchez and Michael L. Levy

适应证

- 只要存在脑膨出就是手术指征。脑膨出一般在出生时诊断,还有一些在胎儿期通过超声诊断。
- 脑膨出需要立即施行修复的指征包括:任何部位脑膜、脊膜或脑组织开放性的暴露,脑膨出囊破裂、脑脊液漏。在上述情况下快速修复脑膨出可以将中枢神经系统感染的概率降至最低。
- 如果膨出囊上被覆的皮肤完整,可择期进行手术。

禁忌证

- 如果脑膨出不予处理,最终都会导致致命的脑膜炎,所以先天性的脑膨出几乎没有手术禁忌证。只要不是膨出脑组织超过颅内的脑组织,都建议行外科手术治疗。
- 严重的脑膨出伴有其他全身或中枢神经系统畸形会影响术后长期存活。改良的或较缓和的外科治疗对这些患者疗效甚微。

手术计划和体位

- 有脑膨出的儿童,20% 会伴有其他的先天性神经系统畸形,这些畸形会影响到外科手术的成功率及长期预后。这些儿童中许多还伴有其他器官或系统的畸形,这些畸形常常会影响到治疗的决策。术前对患者行多系统的全面评估具有决定性的意义。

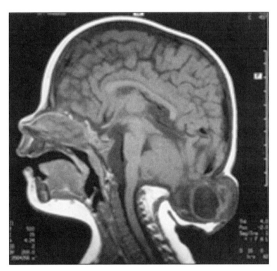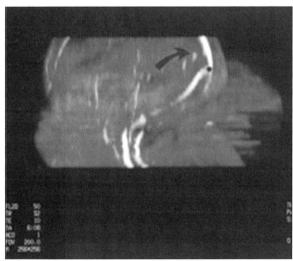

图 49-1 术前应行磁共振成像(MRI)及磁共振静脉造影以明确囊腔内容物及其性质。神经组织疝出的范围是评估预后的重要指标,术前应仔细评估。术前应认真研究相关的脉管引流,尤其是静脉窦引流

49

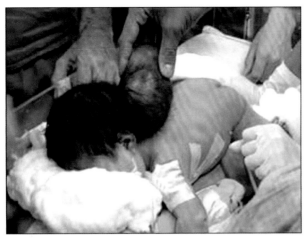

图 49-2 体位及手术方案因病变部位而异。北美大约 80% 的脑膨出发生在枕部。这些患者经诱导麻醉后应以俯卧位固定于一马蹄形头架上

手术步骤

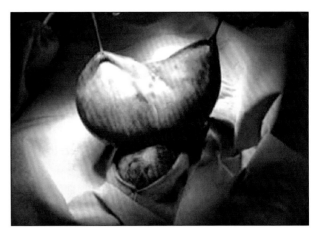

图 49-3 摆好体位后经脉给予抗生素。对于枕部的脑膨出，碘溶液消毒枕部及颈部皮肤，铺无菌单。对于较大的脑膨出，可以使用夹钳轻柔地提起膨出囊以保证皮肤消毒铺巾

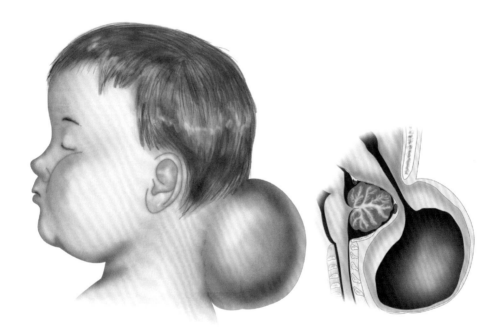

图 49-4 使用解剖刀或单极电凝将正常皮肤及周围上皮化皮肤分离。可延长横切口，暴露相关骨组织以明确骨缺损程度。解剖分离硬脑膜与皮肤，打开膨出囊使脑脊液流出探查膨出囊内容物。若内容物为非功能性的组织（如纤维组织、胶质），可以将膨出囊在颅骨水平安全切除

49

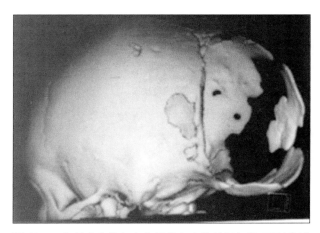

图 49-5 如果内容物包含大量的突出的神经组织，可以尝试使用钛网、硬脑膜补片，或移植骨行扩大的颅骨修补术。另外，神经元周围软组织可以简单关闭，颅骨缺损可以后期修补。CT 平扫为我们展示了一种使用移植颅骨使膨出获得部分骨组织覆盖的方法。这种方法最初由 Mohanty 等使用

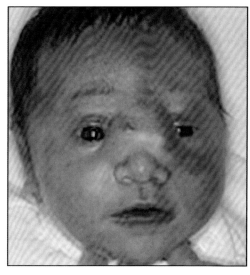

图 49-6 前顶部的脑膨出需要采用不同的外科入路。病变严重程度不等，病变从隐匿性脑膨出，到引发严重的颅面部畸形的脑膨出。根据手术范围的不同，可以将患者仰卧位固定于一马蹄形头托上或一个三钉头架上

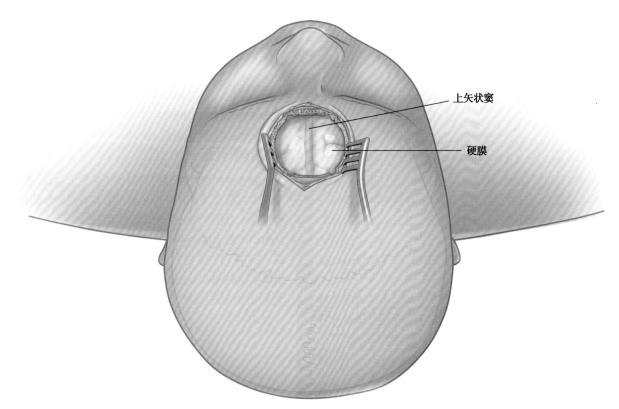

上矢状窦

硬膜

图 49-7 以双冠状切口暴露中线部位的缺损，施行额部中线开颅术，打开硬脑膜，分离结扎上矢状窦

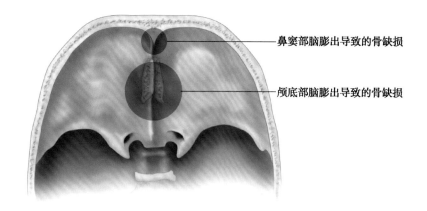

鼻窦部脑膨出导致的骨缺损

颅底部脑膨出导致的骨缺损

图 49-8　抬起额叶，暴露骨缺损部位及疝出的神经组织，切除脑膨出，与颅前窝底平行

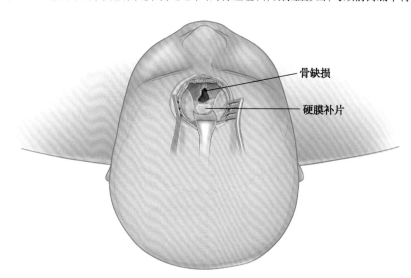

骨缺损

硬膜补片

图 49-9　使用颅骨膜、阔筋膜或硬脑膜替代物修补硬脑膜缺损

大师锦囊

- 术中对膨出内容物的观察可以更准确地评估预后。如果膨出的囊腔内只有原始的胶质组织，神经系统的预后一般比较乐观。如果膨出的囊腔内有功能性及重要的神经组织，预后一般较差。
- 膨出囊完整的患者，采取一切可用的方法避免囊腔破裂以防止感染，随时避免压迫囊腔。
- 一个多学科颅面手术团队的工作能使前方脑膨出的儿童受益，手术可以同时纠正器官间距过宽、鼻泪管阻塞及其他鼻部畸形。

隐患

- 妊娠期没有发现宫内脑膨出可能导致出生时膨出物破裂。分娩时有计划的剖宫产可以保护重要的神经结构。
- 枕部的脑膨出经常可以见到血管结构，如果术前准备不当，对这些结构认识不足，可能导致重要引流静脉及静脉窦的损伤或牺牲。
- 显露不充分导致脑膜膨出切除不完全，术后效果很差。

紧急脱困

- 大的颅骨缺损有时需要向周围的顶部扩大切口，要行开颅手术移植骨片修补缺损。颅顶部具有成骨性的硬膜，可以在 6 个月内骨化并形成新的颅骨。
- 软组织不足或关闭不全可能导致硬膜缺损，术后脑脊液漏，或形成假性脑膨出。使用硬脑膜补片及封闭剂，腰穿引流可以使风险最小化。

（屈建强　陈晓雷）

50

第50节 颅缝早闭症：额眶部前移术及颅顶重建术（开放及内镜）

Cecilia L. Dalle Ore, Carlos E. Sanchez, Reid R. Hoshide and Michael L. Levy
感谢上版作者 Hal S. Meltzer, Ryan C Frank, and Steven R. Cohen

适应证

- 颅缝早闭症的主要手术指征是为了预防潜在的神经系统病损及纠正畸形。颅内压增高、脑积水、精神发育迟滞、视力障碍及学习能力低下都可能和颅缝早闭症有关。一般来说，闭合骨缝越多（就像颅缝早闭综合征的多种形式），造成神经系统损害的可能性就越大。只要发现神经系统损害的证据，就必须紧急行外科干预。

- 另一手术指征是为了头颅外观美容的需要，尽管对许多患者来说这是治疗的首要指征。颅缝早闭症导致的颅骨畸形行颅顶重建术效果最好，并且在颅骨完全骨化前越早手术效果越好。

- 对于多颅缝骨化及严重的单颅缝骨化畸形，如额骨缝、冠状缝、人字缝早闭，或者特别严重的的矢状缝畸形的大龄患儿，我们更倾向于行开放的颅顶重建成形手术。通过双额切口的开放手术路径可以保证充分暴露及处理畸形。

- 对于2~4个月大的轻到中等度的单骨缝骨化的患者，我们更倾向于行内镜下的颅顶重建。这种术式的主要优点在于出血少及切口小，住院日缩短。

- 对于综合性颅缝早闭或多个颅缝受累的非综合性颅缝早闭的患者，根据具体情况，我们使用或不使用额眶部前移术的开放性颅顶重建。

- 面中部畸形及相关的眶距增宽的治疗超出了本章的范围，但是对于大部分有颅缝早闭综合征的患者，这些治疗是很关键的，需要引起重视。

禁忌证

- 术前需要充分解决可能影响麻醉安全的合并症。
- 颅骨表面覆盖有可疑感染软组织或头皮的任意一层有活动性感染都是颅顶重建术的禁忌。

手术计划与体位

- 术前准备包括实验室检查，并需配1~2U红细胞。所有患者术前都需行头颅CT三维重建。内镜手术的患者一般不需配血，但是大部分行开放颅顶重建术的患者都需要输注血制品。
- 皮肤切口前需立即给予术前抗生素。
- 为暴露前颅，患者需采取仰卧位。
- 若需暴露颅顶或颅后，患者采取俯卧位。

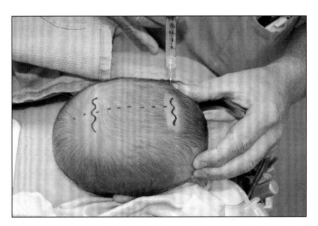

图50-1 患者选取合适体位以利病变完全暴露，且易于操作。使用两个小切口来完成内镜下矢状缝融合的修补。切口分别位于融合骨缝前端和后端。切口长度需能保证进行分离暴露及切除骨缝的器械进入。皮肤切口注射0.25%布比卡因及1:200 000肾上腺素的混合物

手术步骤

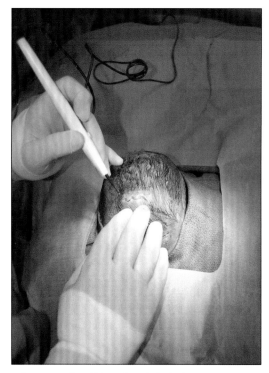

图 50-2 使用单极电凝以切割频率切开头皮。在融合的骨缝及周围颅骨的帽状腱膜下水平分离

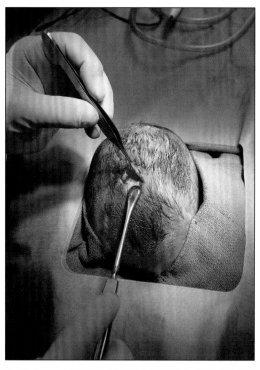

图 50-3 在颅骨膜下分离融合骨缝及囟门周围的结构

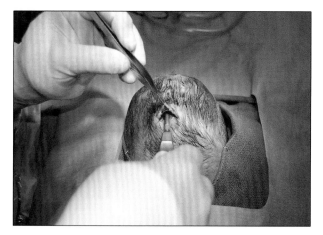

图 50-4 在融合的矢状缝内板及硬脑膜之间分离

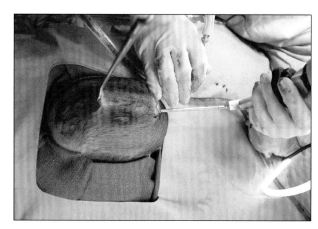

图 50-5 将内镜导入融合的骨缝一端的颅骨下

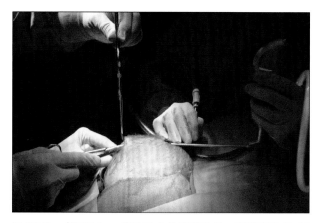

图 50-6 使用 Mayo 剪从融合的骨缝的另一侧剪开头骨，同时通过内镜观察，保证剪刀处于远离硬膜的安全位置。移除融合处的颅骨

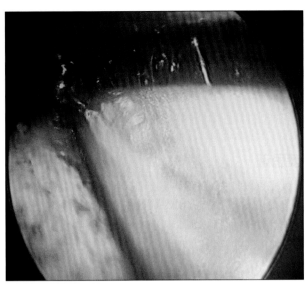

图50-7　内镜用于保证安全剥离硬脑膜及移除已切掉的融合的颅骨

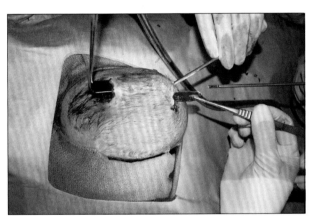

图50-8　融合的颅骨被从任意一边切断后就可以将之移除。在中线侧方由前向后行骨切开,可以快速游离病变颅骨

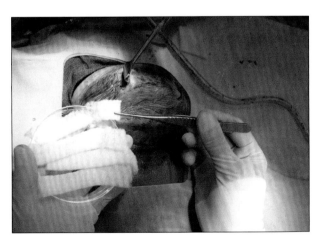

图50-9　用双极电凝和表面止血剂止血

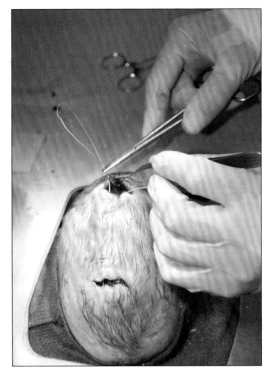

图50-10　伤口用杆菌肽盐水充分冲洗,逐层缝合帽状腱膜及头皮

大师锦囊

● 为了达到最佳手术效果,内镜下颅顶重建术的理想时间应选择在3~4个月以前。我们发现年龄大一些的儿童采用内镜重建术后常常需延长包扎时间并只能获得次佳的重建效果。

● 内镜下颅顶重建的患者应在术后一周内开始佩戴塑形头盔,这也是达到最理想的手术效果的必要步骤。术后塑形头盔一般佩戴3~6个月。

隐患

● 为了避免术后发生软脑膜囊肿,在开始关闭时,必须仔细检查有无不经意的硬脑膜撕裂。

● 考虑到与现代血库技术相关的输血相关并发症的风险很低,以及与失血相关的潜在灾难性后果,我们不强调在这一患者群体中避免使用血液制品。

紧急脱困

● 如果在术中出现显著出血或血管内进入空气等可能危及生命的情况下,需要考虑紧急转换为开放手术。

(屈建强　陈晓雷)

第 51 节　蛛网膜囊肿开窗术

Mark D. Calayag，Robert Charles Rennert，Carlos E. Sanchez，Reid R. Holshide and Michael L. Levy

适应证

- 当蛛网膜囊肿有明显增大或有明显症状时,有指征进行囊肿开窗术。一般来说,蛛网膜囊肿的体积会保持稳定或是增大,其临床症状很难自行缓解。症状可表现为头痛、头围增大、发育迟滞和癫痫。

- 对于体积很大、有占位效应,但尚无症状的蛛网膜囊肿,手术与否尚存争议。一个选择是随访观察,很多神经外科医生认为有明显占位效应的蛛网膜囊肿需要接受外科治疗,以便消除对脑发育的不良影响,或是降低今后硬膜下出血的风险。

- 如内镜开窗失败,或是囊肿所处解剖位置不利于进行开窗术,需要进行分流。可进行囊肿腔 - 腹腔、囊肿腔 - 脑室、囊肿腔 - 蛛网膜下腔分流术。

禁忌证

- 大多数蛛网膜囊肿不需要治疗。小的和无症状囊肿应仅进行临床随访观察。

- 偶然发现的囊肿,如体积无增大,或是无症状,或未显示出对周围神经组织的明显压迫,则不需要进行治疗。

手术计划与体位

- 治疗方法包括切除囊肿壁,将囊肿与脑室或者蛛网膜下腔沟通,以及分流术。对于颅中窝底蛛网膜囊肿,我们的首选治疗方案是锁孔入路囊肿开窗术,以使囊肿和基底池相通。

- 相似的做法可用于脑桥小脑角和小脑后部囊肿的治疗。

- 如有可能,手术中需要在入路入口和出口处分别开窗。

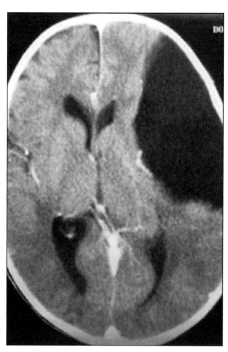 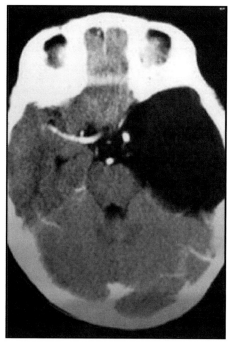

图 51-1　使用适当的神经影像学手段来了解囊肿与其周边脑池、神经和骨质的解剖关系。CT是目前最常用的确诊蛛网膜囊肿的检查手段,但评估蛛网膜囊肿时,MRI 是最敏感的方法。典型 MRI 表现为边界清楚,无增强且与周围脑脊液等信号的占位。上述表现可将蛛网膜囊肿与其他内含较高蛋白成分的囊性病变区分开来

51

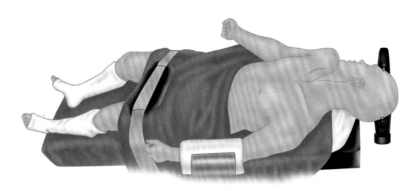

图 51-2　患者体位摆放需根据囊肿部位来决定。以颅中窝底蛛网膜囊肿的显微锁孔开窗术为例,患者取平卧位,三钉头架固定,头部旋转,使患侧位于最高位

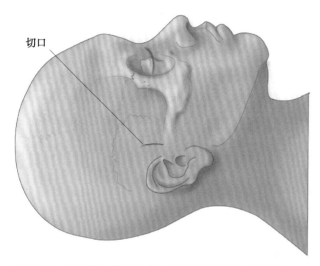

图 51-3　在发际内,颧弓上做一垂直颧弓的切口,长约 1.5cm

手术步骤

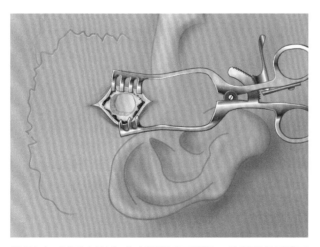

图 51-4　切开皮肤后,分离颞肌直至颞骨。骨膜剥离子推开软组织,并以小的乳突牵开器固定

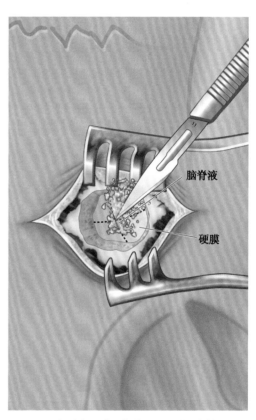

图 51-5　在手术区域下部钻骨孔一个,并做小骨瓣开颅。在切口相应部位牵开软组织,用铣刀做骨瓣成形。骨瓣直径约 1cm。电凝硬膜后,用 11 号尖刀十字形切开

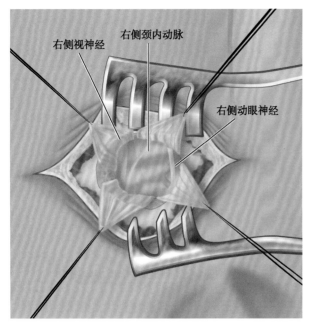

图 51-6 向外牵拉翻起硬膜,此时可见囊肿表面增厚的蛛网膜

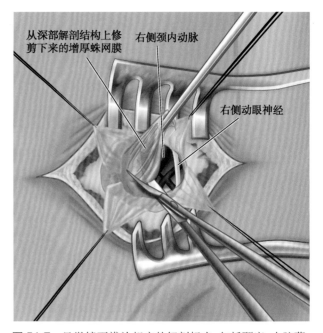

图 51-7 显微镜下辨认相应的解剖标志,包括颞底,小脑幕,动眼和滑车神经。辨认深部的囊肿壁,通常有增厚。分离囊肿壁的蛛网膜,沟通脑脊液通路,并显露血管结构,包括颈内动脉和后交通动脉

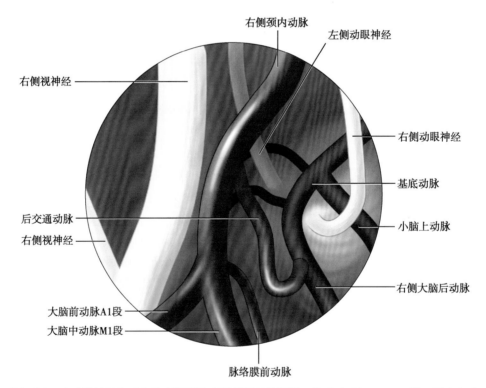

图 51-8 在动眼神经和后交通动脉周围,打通增厚的蛛网膜。然后,打开 Lillequist 膜。开窗完成后,应在囊肿腔和基底池之间形成宽阔的瘘口,使脑脊液流通顺畅,并应能充分暴露基底动脉,小脑上动脉和大脑后动脉

关颅

● 在确认开窗口处脑脊液流通顺畅后,用 4-0Nurolon 缝线(Ethicon Inc.,Sommerville,NJ)缝合硬膜。表面覆盖明胶海绵,骨瓣复位,并用钛板固定。

大师锦囊

● 大多数蛛网膜囊肿在外科治疗后,在随访的影像学资料上并没有完全消失,但是这并不意味着临床症状就不会有好转。

● 开放手术进行囊肿开窗,对沟通囊肿腔和基底池较为理想,而内镜对于脑室内囊肿的开窗则更为理想。

隐患

● 开窗不充分,与基底池的脑脊液沟通不畅,将使手术失败。

● 需保护基底动脉的穿支动脉。打开 Lillequist 膜,沟通基底池时需小心。

● 因为切口位于很大的脑脊液空腔附近,为了减少脑脊液漏的发生率,需进行水密缝合。

紧急脱困

● 对于开窗术失败或并不毗邻脑室和脑池的囊肿,分流术可作为后备治疗方案。

● 症状性蛛网膜囊肿外科治疗后,有可能合并脑积水或迟发的脑脊液循环障碍,此类患者需要接受脑室 - 腹腔分流术。

Figs. 51.3 through 51.8 redrawn with permission from Ozgur BM, Aryan HE, Levy ML. Microsurgical keyhole middle fossa arachnoid cyst fenestration. J Clin Neurosci 2005 ; 12 : 804-806.

(陈晓雷)

第 52 节 内镜下第三脑室底造瘘术

David Gonda, Carlos E. Sanchez and Michael L. Levy

适应证

- 迟发性(青春期或成年期)、非肿瘤性的梗阻性脑积水,使用内镜下第三脑室底造瘘术,有着最高的成功率(约90%)。高成功率可能与脑脊液循环通路和脑脊液吸收能力正常有关。
- 其他病因所致的梗阻性脑积水,进行此手术也有很高的成功率,例如由肿瘤、囊肿、感染或出血,以及先天性梗阻引起的脑积水。
- 对于其他类型的脑积水,使用内镜下第三脑室底造瘘进行治疗成功率较低,尚存在争议。尽管如此,对于一些疾病有成功的报道,比如脊髓开放畸形相关脑积水、裂隙样脑室、分流管感染或故障、正常颅压脑积水、脑脊膜膨出相关脑积水和特发性脑积水。

禁忌证

- 由于解剖原因,无法安全进行内镜下第三脑室底造瘘术的患者不行进行此手术。患者基底动脉和斜坡之间必须由足够的距离,第三脑室必须足够大,以便内镜可以有足够的空间进行操作,避免损伤侧脑室或是邻近的重要结构。
- 有全脑放疗,脑膜炎和蛛网膜下腔出血病史的患者,因蛛网膜下腔的瘢痕形成会导致脑脊液吸收能力下降,因此内镜下第三脑室底造瘘有可能无效。
- 相对禁忌证包括交通性脑积水,裂隙样脑室,脑皮质很薄,既往有分流或脑膜炎史,以及 2 岁以下小儿。但因为在上述情况下,均曾有内镜下第三脑室底造瘘术成功的报道,所以对于上述相对禁忌证的患者,要由术者决定是

否进行第三脑室底造瘘。

手术计划和体位

- 术前需进行常规术前实验室检查,包括基础代谢值、血常规和凝血功能检查。脑积水的病因需进行仔细分析。手术的成功概率和术后再进行分流的可能性需充分和患者及其家属进行交流。

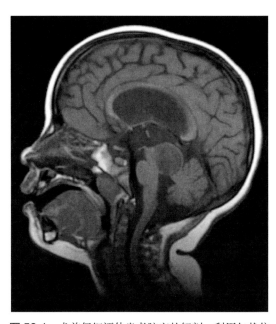

图 52-1 术前仔细评估患者脑室的解剖。利用矢状位 MRI 图像评估第三脑室底及其下脚间池内的重要结构

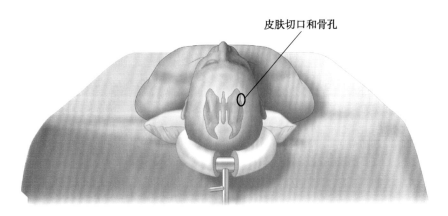

皮肤切口和骨孔

图 52-2 麻醉成功后,患者取平卧位,肩下垫一小垫。头下垫环形或是马蹄形头托,颈稍屈 30°,以避免术中脑脊液过多流失。内镜监视器必须放置于术者面前,便于观察。头部小范围剃发。常规消毒铺巾后,以冠状缝和瞳孔中线为中心,做一垂直小切口,长约 2~3cm

手术步骤

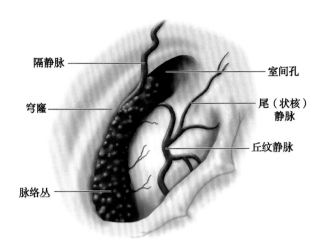

图52-3 在冠状缝和瞳孔中线相交点钻骨孔一个,切开并电凝硬膜。用带导芯的剥皮鞘穿刺侧脑室。穿刺成功后,将剥皮鞘固定于布巾上。去除导芯后,将内镜置入侧脑室内。辨认侧脑室内结构,包括穹窿、脉络丛、隔静脉和丘纹静脉

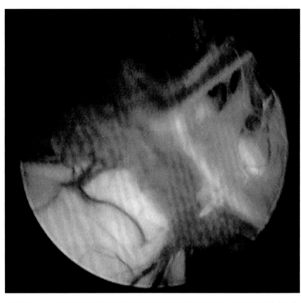

图52-4 经室间孔将内镜推进至第三脑室内,辨认乳头体并将其作为后界的标志,以漏斗隐窝作为手术区域的前界标志

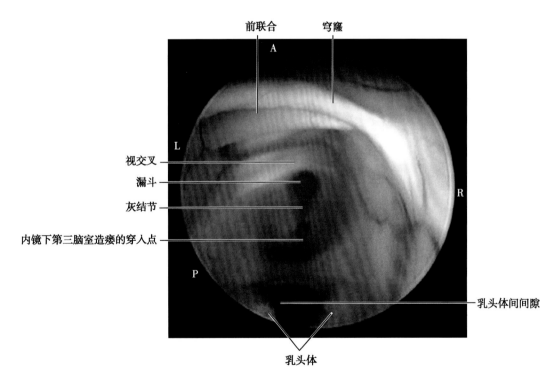

图52-5 通常,第三脑室底会受压变薄,可以见到基底动脉,需要在紧邻漏斗隐窝的后方进行造瘘

52

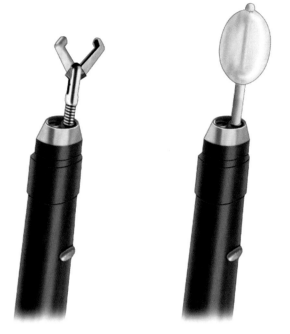

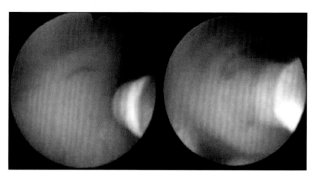

图 52-7 缓慢充盈球囊导管。常见有少量出血,可以用冲水加以控制

图 52-6 开始造瘘可以使用内镜器械或单极电凝。随后用小的球囊导管经内镜器械通道导入第三脑室底开口处

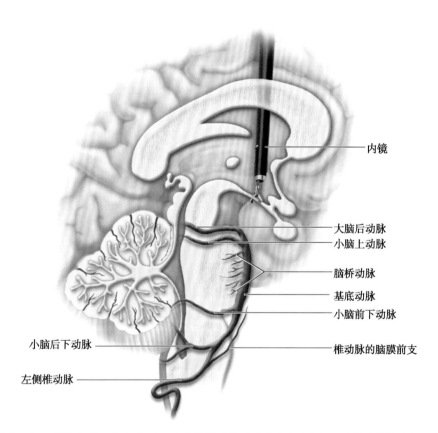

内镜

大脑后动脉

小脑上动脉

脑桥动脉

基底动脉

小脑前下动脉

椎动脉的脑膜前支

小脑后下动脉

左侧椎动脉

图 52-8 瘘口成形后,第三脑室底、瘘口边缘的搏动提示脑脊液流动良好。可将内镜镜头探入瘘口,进入脚间池,以确认已充分打开第三脑室底和 Lillequist 膜,且没有损伤其他重要结构

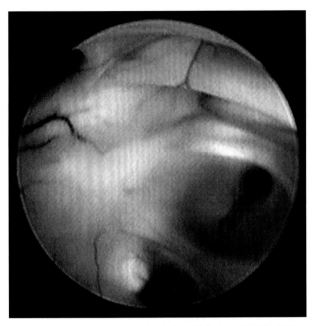

图52-9　此时,可以见到基底动脉及其分支。缓慢将内镜经侧脑室撤出,同时观察穿刺道有无出血。如术中出血较多或是担心术后高颅压,可在侧脑室内留置引流管一条。骨孔内填塞明胶海绵,可使用圆形钛片封闭骨孔,逐层缝合头皮

大师锦囊

- 应在第三脑室底最透明的地方进行造瘘,以免损伤其下的血管。
- 使用器械钝性穿透第三脑室底,而避免使用电烧或是锐器,避免损伤其下无法直接观察的血管结构。
- 在颅后窝肿瘤病例,行肿瘤切除术之前,先进行第三脑室底造瘘可以有效地减少术后脑积水的发生率。

隐患

- 造瘘部位错误是最常见的导致并发症的原因,包括损伤下丘脑和基底动脉等。基底动脉损伤是最严重的并发症,可能引起出血,梗死和假性动脉瘤形成。
- 当内镜在第三脑室内时,过度的扭转内镜可能导致室间孔附近重要结构的损伤,包括穹窿。这种损伤有可能引起短期记忆功能损害。
- 在脚间池内盲目充盈球囊导管,然后回撤球囊可能会撕裂小穿支动脉。将球囊最大径处置于第三脑室底水平,然后再充盈较为安全。
- 迟发的内镜下第三脑室底造瘘失败,如未及时发现,有可能引起脑疝和死亡。

紧急脱困

- 如术中发生出血,可持续冲洗,直至出血停止和脑脊液清亮。
- 如术中大量出血,严重影响内镜下观察,需要停止手术,以免视野不清时,盲目操作损伤重要的神经血管结构。
- 如脑室内有出血或有较多残渣,可放置脑室内引流管,以便术后引流和进行颅内压监测。

（陈晓雷）

第 53 节　脑室腹腔分流术

Reid R. Hoshide,Cecilia L. Dalle Ore,Carlos E. Sanchez and Michael L. Levy

适应证

- 无法进行内镜下第三脑室底造瘘的交通性或梗阻性脑积水(进行或未进行脉络丛烧灼),或是原发病治疗对缓解脑积水无帮助的病例(如第四脑室原发肿瘤切除)。
- 既往分流失败的病例。

禁忌证

- 发热或是有颅内活动性感染征象的病例。
- 脑脊液异常(蛋白高,白细胞高,或有脑室内出血等)。
- 体重低于 2kg(相对禁忌证)。

手术计划与体位

- 所有患者需有近期的 CT 或 MRI 影像资料。
- 切开皮肤前,给予抗生素。可有限剃发。

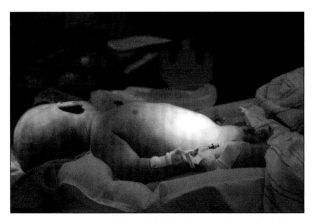

图 53-1　患者取平卧位,头部转向左侧。右肩下垫高,拉直右枕 - 锁骨 - 腹部线

手术步骤

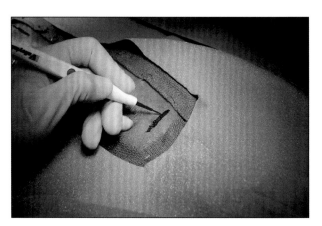

图 53-2　右中腹做横行切口,锐性分离腹壁筋膜,尽量少分离肌肉

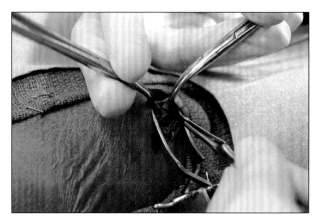

图 53-3　蚊式钳轻柔提起腹膜,尖刀切开,注意避免损伤肠壁。直视下确认已进入腹腔

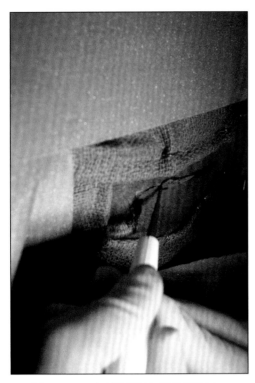

图53-4 在右顶枕部平坦处做弧形切口

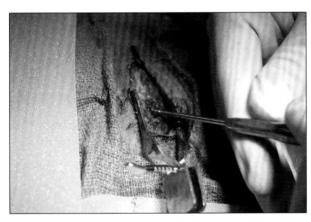

图53-5 在平同侧鼻根内眦水平部位,以高速磨钻和"火柴头"钻头做一骨孔

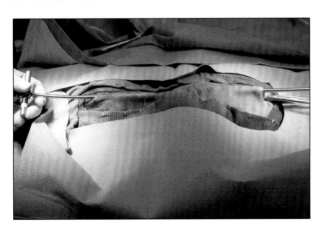

图53-6 钝性分离皮下做一囊,容纳储液囊和分流阀门,做皮下隧道连通头部和腹部切口。含抗生素的分流管腹腔段通过隧道穿过皮下隧道后,撤除隧道器

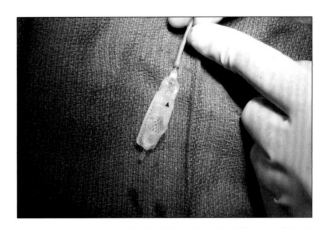

图53-7 将抗虹吸分流阀门稳固连接在分流管上,注意流液方向指示

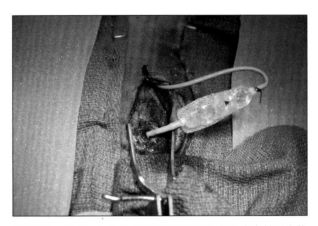

图53-8 将含抗生素的分流管脑室段根据年龄身高做适当修剪后,带导芯穿刺右侧侧脑室。确认有清亮脑脊液流出后,连接分流管于分流阀门上,埋藏于之前做好的皮下囊袋中

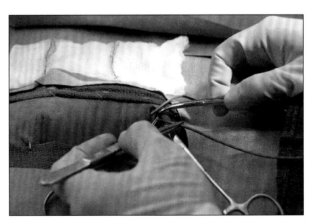

图53-9 在确认分流装置远端有脑脊液流出后,直视下将分流管远端置于腹腔内

关颅

- 按腹膜、筋膜、皮下和皮肤的顺序依次关闭腹部切口。按帽状腱膜和皮肤的顺序依次关闭头部切口。

大师锦囊

- 为最大程度降低感染率,需避免使用纱布,植入物必须在使用前才打开包装。尽量用器械接触植入物,避免用手直接接触。减少手术室内人员流动。缩短手术时间(切皮至关闭)。
- 通常垂直颅骨穿刺即可进入脑室,取出导芯后,继续送管,可将管道尖端送至脑室额角。
- 头皮缝合时,使用不可吸收的单股缝线,进行连续缝合可以降低伤口裂开和脑脊液漏的概率,尤其是在活泼的儿童患者。

隐患

- 在脑脊液清亮之前,不要连接脑室端分流管和分流阀门。轻柔、耐心地冲洗管道通畅可以解决脑室管内有血或是其他残渣的问题。
- 在确认管道远端持续有脑脊液流出之前,不要将管道置入腹腔内。此时,因管道内有气泡或是由于枕部皮下囊袋不够大而造成的管道不通,可以被及时发现和纠正。
- 如对于腹腔段管道放置有疑虑(如病态肥胖患者,或患者有既往腹部手术病史及广泛粘连者),在患者术后离开手术室之前,腹部 X 线检查以确认腹腔端分流管的位置。

紧急脱困

- 术中超声、分流管内镜、无框架导航、术中 CT 或 MRI 对于脑室难以穿刺的病例很有帮助。
- 对脑室穿刺失败的病例,可将患者收入监护室,等待脑室继续扩大和再次手术。

(陈晓雷)

第六章　颈椎手术

第 54 节　前路颈 1~2 固定

Yagmur Muftuoglu, Siraj Gibani, Yi-Ren Chen and Jon Park
感谢上版作者 Carmina F. Angeles

手术备注

- 创伤、感染、肿瘤或风湿性关节炎均可引起颈 1~2 不稳。正确的处理方案还必须考虑患者年龄、内科情况、舒适性、骨折方式以及是否合并韧带损伤。闭合复位后配以颈胸支架（halo vest）外固定（头-颈-胸外固定架）是一种曾被广为接受的治疗方案，然而这种治疗方式很不舒适，很多患者不能耐受长久佩戴，而且长时间佩戴，钉眼处会感染，对线复位也会不同程度丢失。
- 近十年来，内固定成为治疗颈 1~2 不稳的标准方案。Brooks 和 Jenkins 以及后来 Gallie 介绍的后路线缆技术曾广为临床使用，但其非融合率和骨折移位率高。Magerl 和 Seeman 描述的后路经关节螺钉技术明显降低了失败率，但该技术要求高，对椎动脉损伤风险大。因此，前路颈 1~2 固定技术可作为不适合行后路固定融合术时的一种替代方式。

适应证

- 因创伤、肿瘤、感染或风湿引起的颈 1~2 不稳定；不稳定型齿状突骨折或不连或游离齿状突。
- 需要行颈 1~2 固定的患者，但因肺功能或肺部疾病不能耐受俯卧位手术；此外，前路手术还可以用在以下情况，当患者存在颈 1 后弓损伤而不能把持内固定器械或存在寰枢椎后方结构畸形而无法行后路经关节间螺钉。
- 在肿瘤切除时累及齿状突，或需要纠正颅底内陷时。

禁忌证

- 解剖变异造成的短颈或者如 Klippel-Feil 综合征造成的短颈患者，因为桶状胸存在呼吸问题例如慢性气管炎以及哮喘，阻碍手术操作者。
- 面部骨折或颞颌关节病变者。前路骨结构损伤，颈 1~2 不能把持住固定材料者。

手术计划和体位

- 颈 1~2 损伤出现不稳决定治疗策略时必须考虑患者年龄、内科情况、患者对治疗方式的依从性和骨折方式以及是否合并韧带损伤。
- 反复阅读术前 CT，评价颈 1 侧块和颈 2 椎体的骨结构完整性，选择合适长度螺钉。
- 通过佩戴 halo 支架或 Gardner-Wells 颅骨牵引器有可能达到完全闭合复位。
- 患者仰卧，头稍后仰过伸，需透视确定体位是否满意，手术床要求透 X 线。有时为了给透视机腾出最大空间，需要将手术床调转 180°。
- 采用清醒状况下纤维支气管镜技术气管插管。
- 切皮前 30 分钟，应用广谱抗生素，涵盖 G+ 和 G- 菌。
- 高度推荐应用脊髓电生理监测。包括运动诱发电位（MEP）和体感诱发电位（SSEP）监测，术中操作时与初始基线值进行对比。
- 手术开始前双管球置于床旁，消毒铺单，球管也要覆以无菌单，然后向后推置于床尾，需要看复位是否充分及内置物放置位置是否满意时可推进术区。

54

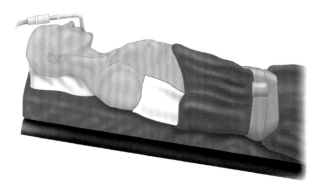

图 54-1 手术室设备及全体手术人员位置。麻醉师位于患者头侧,洗手护士和基本器械台与术者在患者的同一侧。显微镜从术者后方导入。C 型臂消毒铺单后置于术者和洗手护士之间,但基座在术者对侧。电生理监测也置于术者对侧

手术步骤

外科入路

经口入路

- 经口入路尤其适用于风湿性关节炎、齿状突肿瘤、颅底内陷和齿状骨骨折需要切除齿状突时。该入路能满足颈 1~2 经关节螺钉放置或颈 1~2 钉板固定。其主要并发症是感染,严重时可形成脓毒症。

- 患者口腔必须至少能张开 25mm。放置 Spetzler-Sonntag 牵开器,将舌和气管插管压向下方,暴露软腭和后咽壁。30~40 分钟松开一次牵开器,以防舌体压伤坏死,佩戴牙套保护牙齿。口咽以及牵开器用碘伏液消毒。咽喉部填塞,封堵食管和咽喉。软腭和后咽切开前用局麻药加副肾浸润封闭,减少切开时出血和电凝损伤。

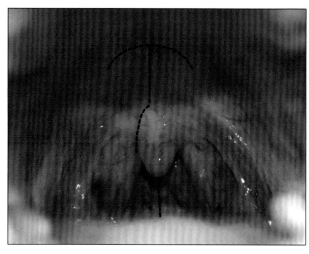

图 54-2 从悬雍垂一侧切开,向头端延伸,逐步弯向软腭中线

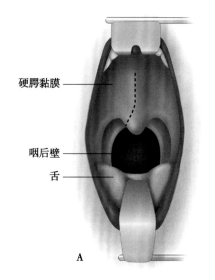

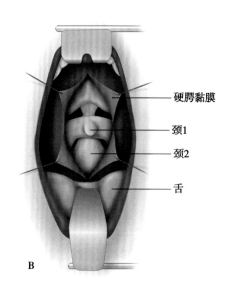

硬腭黏膜

咽后壁

舌

硬腭黏膜

颈1

颈2

舌

A

B

图 54-3 软腭翻转向侧方,正中纵向切开咽后壁黏膜,黏膜和椎前肌肉作为一层剥离后牵向两侧方。从中线向两侧方剥离不应超过 1.5cm,以免无意中损伤椎动脉

- 减压过程中,若做骨切除,应使用高速磨钻;若切除肿瘤或血管瘤,很可能会用到超声负压吸引器(CUSA)。减压后应做经关节螺钉或螺钉板固定颈1~2(下文将提及)。
- 手术最后是缝合咽后壁黏膜和椎前肌层。可用可吸收线全层间断缝合。同样方式缝合软腭。最后直视下放置胃管。若术中出现脑脊液漏,应尽最大努力不透水缝合硬膜裂处,并置腰大池管持续引流。
- 有时需经口劈开下颌骨扩大经口入路向下方增加显露,此时则需事先气管切开,经下唇正中向下至颏部做皮肤切口,逐步切开下颌骨,术后注意尽可能使下颌骨对合好且稳定。向两侧方牵开下颌骨,向下方牵压舌组织,即可充分显露后咽部。

颈前咽后入路

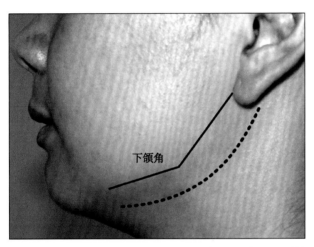

图 54-4 Southwick 和 Robinson 于 1957 年最早介绍经颈前咽后入路显露颈 3 至胸 1 椎体节段。1969 年,DeAndrade 和 McNab 将其改良,使其向头端显露更多。1999 年,Vaccaro 等详细介绍了采用该入路成功治疗一例移位齿状突 2 型骨折伴颈 1 后弓分离骨折、后路 Brooks 法颈 1~2 固定术后未融合患者

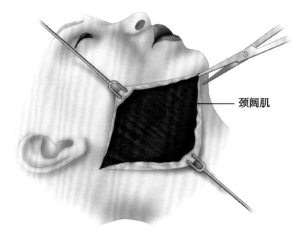

图 54-5 自颈阔肌表面分离皮瓣,辨认出颈阔肌内缘,游离肌肉后用解剖剪刀插入肌纤维内横向分离并切断

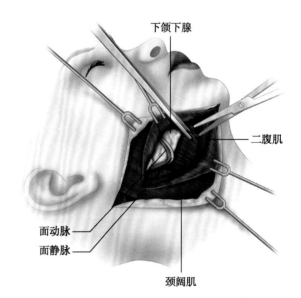

图 54-6 面神经的下颌缘支向前走行在下颌角的下方、颌下腺的上部,必须解剖出来保护好。于神经下方切开颈前筋膜,可避免意外损伤神经造成口轮匝肌瘫。面动脉和面静脉位于颌下腺的外侧,面静脉可以结扎离断,但面动脉则必须保留。向上牵开颌下腺,打开筋膜即可显露二腹肌及肌腱。舌下神经位于其深部偏下、平行二腹肌肌腱走行。解剖舌下神经时可用神经刺激器监护,解剖出来后牵向上保护好。有时需切断二腹肌肌腱增加显露,此时可先做标记,便于关闭切口时对位缝合

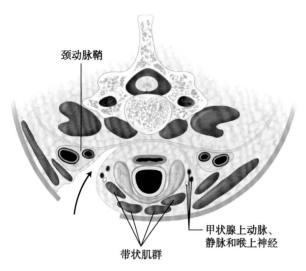

图 54-7 切开舌骨表面的筋膜就打开了咽后间隙。向外牵开颈动脉鞘,向内牵开舌骨带状肌群(strap muscles)和食管,可见咽后脂肪垫这一明显解剖标志。喉上神经伴行咽缩肌走行在颈内动脉的深面,牵拉时很容易损伤,充分开放筋膜间隙能减少该神经的牵拉损伤。有时为了将颈内动脉鞘向外牵拉更多,需游离并切断甲状腺上动脉和静脉、舌动脉和静脉以及咽升动脉等

- 经口气道内插管会阻碍下颌向上紧闭,影响术野显露,气管切开可解决此问题。
- 局部麻醉药浸润后,从下颌联合外侧 2cm 开始,做颌下皮肤切口,转弯绕下颌角向外延向乳突。
- 下一步可用手指钝性分离椎前筋膜和颈长肌,剥离筋膜可用"花生米",附着在颈 1 前结节上的颈长肌可以锐性向外剥离,显露颈 1 和 2 前侧面。对侧可以同样方法显露,但横向剥离范围可以小些。至此显露完毕,下一步可以植入颈 1~2 经关节螺钉或钉板内固定器械。
- 切口关闭包括二腹肌肌腱的对位缝合、咽后间隙及皮下引流以及颈阔肌、皮下、皮肤的缝合。术后戴硬质颈围,床头抬高 30°~45°,利于避免咽后间隙血肿和水肿的发生。谨慎起见,可延迟拔除气管插管。

侧方入路

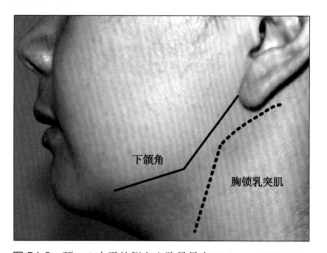

图 54-8 颈 1~2 水平的侧方入路最早由 Barbour、Whitesides 和其后的 Dutiot 介绍。该入路需要双侧分离,耳朵需要暂时翻转缝合到耳前皮肤上,皮肤切口近端起自胸锁乳突肌前缘,向后越过乳突

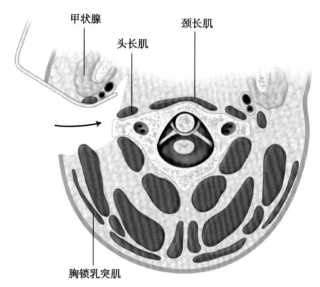

图 54-9 游离颈阔肌下方的耳大神经并移开,沿切口方向游离皮下层和颈阔肌,如果需要可以结扎胸锁乳突肌表面的颈外静脉。此时胸锁乳突肌前缘可见腮腺后部,予以保护。将胸锁乳突肌肌腱部分沿其前缘大致垂直方向分离,可触及寰椎横突,将脊副神经、颈总动脉、颈内静脉、二腹肌后腹和淋巴结牵向内侧。手指钝性分离颈内静脉和头长肌进入咽后间隙。从颈 1 和 2 横突上剥离颈长肌和头长肌即显露颈 1 侧块和前弓及颈 2 椎体。以同样方法显露对侧。之后可以做内固定器械植入。完成操作之后缝合颈阔肌、皮下组织和皮肤

前路颈 1~2 经关节螺钉固定

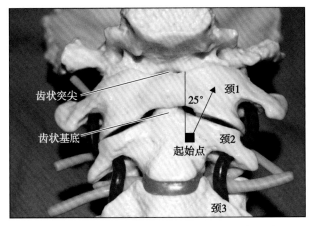

图 54-10　显露充分后，用刮匙刮除颈 1~2 关节内软骨终板，以利于骨融合。颈 1~2 关节螺钉的进钉点选在齿状突基底的外下方 5mm，正好落在颈 2 侧块上关节突的关节面唇缘内下方，自内向外呈 25° 角，在透视下向颈 1 侧块内缓慢旋入克氏针

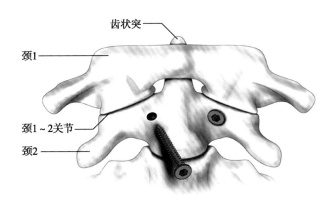

图 54-11　探查钉道后，循克氏针导向，旋入 4.0mm 中空螺钉，长度一般在 15~20mm，通常使用拉力螺钉加压颈 1~2 关节面，增加稳固性，但丢失其运动功能

颈 1~2 前路钉板固定

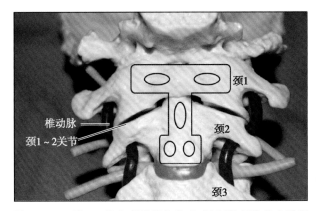

图 54-12　颈 1~2 关节囊暴露充分后，用刮匙刮除骨皮质以利于骨融合。选取合适大小的 T 型板（Depuy-Acromed, Inc, Rayham, MA）放置到位，透视引导下用手钻或动力钻从板上的螺钉孔位向双侧颈 1 侧块和颈 2 椎体中心内钻孔，植入合适螺钉。侧块螺钉向外成 10°~15° 角，用 3.2~3.5mm 的直径螺钉，单皮质固定，辅以锁定装置

大师锦囊

- 锐性剥离软组织，沿解剖层面剥离，尽量减小组织创伤和失活，防止伤口裂开。
- 术前经口放置胃管，术中能通过触摸胃管判断食管位置，降低对食管和气管的损伤。内固定操作完成后，将胃管退出到颈 1~2 水平，通过口端注入稀释的靛蓝胭脂红（indigo carmine），检查切口内是否有黑蓝渗液，以此判断是否食管损伤，若有，术中及时发现，及时修复。
- 常常需要气管切开，术后 3 天开始胃管进流食。
- 颈 1 前弓表面 1.5cm 范围内剥离比较安全。齿状突位于其后方，颈 1 侧块内侧没有重要神经和血管。
- 颈 1 表面，自中线向外剥离不应超过 2.5cm。
- 颈 2 表面，自中线向外剥离不应超过 1.8cm，椎动脉在此水平走行比颈 1 水平更靠内和前。
- 放置内固定器械前，确保患者头位中立，颈 1~2 对线良好，不然，可能将其固定于对线错位状况下。

54

隐患

- 尽管术前、术中、术后选择了针对口腔菌群的合适抗生素,感染率仍然很高。
- 术后吞咽和发声困难是被熟知的并发症。术中定时将气管套管气囊放气和轻柔牵拉能降低其发生率。
- 显露过程中有可能意外损伤喉返神经或与甲状腺上动脉伴行的喉上神经外侧支,引起术后声音沙哑。
- 该入路还有可能损伤舌咽神经、迷走神经、副神经和舌下神经,以及颈内动脉和颈内静脉。
- 放置颈 1 侧块螺钉固定前路颈 1~2 板时,必须注意不要穿过后层皮质,不然,有可能意外损伤沿颈 1 后弓走行于椎动脉沟段的椎动脉。

紧急脱困

- 前路颈 1~2 板安置时,若螺钉把持力较弱,可换用 4.0 或 4.5mm 螺钉。
- 如果前路减压不充分,可以再做后路减压,伴或不伴后路融合,后路融合可采用 Harm(颈 1~2 固定)技术或线缆技术。
- 若患者骨质疏松,可用骨水泥加强螺钉把持力。

（尹一恒 乔广宇）

第55节 经关节螺钉固定颈1~2

Yagmur Muftuoglu, Yi-Ren Chen, Siraj Gibani and Jon Park
感谢上版作者 Vincent Y. Wang and Dean Chou

适应证

- 采用颈1~2经关节螺钉固定技术即 Magerl 技术的适应证包括如下情况:寰枢椎不稳,肿瘤破坏,韧带异常,急性骨折,游离齿状突如齿突不连,存在严重疼痛的类风湿性关节炎且保守无效,先天性发育畸形如未完全骨化或之前未被发现的骨折等。创伤和类风湿性关节炎是最常见的两个病因。
- 该技术还适用于外支具治疗失败的寰枢椎不稳患者(包括颈胸支架)和经其他技术行后路颈1~2融合和固定(如线缆)但术后假关节形成的患者。
- 对于老年患者,应该注意的是,像这样的后路治疗是首选,特别是伴有骨质疏松症患者。此外,研究表明,尽管没有其他额外的复杂共患病,非手术治疗往往会在更多比例的老年患者中早期失败。
- 尸体上生物力学研究显示,颈1~2经关节螺钉治疗旋转半脱位比颈1侧块-颈2椎弓峡部螺钉固定更牢靠一些。成人患者的颈1~2经关节螺钉技术约有95%的融合率,在儿童有更好的效果,一些研究报道差不多能达到100%的融合率。

禁忌证

- 术前必须详细了解颈2横突孔和颈1~2侧方关节解剖关系,因为18%~23%的患者至少一侧存在高跨横突孔(和椎动脉),影响颈1~2经关节螺钉的安全放置。颈椎薄层CT扫描结合矢状位重建能详细显示椎动脉在枢椎内的走行。
- 合并其他脏器严重损伤的多发伤患者、合并其他严重合并症的老年患者和不能耐受俯卧体位手术的患者是相对禁忌。

手术计划与体位

麻醉注意事项

- 对于严重椎管狭窄和明显脊髓病的患者,插管时需尽可能减少颈部屈曲活动,极度脊椎不稳或困难插管患者可考虑清醒状态下纤维支气管镜辅助插管。
- 严重脊髓病患者需术中运动诱发电位和体感诱发电位监测。患者翻身前做一运动诱发电位或体感诱发电位,翻身后再做电位对比,排除翻身造成的脊髓损伤。为了神经监测,麻醉药也要调整。
- 对于脊髓损伤和严重脊髓病患者,术中血压要求维持在正常或稍高(平均动脉压大于90mmHg)范围内比较重要,保证脊髓正常血液灌注需求。

体位

- 头固定于中立位。尤其要注意避免颈椎前移和屈曲,以防加重脊髓压迫损伤。摆放体位后立即做运动诱发电位(motor evoked potentials, MEP)或躯体感觉诱发电位(somatosensory evoked potentials, SSEP),确保没有因体位变化引起新的脊髓受压。如果观察到明显神经电生理监测改变,必须调整颈椎体位,还应轻度升高血压,提高脊髓灌注,麻醉药物也应相应调整。
- 如果这些措施仍不能恢复 MEP 或 SSEP 到翻身前水平,需在透视下重新摆放体位,尽可能降低寰枢椎脱位程度。通常用侧位透视确认患者体位。此外,可在该体位下沿着要植入的颈1~2经关节螺钉钉道方向放置一金属器械,来确保该体位下不阻挡术中螺钉的植入。
- 如果需要减压,可以切除颈1后弓或颈2椎板或者两者一并切除。
- 如果后柱没有切除,此时还应从髂嵴处取骨块用线缆固定于颈1下表面和颈2棘突之间,进一步增强稳定性(Sonntag 技术)。植骨块用线缆固定在位。
- 谨慎起见,外科医师会建议患者佩戴外固定器。我们通常建议患者戴硬性颈围1个月。骨质不好的患者,佩戴时间更长些。通常术后第二天允许患者下地活动。

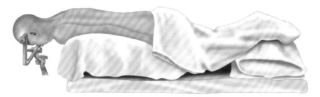

图 55-1 颈 1~2 经关节螺钉手术需将患者摆成俯卧位。Mayfield 头架固定头部,我们通常用常规的手术床(但调转床头方向使用,以利于术中透视),胸前放两个软胸卷垫。当然也可以用 Jackson 手术床。通常将手术床头端轻度上抬,使患者头端稍高尾端稍低(反 Trendelenburg 体位),但双腿上抬。双臂伸直固定于身体两侧方,如果术中需要取髂嵴自体骨植骨,则准备髂部皮肤

手术步骤

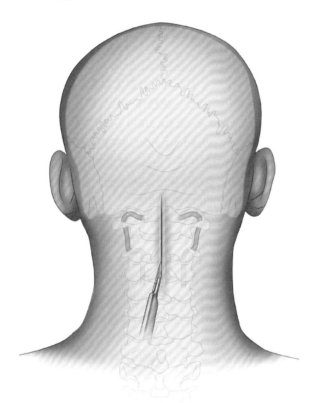

图 55-2 正中暴露枕部至颈 2 下方,用单极电刀和 4 号 Penfield 剥离子剥离颈 1 和 2 椎板及颈 2 关节峡部骨表面的软组织。颈 2~3 侧块关节也需要确认出,可作为螺钉进钉点的标志参照。颈 2~3 棘突间韧带应该保留完好。剥离颈 1 后弓到侧方时应避免损伤椎动脉

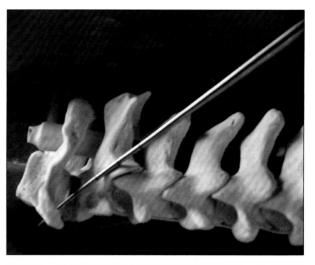

图 55-3 于患者体外侧方沿欲置螺钉钉道放置一长金属器械,有助于在透视过程中钻导向器的进钉点确认。侧位透视有助于术中调整头尾方向上钉道角度。进钉点通常位于中线外 1~2cm。由于经关节螺钉角度很陡,往往需要于切口尾侧的下颈椎表面另戳两个经皮切口来满足陡直的钉道角度

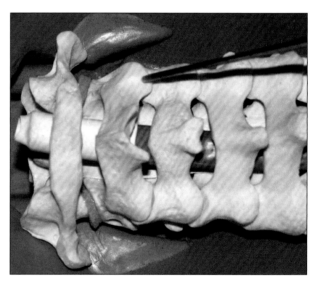

图 55-4 螺钉进钉点类似颈 2 峡部螺钉。标准进钉点位于颈 2~3 侧块关节面的上方大致 2~3mm、关节面内缘的外侧 2~3mm

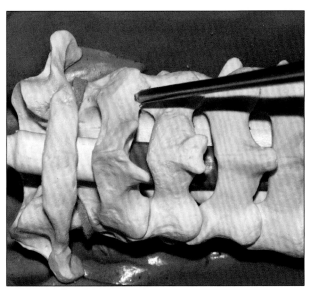

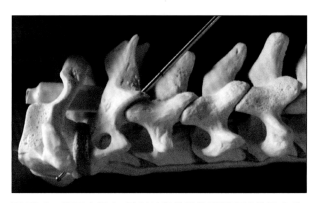

图 55-8 钻逐步深入,需通过寰椎侧块刚刚穿透前弓皮质。钻的深度就是选用螺钉的长度。然后用球探感知钉道四周骨壁,并确保穿透颈1前弓皮质

图 55-5 确认进钉点后,用高速"火柴头"钻或尖锥在骨面开口

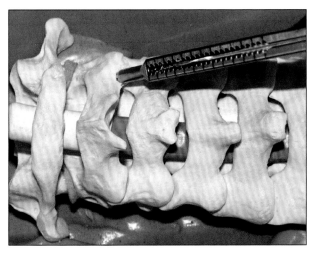

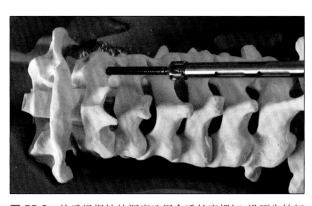

图 55-9 然后根据钻的深度选用合适长度螺钉,沿原先钻好的钉孔逐步缓慢旋入螺钉。通常我们用 3.5mm 直径钛质多轴螺钉。钉道基本平行(平直)矢状面

图 55-6 于前面已经确认的皮肤进点另戳切口,用剪刀切开筋膜,将开路钻放置在进钉点骨口处。多数情况下,在复位颈1~2 关节后可逐步导入克氏针系统,随后用钻开路、丝攻和上螺钉

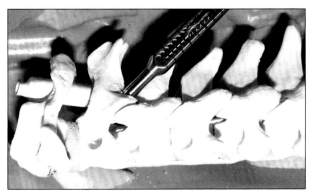

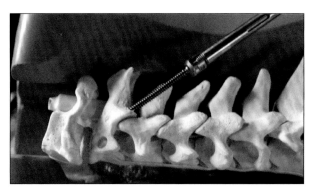

图 55-10 螺钉逐步旋入,通过颈1~2 关节面达寰椎前弓

图 55-7 透视引导下,开路钻朝向寰椎前弓方向逐步深入调整,标准钉道角度大致在头倾 30°~45°

55

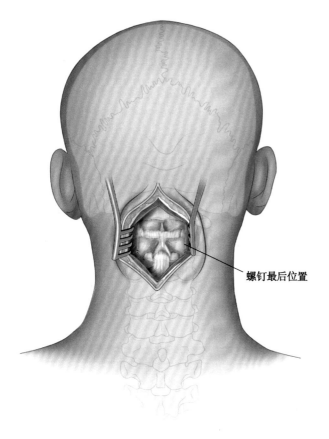

图 55-11 螺钉最后位置

螺钉最后位置

大师锦囊

- 放置经关节螺钉,术前计划至关重要。必须在术前辨认高跨椎动脉,以防损伤。尽管椎动脉损伤率低于 5%,但在类风湿性关节炎患者横突孔位置异常似乎更常见。对于单侧高骑(跨)椎动脉的病例,可以考虑单侧螺钉固定于对侧,与双侧手术相比,融合率仅略有降低。对于双侧高位椎动脉,可以考虑选择其他手术方案,如颈 2~3 经椎关节螺钉或使用交叉双侧螺钉进行椎板固定。
- 影像导航对放置经关节螺钉很有帮助。此外,三维打印可用于快速生成手术过程中使用的定制引导块,从而确保针对个体患者及其解剖结构的准确入口点和进入角度。
- 严重不稳病例(如创伤病例),术前佩戴颈胸支架(halo vest)很有必要,强烈推荐。对于这种极度不稳患者,先将颈胸支架放好,再将患者翻转呈俯卧位入颈胸支架内,用适配器固定好头环,侧位透视确认颈椎位置,做 MEP 或 SSEP 确认没有因体位变换造成新的脊髓损伤。确认位置和神经检测信号后,去除颈胸支架后部结构,为手术做准备。

- 消毒铺单时范围应大些,应包括下颈椎甚至上胸椎表面皮肤,钻导向器的皮肤戳口有可能位于此处。
- 如果颈 1 相对于颈 2 有明显脱位,置钉前必须先复位。可通过调整 Mayfild 头架复位。另一复位操作要点是用巾钳夹住颈 2 棘突,缓慢向颈 1 方向下压。
- 颈 1 椎板切除后,颈 1~2 前滑脱将更明显。
- 如果怀疑椎动脉损伤,螺钉应作为堵塞物原位不动,但对侧螺钉不应再放置,以免双侧椎动脉损伤。术后立即做椎动脉造影评价损伤程度。

隐患

- 颈 1~2 之间有时会有范围很大的静脉丛。可用双极电凝、明胶海绵或其他止血材料止血,如 Surgifoam (Ethicon, Inc., Somerville, NJ) 或者 Floseal (Baxter International Inc., Deerfield, IL)。剥离时需小心防止这些静脉丛出血。
- 椎动脉损伤而不能及时发现会造成严重临床后果。如果患者术后因小脑或脑干梗塞,会出现一侧中风,表现为暂时性或者永久性神经功能障碍,甚至死亡。如果患者术后出现脑干缺血或梗死体征,检查椎动脉是否损伤非常必要。术后可立即行血管造影。研究提示老年患者容易出现这种医源性损伤,处于高风险状态的患者必须严密观察和监视。
- 另外,大约 1/5 的患者骨性发育异常,使至少一侧经关节螺钉固定十分危险。因此术前的影像学研究十分重要,要决定是否选择该术式。另外,如果螺钉过长,会损伤咽部软组织,而术前影像研究也可以指导术者选择合适长度的螺钉。

紧急脱困

- 如果关节峡部骨折,可延长固定节段至枕骨或颈 3。如果颈 2 椎板足够大,可以选用颈 1 侧块螺钉和颈 2 椎板螺钉棒系统。
- 如果经关节螺钉不能安全放置,可采用颈 1 侧块及颈 2 峡部或椎弓根螺钉替代。
- 如果因避免椎动脉损伤只能植入单侧经关节螺钉,则需另加棘突间线缆固定或颈 1 侧块和颈 2 峡部或椎弓根螺钉固定。如果该入路不可行,则需佩戴外固定架(包括颈胸支架),具体情况根据患者的状况而定。

(尹一恒 乔广宇)

第 56 节　颈 1~2 后路融合固定

Daniel C. Lu, Valli P. Mummaneni, Ramesh Teegala, Alvin Y. Chan, Siraj Gibani, Yi-Ren Chen, Jon Park and Praveen V. Mummaneni

适应证

- 后路颈 1~2 融合适用于齿状突骨折不能用齿状突螺钉修复的患者,包括:①Ⅱ型齿状突骨折合并寰枢关节骨折,②Ⅱ型齿状突骨折但骨折线在矢状面上呈斜向走行不适合齿状突螺钉固定,③Ⅱ型齿状突骨折明显不可复性移位且制动无法愈合(脱位太重也不适合齿状突螺钉),④Ⅱ型齿状突骨折合并 Jefferson 骨折,⑤Ⅱ型齿状突骨折合并横韧带断裂。

- 另外,颈胸后突畸形和严重桶状胸患者无法完成前路齿状突螺钉固定(这种体型阻挡齿状突螺钉按预定角度植入)也是后路颈 1~2 固定的适应证。

不融合的Ⅱ型或Ⅲ型齿状突骨折

- 最初采用颈部制动保守治疗后发展为假关节的患者,再采用齿状突螺钉固定效果也不理想,因为假关节内的软组织占据了骨折线,影响骨折面的直接对合。

- Ⅲ型齿状突骨折合并寰枢关节骨折或 Jefferson 骨折,也因高度不稳,需要后路颈 1~2 融合固定。

- 因韧带松弛引起的寰枢椎不稳也需颈 1~2 固定。韧带松弛性颈 1~2 不稳可通过测量过屈和过伸时侧位寰齿间隙来确诊。通常成人寰齿间隙小于 2~3mm。如果在非类风湿患者寰齿间隙大于 5mm、类风湿患者大于 7~8mm,就存在颈 1~2 复合体之间不稳,需要后路颈 1~2 融合固定。

- 寰枢椎旋转脱位也是适应证。通常需要后路复位和固定(见图 55-2)。

- 颈 2 先天性畸形(如游离齿状突或齿状突不发育)、退变性疾病、炎症性(类风湿性关节炎)疾病、肿瘤或感染(骨髓炎)也能引起寰枢椎不稳,需要颈 1~2 固定。

- 齿状突切除后的不稳或颈 1 和颈 2 椎板切除后伴或不伴邻近关节切除也是颈 1~2 固定适应证。

禁忌证

- 椎动脉走行异常(迷行),以及局部骨质发育不良不足以植入螺钉是后路颈 1~2 固定禁忌证。

手术计划和体位

- 可根据术前 MRI 和 CT 判断,植入颈 1 侧块螺钉时是否有解剖和体型上的禁忌。术前影像还能显示是否存

在颅颈之间的沉降(常见于风湿患者),颈 1 环可能部分移位进入枕骨大孔。此时后路暴露颈 1 侧块需要头颅牵引。

- MRI 还能显示椎动脉走行,若怀疑存在椎动脉异常,做 MRA 或 CTA 确诊。

- 为降低植入颈 1~2 螺钉时对椎动脉损伤风险,我们常规术前做颈椎 CT(最好是三维重建,能判断椎动脉是否异常走行、颈 2 峡部是否狭小不足以容纳螺钉以及欲置螺钉固定区域骨组织的完整性)。

- 存在颈 1~2 疾病的患者术前常需佩戴颈围或颈胸支架(halo vest)制动。术前麻醉时最好采用中立仰卧位用纤维支气管镜引导插管。我们术中多采用 SSEP 和 MEP 监测神经功能。对于严重脊髓病病例,仰卧位麻醉插管后翻身前就做一次 SSEP 和 MEP 电生理检查作为基线,以便翻身后和术中对比。

- 若进行术中电生理监测,麻醉药选择至关重要。长效肌松药能使 MEP 波形变平钝而难以识别,术中不能使用。同样,氧化亚氮能使 SSEP 波形变平钝也不能使用,一个最小的肺泡气体浓度也能使诱发电位变钝。因此,我们通常选用丙泊酚(2~3mg/kg)结合短效或中效肌松药(罗库铵)诱导麻醉,并术中连续泵入丙泊酚维持麻醉。诱导后,用最小肺泡气体浓度的 50%(如异氟醚)和芬太尼[0.1~0.25mg/(kg·min)]作为麻醉药灌注。这种联合用药对 SSEP 和 MEP 影响最小。通常插大静脉或中心静脉导管,有助于液体管理和复苏。成人通常还建立动脉通道,便于维持动脉压在 90mmHg 或以上波动,以防脊髓低灌注。

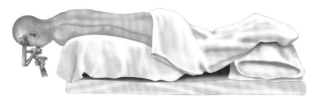

图 56-1　患者翻身呈俯卧位,胸前垫起,翻身过程中始终牵引颈部使其处于中立位并复位。头部用三钉头架固定于中立或稍曲屈位。腹部空置,避免受压。身体各支撑点均需垫垫子防止压伤。翻身固定稳妥后再次做 SSEP 和 MEP,以除外体位改变引起新的神经损害

手术步骤

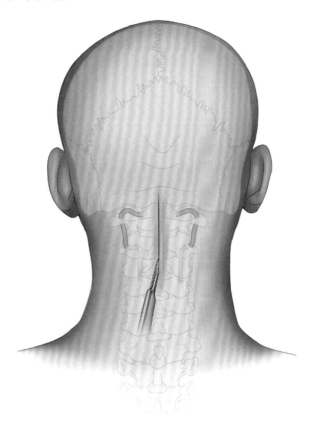

图 56-2　枕下正中切口至颈 3 棘突表面。颈 2~3 侧块关节显露出来但不能破坏。自颈 1 后弓表面向外侧显露剥离。椎动脉位于颈 1 后弓上缘的椎动脉沟内,有时需要显露出来。术前需要详细阅读影像资料,除外椎动脉走行异常。辨认并游离出颈 2 神经根,通常向下方游离推开,颈 2 神经根周围的静脉丛可用双极电凝和止血材料(如 Surgifoam)控制出血

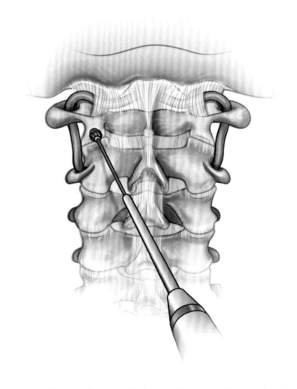

图 56-3　磨除覆盖颈 1 侧块的颈 1 椎板下三分之一,向下方推移颈 2 神经根即可显露出颈 1 椎弓下方的侧块。用剥离子触探颈 1 侧块的内和外缘

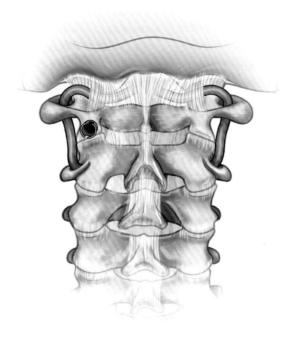 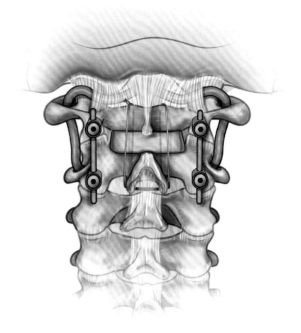

图 56-4 用 3.5mm 球探触探钉道四壁,然后植入 4mm 螺钉。标准颈 1 侧块螺钉是 4mm 直径,36mm 长。较长的螺钉能使螺钉头位于颈 2 神经根的上方,避免挤压颈 2 神经根。我们通常不牺牲颈 2 神经根

图 56-5 植入颈 2 或 / 和颈 3 螺钉。颈 2 螺钉可选择峡部螺钉、椎弓根螺钉或椎板螺钉。然后在颈 1~2 椎板间植骨(通常取髂嵴三面皮质骨块),或者在颈 1~2 侧方关节面之间或沿颈 1~2 侧方椎板和峡部表面铺颗粒骨植骨

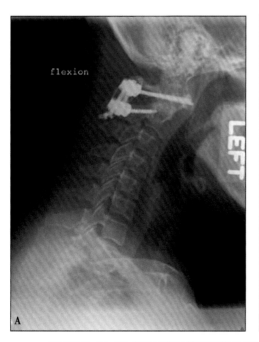 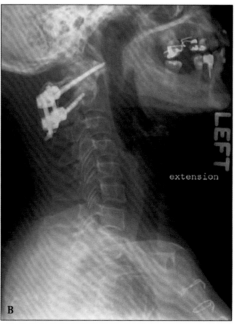

图 56-6 (A,B)术后过曲过伸位影像显示颈 1~2 后路内固定及颈 1~2 之间没有活动

- 进钉点可选在侧块后表面的中心,也可选在颈 1 椎弓下缘和侧块中线交界处。然后用火柴头样高速磨钻头去皮质。
- 用直径 3mm 的低速钻头在透视引导下通过侧块进钉点逐步钻入侧块内,形成初步钉道,钉道角度:轴位面上向内成角 10°,矢状面上平行寰椎平面。通常穿透侧块前缘皮质双皮质固定,侧位透视下钻头朝向前结节中点钻入,但应避免钻入咽后间隙内。侧位透视下,钻头不能超过前结节中点至其前方,因为寰椎前结节逐步向外向后倾斜,当钻头正好穿过前结节腹侧皮质时,侧位透视显示其在前结节的后方。所以为获得双皮质固定而透视下钻头超越前结节到其前方是不必要的。

大师锦囊

- 术前通过颈椎 CT 扫描能了解是否有椎动脉走行异常和欲置螺钉钉道的骨质结构是否完整。
- 如果患者有严重脊髓病,我们术中会要求麻醉师维持患者平均动脉压大于 90mmHg,确保脊髓灌注压。
- 术中避免在脊膜囊上做任何操作,也不能对脊髓做任何牵拉。
- 在颈 1 侧块内钻孔、触探和放置固定螺钉时,应将颈 2 神经根轻轻牵开以免损伤。
- 如果需要,可将颈 2 神经根切断,能更充分显露颈 1 侧块,但遗留枕后局部头皮麻木。

隐患

- 椎动脉损伤虽然不常见,但却是上段颈椎内固定中最可怕的并发症之一。如果患者颈 1~2 区域有解剖异常,术中影像导航很有帮助。在剥离颈 1 后弓表面的软组织和放置颈 2 螺钉时最容易损伤椎动脉。如果放置螺钉时椎动脉损伤,我们建议换用短螺钉堵塞出血。如果剥离颈 1 后弓表面软组织时损伤椎动脉,填塞止血材料,如浸泡凝血酶粉的明胶海绵,通常都能止住血。如果确认一侧椎动脉已损伤,对侧就不应再放置螺钉。患者通常能耐受单侧椎动脉闭塞,但双侧闭塞则更容易导致严重的小脑和脑干卒中。如果患者单侧椎动脉损伤而血流动力学稳定,应该做椎动脉造影评价,必要的话,栓塞止血。
- 颈 1~2 区植入内固定器械时,有可能损伤脊髓和颈 2 神经根。合并严重脊髓病患者更容易出现神经功能损伤。

紧急脱困

- 椎动脉损伤时可以用短一些的螺钉来固定和填塞止血。
- 当发生脊髓损伤时,维持平均动脉压在 90mmHg。
- 如果有脑脊液漏,尽量原位缝合,或术后放置腰大池持续引流。

(尹一恒 乔广宇)

第 57 节　枕颈融合术

Alvin Y. Chan, Siraj Gibani, Yi-Ren Chen and Jon Park
感谢上版作者 Nestor D. Tomycz and David O. Okonkwo

适应证

- 枕颈融合术适用于各种原因引起的枕颈结合部不稳定。
- 外伤后：寰枕脱位，复杂的枕颈交界部骨折，伴有 C1 后弓发育不全的不稳定性齿状突骨折。
- 获得性颅骨陷入，继发于感染或者炎性疾病：如类风湿性关节炎，强直性脊柱炎，唐氏综合征，伴有关节病变的炎性排便障碍性疾病、软骨钙质沉着病（假性痛风）、后纵韧带骨化、慢性 Grisel 综合征、枕颈交界部结核、枕颈交界部骨髓炎。
- 肿瘤：枕颈交界部原发肿瘤如脊索瘤、软骨瘤、成骨细胞瘤、转移瘤。
- 先天性或发育性：C1 前弓或后弓开裂（未闭合），先天性颅底陷入，伴有颅底陷入的 Chiari 畸形，枕髁发育缺如或 C1 侧块缺如，齿状突分离，单侧寰椎吸收伴有慢性枕颈旋转性半脱位。
- 医源性：经口或经鼻内镜下颈枕交界部减压术后颈枕交界部不稳定，C1~2 假性关节炎，Chiari 畸形经枕下去骨瓣减压术后，极外侧入路术后。

禁忌证

- 相对禁忌证包括严重的骨质疏松症，生存期有限，老年患者伴有严重多器官疾病，椎动脉变异，要求进行枕下减压的枕大孔狭窄。

手术计划和体位

- 手术前用颈胸支架（halo vest）制动，适用于外伤后的枕颈结合部不稳定，例如寰枕脱位，经口或经鼻内镜下枕颈结合部不稳定减压术后。颈胸支架制动一直保持到颈枕融合术前摆放俯卧位时。
- 术前评估包括头部、颈部和枕颈结合部高分辨 CT，并进行矢状位和冠状位重建。应仔细评估枕骨中线嵴部的厚度，测量后了解其适合使用螺钉的长度。CTA 可以评估椎动脉的行程，并了解有无 C1、C2 螺钉置入的禁忌。颈椎 MRI 可以了解脊髓的信号有无改变，决定是否需要颈枕交界部的减压，评估是否有轴下的不稳定，评价炎性病例如风湿性关节炎患者有无枕颈交界部的血管翳样变。可通过在枕颈交界部 CT 重建片上描记相应的线来确认颅底陷入的程度。
- 我们用矢状位 CT 重建片来计算颅底点 - 齿突间隙和颅底点 - 枢椎间隙，其可以提供寰枕脱位的准确信息。如果颅底点（枕大孔前缘中点）- 齿突间隙或者颅底点 - 枢椎间隙（平行 C2 椎体后缘的直线，Harris 法）距离大于 12mm 则怀疑寰枕脱位。

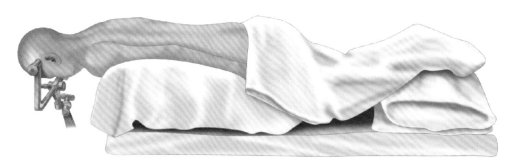

图 57-1　患者俯卧位，Mayfield 头架固定，注意保持颈部过伸。如果术前有颈胸支架（halo vest），患者俯卧位，通过 Halo 适配器将颈胸支架连接于 Mayfield 头架。手术床置于反 Trendelenburg 位，升起头部，膝部屈曲

- 如果齿状突和 Wackenheim 斜坡 - 椎管线（沿斜坡后缘画的一条线）相交则可确认颅底陷入。如果齿状突尖部超过 Chamberlain 线（从硬腭到枕大孔后缘的连线）上 1/3，也可确诊颅底陷入。
- 对于变异的椎动脉解剖，经关节 C1~3 螺钉通常是禁忌的。椎动脉向内弯曲走行可能会阻挡 C2 椎弓根钉或者侧块螺钉植入。
- 我们行枕颈融合术，用钛棒将枕骨板与寰枢 Harm 固定组合（双侧 C1 侧块螺钉与 C2 侧块或者椎弓根连接）连接。我们优先考虑使用 Mountaineer 枕颈固定系统（DePuy Spine, Inc., Raynham, MA）。
- 我们在所有的病例中均进行连续的神经电生理监测，包括皮层体感诱发电位（SSEP），并在摆放手术体位前做一个 SSEP 的基线值。
- 在所有的病例中，包括已经存在的脊髓病变、颈髓压迫症、MRI 上脊髓内有异常信号者，要插入动脉压监测线，要求麻醉医师保持平均动脉压在 90mmHg。要在手术室给患者做交叉配血试验，以备急性输血之需。
- 如果患者俯卧后出现持续的 SSEP 异常改变，而且与平均动脉压无关，应该立即将患者改回仰卧位，唤醒患者，进行神经系统检查。
- 我们鼓励进行纤维气管镜辅助的气管插管，以减少术前就存在颈髓受压或者严重颈椎不稳定患者脊髓损伤的概率。

手术步骤

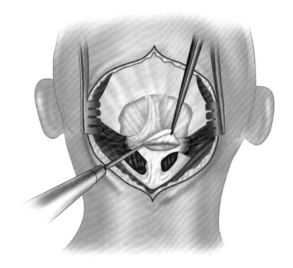

图 57-2　我们采用正中切口，从枕外隆凸点沿棘突向下延伸到需要融合处的下位一个棘突。向下延长一个阶段的切口有利于在置入侧块螺钉时向上形成一个必要的角度。单极电凝用来剥离中线无血区和椎旁肌，骨膜下显露枕骨、C1 后弓、C2 棘突。为了减少椎动脉损伤的概率，在骨膜下剥离的过程中，单极电凝的使用在 C1 后弓处不要超过中线旁 15mm。枕大孔缘和 C1 后弓用刮匙进一步精细显露，寰枕筋膜后部用切腱剪剪断。用 Gelpi 牵开器显露手术野

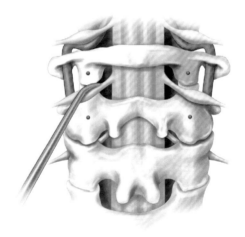

图 57-3　用刮匙进一步精细显露 C1 后弓骨缘的后下方，外侧到 C1 侧块。用可吸收止血纱布 Surgifoam（Ethicon, Somerville, NJ）对侧方椎静脉丛附近的出血进行压迫止血。C1~2 关节必须完全显露，而且必须剥离其上的软组织使其完全裸露，提供一个植骨的界面。C1 侧块的进钉点和 C2 侧块 / 椎弓根进钉点如图所示

57

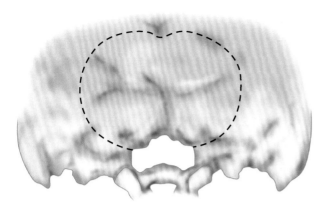

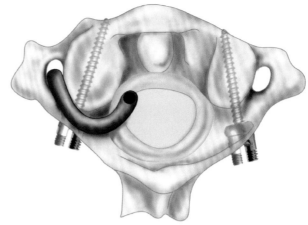

图 57-4　枕骨显露也应在骨膜下进行,外侧到双侧乳突的内侧缘。用高速小磨钻磨除枕骨表面的不规则隆起,避免其阻挡枕骨板的放置。我们使用反 Y 形枕骨板(DePuy Spine,Inc,Raynham,MA),其中线部位的螺钉充分利用了中线处枕骨嵴比较厚的特点。用限深 5mm(根据 CT 扫瞄测出的结果)自停动力钻在中线处打第一个孔,在略靠侧方的枕骨打限深 4mm 自停的骨孔。用球状探头在每一个骨孔探深,确认没有穿透硬膜

图 57-5　我们在侧位 X 线透视引导下行 C1~2 固定术。轻轻向尾侧牵拉 C2 背侧神经节,显露 C1 侧块螺钉进钉点,其位于 C1 后弓和 C1 侧块连接部的下半部。用 4 号 Penfield 剥离子探出侧块的内侧界。用高速磨钻磨出一小孔作为进钉点。我们建议磨除 C1 后弓水平上方的部分侧块,以增加 C1 多轴螺钉头的空间。用手持钻,在 C1 后弓平面向内偏 5°~10° 钻导向孔。我们建议用 1.0mm 钝性探头检查导向孔,然后完成钻孔。将直径 3.5mm 的多向螺钉置入,常规长度为 18~30mm,根据实际情况选择

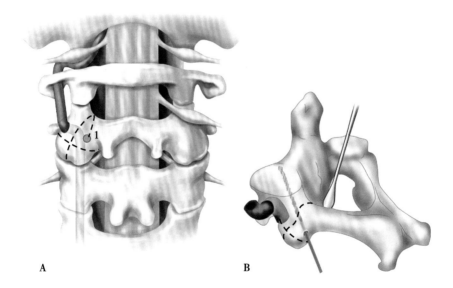

A　　　　　　　　　B

图 57-6　用 4 号 Penfield 剥离子探出 C2 关节面的内侧界。用钝性剥离子剥离寰枢筋膜,显露 C2 椎弓根的上表面。(A)将 C2 的下关节突分为 4 个象限。C2 椎弓根螺钉的进钉点位于下关节突的内上象限(大约位于侧块 - 关节间部移行处下方 1.75mm)。(B)用高速磨钻准备导向孔,在透视引导下导向孔投射方向向内侧偏 20°,向头侧偏 20°。用球状探头在骨孔探深,将直径 3.5mm 的螺钉置入,常规长度为 30~35mm

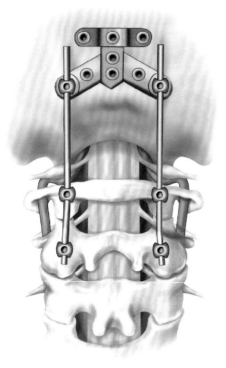

图 57-7 当 C1 螺钉、C2 螺钉和枕骨板已经置入后，用直径 3.5mm 的棒将螺钉头和枕骨板相连。如果融合包含了下颈椎螺钉，使用 Magrel 技术将侧块螺钉置入下颈椎。锁定螺钉帽，收紧所有的钉棒系统。枕骨、C1、C2 椎板和关节面用高速磨钻去皮质化。在需要减压的病例，去除的自体骨和其他去矿物化的松骨质植入去皮质化的骨面上。在不需要减压的病例，我们植入自体三皮质髂骨，并用 Songer 线缆将其固定在 C1 和 C2 之间（DePuy Spine，Inc，Raynham，MA）。我们建议对有严重骨质疏松或者吸烟的患者加上骨成形基因蛋白（BMP-2）（Infuse，Medtronic，Minneapolis，MN）

大师锦囊

- 为了防止移动 C2 神经根时出现大出血，控制椎静脉丛的出血十分必要。我们建议双极电凝止血结合 Surgifoam（Ethicon，Somerville，NJ）压迫。
- 虽然置入 C1 侧块螺钉有使用双皮质螺钉的报道，但现在没有对 C1 侧块单皮质和双皮质螺钉相对的力量进行比较的资料。
- 置入双皮质螺钉有伤及位于 C1 侧块前方的颈内动脉和舌下神经的危险。

隐患

- 术前检视并确认患者的头位处于中立位，颈部略内收。在枕颈融合术中颈部过屈可能影响术后患者的视线（视野范围）并可能出现吞咽功能障碍。
- 在 C1 或 C2 螺钉置入过程中，如果发生了椎动脉损伤的情况，必须通知麻醉组有可能出现大量失血的情况。我们建议放弃操作，局部放置止血材料（明胶海绵），局部使用短的螺钉加压止血，然后紧急关闭切口，并行血管造影。
- 枕骨板中的枕骨螺钉应该打在上项线以下，以减少损伤静脉窦的风险。如果钻孔时出现了静脉窦的出血，应该拧入螺钉通过压力压迫止血。应该行磁共振静脉成像（MRV）检查，如果必要，可以给抗血小板药物治疗，以避免出现静脉窦血栓形成。枕骨钻孔时出现脑脊液漏可以通过拧入枕骨螺钉得到控制。

紧急脱困

- 如果不能在 C1 或者 C2 节段取得满意的固定融合，我们推荐后路线缆技术，例如 Brooks 技术。在采用线缆固定 C1 和 C2 的病例中，我们建议术后用颈胸支架外固定，因为线缆法并不能提供同等程度的稳定性。
- 在补救性手术或者二次手术，或者有中线植入枕骨板禁忌的病例，可采用在枕骨侧方每侧置一板的替代方案。枕骨侧方固定使用螺钉的长度、扭力、抗拔除力都应该比在中线枕骨嵴上使用的螺钉性能降低一个档次。

（尹一恒 卜 博）

第 58 节　经口齿状突切除术

Alvin Y. Chan, Yi-Ren Chen, Siraj Gibani and Jon Park

感谢上版作者 Matthew J. Tormenti, Ricky Madhok, and Adam S. Kanter

适应证

- 不可复位的寰枢椎脱位, 伴有延颈交界部受压。
- 位于下斜坡腹侧的病变或者寰枢关节复合体处的病变。
- 不稳定性齿状突骨折或者齿状突分离伴有颈椎管狭窄。

禁忌证

- 口腔或者口咽部的感染——会增加手术后局部感染的机会。
- 硬膜内病变——最好从侧方入路处理。
- 牙关紧闭症。
- 发育性硬腭低位——要求更广泛的入路。

手术计划和体位

- 术前 CTA 检查, 以明确硬腭水平的位置和颈内动脉的行程和部位。
- MRI 检查以评估韧带和软组织包块的情况。
- 动态放射学检查以评估颅颈交界部的稳定性。
- 患者仰卧位, 头部轻度过伸, 固定于 Mayfield 头架上。
- 对口腔无法打开的患者, 可能需要实施下颌骨劈开, 此时建议术前行选择性的气管切开术。
- 切断前方的骨性 - 韧带复合体结构可能导致脊柱不稳定, 需要后方行关节固定融合术。

- 建议使用术中导航系统。
- 有脊髓受压的患者, 建议术中平均动脉压维持在 85mmHg 以上。

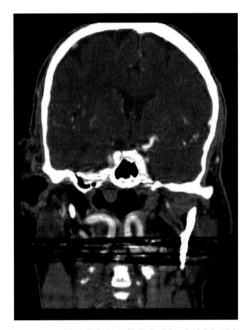

图 58-1　要特别关注血管的解剖。解剖变异如"对吻型颈内动脉"是腹侧减压的禁忌证

58

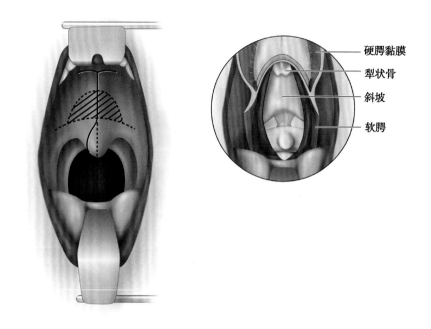

硬腭黏膜

犁状骨

斜坡

软腭

图 58-2 硬腭的位置决定了显露和切除的上界

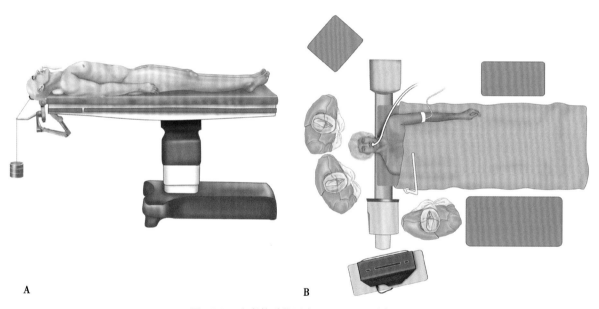

A

B

图 58-3 患者仰卧位固定于 Mayfield 头架上

手术步骤

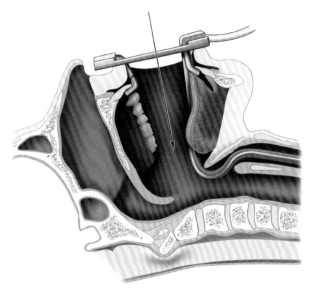

图 58-4 置入 Spetzler-Sonntag 牵开器。很重要的一点是确保舌体和气管插管位于牵开器的背后(下方)

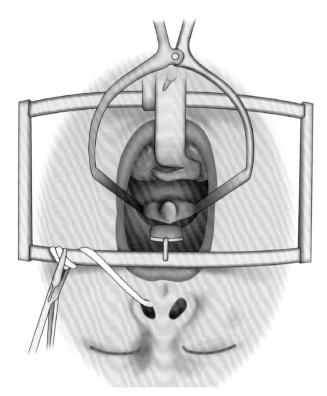

图 58-6 打开切口,显露颈 1 前弓

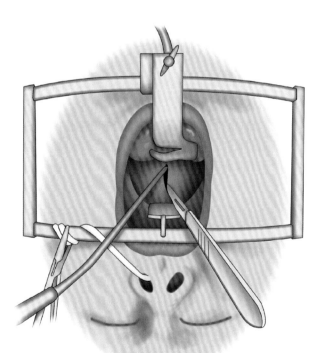

图 58-5 在齿状突上方正中线上的咽部黏膜上行直切口

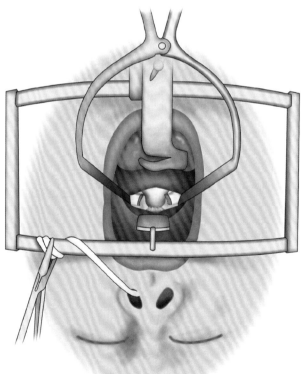

图 58-7 用高速磨钻切除颈 1 前弓

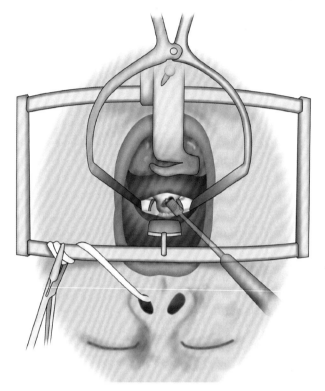

图 58-8 用高速电钻结合手工器械联合切除齿状突

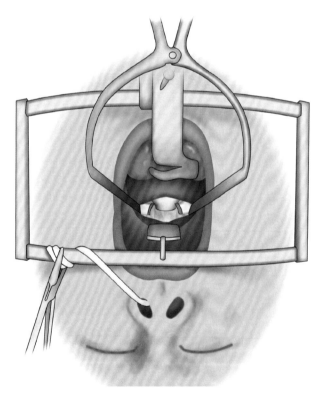

图 58-9 当确认后方的硬膜的位置后即告完成减压术

大师锦囊

- 最基本的一点是,在整个手术操作过程中,要明确颈内动脉的位置,否则损伤颈内动脉会造成灾难性的后果。
- 硬腭的位置提示了显露和切除的上界。实施这一入路前应仔细评估影像学资料。
- 为了得到理想的减压,很重要的一点是侧方的骨性切除要充分。

隐患

- 打开硬膜可能会使患者暴露于口咽部分泌的黏液之下,有发生脑膜炎的危险。
- 向侧方显露并切除骨质的过程中,要小心不要损伤舌下神经、椎动脉和颈内动脉。
- 有严重椎管狭窄的患者在术中摆放体位和术中平均动脉压波动的过程中可能发生脑缺血。
- 因为前方的骨-韧带复合体的断裂,一些患者可能需要行颈枕融合术。

紧急脱困

- 如果视野受限,可以切开软腭或者劈开下颌骨,以增加额外的显露。
- 用筋膜不透水关闭硬膜和术后腰大池引流有助于防止术后脑脊液漏。
- 位于舌下神经和椎动脉侧方的病变最好经前外侧、侧方或者后外侧入路处理。
- 鼻内入路(单独或者联合)尤其适用于硬腭水平以上有病变压迫的病例。向尾侧进展的病例是经鼻入路的缺陷。
- 内镜在扩大显露方面很有帮助。

(卜 博)

第 59 节　齿状突螺钉固定

Natasha Abadilla, Siraj Gibani, Yi-Ren Chen and Jon Park
感谢上版作者 Daniel S. Hutton and Kee D. Kim

适应证

- 急性 II 型齿状突骨折（<6 个月）和横行骨折或前上至后下方向线性骨折，为最佳适应证。
- 亚急性 II 型齿状突骨折（辅具无法维持对合）和慢性 II 型齿状突骨折。
- 骨折移位大于 6mm，单靠外固定不大可能融合的，建议齿状突螺钉固定。
- 骨折线刚刚延伸至椎体内的浅 III 型骨折，也建议齿状突螺钉固定。
- 头颈固定支架（halo vest）无法维持复位或无法耐受外固定架，也是齿状突螺钉固定适应证。
- 拒绝穿戴头颈固定支架者，无法忍受固定支架者（心理因素、合并其他多种骨折等），更愿意选择手术者。
- 老年人 II 型骨折患者，由于内科病和不同程度的骨质疏松，治疗极具挑战性。外科手术较外固定治疗，失败率更低，并发症更少。

禁忌证

绝对禁忌证

- 横韧带断裂——需要 C1~2 固定，因为修复齿状突骨折不能保证 C1~2 稳定。
- 不可复位的齿状突骨折。
- C2 椎体骨折。
- 粉碎性齿突骨折。
- 斜行齿突骨折，尤其是前下 - 后上方向线形齿突骨折，齿突螺钉复位时会造成骨折错位。
- II 型齿状突骨折成角严重且术前无法完全消除移位。
- 病理性骨折（如肿瘤转移侵及上部颈椎）。

相对禁忌证

- 桶状胸会阻挡齿状突螺钉按预置钉道方向放置。

- 骨质疏松会导致较高的假关节形成和螺钉拔出。
- 非手术治疗所致的假关节形成或骨折大于 6 个月，应用齿突螺钉固定效果不理想。一些作者建议刮除假关节断面后用两枚螺钉固定。
- 伴发颈椎管狭窄，处理骨折时可导致神经功能障碍。

手术计划和体位

- 根据术前影像学检查如侧位 X 线或矢状位 CT，能估算出需要双皮质固定的螺钉长度，使双皮质能充分着力。通常颅颈交界区有足够空间，能安全容纳比估算多出 5mm 长度的螺钉。术前 MRI 可用来评估横韧带是否完整。
- 在后路固定之前脊椎的对位对线十分关键，因为齿状突的慢性骨折可能造成脊髓腹侧受压，进而导致进行性的脊髓损伤。如果无法在融合之前进行重新对位，建议经口腔入路齿状突切除减压，解除对脊髓的压迫。
- 必须高度关注患者体位，尤其是需要术中复位时。手术床前部裂隙可折叠，能随时根据需要调整患者体位，使其更屈或更伸。精准的 C2 的过伸能得到到达齿状突轴线更精确的进钉轨道。
- 鉴于 II 型齿突骨折的高度不稳定，建议清醒下纤维支气管镜引导插管，气管插管成功后将管固定于切口的对侧。手术台与麻醉机呈 180° 角。
- 双管球入位，使其可同时透视垂直侧位（无偏斜）和前后张口位。可用一卷纱布或可透过放射线的胶带或一大的软木塞塞入咽使口张开，方便前方的张口位透视。此时外科医师需再次确认侧位无偏斜（垂直侧位）和颈部过伸且前后位透视无阻挡。有时为了对线更充分，还需要肩下垫高或手指深入口中复位。
- 用一不透光物体放于体外侧方，使其透视下与预置的齿状突螺钉路径重叠，能大致引导开路钻方向和工作距离。此时需评估皮肤切口的位置，所有的障碍物都应考虑进去。标准皮肤切口位于 C4~5 水平。

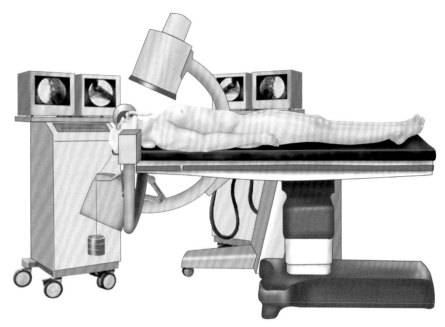

图 59-1 手术区域位于麻醉师 180°方向,并使颈部过伸。双管透视机入位,能同时完成垂直侧位和前后张口位透视。监视屏放于外科医师能容易看到的侧方

手术步骤

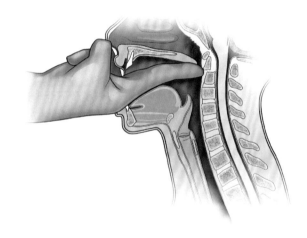

图 59-2 小心调整使颈部过伸,骨折线能对位更充分,螺钉也容易安放。对于向后移位的齿状突骨折,过伸位的体位摆放往往能复位骨折,对于向前移位的齿状突骨折,经口手法复位很有效,然后再放置螺钉

● 常规术区皮肤准备好后,采用标准颈前髓核摘除方式的皮肤横切口,于颈阔肌的浅方和深方分离,必要时可横向切开颈阔肌内侧,继续沿颈动脉内侧的无血管界面分离达椎体前方,上 Cloward 牵开器将气管、食管以及颈动脉从中线处牵开,钝性分离椎前深筋膜,向头端达 C2~3 间隙水平,透视确认。切开椎前筋膜,从颈长肌内缘向外剥离,放置自动牵开器左右牵开。如果牵开器没有自带头端牵开挡板,则需要在头端放置 Cloward 或 Hohmann 牵开器,人工牵拉,我们通常用窥阴器替代传统的牵开器来显露。

● 在建立螺钉轨迹之前,正确识别 C2 前唇上精确的入钉点。通常,手钻 C3 锥体前上缘和 C2~3 椎间盘间隙,以获得合适的齿状突螺钉地轨迹。螺钉置入的起点是 C2 的前下终板,其轨迹延伸到齿状突的后上部。不正确地进入 C2 椎体的前部会增加螺钉脱落、螺钉拔出、骨折复位失败、骨折块错位和愈合时间延长的风险。

● 单螺钉技术采用中线螺钉起始点和路径。双螺钉技术从中线外侧 3~5mm 开始,自外侧向内侧轻度内聚到同一终点。如果采用双螺钉操作,如果第二枚螺钉螺纹可以完全拧入,则不会有额外预计的延滞效应。

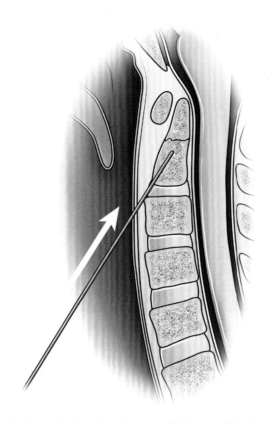

图 59-3 合适的进钉点和钉道角度确定后,用尖锥钻破颈 2 终板进钉点皮质,放入克氏针,沿预定方向钻入,其间不断用侧位和前后位透视确认方向

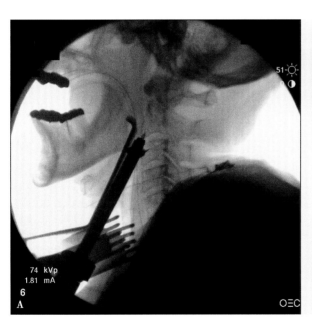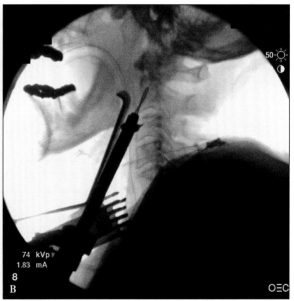

图 59-4 (A)侧位透视显示开路钻进入 C2 下终版和欲置的钉道。克氏针外套一中空的钻头,在带齿的钻头导向器保护下安全导入 C2 终板。取出克氏针和内套,外层的带齿钻头导向器原位保留,然后将 2.5mm 的开路钻通过导向器导入,双平面球管透视再次确认钉道,向 C2 椎体和骨折的齿突内钻入。由于显露困难,常常需要应用向右成角的钻头,可能比常规钻头更实用。钻入过程中依靠间断的透视和手感来确定钻头深度。螺钉长度可以依照钻头上的标识深度来选择。(B)随后,显示钻头到达骨折线附近

59

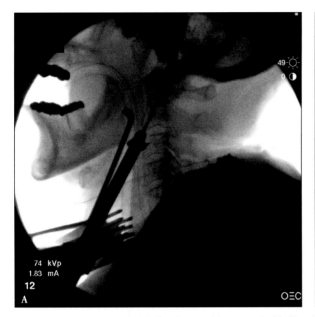 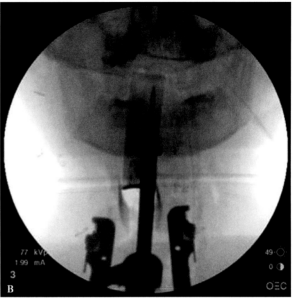

图 59-5 （A）侧位透视显示钻已经双皮质把持。侧位透视对于辨认双皮质固定很有优点，因为前后位透视常被硬腭遮挡而模糊不清。双皮质固定到位后根据开路钻上的标识确定螺钉长度，并用双平面透视确认。（B）前后位透视确认冠状面钉道是否偏斜

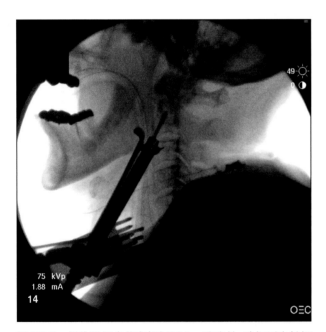 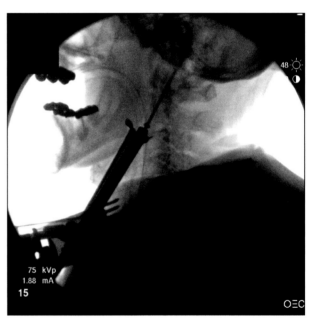

图 59-6 侧位透视齿状突螺钉置入。取出钻，球探再次触探欲置钉道四壁，中空螺钉通过克氏针植入。螺钉尖端已靠近骨折线

图 59-7 侧位显示合适的螺钉长度和把持。螺钉植入的标准是双皮质固定，闭合齿突和颈 2 椎体的骨折线

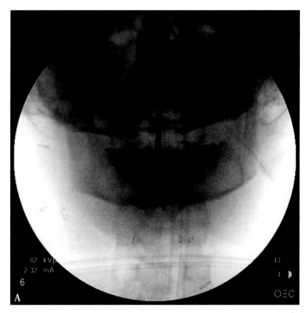
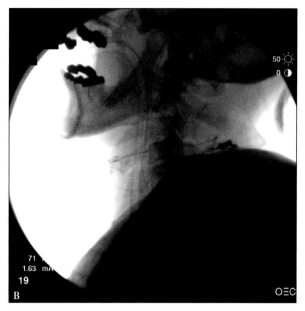

图 59-8 螺钉放置到位后,最后的前后位(A)和侧位(B)。钉道合适,双皮质固定

大师锦囊

- 螺钉的螺纹部分只能在骨折的齿突内,否则,骨折表面不可能对齐,很容易形成假关节。

- 双皮质固定有助于骨折断端闭合,螺钉把持力强,能避免螺钉退出。

- 齿突螺钉钉头应与 C2 椎体平齐,尽量减少对 C2~3 关节正常运动的影响。否则会加速局部组织的退变,如 C2~3 间盘退行性变和骨赘形成。

- 在钻的过程中,要反复透视检查钉道的轨迹,以确认将局部活动的干扰以及对脊髓神经的损伤减少到最低程度。

- 齿状突骨折后错位成角,以前认为是齿状突螺钉治疗的禁忌证,现在可以通过术中经颈后路手法压迫或直接经口复位,再安放螺钉。

- 中空螺钉技术能提供一个可靠的通道,使得克氏针、中空钻头和中空螺钉在旋入 C2 椎体和齿状突内时钉道保持一致。然而,如果钉道出现轻微偏差,由于克氏针刚度不够,很难确保中空钻头循着原钉道进入。而且,中空螺钉生物力学刚度也不如实心螺钉强。更重要的是,克氏针进入过程中需要密切观察,以防无意中带出或进入枕骨大孔。

- 采用单钉固定还是双钉固定仍存很多争议。文献中显示单钉固定技术即能够提供极佳的融合率,并不存在推测的单钉固定易使骨折齿状突在 C2 椎体上出现旋转。如何选择更大程度上取决于医生的偏好。单钉或者双钉技术很大程度上仍然取决于术者个人的优先选择,但双钉技术与单钉技术相比,可以防止固定结构的轴向旋转。

- 建议术中局部植骨,因为骨性的愈合可以达到长期稳定,也是螺钉固定的终极目标。

隐患

- 术后影像检查不理想。
- 没能完成双皮质固定。
- 应用拉力螺钉造成骨折端的复位不充分。
- 钉道不合适。
- 克氏针或其他器械位置迷行或过深引起神经或血管损伤。
- 食管或者咽部穿通伤。
- 气道并发症,吸入性。
- 年龄超过 50 岁的患者有较高的骨不愈合率。

紧急脱困

- 如果齿突螺钉不能成功安置,可以实施寰枢椎关节融合术。

- 术前与患者交代齿状突螺钉手术时,必须讲到做寰枢关节融合的可能性。如果螺钉放置不到位或放置不安全,应该做寰枢椎融合术。

(尹一恒 乔广宇)

第60节 前路颈间盘摘除术

Mark J. Carmichael,Yi-Ren Chen,Siraj Gibani and Jon Park
感谢上版作者 Benjamin M. Zussman,Peter G. Campell,and James S. Harrop

适应证

- 颈间盘突出引起持续神经根病经保守治疗无效。
- 颈间盘突出引起脊髓受压。
- 颈间盘突出引起明显椎管侵占。
- 颈椎病合并多节段间盘突出及前方骨赘形成。

禁忌证

- 颈椎后方的病变可通过后方入路,可结合融合或不融合术。
- 患者因职业需要不允许承担术后声音改变风险的,也是前路手术禁忌,可通过后路椎间孔扩大术或椎板切除术治疗。

手术计划和体位

- 完整的术前神经检查可帮助定位处于代偿的颈椎节段和相关症状。
- 术前影像学详查,确定病变性质和病变椎体节段。
- 手术显微镜和头戴式放大镜很有用。
- 让患者自行伸展颈部以帮助麻醉师决定插管时颈部伸展的安全范围。如果颈部伸展不足——常发生于严重脊髓病和脊髓受压患者,推荐采用清醒纤维支气管镜插管而不采用气管内全身麻醉。
- 如果存在严重脊髓病,摆放体位前和后应做电生理监测(肌电图、运动诱发电位和/或躯体感觉诱发电位)。
- 如术前计划取髂骨植骨,需事先行髂嵴处备皮和消毒铺单。

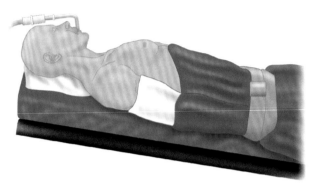

图 60-1 患者仰卧,轻度头高脚低位。肩胛骨下垫充气垫,使颈部处于轻微伸展位。手臂上缠裹凝胶垫以保护外周神经。肩部的摆放应显露低位颈椎,用束缚带和腹带将患者牢固固定于手术床上。确保颈丛没有被拉伸,静脉通道通畅

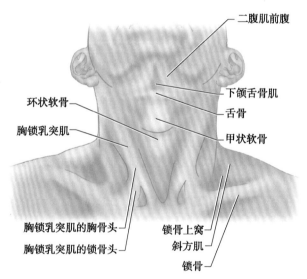

图 60-2 用解剖标志确定颈椎节段水平。甲状软骨位于颈4~5水平,颈动脉结节位于颈6水平。如果无法准确判断病变节段,估画切口线时偏上不偏下,因为向下显露更容易些

手术步骤

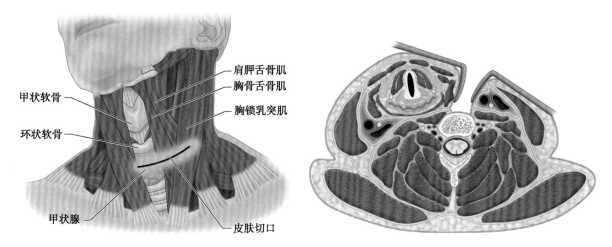

甲状软骨

环状软骨

甲状腺

肩胛舌骨肌
胸骨舌骨肌
胸锁乳突肌

皮肤切口

图 60-3　颈前皮肤横切口。切开颈阔肌暴露深部肌肉,用双极电凝止血。沿无血管筋膜层深入,钝性分离达椎前,并向侧方剥离少许颈长肌

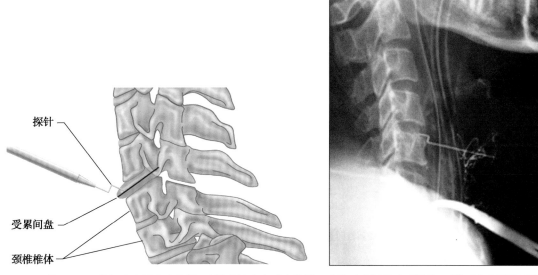

探针

受累间盘

颈椎椎体

图 60-4　椎间隙内插入定位针,透视确认病变手术节段。为防无意间移动透视针,可放两个金属物透视

60

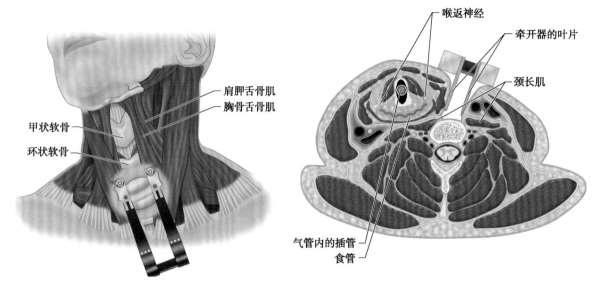

图 60-5　放入合适大小的牵开器,钝头挡板在内侧,锯齿型挡板在外侧,撑开时挡板最好撑在颈长肌内缘向外撑开,显露椎体和间盘

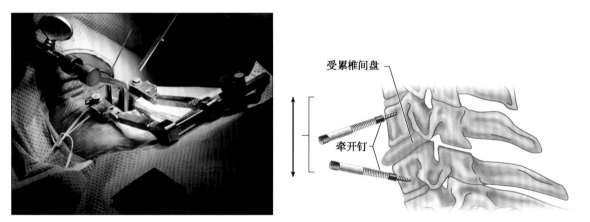

图 60-6　在手术间隙头尾侧的椎体内各旋入 Caspar 牵开器钉,撑开椎间隙。如果是多节段手术,应该逐个间隙撑开进行手术,不应同时撑开多个间隙手术

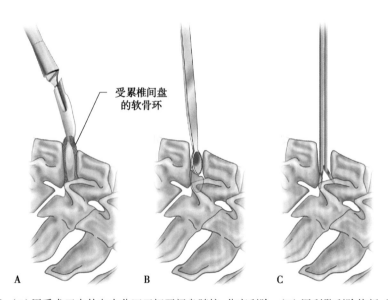

图 60-7　(A)用手术刀自外向内分四刀切开间盘髓核,分离刮除。(B)用刮匙刮除终板,用椎板咬钳清理游离的间盘髓核组织。(C)如此反复清理髓核组织,直至露出后纵韧带

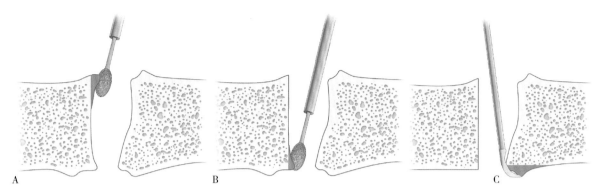

图60-8 （A-C）使用刮匙子、Kerrson咬骨钳或高速磨钻，逐步去除腹侧及背侧的骨赘，处理终板，露出血供丰富的松质骨

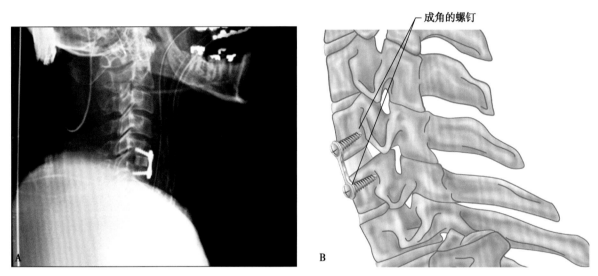

成角的螺钉

图60-9 （A，B）如果需要植骨，修整合适的植骨块，轻敲入椎间隙内，然后辅以金属钉板固定。选取固定板应尽可能短，头端椎体螺钉稍向内向上成角，尾端椎体螺钉则稍向内向下成角

大师锦囊

- 放入牵开器时，先释放气管套管气囊，位置合适后，再充气囊。此方法能使气管套管在气管牵开后重新位于喉部气管的中心，减少对气管段喉返神经的压迫，降低喉返神经损伤的发生率。
- 脊柱显露后，可用钢笔或单极电凝标记正中矢状面，对放置移植物和内固定器械时确认中线位置很有帮助。
- 手术入路选择从左侧或右侧进入对手术结果没有本质影响，应参考术者习惯和患者体型特点。

- 如果术中牵拉比较剧烈，撤出牵开器后应直视下仔细检查食管表面，若发现有小的撕裂，用可吸收线及时缝合。
- 二次手术病例颈前分离前，麻醉师应给患者放置胃管，有助于术中判断食管位置。
- 脊柱前部手术很少出现椎动脉损伤，其大部分缘于受压。可将钩突作为外侧极限范围的标志，骨的移除超过这一范围即表示有椎动脉损伤的风险。

60

隐患

- 相关并发症包括:术后吞咽困难(多是暂时性的)的发生率是 10%;术后伤口血肿率 6%,喉返神经损伤率 3%。脊髓损伤率小于 1%。
- 神经血管损伤不常见,应用钝头牵开器挡板能避免血管损伤。小的椎动脉损伤可以压迫止血,术后做动脉造影确保止血彻底。明显的椎动脉损伤则需要扩大显露出血管的近端和远端,阻断近端血流后直接修复。
- 其他罕见并发症有硬膜漏、食管瘘、术前存在的脊髓病术后加重、Horner 综合征、内固定器械失败和表浅伤口感染。
- 从对侧入路再次手术前必须直视喉镜检查是否有声带麻痹。应避免双侧声带麻痹,如果出现应气管切开。

紧急脱困

- 如果出现气管、食管、硬膜、或大血管损伤,应尽可能尝试术中修复。
- 若发现前路减压不彻底,应随后做后路减压。
- 如果移植物或内固定器械失败、塌陷或移位,应做翻修手术,需要时可做后路固定。

(尹一恒 乔广宇)

第 61 节 颈前路椎体切除和融合

Mark J. Carmichael, Yi-Ren Chen, Siraj Gibani and Jon Park
感谢上版作者 Carmina F. Angeles

适应证

- 颈椎后突畸形矫正。
- 退变性颈椎病需做颈髓减压。
- 骨化的后纵韧带超越椎间隙水平, 从切除的椎间盘通道无法切除时。
- 非手术治疗失败的骨髓炎患者需手术治疗时。
- 椎体肿瘤切除和固定时。
- 下颈椎的创伤性骨折处理, 如椎体爆裂骨折, 或作为骨折错位后的环形稳定手术的一部分。
- 连续多发颈间盘突出患者, 选择间盘摘除和椎体次全切杂交手术, 能减少融合节段间需准备的终板数目, 进而使手术融合更加容易。

禁忌证

- 颈前放疗过的患者解剖层面往往分离不清。
- 颈前多次手术和严重颈前软组织损伤者。
- 异常椎动脉解剖是相对禁忌证, 需要注意椎体切除的宽度。
- 严重颈椎后突畸形, 下颏接触上胸畸形患者, 应从后路做胸骨截骨结合颈胸融合术治疗。
- 继发于退变或炎症疾病的颈前骨强直患者。
- 依赖声音的职业, 无法冒声带功能障碍的风险。
- 内科并发症无法耐受全身麻醉。

手术计划和体位

- 手术间设置: 麻醉医师在手术床的头侧, 显微镜和头灯与切口同侧, 透视机放置在对侧, 洗手护士与术者同侧, 但在患者髂嵴的尾侧。
- 要求患者颈部后伸, 颈部充分过伸后全麻插管。但患者经常因严重脊髓病和压迫需要清醒插管或纤维支气管镜引导插管。
- 用卷起的手术单放置在患者肩下, 使其更容易后伸。头下垫泡沫头圈。创伤和颈椎不稳的患者, 应在透视下复位对线。
- 有脊髓症状的患者需要术中神经电生理监测, 如肌电图（EMG）、运动诱发电位（MEP）和体感诱发电位（SSEP）检测。
- 患者胳膊收紧固定于两侧方, 肩膀向下方牵拉, 使下颈椎在透视时能显示更清楚。并要确认静脉通道没有受压。

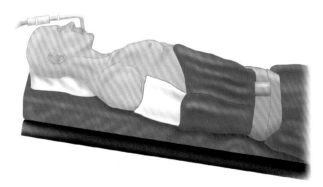

图 61-1 患者仰卧位, 手术床可透 X 线, 轻度反 Trendelenburg 体位

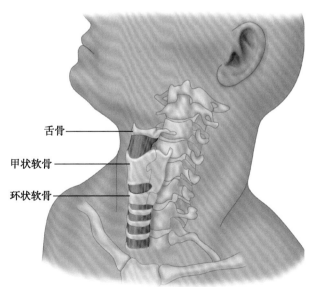

舌骨
甲状软骨
环状软骨

图 61-2 切口设计需根据病变节段, 通常选择在病变节段附近的自然皮纹内, 术后比较美观

61

- 病变节段如下：
  - 颈 1~3——下颌角下方 1cm
  - 颈 3~4——舌骨
  - 颈 4~5——甲状软骨顶端
  - 颈 5~6——甲状软骨底端
  - 颈 6~7——环状软骨顶端
  - 颈 7~ 胸 1——环状软骨底端
- 手术入路选择可从左侧也可右侧进入，可根据术者习惯（右利手习惯右侧入路，反之亦然）和上臂根性症状轻侧来选择。
- 如果需要取髂骨植骨，可在臀下垫枕，切口设计在髂前上棘的外侧，以防损伤股外侧皮神经。
- 常规消毒铺巾。髂嵴处切口单独铺出，并先覆盖。

手术步骤

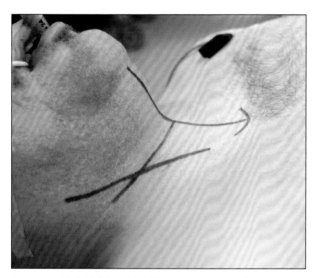

图 61-3 沿胸锁乳突肌前缘做纵形切口。对于单节段颈椎次全切除，也可采用水平切口，而多节段颈椎次全切或者患者短颈、颈椎后突畸形或患有慢性阻塞性肺病，沿胸锁乳突肌前缘的斜切口能使颈椎显露更充分。如果颈 2 下部需要显露，则在纵切口上端的颌下区向内拐附加一横切口

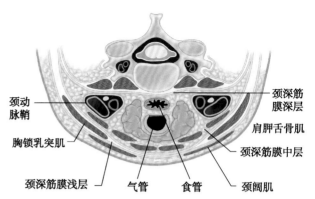

图 61-4 轴位手绘图显示显露过程中遇到的组织结构和进入的筋膜层次。1955 年，Smith 和 Robinson 详细介绍了经典的颈部前侧方入路。皮下注射局麻药，切开皮肤，即见颈阔肌，剪开后于其深部疏松组织分离后，牵开，即见包绕胸锁乳突肌的颈深筋膜浅层，沿胸锁乳突肌前缘纵向切开该层，即见颈深筋膜中层包绕的肩胛舌骨肌，通常游离中层筋膜后，该肌肉能充分牵开，但有时则牵开不够，需从肌肉中间劈开。将该肌肉轻轻向外侧牵开，同时将气管、食管和带状肌群（strap muscles）牵向内侧。颈动脉鞘包含颈动脉、颈静脉和迷走神经，能够触及波动，将该鞘连同胸锁乳突肌一并牵向外侧。牵开后即见颈深筋膜深层，该层筋膜将气管和食管从椎体和颈长肌上分隔开来。用单极电刀将颈长肌向外剥离少许，使牵开器挡板能锚定在剥离的颈长肌内侧面上，充分挡开软组织，避免电钻使用过程中挡板移位，损伤软组织，也保护钻头

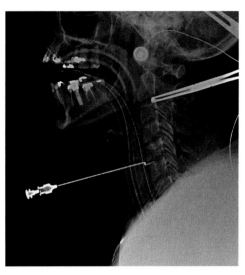

图 61-5 侧位透视显示插入间隙内的定位针,确认手术间隙。定位针前端可以折弯,以免失手将针插入椎管内损伤硬膜和脊髓

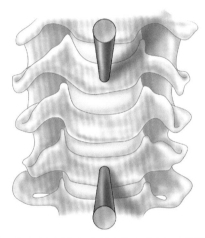

图 61-6 牵开螺钉置于椎体正中央(头尾向和内外向均在中央)。两侧颈长肌在椎体上的附着通常是左右对称的,据此可以确定左右中线。用剥离子从椎间隙内触探间隙两侧缘,也有助于判断中线。确认预手术椎体的头尾侧椎间隙,也有助于判断中线。牵开螺钉分别插入头尾向的椎体中央,并成一定角度,使其平行终板

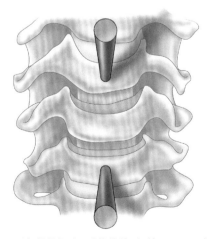

图 61-7 先摘除预切除椎体上下方的椎间盘,髓核摘除后,旋入 Caspar 椎体螺钉并撑开,扩大椎间隙,应用高速磨钻进一步清除间盘及骨赘,达后纵韧带,然后向侧方切除,使椎间孔扩大,神经根充分减压

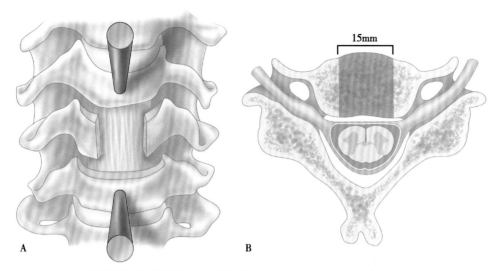

图 61-8 然后做椎体切除,在椎体上磨一纵向骨沟,宽约 10~15mm,根据病变大小选定切除宽度,但切除宽度一般不超过 15mm,以避免损伤椎动脉,同时保留了部分侧壁,有利于植骨融合。椎体切除可用磨钻和各种型号咬钳,软骨终板则用 1 号剥离子或刮匙从骨性终板上清理干净。后纵韧带的切除可用显微神经钩勾起,换用椎板咬骨钳将其逐步切除。后纵韧带分两层:很粗糙的包含纵向纤维的浅层和菲薄半透明、常被误认为是硬膜的深层。(A)图示椎体切除后的骨缺损。(B)横断面示椎体切除的最大安全宽度

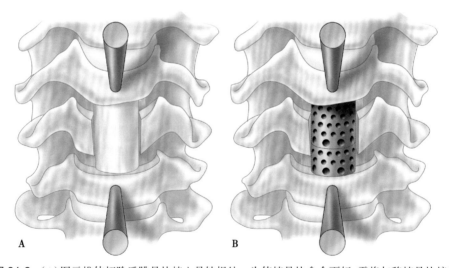

图 61-9 (A)图示椎体切除后腓骨块植入骨缺损处。为使植骨块愈合更好,需将与移植骨块接触的上下方椎体终板面处理干净,用刮匙清除干净残存的软骨,直到骨创面渗血。清除干净软骨终板对骨愈合很重要,但必须注意不能破坏骨性终板,否则,移植骨块会下沉入椎体内。在下位椎体的后上缘保留 1~2mm 骨嵴,可防止植入骨块后移进入椎管。逐步放松牵开钉,使上下椎体挤压住植骨块。(B)另一方案是用前路可撑开 Cage 行椎间融合

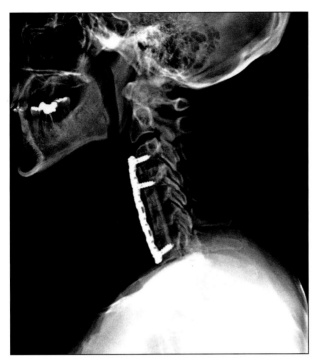

图61-10 侧位X线显示C3~4间盘切除及C5和C6双节段椎体次全切加腓骨块植骨融合。椎体次全切除后,常用腓骨块做自体骨移植(见图61-9),当然也可从髂嵴、肋骨等处取骨。多节段椎体次全切后偶尔也用钛笼支撑植骨。根据骨块缺损大小修整钛笼,内装入收集的颗粒骨,在上下椎体撑开的状况下植入钛笼,然后逐步去除撑开器,压迫植入物,移除牵开钉,用明胶海绵填堵钉眼出血。用磨钻磨平椎体表面,使植入钛板在椎体表面贴附妥当。选择合适长度的钛板,使板的两端不影响邻近关节,通过钛板上钉孔的将螺钉旋入椎体,螺钉离终板应尽可能近。上位椎体钉道分别向内、向上成角15°,下位椎体钉道内则向内向下成角15°,植入3.5mm直径椎体螺钉,常用长度是14和16mm,根据术前椎体前后径测量结果选择合适长度椎体螺钉,通常钉尖应接近椎体后缘皮质。最后操作锁定机制

大师锦囊

- 术中时刻确认中线位置十分关键。在严重的颈椎病,中线可能难以确定。显露椎体后,前后位的透视可以精确定位中线的位置。从中线偏移意味着可能无意中损伤椎动脉。
- 进行减压时,Luschka关节可作为侧方标志,据此可降低过度向外侧减压的风险,以免损伤椎动脉。
- 椎体的侧面可用4号剥离子探查,帮助确认解剖位置。
- 术中撑开牵开器后,应定时释放气管套管气囊,减压喉返神经牵拉,使其能少许移动,避免长时间压迫损伤。
- 椎前区尽可能少用双极电凝,可降低术后发音困难的发生。

- 骨表面少用电凝有助于骨融合。
- 松质骨出血可用FloSeal(Baxter International,Inc,Ceerfield,IL)和浸有凝血酶的明胶海绵等止血材料,骨蜡会阻碍骨愈合,应避免在终板上涂骨蜡。
- 胸导管位于左侧,损伤后会出现乳糜胸,选择右侧入路达下颈椎病变,自然会避免胸导管损伤。
- 有颈前入路手术史患者,若选择对侧入路,术前必须做直接喉镜检查,确认是否存在未发现的声带麻痹。
- 可扩张颈椎Cage是一个很有价值的钛笼移植替代物。
- 只要注意不要解剖颈长肌的外侧以及从骨膜下剥离肌肉,就能避免交感神经链的损伤。

隐患

- 牵拉损伤到喉返神经、喉上神经或颈动脉鞘内的迷走神经时均能引起声带麻痹。术中暴露时一般都是牵拉伤,不太可能离断这些神经,所以声带麻痹通常都是暂时的。
- 过长时间牵拉颈动脉可造成脑缺血或颈动脉血栓,两者也可同时出现。
- 各组织间隙必须充分分离,以降低对气管和食管的牵拉,必要时可离断肩胛舌骨肌。气管食管牵拉过度会造成术后水肿,需避免过早拔除气管插管。
- 供骨区亦会出现各种并发症,如长时间引流、血肿形成、持续不适感、损伤股外侧皮神经和切口感染。
- 合适的移植物支柱长度对骨愈合至关重要,过长会导致过度撑开,而且会在前后屈上或冠状面上产生旋转剪切力,作用于移植物或钛板上使其脱出;如果骨柱太短,骨接触面太松,会降低骨接触面的融合率。
- 合适的移植物的宽度也很重要。植入后神经钩应能从其后方绕过,如此通道可引流硬膜外或骨表面的出血,避免形成硬膜外血肿。
- 多节段椎体次全切时,修整不彻底会造成椎体螺钉把持力下降和板的摇摆,增加了板和移植物的移位概率。
- 长节段钢板固定,透视下行双皮质固定会大大降低螺钉拔出和钢板移位的发生。

紧急脱困

- 如果后纵韧带切除时硬膜囊出现破损,应尽可能原位修补缝合,缺损处用硬膜替代物,术后腰穿置管引流。
- 如果前路减压不彻底或椎体次全切除后融合失败,应做后路椎间孔扩大术和减压及融合固定。

(尹一恒 乔广宇)

**62

第62节 颈椎椎板切除术和椎板成形术

Alvin Y. Chan, Siraj Gibani, Yi-Ren Chen and Jon Park

感谢上版作者 Stephen S. Scibelli, Kamal R.M. Woods, Shoshanna Vaynman, and J. Patrick Johnson

适应证

- 颈椎前凸曲度正常的多节段颈椎管狭窄症
- 广泛型颈椎后纵韧带骨化症
- 黄韧带增生骨化导致的脊髓压迫症
- 适合由后方暴露切除的椎管内病变，如椎管内肿瘤、血管畸形、感染性疾病或血肿。
- 存在限制颈椎前路手术的因素，如短颈畸形、既往颈前路手术史、颈部存在因辐射形成的瘢痕。

禁忌证

- 颈椎序列曲度（前屈和后凸）异常。
- 由于外伤、肿瘤及结缔组织疾病因素导致的颈椎不稳定。
- 不适宜从颈椎后路入路解决的其他脊髓腹侧疾病。

手术计划和体位

- 摆体位之前安放并获取运动诱发电位和体感诱发电位的基线数据。
- 将患者头部用 Mayfield 头架妥善固定。

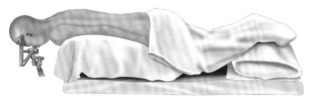

图 62-1　使用体位架使患者呈俯卧位，将 Mayfield 头架固定在手术台上，保持颈部呈中立屈曲位

- 将患者双臂收于身体两侧，小心在腋窝、肘部、腕部衬以软衬垫。
- 触诊识别颈椎棘突，一般来说，C2 和 C7 棘突最高且明显，也最容易触到。标记颈后路中线及手术切口。

手术步骤

椎板成形术

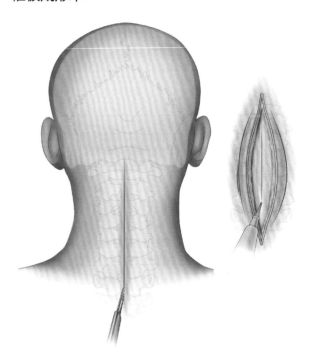

图 62-2　按标记的纵向切口切开，深达棘突，注意沿中线切开，减少出血。保持棘上韧带和棘间韧带（即后方张力带结构）完整，通过骨膜下剥离的方式剥离两侧棘突旁肌肉，显露范围应该限制在关节突内侧，不要破坏关节囊。因为椎板成形术需要保留脊柱活动度，而且要避免进行融合内固定术，所以不需要暴露关节面。术中可以使用透视或 X 线机确认颈椎节段

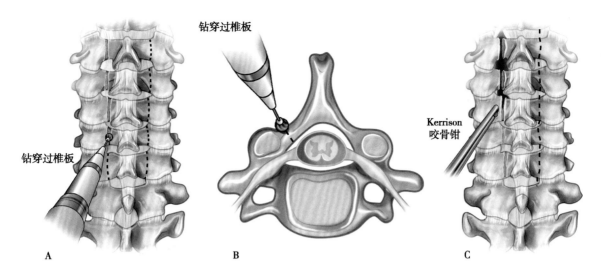

图 62-3 显露完成后,用牵开器牵开椎旁肌,保持开阔视野,在椎管相对狭窄或症状明显的一侧切开椎板。(A)可以使用 3mm 切磨钻头,在椎板 - 侧块连接处用磨开一个小间隙,纵行磨透椎板(B)使用美敦力 B1 钻头(一种较短的低剖面钻头),向头侧方向逐步打开所有需要处理的颈椎节段,术中可以通过辨认特殊的棘突角度来确认 C7。(C)也可以采用另一种办法,使用 3mm 切割钻头或使用 2mm 的 Kerrison 咬骨钳完成椎板切除侧的开窗。出血一般发生在骨质磨除的过程中或者硬膜外静脉丛部位,可以使用 Gelfoam 胶、Floseal 胶或使用小功率双极电凝处理。尽可能避免使用骨蜡,因为会影响椎板成形术后椎板间的植骨融合

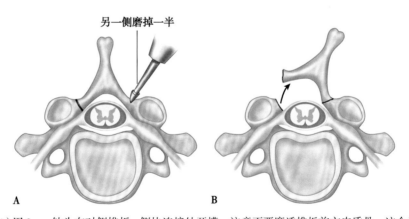

图 62-4 (A)用 3mm 钻头在对侧椎板 - 侧块连接处开槽。注意不要磨透椎板前方皮质骨。这个过程中出血可以使用骨蜡止血。(B)骨槽磨开后,施加力量向开槽一侧方向推挤棘突,以开槽侧作为门轴,使得椎板磨开侧开口扩大,切除磨开侧黄韧带。完成扩大开窗。如果棘突过长导致开窗不完全可以切除部分棘突,确保硬膜囊减压充分。视患者病情决定是否探查扩大椎间孔,注意不要破坏关节面

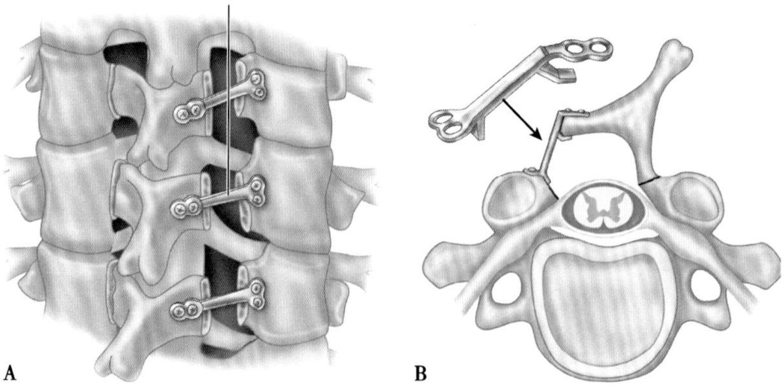

完成半侧椎板切除术

A **B**

图 62-5 （A，B)用螺钉固定特殊型号的金属固定板,使其与侧块、固定板和椎板连接

椎板切除术

● 椎板显露范围和椎板成形术相同,避免显露关节面。如果术者不习惯使用美敦力 B1 钻头,可以使用 3mm 磨钻头在双侧椎板 - 侧块连接处开槽,使椎板骨质蛋壳化后,再用 3mm Kerrison 咬骨钳完成椎板切除,切除椎板、棘突及椎板间黄韧带。如果需要,可以同时做椎间孔扩大术。保证硬膜囊及神经根充分减压。

大师锦囊

● 摆放体位时,注意避免过度屈伸脊髓病患者的颈部,避免损伤脊髓。

● 使用美敦力 B1 钻头时,要像做开颅手术一样控制好钻头的深度,保持钻头在韧带和静脉丛浅层操作。

● 为确保椎板间不会出现跨节段融合,注意不要在椎板间放置任何植入物。

● 不要显露和破坏关节面

隐患

● 过度的显露和破坏关节囊会导致关节融合。

● 注意避免选择身体状况差的手术患者。

紧急脱困

● 术中如发生门轴处(骨槽一侧)断裂,可以采用下列 3 种方法补救:

  ● 一般情况下不需要变更手术方案,其余未断裂的门轴和开放侧植的入固定板仍能起到很好的固定作用;

  ● 在断裂的门轴一侧的骨折线上加固一枚合适角度的颅面部使用的固定板;

  ● 像对侧一样彻底咬开门轴,使用相同的技术行双侧椎板成形术。

● 硬膜外静脉丛出血可能很汹涌但比较容易控制,方法包括正确使用明胶海绵、Floseal 胶和用双极电凝精准止血。

（于 涛 伊志强）

第63节 颈椎侧块固定

Yagmur Muftuoglu，Siraj Gibani，Yi-Ren Chen，Jon Park and Rahul Jandial
感谢上版作者 Mike Yue Chen and Matthew J. Duenas

适应证

- C3-C7 侧块内固定术的指征包括颈椎不稳定、多节段前路颈椎间盘切除或椎体切除、由于寰椎后弓切除导致颈枕不稳定。
- 相比其他的手术入路，侧块内固定术有助于改善颈椎稳定性，改善因为风湿性关节炎或颈椎外伤引起椎体和附件骨折所致的颈部疼痛，其他还包括先天性齿状突小骨及齿状突不连。常见的创伤类型包括车祸伤和高处坠落伤。
- 侧块内固定术通常有助于改善颈椎后方张力带结构的破坏，并且有助于维持患者的颈椎生理曲度。除此之外，侧块内固定术适于术后完全破坏小关节关节面的颈椎管内脊膜瘤或软骨肉瘤切除的患者，对于需要进行颈椎前路

手术的颈椎后凸畸形患者可增加后方稳定性。
- 对于因脊髓病行前路椎体切除术的患者，行侧块内固定术有助于减少颈椎的病理性活动，增强颈椎稳定性。

禁忌证

- 椎动脉解剖或发育异常，例如单侧或双侧的椎动脉高跨，采用此入路，有增加血管、神经损伤并发症的风险。如果侧块螺钉难以置入，应该考虑施行补救的术式，如 C1 经椎板置钉等。
- 侧块骨折或者侧块发育不良，总体来说，老年、高体重、男性、身高较高的患者通常脊椎发育也偏大。

手术计划和体位

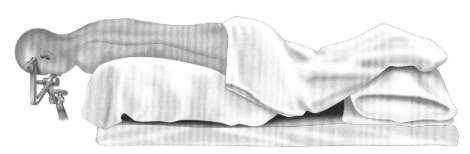

图 63-1　使用体位架使患者呈俯卧位，用 Mayfield 头架固定头部。如侧块固定术是颈枕融合或颈胸融合术的一部分，术前必须要 X 线透视确认正确的颈椎节段

手术步骤

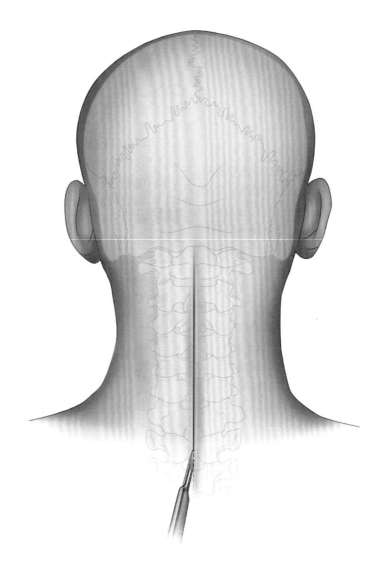

图 63-2 做中线切口并剥离牵开椎旁肌,显露手术节段的棘突、椎板和侧块

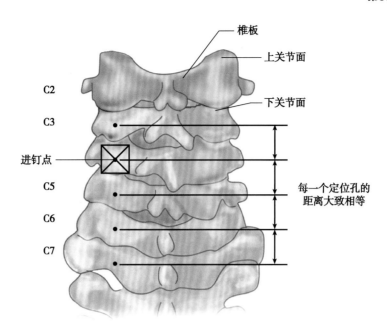

图63-3 通过假想侧块上的标记"X"确定起点,以关节突作为上下边界,侧块内侧和外侧作为左右边界。理想进钉点应在离"X"标记中央1mm靠中间位置

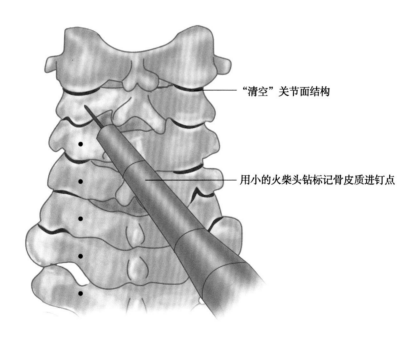

图63-4 使用"火柴头"钻钻透相应部位的骨皮质作为进钉点

63

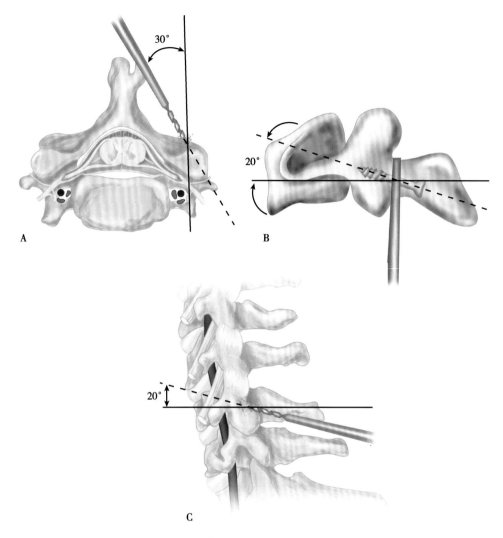

图63-5　用手钻慢慢在侧块内钻出钉道,方向为:(A)与上关节突关节面平行,向外倾斜30°,避开椎动脉;(B,C)向上(头侧)倾斜20°,可以避开神经根

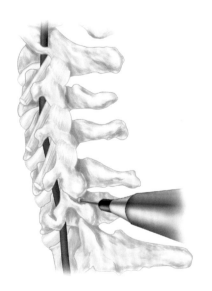

图63-6　拧入螺钉前,如有相应的脊柱节段需要进行融合术,则破坏相应节段关节突骨皮质。背侧的骨皮质也应该去皮质化,以利融合。可置入多轴螺钉,打钉之前要再测量位置方向,并使用探针感触钉道壁

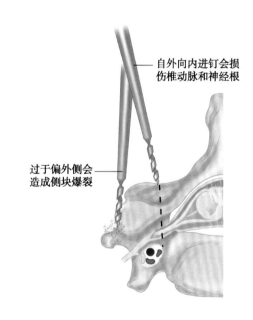

图63-7　钉道向外倾斜不够,有损伤椎动脉的危险,向头侧倾斜不够有损伤神经根的风险。钉道过于偏外侧会造成螺钉拧入时侧块爆裂

大师锦囊

● 术中使用 3D 可视化系统辅助显露具有独特的技术优势。常规显微镜下操作可以提高手术安全性。

● 使用 4 号 Penfield 剥离器可以帮助显露侧块外缘,帮助确认进钉点的中心位置。

● 对于涉及枕骨、C1、C2 和下颈椎的长节段内固定,事先确认各节段侧块螺钉钉帽的位置和角度,有助于螺钉间的连接杆预弯工作。

● 在寰枢侧块固定的病例,使用显微外科技术切除 C2 神经节,可以清晰直视此部位的解剖结构,并确认进钉的部位,并安全地拧入螺钉,减少损伤此区域重要结构如椎动脉的概率。

● 许多术者喜欢在有脊髓后方结构的保护下先拧入侧块螺钉,再做相应节段的椎板切除术,可以降低误伤脊髓的风险。

● 使用手钻及可以测量深度的探针,能够把双皮质螺钉安全拧入合适的位置。

隐患

● 患者颈部屈曲时会造成椎板间间隙增大,在使用单极电刀剥离时注意避免过度烧灼或损伤硬膜囊。

● 术后内固定的松动和移位会导致小脑并发症,出现严重神经功能障碍甚至死亡风险。常规的术后影像学复查评估能够在临床症状出现之前发现内固定松动和移位。

● 其他的并发症包括术中椎动脉、神经根、关节面的损伤。侧块内固定术后也可出现术后硬膜外血肿形成、假性关节炎、C5 神经根麻痹等。

紧急脱困

● 如果侧块螺钉不能成功拧入,可以使用其他进钉点。

● 如果遇到横突孔椎动脉出血,可以填入骨蜡止血,并更换一枚较短的螺钉,同时避免在对侧侧块继续拧入螺钉,如有需要,也可以改用椎弓根钉技术固定。

（于　涛　伊志强）

第 64 节　后颈胸截骨术

Rahul Jandial,Natasha Abadilla,Siraj Gibai,Yi-Ren Chen and Jon Park
感谢上版作者 Timothy Link and Volkner Sonntag

适应证

- 严重的颈胸段后凸畸形造成的神经根病、脊髓病、疼痛、平视障碍或吞咽障碍。后凸畸形的形成原因可能是后路椎板切除后的脊柱变形、脊柱融合节段上方的交界性后凸以及其他影响脊柱的原发性疾病(特别是强直性脊柱炎)。
- 其他类型的脊柱畸形包括发生于感染后、肿瘤后、创伤后及脊柱融合术后出现的脊柱畸形。
- 截骨手术要考虑到复杂脊柱畸形的矫正。引用文献数据,以 Cobb 角为基准,平均矫正角度为 23.3°~53.8° (以 CBV 角度为基准,平均矫正角度 35°~52°),而腹侧平均矫正角度为 11°~32°。

禁忌证

- 椎动脉解剖异常
- 侧块断裂或发育不良
- 局部存在感染
- 肿瘤
- 后纵韧带骨化(考虑前路减压再矫形)
- 骨质疏松症(考虑更长阶段固定)
- 长期应用类固醇激素(考虑使用额外的骨形成蛋白)

手术计划和体位

- 术前应通过计算机断层扫描,磁共振成像和血管造影了解脊柱、软组织和血管情况,完成截骨矫形后可能会导致脊髓受压从而造成脊髓损伤,需要用术中神经电生理监测设备进行监测。采用血管造影来明确椎动脉是否在 C6 横突孔走行。术前卧位及立位后前位 X 线片可以用来识别前后纵韧带骨化、测量患者平视角度和用于矢状面角度矫正。
- 术前应全面评估患者潜在的感染源,包括前列腺炎、泌尿系感染及糖尿病足溃疡等。

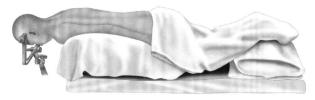

图 64-1　使用体位架使患者呈俯卧位并用 Mayfield 头架固定

手术步骤

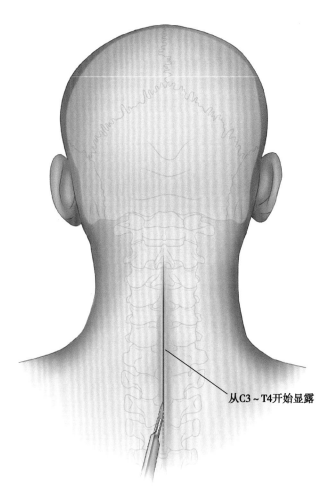

从C3~T4开始显露

图 64-2　做手术部位的中线切口,分离牵开椎旁肌,显露需要手术节段的棘突、椎板和侧块,通常是从 C3 节段到 T4 节段

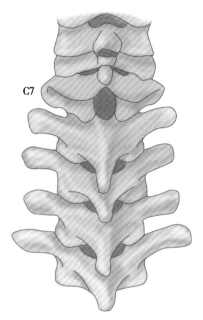

图64-3 充分显露后,确认 C3 到 C6 段侧块螺钉及 T1 到 T4 段椎弓根螺钉的进钉点和钉道,用临时连接杆预先连接侧块和椎弓根螺钉确保不同螺钉钉头的尺寸一致

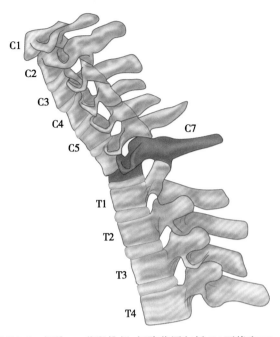

图64-4 切除 C7 节段椎板,切除范围包括 C6 下缘和 T1 上缘部分椎板,完成对 C8 神经根充分减压。切除关节突、磨除或咬除 C7 椎弓根

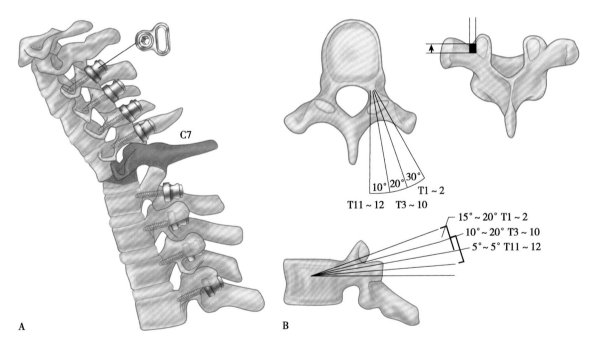

图64-5 (A)完成截骨前,在已确认的进钉点和钉道上,拧入颈椎侧块螺钉和胸椎椎弓根螺钉。(B)胸椎弓根螺钉也要确认进钉点标志和进钉的轨道方向

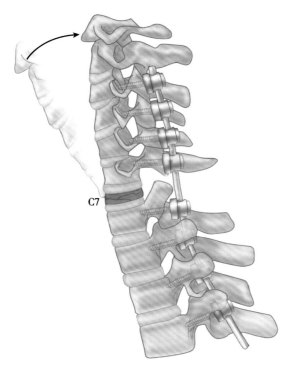

图64-6　最好由助手协助完成手术。助手解除颅骨固定装置，抱住患者的头部，慢慢托起下颌使患者颈部过伸，使截骨间隙逐渐合拢，这步操作非常关键，需要由主刀医生确认颈部过伸的程度，以判断硬膜囊和神经根是否受压。矫正完毕后要用头架重新固定头部。畸形矫正后固定螺钉连接杆，破坏需要行融合节段的关节突皮质骨

大师锦囊

- 通常需要纤维支气管镜引导气管插管。
- 需要术中应用神经电生理监测（包括体感诱发电位、自发肌电图、经颅运动诱发电位）
- 确保 C7 椎板切除后留有足够的空间容纳由于脊椎缩短导致的硬膜屈曲和脊髓受压。（如有必要进行 C6 和 T1 节段部分椎板切除）

- 对于此种高失血量的手术，减少晶体液和血液制品的使用可以降低患者滞留 ICU 的时间。
- 当内固定节段延伸至骶骨时，"完全"的骶骨内固定可以降低 50% 术后假性关节炎的发生率。

隐患
- C7 节段椎弓根切除不完全会导致矫形后 C8 神经根受压，出现神经根症状。假性关节炎常见于胸腰段和腰骶段结合部，最好的预防是侵袭性的矢状面平衡。
- 在头侧长阶段畸形融合之后结合部的后突畸形，多发生在骨质疏松和老年患者。

紧急脱困
- 如术中提示脊髓损伤（例如术中电生理监测提示诱发电位持续压低或测不到），需要将患者颈部重新放回到术前未矫正的位置。
- 如果损伤横突孔内的椎动脉，则用骨蜡填塞止血并换用一枚较短的螺钉，避免在对侧继续拧入螺钉。如果有需要，可以改用颈椎椎弓根螺钉内固定技术。

Figs. 64.1 through 64.6 are modified with permission from Barrow Neurological Institute.

（于　涛　伊志强）

65

第七章 胸椎手术

第65节 经胸入路胸椎间盘切除

Frank L. Acosta, Raymond J. Hah, Harrison Ford Kay and Benjamin Yim

适应证

- 胸椎间盘突出导致的严重脊髓压迫症。
- 中央型胸椎间盘突出或椎间盘骨赘复合物。
- 严重的神经根痛,经保守治疗无效(相对适应证)。

禁忌证

- 患者有肺部原发疾病,不能耐受单肺通气,此类患者不能采用经胸入路进行手术。
- 无症状的胸椎间盘突出。

手术计划和体位

- 考虑到要放置术中C型臂的需要,将常规手术床头尾倒置。
- 患者呈侧卧位以便进行开胸(通常左侧开胸,以避开主动脉弓)。
- 把软胸垫衬垫于患者胸部以保护臂丛神经。
- 下臂常规手臂夹板支撑,上臂用臂托架支撑。
- 术前有必要通过 MRI 或者 CT 核实椎间盘突出的节段,制定定位方法。[例如:从 T1 节段向下数或者从 T12 节段向上数(确认患者有 12 根肋骨),或者从骶骨向上数(评估腰骶部移行椎),也可以采用术前在 CT 引导下提前放一个金属定位标志的方法。]
- 用双腔导管进行气管插管。
- 进行运动诱发电位和体感诱发电位的监测。
- 应用垂体瘤刮圈、Kerrrison 椎板咬骨钳、刮匙或高速磨钻切除胸椎间盘组织。
- 术中进行有效的椎间盘切除减压是很重要的。对于钙化的中央型间盘突出,良好的硬膜囊显露是保障减压充分的必要条件。要保障对侧的良好减压,要保证用钝头器械探查到对侧椎弓根水平。
- 间盘切除术后,使用双极电凝或止血剂完善止血。根据出血量放置一到两根胸腔引流。肋骨复位固定(No.2 polyglactin 910 薇乔线)、肋间肌分层缝合(使用 0 号和 2-0 薇乔线)。

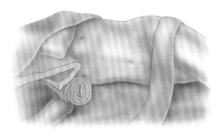

图 65-1 患者呈侧卧位并用绑带固定

手术步骤

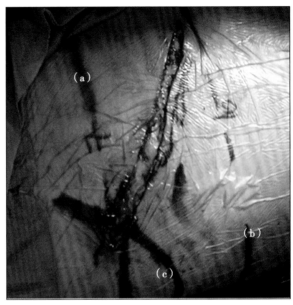

(a) T7阶段
(b) T10阶段
(c) 肩胛骨下缘

图 65-2 铺无菌巾前,使用 X 线透视确认胸椎手术节段并标记切口。手术切口一般位于病变节段之上两条肋骨处,切口应从肋骨后角向肋间延伸,不超出肋骨的轮廓线

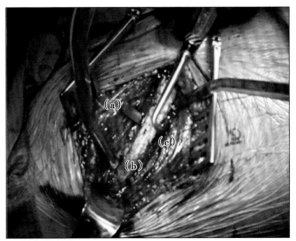

(a) 剥离肋间肌
(b) T7肋骨
(c) T7神经血管束

图 65-3 用单极电刀切开肋间肌,使用骨膜剥离器和 Doyen 剥离子骨膜下剥离方式游离肋骨,避免损伤其下方的肋间神经血管束

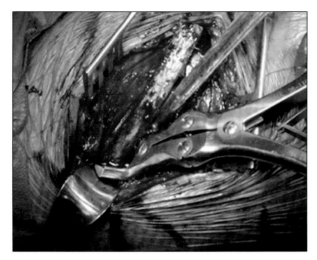

图 65-4 取下肋骨，如有需要可以作为自体移植材料使用

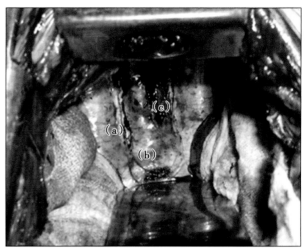

（a）前纵韧带
（b）T8~9椎间盘
（c）T9上终板

图 65-7 用 X 线或透视再次确认手术节段，也可以采用人工数肋骨的方法。明确锁骨下血管和宽大的 T1 肋骨后再向下数。确认肋骨小头后，从骨膜下显露椎体和椎间盘，必要时可以用高速磨钻、骨刀或咬骨钳切除肋骨小头

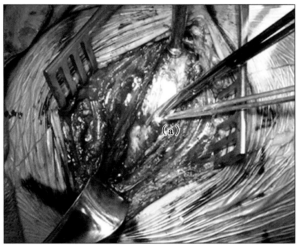

（a）T7神经血管束

图 65-5 使用 Metzenbaum 剪刀剪开胸膜壁层

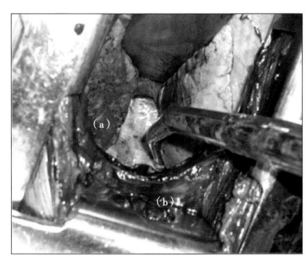

（a）脏层胸膜
（b）壁层胸膜

图 65-6 使用肋骨自动牵开器牵开肋骨，并进行单肺通气

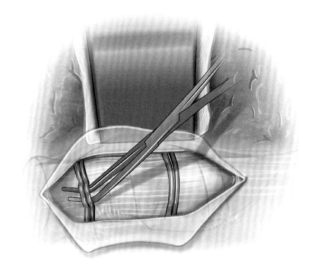

图 65-8 切开节段性血管时要小心，如有需要可以结扎或者烧灼血管

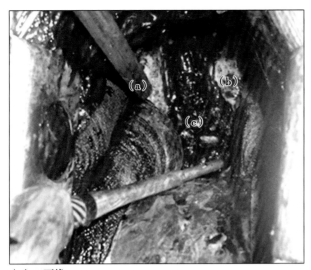

（a）T8下缘
（b）T9上缘
（c）T8～9椎间腔隙

图65-9 显露相邻椎体和椎间盘后，找到椎间孔和椎弓根，确认腹侧边缘，使用高速磨钻磨除椎弓根后部，确认椎管。磨除邻近椎间盘的侧后方的椎体

大师锦囊

- 胸腔手术经验有限的医生应该向胸外科或普外科医生获取更多帮助。
- 对于有严重脊髓压迫的患者，术中保持血压平稳很关键。通常要保持平均动脉压在85mmHg以上的水平。
- 手术过程中，正确确认手术节段很重要，可能需要进行多次X线或者透视检查。最可靠的方法是从T1节段向下数。术中CT导航定位对于重型畸形的患者很有帮助。
- 并非所有种类的椎间盘突出症都适宜采用经胸腔入路，经胸腔入路对于钙化或非钙化的中央型椎间盘突出尤为有效。对于软性的、旁中央型椎间盘突出来说，后方经椎

弓根入路或者切除肋骨小头及横突来切除椎间盘更适宜，而且更为微创。
- 在椎间盘切除术中，采用显微镜或胸腔镜辅助可以获得更好的显露及视野。

隐患

- 有时术者会错误判断手术节段。使用所有可以提供的手段，来确认正确的手术节段。
- 椎间盘切除术中，要进行反复的透视来确认合适的手术通道，防止向背侧向硬膜囊方向偏离，或者向前柱方向的偏离，这样会造成脊柱不稳定。
- 经胸腔入路要避免对硬脊膜囊进行暴力操作。用力的方向应该朝向远离硬膜的方向。经胸腔入路可从上方直视硬脊膜囊，没有必要象后路那样牵拉脊髓。对附着在硬膜上的钙化椎间盘组织，可以用高速磨钻磨除，而不用咬骨钳或者Kerrison钳撕除。可以使用钝头的神经剥离子小心地从硬脊膜囊上仔细剥离残瘤的椎间盘碎片和后纵韧带。
- 若出现脑脊液漏，可使用细丝线缝合或使用肌肉／生物蛋白胶黏合硬膜破口。术后腰大池置管引流3~5天有助于硬膜愈合。

紧急脱困

- 除了T1节段之外，可以牺牲其他节段的肋间神经血管束。
- 术中反复透视并确认手术节段可以避免在错误的节段进行操作，对于冠状面方向有畸变的患者尤应如此。

（于 涛 伊志强）

66

第66节 经胸椎体切除——前方入路

Frank L. Acosta, Raymond J. Hah, Harrison Ford Kay and Santano Rosario

适应证

- 不稳定爆裂骨折伴有脊髓前方压迫。
- 原发或转移性脊椎肿瘤。
- 骨髓炎或间盘炎。
- 严重脊柱畸形。
- 游离的胸椎间盘突出伴有向椎体背侧移位,引起脊髓受累和神经功能缺失。
- 既往固定手术失败(前路或后路)导致假关节或不稳定,或同时存在。

禁忌证

- 生存期短(<3个月)。
- 内科合并疾病如严重的心肺疾病。
- 广泛病变包括多个脊椎平面。
- 后方张力结构损伤和横断或旋转损伤,无明确的同期后路手术计划。
- 严重骨量减少或骨质疏松——应该包括附加的后路固定。

手术计划和体位

- 术前检查包括多种影像检查,如包括整个胸椎和腰骶椎的X线和MRI。术前必须结合X线片和MRI,仔细检查移行椎节段或其他骨性异常,这可使术者明确需切除病变或压迫的实际水平,减少定位错误的风险。
- 可以考虑术前血管造影,判断腰膨大动脉(Adamkiewicz动脉)和肿瘤血供情况,必要时行栓塞。
- 通常,患者右侧卧位,左侧开胸可显露T5以下,最初设计该入路的原因是由于主动脉弓比上腔静脉容易移动,且左侧没有肝脏的阻挡。但病变位置和周围血管解剖会影响手术入路侧别的选择。
- 上胸椎(T1~T3)最好通过正中劈胸骨或后外侧胸膜外入路。低位胸椎(T11和T12)常需要胸腹联合入路。
- 推荐使用双腔气管插管,因为它允许选择性肺通气。肺萎陷后容易牵离术野。
- 将患者置于侧卧位。挤扁豆袋垫子支撑患者,使在整个手术过程中体位保持与地面呈90°。

- 上臂可以置于托板,用腋部卷置于受托上臂的下方减少臂丛麻痹的风险。双肘必须垫好(保护尺神经),轻柔地向上屈曲,离开手术区。
- 下肢置于相对伸直的位置,置于枕头上(保护腓神经)。大腿也置于枕头上屈膝屈髋捆绑住,以放松同侧腰大肌,便于术中牵引。
- 将手术节段置于床接合处,手术床必须屈曲利于显露肋间隙。

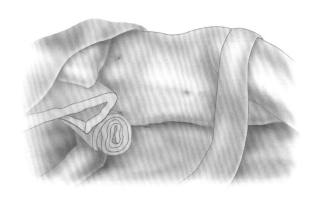

图66-1 患者置于右侧卧位,肘部垫好,轻度向外屈曲,不影响手术。在支撑侧腋部下方放置腋垫降低臂丛损伤风险

手术步骤

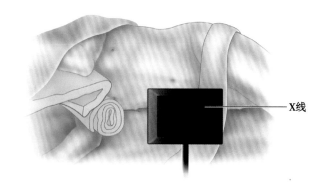

X线

图66-2 首要和关键步骤是确认正确的手术节段。标准的前后位X线片或术中用透视,用体外不透X线的标志来定位。影像要包括胸腰结合部,颈胸结合部或腰骶结合部,这至关重要,以确保准确的数出椎体序列和确认手术水平

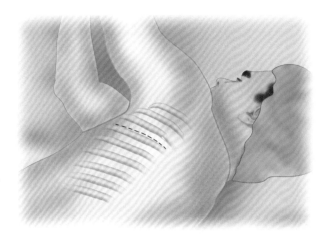

图 66-3　手术切口在病变椎体头侧一至两个肋骨水平,这样易于延长切口,完成椎体切除。从头向尾,而不是相反。切口从后面的椎旁肌外缘沿着选择的肋骨斜行向腋前线

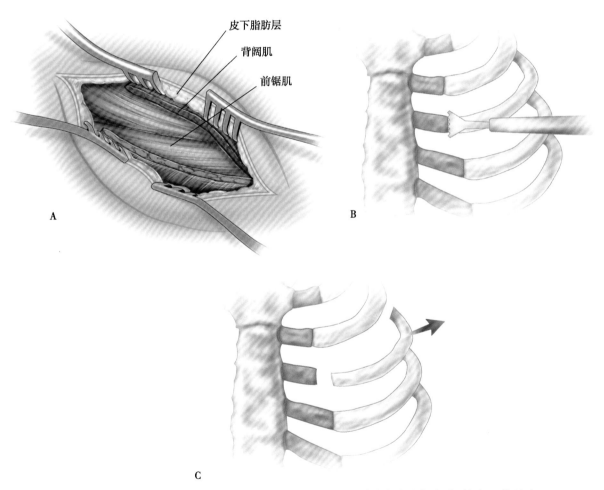

图 66-4　切开皮肤和皮下组织至肌肉(背阔肌和前锯肌)。肌肉或者向后牵开,或平行切口分开至肋上缘。然后从肋软骨交界处暴露肋骨表面至肋椎关节,并予以切除。必须小心避免损伤肋骨下方的神经血管束和走行于手术野浅层的胸长神经

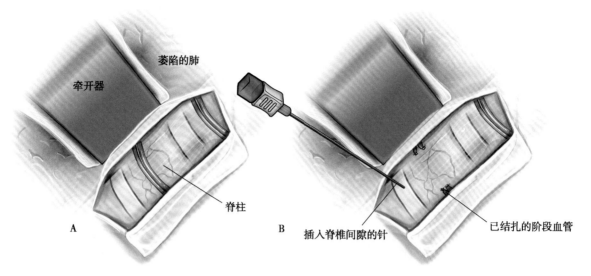

图 66-5 通过切除的肋骨床向脊柱钝性分离出胸膜腔或胸膜后界面。使同侧肺萎陷,将自动肋骨牵开装置插入空隙。然后,在相邻间盘插入脊柱定位针透视确认所需水平。辨认壁层胸膜,可以直角切开显露后方,从前纵韧带的侧缘至肋骨头。为完全显露椎体侧壁,必须在此步骤辨认节段血管并结扎

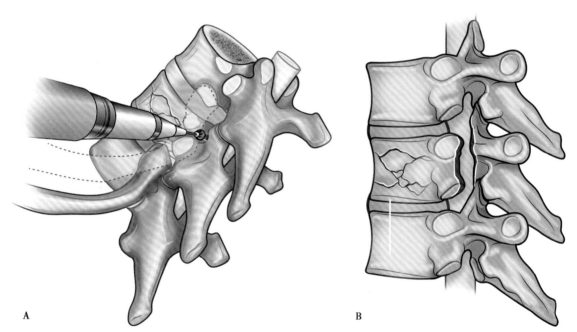

图 66-6 必须分离出椎弓根,可以通过切除目标椎体相对的肋骨头实现。用气钻和椎板咬骨钳磨薄并切除椎弓根,从侧方显露椎管及硬膜囊。现在外科医生已能充分理解椎体切除术的后界

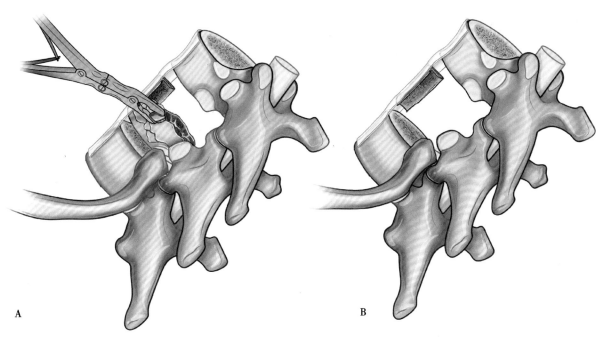

A

B

图 66-7　切除头侧和尾侧的间盘,向后至纤维环或后纵韧带(PLL)。借助咬骨钳和骨刀行椎体切除术,保留切除的骨质,用于之后可能的自体骨移植,必须用高速磨钻磨除对侧椎弓根和后壁至后纵韧带,完成椎体切除。作为可选方法,如果切除病理性骨质,可在整个手术中用气钻。最后,用小刮匙和椎板咬骨钳去除后纵韧带和硬膜上残留的骨质。除以治愈为目的的肿瘤切除外,为稳定和防止植骨脱出,要保留前纵韧带和一层骨质

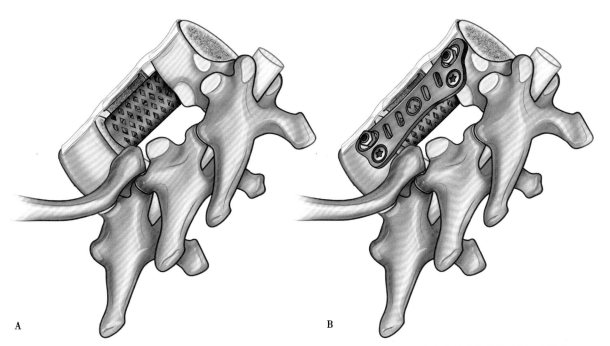

A

B

图 66-8　椎体切除后缺损的重建是最后的主要步骤,可通过多种方式完成。三皮质的髂骨嵴自体骨移植,肱骨或股骨异体骨移植,骨水泥或填充骨的钛金属网都可以用,同时应用或不用内固定。内固定可以是前路钢板或后路椎弓根螺钉,或两者合用做 360° 融合

大师锦囊

- 对影像学资料（X线、MRI、有否磁共振血管造影或血管造影）进行仔细分析。确认病变的准确平面和范围，对重建做出模板。并且，评价周围血管的解剖，对血供丰富的肿瘤进行血管栓塞。
- 考虑应用神经监测。
- 确保患者维持侧位，与手术台垂直，兴趣节段在床的转折接口处。折曲手术床，可得到最佳显露，使医生在整个过程中定向正确。
- 手术入路位于病变椎体头侧一至两个平面的肋骨上方，这样的工作窗最好，头侧两个水平更佳，因为向下剥离比向上容易。
- 确认切除肋骨头和受累椎体的椎弓根，以显露椎管。
- 从对侧椎弓根至同侧去除椎体后部，这样防止减压的硬脊膜突向手术野。
- 确认合理的生物力学重建——全部前路或者全周。

隐患

- 如果没有严格的术前和术中放射学分析，会出现手术节段的错误。
- 患者会出现肋间神经痛，继发于肋骨切除时肋间神经损伤。
- 可能发生肺挫伤和术后死亡，这由于过度牵拉或不恰当的通气导致。
- 在切除高血运肿瘤时，可能遇到过度出血，如果没有适当地辨认和结扎，节段血管也可能导致明显的出血。在牵拉主动脉或上腔静脉时要小心。
- 移除椎弓根能引起发出的神经根不可逆的损伤。
- 如果没有清楚地辨别对侧椎弓根，可能会导致减压不充分。
- 术中空间立体定向具有挑战性，可导致螺钉固定不理想。
- 用双皮质螺钉时，注意避免穿过椎管或血管损伤。
- 在同侧移植或钛笼植入后，结构固定在后突或侧突位置时，可能产生医源性畸形。

紧急脱困

- 如果前方入路不能进行或完成，可以采用后方或腔外入路。
- 虽然采取了合理的外科技术和使用止血药仍有过多出血，可考虑行椎体部分或次全切除或全椎体切除术。
- 可能遇到不能修复的硬膜损伤。尽可能使用缝合、筋膜移植、胶原屏障或纤维蛋白胶修复硬膜。这种情况下术后蛛网膜下引流也是有益的。
- 可以放弃生物力学上不合理的前路重建，或补充后路固定。
- 考虑微创技术（电视辅助胸外科，极外侧椎间融合，直接侧方椎间融合）作为可替代的选择，特别对于需要部分切除的有多种内科合并症的患者。

Figures 66-1 through 66-8 are modified with permission from Barrow Neurological Institute.

（施学东　伊志强）

第 67 节　肋横突切除术

Frank L. Acosta，Raymond J. Hah，Harrison Ford Kay and Santano Rosario

适应证

- 肋横突切除术提供后外侧显露从 T1 至 T12 肋椎关节、外侧椎管、神经根孔和椎体后外侧部分的直接通道
- 侧方或旁中央的软性间盘突出
- 硬膜外或骨肿瘤的刮除或切除
- 胸交感神经切除
- 骨髓炎或间盘炎，伴或不伴脓肿
- 创伤性椎管减压
- 以姑息性而不是整块切除为目的的硬膜外转移
- 不易缓解的与后突性脊柱炎有关的肋椎关节痛
- 需要具有相对低的肺和心血管合并症的胸部入路

禁忌证

- 解剖学上，显露前正中硬膜、硬膜外间隙和椎体多数是受限的；但是在某些病例病变较软或者可以吸除，可能容易被切除，即使在非直视下。
- 显露前正中硬膜、中央型间盘突出（或创伤性骨碎片）禁用这个入路—对于钙化的间盘包括旁中央型，因为同样原因必须采用替代入路。
- 当基于病理、影像学和临床情况需要行椎体切除术或整块切除时。

手术计划和体位

- 从完全复习患者的神经症状、内科合并症和影像学检查开始。磁共振成像（MRI）和计算机断层扫描（CT）的轴位像对选择手术入路至关重要。脊髓造影在明确骨赘和软间盘方面非常有帮助。对于肿瘤，T2 加权像、压脂短回波（STIR）和增强 T1 MRI 序列对确定骨的侵犯特别有用。CT 能进一步鉴别硬化病变和溶骨性病变。矢状位和冠状位的力线可用 X 线平片评价。

- 决定入路的关键问题是既要显露责任病灶，又要避免牵引已经受累的脊髓。牵拉已经受损的脊髓，可加重神经损伤或截瘫。需认真观察术前影像，特别注意兴趣病灶及其与中线、硬膜、间盘、椎弓根和神经根的关系。
- 肋横突切除术有多种改良体位。通常，我们喜欢俯卧位甚于半俯卧位或侧卧位。患者被紧紧束缚在架子上，通过转动手术床，以及调整手术显微镜角度，可充分显露后外侧术野。患者可被束缚在 Wilson 架或琼脂卷上，但是我们通常更喜欢用可旋转的 Jackson 床，患者上臂向上伸开，适合透视和导航的器械。必须注意垫起骨性突起和可能压迫神经的部位。
- 建议在所有病例中都应用摆体位前基线的、摆体位后的和术中的体感和运动诱发电位监测。
- 胸部手术常见的失误是定位错误，这需要仔细留意解剖和影像技术。术中定位常用透视机从 L5 或最后一根肋骨（假设是 T12）数起。这种策略可能会导致错误。术前全脊柱 X 线应该观察确认最后可见的肋骨，并作为术中参考。推荐术中通过在后前位和侧位片上用多种技术确认手术水平。解剖上某个序数的肋骨与同序数的椎体的上方间盘构成关节。在胸椎的最下节段，肋关节可见于相应间盘间隙的下方。术前用 X 线或 CT 定位能减少术中手术水平错误的机会。我们要求放射科医生在目标间盘间隙的椎弓根尾侧放置定位线圈或少量骨水泥。

67

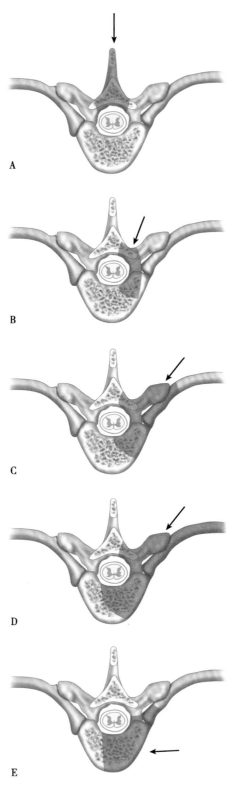

A

B

C

D

E

图 67-1　典型胸椎椎体的轴位像。阴影区域代表该入路特殊的骨性减压和手术显露区。箭头表示入路的角度，而不是手术切口的位置。术前计划必须结合轴位 MRI 和 CT。A，椎板切除。不能通过过多的脊髓操作显露椎体和前方硬膜。B，经椎弓根或侧方沟槽入路。切除小关节和椎弓根至后方椎体皮质，便于最有限的显露侧方间盘、椎管和椎体病变。C，肋横突切除术。脱位和切除近端 3~5cm 肋骨允许更多地显露侧方椎体、间盘和神经根孔。前方减压限制在中线。D，胸腔外前外侧入路。附加切除侧方 5~7cm 肋骨，向下牵开胸膜以获得更大的显露和更外侧的进入角度，能进行更多超过中线的前方减压。E，经胸腔入路。通过胸腔最大程度显露椎体，如果需要可提供前方整个椎管减压的显露。后方结构不能从这个入路显露

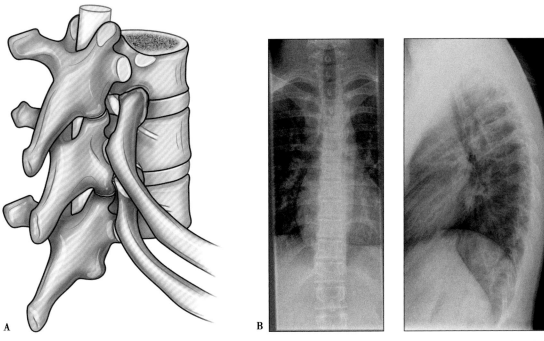

图 67-2 中胸椎后外侧解剖（A）和前后位和侧位 X 线图像（B）。解剖图描绘了计数肋骨头和相应间盘间隙的关系。注意交感链、肋骨头、横突、神经根和椎弓根。肋骨头和间盘间隙从 X 线片上再次画出和计数。适当调整影像适应椎弓根和终板是需要的，避免由于视差导致的定位错误

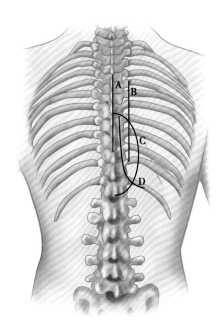

图 67-3 切口的选择很大程度上由固定器械（如果需要）、扩大显露的程度和术者的喜好决定。图示中线（A）、旁正中（B）和半月形（C）切口都有描述。我们喜欢正中切口，因为对其解剖熟悉、显露适当、能够双侧显露以及容易使用固定器械。如果需要附加的肋骨显露，在中线切口上可以附加一种选择性"棒球头"（D）或 T 形切口。旁正中和半月形切口（更常用于侧方腔外入路）需要向更侧方延伸不超过肋骨头关节或横突

手术步骤

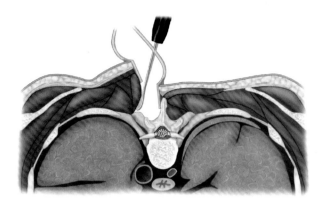

图 67-4　做正中切口,向目标水平上方至少延伸一个节段。严格在骨膜下用单极电刀和 Cobb 剥离子继续向胸腰筋膜分离,显露棘突、椎板、小关节和横突尖侧方。通过中线切口完成双侧分离。用单极电刀通过肌肉和筋膜行旁中央和弧形切开,与皮肤切口平行。必须仔细触诊计数,避免侧方过度的直接显露和穿通不需要的肋间隙。骨膜下分离可以越过中线和侧方,从而通过中线切口扩大一侧显露

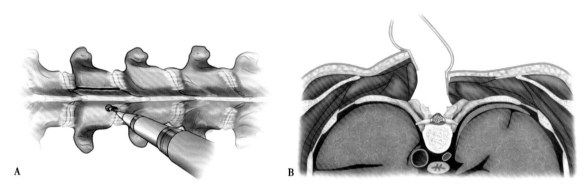

A　　　　　　　　　　　　　　　　B

图 67-5　当需要脊髓减压或累及后侧附件时,用鹰嘴咬骨钳、高速磨钻和椎板咬骨钳完成椎板切除,小心避免压迫下方的硬膜囊。广泛椎板切除便于从内侧辨认椎弓根和神经根孔。椎弓根位于该水平上关节突的下方。当需要时,可以用骨刀和高速磨钻完成单侧小关节切除或切除下方的关节突。术野(A)和轴向观(B)如图所示

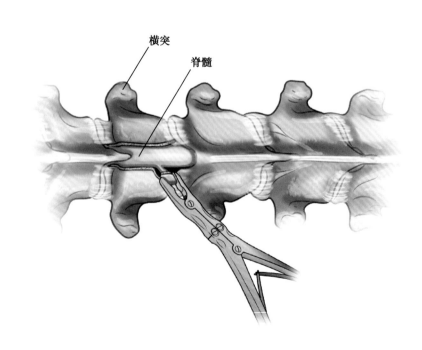

横突

脊髓

图 67-6　用鹰嘴咬骨钳切除横突,单极电刀有助于显露剩余骨质和辨认肋横突韧带(肋横突、侧方和上方),然后用椎板咬骨钳或弯刮勺或者一起使用来离断关节。然后辨认出肋骨头、肋椎关节、侧方椎体和椎弓根。沿着肋骨额外的骨膜下分离对获得良好的椎体和椎管显露是有帮助的

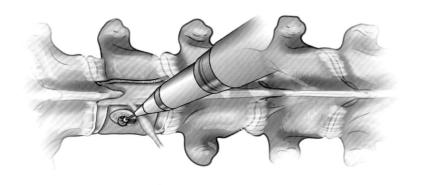

图 67-7 用骨膜剥离子完成前方胸膜的钝性分离,沿着肋骨沟在肋骨尾侧缘辨认神经血管束。顺着神经血管束内侧确认神经孔和神经根的水平。椎弓根在放大镜下打磨至后方椎体皮质

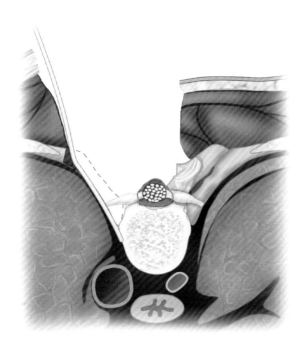

图 67-8 在环形分离开下方胸膜后,远侧用肋骨剪、鹰嘴咬骨钳或 B-1 踏板组件可完成肋骨切除。在肋椎关节切除辐状韧带和肋骨小头,向内侧看,可进一步显露和确认神经根、神经孔和侧方椎管。虽然壁层胸膜有一层特征性的脂肪保护,切除肋骨头时用椎板咬骨钳优于鹰嘴咬骨钳,以避免损伤胸膜。或者,可以用 Cobb 骨膜剥离子从椎体的坚强附着上分离开肋骨头。在分离肋骨后,用柔韧性的牵开器向下牵开胸膜,可直视侧方椎体。沿骨膜下分离,有助于避免切断节段血管或交感干

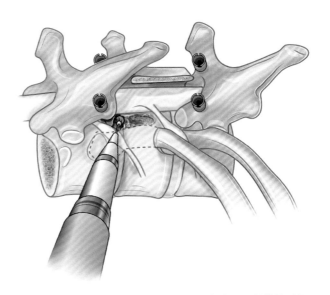

图 67-9 辨认后外侧纤维环,胸间盘切除时用显微镜辅助切开纤维环。从后外侧掏空间盘间隙,用高速磨钻切除上方终板和下方终板的大部分。旁中央和外侧的间盘突出可用牙科或 Epstein 刮匙向下用力切除,直到进入前述的侧方空隙。后纵韧带可以保留,作为前方标志,有助于保护硬膜免于损伤。硬膜外病变包括脓肿和转移可以用类似方式切除

67

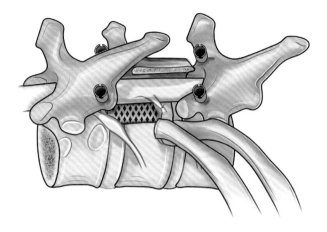

图 67-10　使用或不使用立体导航进行后方固定,这可在切除骨之前或之后完成。推荐双侧肋横突切除进行前方移植物置入,植入物可置于后纵韧带和前方硬膜的下方。该情况下,可更好地判断减压的整体性和移植物的大小。通常需要结扎切断神经根,以获得足够的侧方显露,便于放置前方植入物,跨度从上方终板至下方终板。如果减压可能导致明显的不稳定,我们常规置入椎弓根钉,在切除任何骨性成分前在对侧上紧临时固定棒

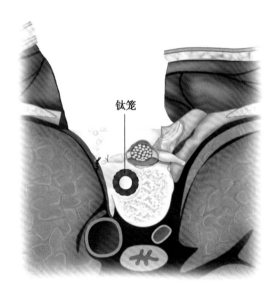

图 67-11　完成该步骤后,彻底冲洗伤口,在冲洗时完成 Valsalva 操作,评估潜在的气胸。这种并发症可从胸膜破口冒泡显示出来。胸膜或硬膜损伤的存在会影响胸管或筋膜下引流的选择。肌肉和筋膜层用 0-0 聚乳糖 910 薇乔线缝合,然后关闭皮肤

大师锦囊

- 在狭窄的外科通道获得最佳显露是避免并发症的重要步骤,在处理解剖变异时尤其如此。
- 若目标病灶显露不佳,则需要更多操作以扩大术野。带角度的牙科镜或内镜对评价或指导进一步扩大切除具有一定价值。
- 在椎间孔处,硬膜下可见沿神经根走行的根动脉,不同程度地提供胸髓的血供。胸段脊髓的血供需要特别关注,因为中胸段是脊髓供血的分水岭区域,且腰膨大动脉(Adamkiewicz 动脉)位置不固定(通常在 T9~T12 水平左侧)。文献中对于通过术前脊髓血管造影确定脊髓前动脉供血血管位置尚存争议。
- 有时为方便前路椎体重建需要牺牲神经根。
- 定位兴趣椎弓根,可沿肋骨由外向内,直到肋骨头在目标间盘间隙的下方与椎体构成关节处。如果在椎弓根上方或外侧操作,间盘间隙容易辨认。
- 可在椎体上钻一小洞将椎间盘牵离脊髓,绝不可以在术中试图牵拉脊髓。
- 浸润性或广泛的硬膜外肿瘤可在术中早期见到。建议全部显露后再行肿瘤切除。早期在显露不充分的情况下激进地切除肿瘤会导致可以预防的失血。

隐患

- 需特别注意确定正确的手术平面,特别是在切除间盘时。为最大程度地减少错误,我们要求放射科医师在目标椎弓根上放置一个标志。放置标志也能最大程度减少术中需要透视定位的时间。创伤、肿瘤或浸润性病变可在术野中显示得更明显。
- 骨膜下分离肋骨,特别是肋骨头,在肋头辐状韧带处附着更牢固,可能导致壁层胸膜损伤。在肺膨胀时用 4-0 可吸收缝线及时修复胸膜可避免明显的术后气胸。灌洗时行密闭缝合并结合 Valsava 动作,确认可靠闭合。且术后立即行胸片检查,二次确认。如果需要可在术中或术后放置胸管。如果考虑有潜在胸膜损伤或气胸,可行常规胸片检查。
- 在钝性分离及过度争取中线切除的安全边界时,常会遇到硬膜破损及其导致的脑脊液漏。缝合前方或侧方的硬膜破口在技术上很困难。此时,推荐使用纤维蛋白封闭胶及硬膜替代物进行层层修补。腰大池穿刺脑脊液外引流是第二种替代方法。在合并脑脊液漏的患者,若需放置胸腔引流管,须避免胸膜负压吸引。需要监测引流液中是否存在脑脊液,因为这种情况下可导致小脑幕切迹疝。

紧急脱困

- 在特别坚韧的间盘突出，粘连病变或病变向前方移位的病例中，增加显露是有帮助的。可扩大切口或在目标肋骨上做 T 形切口，可扩大侧方显露。
- 通过切除更远端肋骨、去除多根肋骨、单肺通气以及增加胸膜牵拉等措施，此入路能扩展至侧方胸膜外腔，有更内侧的通道，实现更好的脊髓显露。
- 在制定手术计划时要建立脊柱稳定的目标。前路融合可能需要做双侧显露、广泛椎体切除、终板切除和移植等准备。
- 对于合并系统性疾病的患者（如硬膜外转移性肿瘤的姑息性切除），手术目的可能是及时减压和早期固定便于运动。常很少考虑最终融合。这种情况下，有报道应用 Steinman 针替代性支撑和插入终板间是个可行方法。甲基丙烯酸甲酯（MMA）可用于填充椎体剩余的空腔。
- 如果需要姑息性部分椎体切除和前路固定，若如可能，我们喜欢用前路钛笼，因为它固定更好，有融合的可能，投入最少的手术时间。如在减压后，结构上有足够的椎体保留时，前路钛笼植入似乎并不需要。

Figures 67-1 through 67-11 are modified with permission from Barrow Neurological Institute.

（施学东　伊志强）

第68节 胸部经椎弓根椎体次全切除术

Raymond J. Hah, Harrison Ford Kay and Frank L. Acosta

适应证

- 胸部经椎弓根入路提供侧方椎管、神经根孔和部分后外侧椎体的显露。双侧经椎弓根入路能提供270°减压。通过经椎弓根椎体次全切除治疗的常见病变包括侧方间盘突出、硬膜外肿瘤、伴或不伴脓肿的骨髓炎或间盘炎、创伤性侧方椎管压迫。

- 对于创伤性不稳定病变或畸形,在切除前方和后方结构后可附加后方节段性固定。应该做前方植骨或钛笼置入,除非只切除了很少的椎体,如经椎弓根活检时。

- 对胸椎病变有多种入路,包括开胸术、胸膜后入路、广泛外侧腔外入路、肋横突切除入路。适合方式决定于以下因素:①病变的位置(骨、硬膜外、椎旁);②观察角度;③特殊病变的性质(硬或软,侵袭性或有包膜);④治疗目的(整块切除或姑息性减压);⑤患者的合并症及其耐受开胸手术的能力);和⑥外科医生对手术技术的熟悉程度。经椎弓根椎体次全切除术常用于硬膜外转移性病变导致的急性神经功能障碍,其目的是姑息性减压而非整块切除。

禁忌证

- 经椎弓根椎体切除的禁忌证基本是解剖上的。显露前方正中硬膜、硬膜外间隙和椎体范围有限。在这些病例中,软的或可吸除的靠近中线的病变可以不在直视下切除。但是,通过这个入路对中线或旁中央的间盘突出很少能够达到恰当和安全的减压,特别是有钙化时。这些病变常在前方与硬膜粘连,则需要直视下锐性剥离,以免牵拉脊髓造损伤。

- 其他禁忌证基本与病变的性质和手术目的相关。该入路适合于转移性硬膜外压迫的姑息性减压、肿瘤刮除和活检。当需要脊椎切除或整块切除时,需要明显的改良或一种替代的手术入路。

手术计划和体位

- 从完全了解患者的神经症状,内科情况和影像学特点开始。X线平片显示脊柱矢状和冠状力线。CT可区分硬化性和溶骨性病变,有助于判断间盘是否钙化。磁共振(MRI)可最佳地显示骨肿瘤的浸润,特别是使用或不用增强剂的T1加权图像以及T2加权压脂短回波序列(STIR)。

- 特别注意MRI和CT的轴位像,可帮助决定术野所需的

角度和患者适宜的手术入路。选择入路的关键问题是不牵拉脊髓显露兴趣病灶的能力。神经功能加重或截瘫可由于已经受损的脊髓受到进一步牵拉导致。观察病变和脊髓、中线、硬膜、间隙、椎弓根以及神经根之间的关系。

- 患者俯卧,确保与固定架绑紧以允许手术床旋转。我们喜欢可旋转的Jackson床,将上臂收拢,便于使用导航器械。我们常规在摆放体位前、摆放体位后和术中应用躯体感觉诱发电位和运动诱发电位监测。

- 准确定位是最重要的,这需要仔细留意解剖和影像学技术。为防止定位错误,要观察整个脊柱的术前X线片,确认最后可见的肋骨或腰椎的数目。术中应该通过多种技术在前后位和侧位计数和确认正确的手术水平。解剖上某个序数的肋骨和相同序数的椎体上方的间盘间隙构成关节。术前用线圈或骨水泥通过介入放射学方法可减少在错误节段手术的机会。

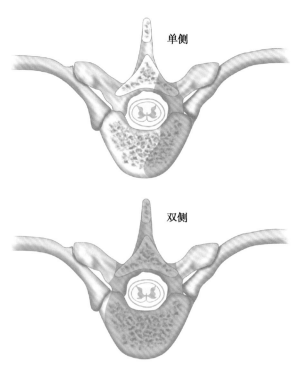

单侧

双侧

图68-1 典型胸椎椎体的轴位像。阴影区域代表单侧(A)或双侧(B)经椎弓根椎体切除手术入路的手术显露区。术前计划必须结合术前MRI和CT的轴位像。切除小关节和椎弓根的骨质达到椎体的后方皮质有助于显露侧方间盘、椎管和椎体病变。如果病变是软的肿瘤,通常能够达到前方中线的减压

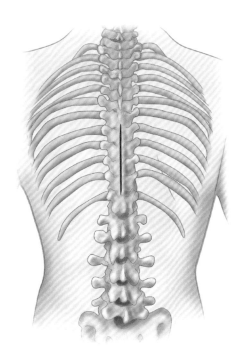

图 68-2 切口长度大部取决于植入物（如果需要）、扩大显露的程度和术者的喜好。如果可能，常需放置前方或后方固定，除非仅切除极少椎体（如活检）。若前路需要固定，至少需要暴露欲切除椎体上方或下方的两个节段。因为对其解剖熟悉，显露适当，可行双侧显露和容易放入植入物，我们采用正中切口

手术步骤

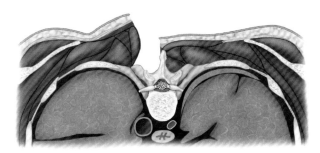

图 68-3 做正中切口，使用单极电刀和 Cobb 骨膜剥离子沿骨膜下继续分离腰背筋膜，暴露棘突、椎板、小关节。如果需要，可显露侧方横突尖。如果肿瘤侵犯后方附件，椎板强度和完整性可能受损。在骨膜下分离时要小心以免因烧灼或压迫损伤脊髓。如果需要可以进行双侧分离

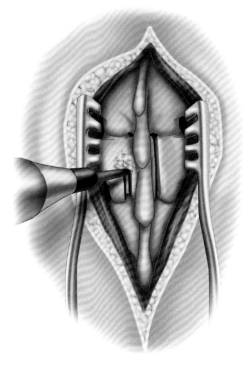

图 68-4 当需要脊髓减压时，用高速磨钻和审慎地应用椎板咬骨钳或鹰嘴咬骨钳完成椎板切除。必须小心避免向下压迫硬膜囊和损伤已受累脊髓。如果可能，我们用钻头在椎板上做沟槽。用轻微张力从脊髓上分离，通过用向上的刮匙和小的椎板咬骨钳剥离剩余的软组织和骨性连接来切除椎板。广泛的椎板切除利于从内侧辨认椎弓根和神经根孔。椎板切除的骨如果没有受病变累及，可清洗并剪碎用于之后的外侧融合

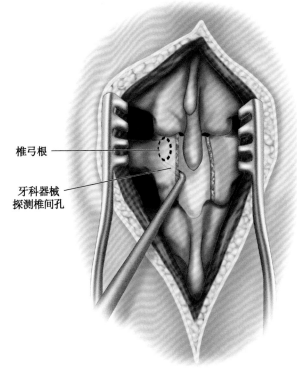

椎弓根

牙科器械
探测椎间孔

图 68-5 椎弓根在上关节突下方得以确认。注意不要压迫脊髓，可用神经钩或牙科器械探测椎弓根和椎间孔

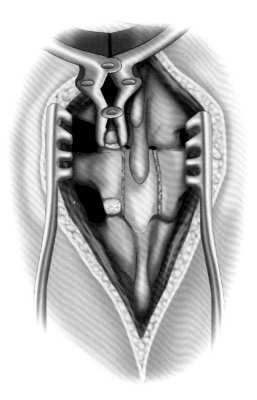

图 68-6 可用鹰嘴咬骨钳、骨刀、椎板咬骨钳或高速磨钻完成单侧或双侧小关节切除。磨钻和窄的鹰嘴咬骨钳对切薄小关节是有用的

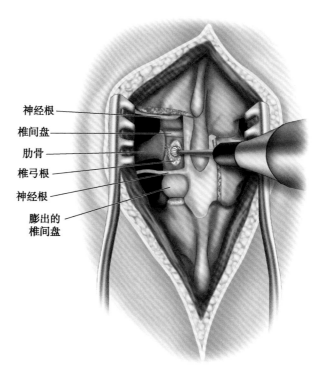

神经根
椎间盘
肋骨
椎弓根
神经根
膨出的
椎间盘

图 68-8 可以用磨钻或鹰嘴咬骨钳在放大镜下切除椎弓根。肿瘤侵犯可使椎弓根变软,因此仅需要吸除或用垂体钳切除

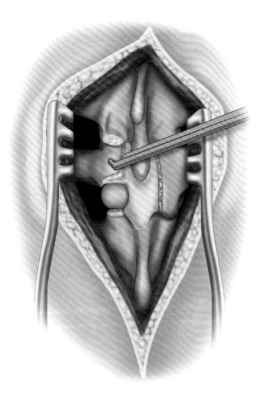

图 68-7 在切薄小关节后,可用小的椎板咬骨钳沿着神经根孔切除椎弓根尾侧和头侧的骨质。这一步分离出椎弓根并帮助辨认、保护和解除上方和下方神经根的压迫

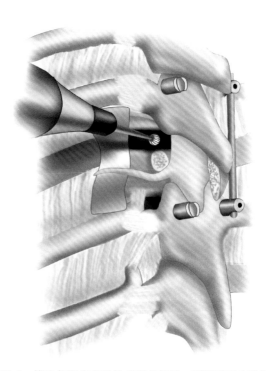

图 68-9 辨认邻近病变椎体的间盘间隙。可能需要去除部分尾侧椎弓根以暴露尾侧间盘间隙。切除后外侧的纤维环,完成间盘切除和处理终板

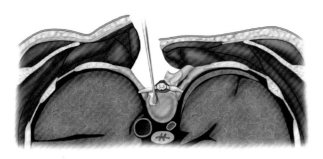

图 68-10 在椎体上用分块切除或高速磨钻产生一个腔隙。必须注意避免损伤脊髓。如果是切除侧方或旁中央的肿瘤或间盘,所有向下的力道必须避开脊髓后进入椎体内形成的空腔

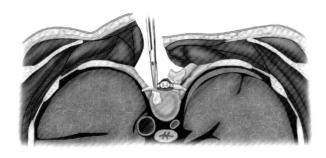

图 68-11 钙化的间盘或后纵韧带常与硬膜粘连。过度向下的压迫可能损伤脊髓。可用肌腱切除剪刀锐性分离,并且要在直视下进行。在计划手术入路时应考虑到这一点。在肿瘤病例,切除韧带能确保前方到硬膜干净的切缘

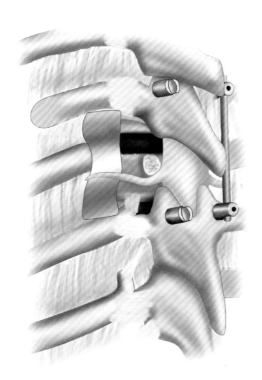

图 68-12 使用或不用立体定向导航的后方固定可在骨性切除之前或之后完成。需要双侧经椎弓根椎体切除的病例,应采用对侧椎弓根螺钉和临时连接固定棒,在椎体切除和置入钛笼时保持脊柱稳定

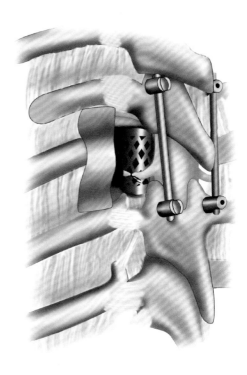

图 68-13 前路植入可在一侧或双侧经椎弓根椎体切除后进行。前路脊柱重建可用植骨、钛笼或 Steinmann 针和聚甲基丙烯酸甲酯(PMMA)骨水泥。如果可能,我们喜欢应用患者自体骨填充的静态或可延长钛笼,我们相信这能提供稳定的结构并有很好的融合潜能。通常牺牲神经根,为达到充分显露以置入植入物。在置入钛笼和椎弓根钉后,最后置入连接棒,对钛笼加压。肌肉和筋膜用 0-0 聚乳糖(薇乔)缝线缝合,并缝合皮肤

大师锦囊

- 该技术的主要限制是腹侧中线的可视性。应用手术显微镜能增加光线和手术可视性。带角度的牙科镜可帮助看到和切除病变。

- 对于需要双侧经椎弓根椎体切除的病例,为行椎体切除时稳定脊柱,在一侧减压后安放椎弓根钉和临时固定棒,当椎体切除完成后在另一侧安放钛笼。如果躯体感觉诱发电位和运动诱发电位发生变化,临时固定棒加压可能缓解对脊髓的张力,这会在全周骨切除后体位下沉时发生。

- 直到充分显露后再行肿瘤刮除,避免可预防的失血。术前栓塞血供丰富的肿瘤能帮助减少出血并能帮助术中定位。

68

隐患

- 供应胸髓的根动脉是有变化的,在牺牲神经根时可发生分水岭梗死。腰膨大动脉(Adamkiewicz 动脉)(常在 T9~T12 的左侧)有时能通过术前脊髓血管造影显示出来。在必须牺牲神经根时,应该用动脉瘤夹放在神经根袖上 10~15 分钟,在缝扎前用电生理监测。监测有变化可能表示缺血。

- 在胸椎定位正确节段需特别注意,特别是在治疗间盘突出时。适当的术前影像学检查对避免在错误节段手术是至关重要的。创伤、肿瘤或侵袭性病变在影像学上常更明显。

- 硬膜切除和脑脊液漏常难以缝合修复,但是用纤维蛋白黏合剂和硬膜替代物层式修复能够成功。术后可应用腰大池引流。

紧急脱困

- 对于粘连性病变或粘连的间盘突出,常需要附加的显露。扩大切口或沿兴趣肋骨做 T 形切口帮助外侧显露和后续的中线可视性。如果需要,切口能转换成肋横突切除或侧方腔外入路。

- 在术前就要建立脊柱稳定的目标。当可能时,可完成前路固定。通常最大的限制是不用牵拉脊髓因而没有足够空间放置钛笼。增加椎体切除和牺牲神经根能有帮助,但是有时需要灵活地进行不同钛笼的选择、骨移植或 PMMA 重建。虽然不理想,Steinmann 针插入相对的终板合用 PMMA 能提供稳定的前路重建。我们喜欢钛笼或骨移植,这样有融合的可能,但也不总是可行。

Figures 68-1 through 68-13 are modified with permission from Barrow Neurological Institute.

(施学东 伊志强)

第69节 Smith-Peterson 截骨

Harrison Ford Kay, Raymond J. Hah and Frank L. Acosta

适应证

- 矫正多维脊柱畸形
- 矫正僵硬的矢状面和冠状面失衡
- 通过活动节段可矫正的失衡

禁忌证

- 椎管狭窄,由于关闭截骨时有加重狭窄的风险
- 内科情况不能耐受手术

手术计划和体位

- 获取术前 X 线平片和计算机断层扫描(CT)来评价矢状面和冠状面失衡、椎弓根大小与角度和骨的质量。
- 患者俯卧在 Jackson 手术床上,放松腹部内容免于受压,预防硬膜外静脉充血和减少术中失血。
- 必须能够伸展脊柱和髋关节以关闭截骨部位。

- 如果需要固定上胸椎,头必须用 Mayfield 头架固定在中立位,上肢固定在两侧。
- 在中胸椎至下胸椎和腰椎固定的手术,头不需固定,上臂置于与头呈 90°角。腋部用泡沫垫保护。

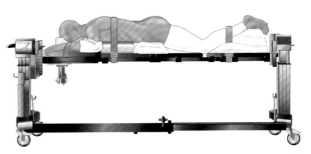

图 69-1 Jackson 床允许腹部悬空,预防硬膜外静脉充血和减少术中出血

手术步骤

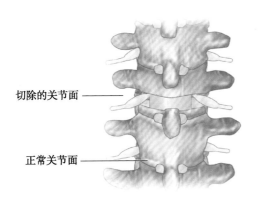

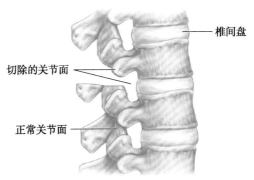

图 69-2 做标准正中切口,截骨包含的节段数目决定切口长度,需要记住截骨部位上方和下方的固定点。使用单极电刀完成骨膜下分离显露后方结构,包括横突。在小关节间切除后柱包括棘突、椎板边缘和黄韧带。在椎板间开始截骨。向侧方切除至椎间孔,切除双侧关节突

69

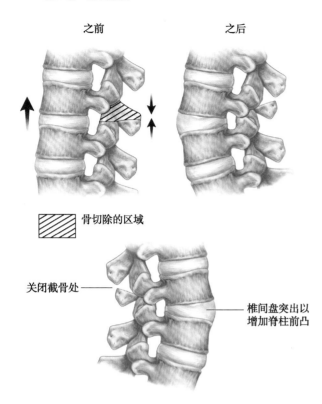

之前 之后

骨切除的区域

关闭截骨处

椎间盘突出以
增加脊柱前凸

图 69-3 向下方切开神经根孔预防闭合截骨时脊髓受压。通过椎间盘间隙打开前柱,前纵韧带被撕开,通过延长前柱和缩短后柱可获得额外前凸。完成后方椎弓根钉置钉用于固定短缩的后柱。置棒后,加压和悬臂操作帮助关闭截骨。后方镶嵌骨移植达到骨性融合,对保持长期的矫正是关键的

大师锦囊

● 一个节段大约可以获得 10°~15° 的矫正,这种矫正需要活动的间盘和恰当的高度,因为椎间盘的后方部分为矫正的支点。

● 用 Smith-Peterson 截骨有值得注意的假关节和术后并发症的风险。由于这种术式的风险,术前必须完成全面的内科检查,特别是老年患者。没有明显合并症的年轻患者是理想手术候选者。

● 在评估患者是否做 Smith-Peterson 截骨时,确定脊柱的柔韧性和矢状位的失衡的类型很重要。临床检查和 / 或 X 线照相可确定柔韧性。直立位有矢状位失衡的患者,在患者仰卧位时可通过柔韧的节段得到矫正。获得站立位

的从颈椎至骶椎的 X 线片是重要的。测量从颈 7 椎体中心向下画铅垂线,测量其和骶骨的距离。2cm 的差距是可以接受的。

● 通常的原则是患者至少有大于胸椎后突 30° 的腰椎前突是矫正性截骨好的候选者。

● 矢状位的失衡分为两种类型。1 型指一个节段过度前突或腰椎后突,患者通过过度伸展上方或下方的节段来代偿失衡。2 型指通过一个显著节段的失衡:脊柱是平的,有节段性后突或前突丢失。患者不能代偿这种失衡。相比节段性失衡,Smith-Peterson 截骨更能矫正长的广泛的后突畸形。

● 根据矢状位畸形类型决定截骨的部位、截骨数量、固定点和融合水平。对于 1 型,畸形的部位决定截骨的部位。对于 2 型,在下方脊柱完成矫形,因为这有更大的杠杆臂来矫正视轴,避免与胸腔脏器和血管结构相关的并发症,而且矫正不受肋骨阻挡。

● 必须小心不要打开头侧和尾侧节段小关节囊,因为这些结构需要保持不受损伤,也不是要融合节段的一部分。

● 在关闭截骨前需确保适当切除下方的黄韧带。

● 通过截骨宽度、钻头的大小可获得恰当的矫正,更大的截骨可提供更大的矫正。

隐患
● 椎弓根切除
● 脊髓或神经根受压
● 主动脉破裂
● 失血和相关凝血病
● 术中硬膜切开
● 由于对肠系膜上动脉的紧张引起肠梗阻
● 大的单节段 Smith-Peterson 截骨由于脊髓扭折可引起严重的并发症。

紧急脱困

● 在完成 Smith-Peterson 截骨后,如果难以关闭截骨,可将一个节段转换为椎弓根部分切除截骨。

(施学东　伊志强)

第70节　胸椎椎弓根螺钉技术

Harrison Ford Kay and Frank L. Acosta
感谢上版作者 Ram R. Vasudevan

适应证

- 治疗胸椎退行性疾病。
- 治疗急性胸椎创伤性不稳定。
- 治疗胸椎医源性失稳。
- 先天性和特发性脊柱侧凸。

禁忌证

- 骨质疏松症属于相对手术禁忌证,可以使用更多种类特制的螺钉处理。

手术计划和体位

- 术前通过平片和胸椎 CT 评价椎弓根骨质、尺寸和角度。因为不同胸椎节段椎弓根螺钉进钉点位置不同,解剖标志也缺乏足够可靠性,所以术前行 CT 和平片检查很重要。胸椎 CT 可以了解椎弓根的横向宽度,可以为选择螺钉尺寸提供参考。无框立体定向技术也可以提高螺钉置入的准确性。

- 患者胸部下方衬以软枕,使用 Wilson 架或 Jackson 桌减少对腹腔器官的压迫,防止硬膜外静脉丛淤血,减少术中失血。

- 适度屈曲患者髋部及膝部可以增加正常胸椎后凸曲度。

- 若需要固定上胸椎,要将患者头部固定在 Mayfield 头架上。并将双臂摆放在身体两侧。

- 中胸段和下胸段胸椎手术时,则不需要固定患者头部,但要将双臂摆放在头部以上的位置,使肩部外展呈 90° 角。并用泡沫垫衬垫腋窝部。

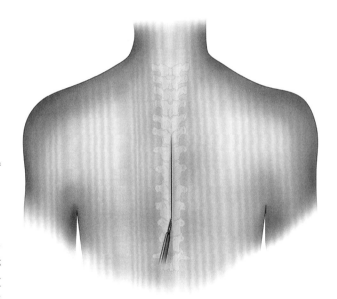

图 70-1　患者胸部衬以软枕可以防止对腹腔器官压迫,双臂外展不超过 90° 角可以避免臂丛神经损伤。上胸椎固定手术需要 Mayfield 头架固定

手术步骤

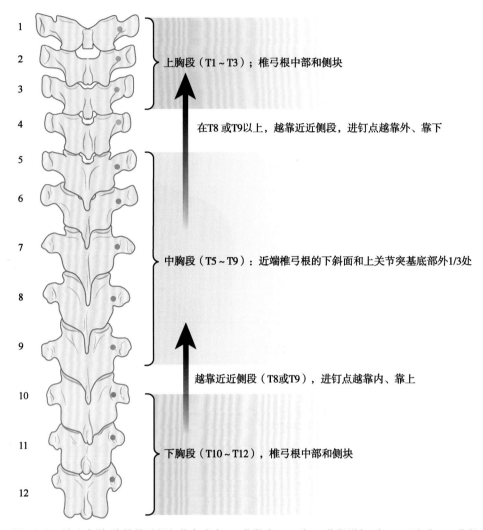

上胸段（T1～T3）；椎弓根中部和侧块

在T8或T9以上，越靠近近侧段，进钉点越靠外、靠下

中胸段（T5～T9）：近端椎弓根的下斜面和上关节突基底部外1/3处

越靠近近侧段（T8或T9），进钉点越靠内、靠上

下胸段（T10～T12），椎弓根中部和侧块

图 70-2 总地来说，胸椎椎弓根矢状角度在 T1 节段为 0°，到 T8 节段增加到 10°，再到 T12 节段又下降到 0°。冠状位测角在 T1 节段为 10°～15°，在 T12 节段为 5°。胸椎横突不一定和轴面上的椎弓根在一条直线上，上胸椎横突在椎弓根头端而下胸椎横突在椎弓根尾端，以 T6~7 作为转折点。第一段胸椎进钉点是横突中 1/2 和椎板侧边的交叉点。第四段胸椎进钉点是横突近端 1/3 处和侧边中部椎板的交叉点。中胸部进钉点最靠内，是邻近横突边缘和上关节突底部中央外侧的交叉点。下胸椎进钉点是横突中 1/2 和椎板侧边的交叉点

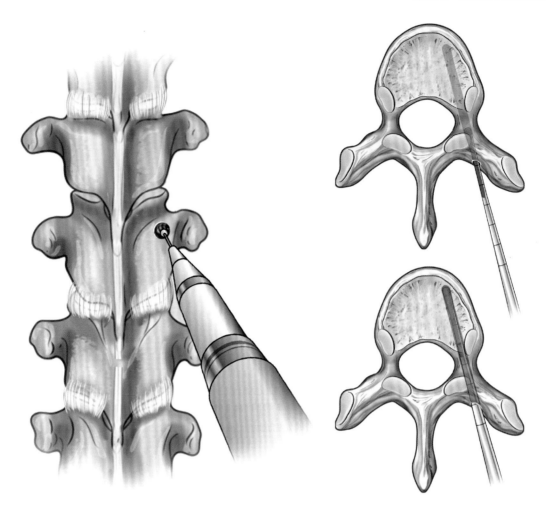

图70-3 用高速磨钻和咬骨钳切除进钉点处骨皮质,将钝头手钻轻轻沿椎弓根松质骨中央区域方向钻入,穿过松质骨直至进入椎体,手钻进入时要平稳,阻力突然消失可能表明穿透椎弓根外侧壁或者内侧壁,而阻力增加表明接触到椎弓根或者椎体的皮质骨。进钻阻力发生改变时,要用平稳的速度稍稍调整手钻方向,让它重新回到椎弓根松质骨的中央区域

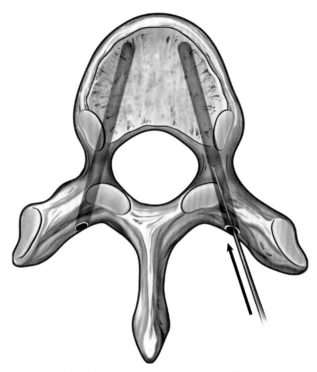

图 70-4　完成椎弓根预钻孔后,检查是否有孔道出血或脑脊液漏的情况。将一枚钝头的球头探子在钉道内仔细触诊钉道的五个边界(中、侧、上、下、底边)。特别注意前 10~15mm 段,确保钉道不能进入椎管。这是很重要的一个步骤,如有需要,可以尝试重新确定钉道路径及方向,保证螺钉钉入位点正确

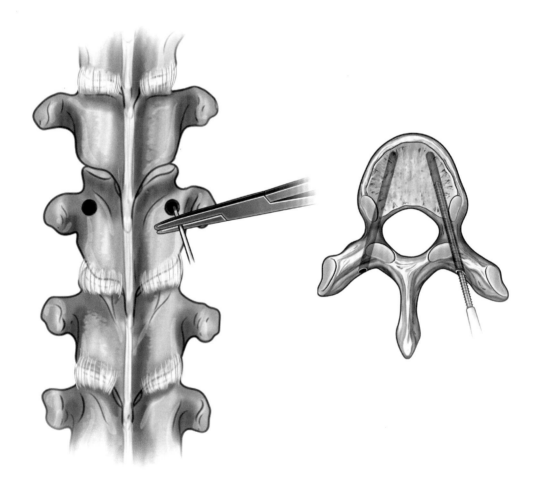

图 70-5　使用一个较小直径的测深螺钉而不是椎弓根螺钉钉入椎弓根螺钉钉道,使用测深器测量椎弓根螺钉长度,之后再次确认钉道完全位于椎弓根内。有些术者喜欢在钉入螺钉前用探针再次确定前皮质的完整度

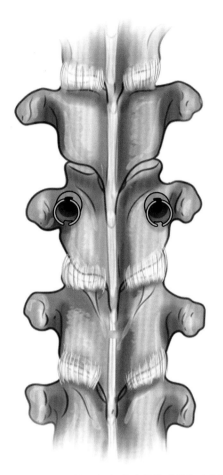
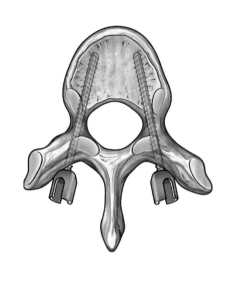

图 70-6　按照椎弓根探头确认的路径钉入螺钉,速度不宜过快。行术中透视检查螺钉位置是否合适。必要的话,对于透视下位置不满意的螺钉可移除,用探子重新确认钉道,重新置钉

大师锦囊

- 将患者手臂宽松固定在躯干两侧可有利于透视上胸椎椎弓根螺钉。
- 在椎弓根钉道前 20mm 使用球头探子时,球头探子弯曲的头部应朝向钉道外侧引导,避免对椎弓根内侧壁的损伤,进行椎弓根钉道椎体段检测时,将探测器取出并重新放入,朝向改向内壁方向检查。
- 若解剖结构难以确认或之前做过关节融合手术,可以使用椎板切开或椎板切除、人工确认内侧椎弓根边缘的方法。这样做比用手钻反复试探钉道并最后破坏椎弓根要好。
- 使用球头探针探查椎弓根钉道的底面,测量这个深度可以用来选择合适的螺钉长度。
- 如使用神经电生理监测可以保证骨内螺钉的正确放置。若触发肌电图阈值小于 6mA,则表示可能损伤到椎弓根壁中部。这时必须取出螺钉,重新确认椎弓根钉道,查看椎弓根骨壁是否穿透,必要时重新做钉道,或者丢弃这颗螺钉。

隐患

- 术中椎弓根骨折需要重找进钉点。
- 避免螺钉错位。
- 避免螺钉穿透椎前骨皮质和相邻的血管结构,特别是左侧螺钉延伸穿透邻近的主动脉。
- 邻近主动脉的螺钉可能导致腐蚀血管壁造成假性动脉瘤。
- 避免神经损伤。
- 避免脑脊液漏。
- 避免损伤胸腔内或者腹膜后器官。
- 术后 X 射线提示关节融合失败。

紧急脱困

- 如果有多个椎弓根进钉道,在使用椎弓根探子确定钉道后可以使用克氏针 X 线定位来确认正确的路径。
- 如果出现椎弓根断裂或者椎弓根壁中部穿透时,采用"进—出—进"法慢慢确认合适的钉道。
- 对于很小或者很窄的椎弓根,可使用椎弓根钩来确认安全固定。
- 遇到椎弓根螺钉多次难以打入的情况时,可行小型的半椎板切开,直视下确认椎弓根位置。

(于　涛　伊志强)

第71节　腰椎椎板切除术

Daniel R. Cleary and Joseph D. Ciacci
感谢上版作者 Jayant P. Menon and Allen Ho

适应证

● 腰椎管狭窄症患者(下腰痛,间歇性跛行,3~6 个月保守治疗无效)。

● 出现运动障碍或马尾综合征需要急诊减压的患者。

● 有禁忌或合并症,因为增加心脏风险而不能接受前路融合或后路扩大融合的患者。

禁忌证

● 如果磁共振提示有疝出的椎间盘碎片,则要考虑额外的椎间盘切除术和椎间孔成形术,以进一步减压神经根。

● 相对禁忌证:患者有先天或后天的局部缺陷,则必需行融合,以防止动态不稳定及腰椎滑脱。

手术计划和体位

● 术前评估包括完整的神经系统病史和检查与肌力的评估。应进行感觉检查,排除任何皮节分布的感觉缺失。常规侧位和屈伸腰椎片可以显示动态的不稳定,而此病症通过腰椎融合疗效更好,而不是单独的椎板切除术。磁共振成像(MRI)可以显示局灶性椎间孔狭窄,通过部

分性椎间盘切除术和椎管成形术可以更好地解决。

● 患者取俯卧位,皮肤切开前将给一定剂量的抗生素。

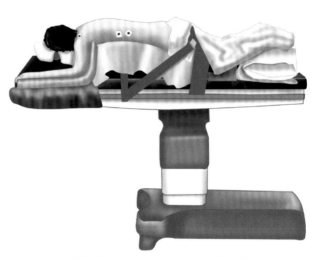

图 71-1 患者俯卧在 Wilson 手术床上,用胸垫使脊椎处于伸展位。暴露脊椎

手术步骤

皮肤切口

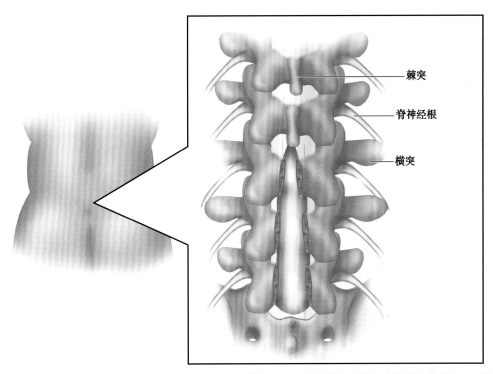

图 71-2 通过触诊髂前上棘即可粗略判断 L4~5 间隙水平。一些学者主张使用定位针定位拍片,以确定切口的大小。应先做一个小切口,然后根据需要扩大切口

棘突

脊神经根

横突

- 当切除棘突后,注意力将转移到椎板切除术。可以使用 Kerrison 咬骨钳和高速磨钻完成椎板切除。沿从尾侧到头侧的方向切除骨质,因为椎板的上部比黄韧带更贴近硬脊膜。

- 可使用 2mm 的侧切削钻头(侧锯)削薄余下的椎板,以便在不干扰硬脑膜的情况下识别黄韧带。向侧方磨除时,可以磨出一个骨槽,以便完成后续的椎板切除术。

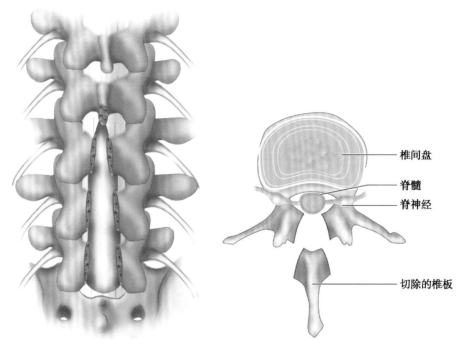

椎间盘

脊髓

脊神经

切除的椎板

图 71-3 显露棘突到小关节的部分,但不要打开关节囊。解剖完成并止血完毕,即可开始切除骨质。霍斯利骨刀和双动咬骨钳可用于移除棘突。如有必要,椎板可以保存用于后外侧原位融合。棘突基底部的皮质骨可能容易出血,应准备用骨蜡。冲洗可帮助进一步确定出血部位

切除椎板及黄韧带

● 充分削薄椎板后,用 2~4mm 向上成角的 Kerrison 咬骨钳去除剩余的骨质,露出黄韧带。用 Epstein 刮匙或者 Woodson 骨膜剥离子,或者其他类似器械伸入椎板下方,去除韧带和硬膜的粘连。解剖要非常仔细,直到看到蓝白色样的硬膜囊。用垂体咬骨钳可进一步切除。

扩大椎板切除术

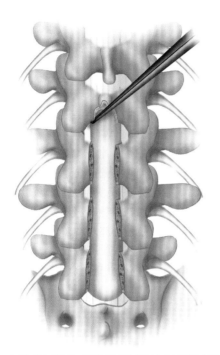

图 71-4 切除黄韧带后，可将椎板切除扩大至椎弓根内侧缘。椎板切除术后，硬膜囊完全松解。外侧骨沟含有静脉丛容易出血，可用各种方法止血。可用含凝血酶的或者浸有其他止血药物的明胶海绵和 1/2 × 1/2 大小的湿脑棉片将明胶海绵轻轻压迫，通过冲洗脑棉片并保持吸力，使明胶海绵收缩保持在出血点以压迫止血

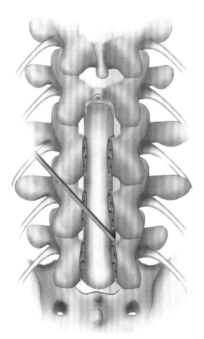

图 71-5 减压成功后，应使用探针触诊椎弓根和椎间孔的内侧边缘。任何有压迫的区域，特别是在神经根上方的压迫，应进一步减压

- 当椎板切除的宽度恰当后，下一步可以行原位后外侧融合。

手术区域的关闭

- 术野应用大量盐水反复冲洗，确认并控制潜在的出血点。伤口关闭应一丝不苟，以防止脑脊液漏，并达到快速无痛苦的恢复。使用 0 号可吸收缝合线"8"字间断缝合关闭深层肌肉层的方法仍有争议。
- 此时可放置深筋膜下引流管，经无菌区通过皮下穿出。
- 0 号线每 5~8mm 不透水间断缝合，非翻转不透水缝合。文献报道，术野中加入万古霉素粉可降低术后感染率。
- 浅筋膜缝合以 2-0 线反式间断缝合，针脚近且间隔相等，以确保切缘有足够的闭合力量。皮肤在重新对合后使用皮钉或连续的尼龙线缝合。

大师锦囊

- Bovie 电刀做骨膜下电灼，可以大大减少操作期间遇到的肌肉出血。
- 从尾至头端烧灼切断椎旁肌肉的附着点最有效且出血最少。双极电刀可用于点出血。
- 与其用 Freer 骨剥离子将骨蜡固定在椎板的出血点，不如一个小骨蜡球放置在出血部位，并用枪状镊持干燥的 1/2 × 1/2 脑棉片将骨蜡挤入出血点内。
- 操作过程中硬膜囊可能会受压，为了避免脑脊液漏，可通过黄韧带和硬膜之间的小窗先塞一块大小 1/2 × 1/2 的棉片，并在 Kerrison 咬骨钳咬之前，向前推进脑棉片。为避免尖而斜的骨刺扎出脑脊液漏，Kerrison 咬骨钳的动作应保持连续和重叠。
- 为了确保深层缝合干燥并止血充分的目的，缝合最后一针前，可以再次冲洗深部并观察吸引器的颜色，直到无血清亮为止。

隐患

- 椎板切除的翻修手术，一定要小心避免硬膜损伤，因为椎板后方保护硬膜囊的韧带结构是缺失的。
- 尽管椎板减压充分，椎间孔成形不充分仍可导致持久的神经根症状。
- 术前抑郁、吸烟和存在心肺合并症患者的预后差，而且可能需要再次手术。因此，术前应充分了解患者相关情况。

紧急脱困

- 硬脑膜破裂修补需要在显微镜下完成。使用 Castro-Viejo 针持或 Ryder 针持用 6-0 尼龙线缝合很必要，可达到止血的目的。

（姜红振 张西峰）

第72节　腰椎显微镜下椎间盘切除术

Daniel R. Cleary and Joseph D. Ciacci
感谢上版作者 Jayant P. Menon and Allen Ho

适应证

- 背痛、坐骨神经痛、Lasègue 征及感觉减退的患者,无法通过保守措施改善。
- 后外侧椎间盘突出引起的椎间孔狭窄。
- 新出现的或进行性运动功能障碍需要紧急外科干预。

禁忌证

- 大的椎间盘突出引起中央型椎管狭窄——提示需全椎板切除。
- 复发椎间盘突出、退行性疾病或腰椎滑脱引起的腰椎不稳患者,需要诸如融合术等更广泛的干预。

手术计划和体位

- 术前评估包括进行完整的神经系统病史问诊和检查,特别是肌力评估。应进行感觉检查,以排除任何皮节感觉的损失。常规的侧位、前屈、后伸后腰椎光片可以显示动态不稳定,了解是否需要腰椎融合以及椎间盘切除。椎间盘切除术可治疗根性腿部疼痛,但无法处理机械背部疼痛。不增强的磁共振成像(MRI)可显示局灶性神经孔狭窄,使外科医生可确认椎间盘切除术和椎间孔成形的阶段。
- 俯卧位或侧卧位均可接受,具体取决于术者的喜好。

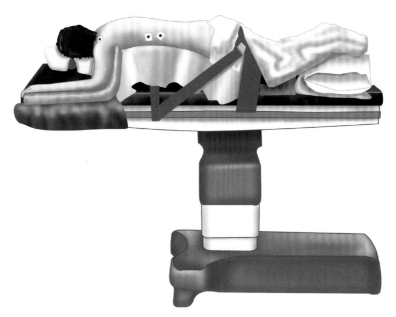

图 72-1　患者俯卧位,用胸垫在 Wilson 架上保持脊柱屈曲

- 切开皮肤前给予患者单剂量的术前抗生素。

手术步骤

皮肤切口

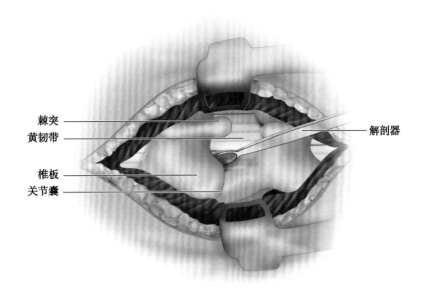

棘突
黄韧带

椎板
关节囊

解剖器

图72-2　通过触诊髂前上棘即可粗略判断L4~5间隙水平。定位针定位拍片,有助于确定准确切口的大小。皮肤皮下加肾上腺素局麻后,先做一个小切口,然后根据需要使用10号刀片扩大

筋膜和筋膜解剖

- 博威(Bovie)电刀系统可用于皮下剥离止血。切开皮下脂肪后,即可见胸腰椎筋膜组织。用干燥的海绵向两侧剥离即可见白色的胸腰椎筋膜。沿着筋膜向两侧分离,用骨膜剥离子可将皮下脂肪从下方的筋膜上分离。

骨膜下剥离

- 利用Bovie电刀来切开筋膜。对于显微镜下椎间盘切除,

旁正中筋膜切开确保不破坏中线韧带结构。在单侧小切口暴露迅速完成后,应立刻拍定位片,以确认正确的手术节段。
- 骨膜下剥离也可以使用一块干的明胶海绵,沿棘突及椎板纵向和横向完成剥离。也可使用一个大的Cobb骨膜剥离器剥离。

半椎板切除术

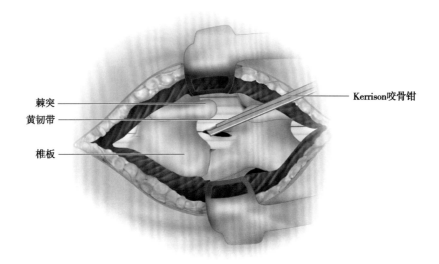

棘突
黄韧带
椎板

Kerrison咬骨钳

图72-3 （A,B)确定正确的节段,即可开始半椎板切除术。首先,找到两层目标椎板之间的软组织。快速削薄椎板上下的骨皮质进入深部的骨松质。可以使用一个向上成角的刮匙除去剩余的骨质。半圆形或方椎板切除术可以用 1~3mm Kerrison 咬骨钳和角度向上的刮匙来完成

切除黄韧带以找到硬膜囊

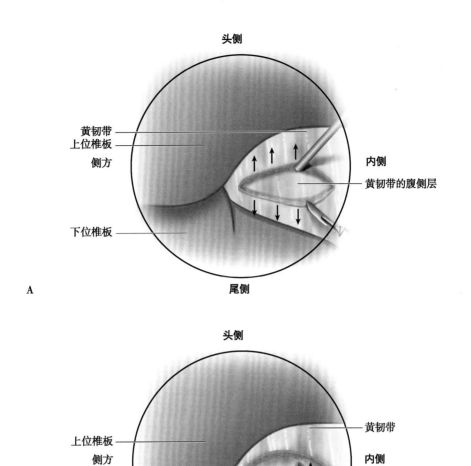

图 72-4 （A,B）用一个锐利的直角器械插入到黄韧带,抓住黄韧带向后方牵拉从硬膜囊上撕离,然后靠近器械用 15 号刀片将其切断。解剖要非常仔细,直到看到发蓝白色的硬膜囊。用垂体咬骨钳在黄韧带上小心地开窗并扩大切除。黄韧带的其余部分由 Kerrison 咬骨钳除去以创造尽可能大的工作窗口。留下内侧部分的黄韧带有助于保护神经根

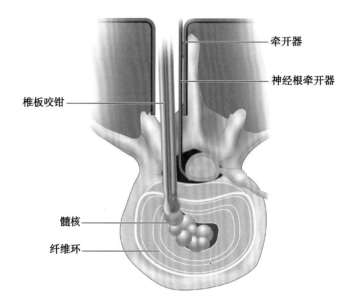

牵开器

神经根牵开器

椎板咬钳

髓核

纤维环

图 72-5 止血后，以神经根牵开器实现无张力牵开，用第 11 号刀片仔细切开后纵韧带。切口方向从内到外的使刀片的锋利刀口远离硬脑膜。可用于垂体咬骨钳去除椎间盘的组织。 用向下成角的爱泼斯坦（Epstein）刮匙或直角的威廉姆斯（Williams）器将旁中央区的椎间盘组织向下推至已减压过的椎间盘间隙内

关闭术区

- 大量盐水冲洗，任何出血点都要确认并控制，直到冲洗液清亮。术中可能发生亚临床隐性的硬膜撕裂，因此伤口关闭应做得一丝不苟，以防止脑脊液漏这样的围手术期并发症，达到快速的无痛苦的恢复。0 号线行每 5~8mm 的绝对不透水间断缝合，可实现完全干燥缝合。
- 浅筋膜缝合以 2-0 线反式间断缝合，间隔针距要近，以确保有足够的缝合力量。皮肤在对合好后使用皮钉或尼龙线行皮下连续缝合。

大师锦囊

- 使用直的杯形刮匙去除软组织，找到两椎板之间的棘间韧带。当看见韧带时，避免切割术野中上位椎板下方，因这样会导致出血，并最终会干扰后续的半椎板切除术。使用一个 2mm 的侧切削"火柴"钻头或 3mm 的橡果样钻头，由内侧向外侧钻（从椎板和棘突的交点向外侧向小关节方向）。
- 将骨蜡涂于 Freer 骨剥上，配合枪状齿镊，持 1/2 × 1/2 大小脑棉片将骨蜡挤压入松质骨上的出血点，以获得止血。
- 用刀片切开组织时，从内侧到外侧远离硬脑膜。在由头侧向尾侧切除时，靠中线别太近。
- 进行激进或者与保守椎间盘切除术，一直是有争议的。

复发是保守椎间盘切除术后令人担忧的并发症；但是激进椎间盘切除术后容易出现背痛，并存在腹腔器官受损的可能。

隐患

- 侧方不要钻得太远，因为进入小关节囊会破坏关节稳定，并导致关节突关节疼痛。头侧不要钻得太远，因为这可能造成医源性侧块缺损，导致不稳定。
- 腰椎向前滑脱的病例，可能需要前路的融合。
- 年龄、主动吸烟和正在进行的索赔事件都与术后改善率降低有关。

紧急脱困

- 硬脑膜破裂修补需要在显微镜下完成。使用 Castro-Viejo 针持或 Ryder 针持，用 6-0 尼龙线缝合很必要。纤维蛋白胶和其他可喷涂的液性聚合物都可以使用。筋膜也要的严密缝合，以降低术后发生脑脊液漏可能性。
- 对于患有严重全身性疾病的患者，可在脊椎麻醉下实施手术。

（姜红振 张西峰）

第 73 节　前路腰椎椎间融合术

Usman A. Khan and Joseph D. Ciacci

适应证

● 前路腰椎椎间融合（anterior lumbar interbody fusion，ALIF）适于慢性的、丧失生活能力的下背痛患者；这类患者的疼痛往往继发于退变性腰椎间盘疾病（如椎间盘塌陷、Modic 改变），或无严重神经压迫症状的退行性腰椎滑脱。患者至少经历 6 个月的保守性非手术治疗症状无明显改善后才考虑手术。ALIF 也可以用于既往后路腰椎手术失败的病例。

禁忌证

● 假设患者的一般条件适合接受择期脊柱手术，绝对禁忌证包括腹膜后到腰椎入路受限的情况，如严重的病态肥胖，腹膜后手术瘢痕，或一个大的肾动脉水平以下腹主动脉动脉瘤，以及神经受压需要直接减压者。直接减压不能轻松地从前方完成。在这些情况下，后路手术是必需的。一个可能的例外是由于手术阶段椎间盘塌陷，导致根性椎间孔压缩，此时通过牵引撑开椎体和恢复椎间盘高度等操作而有可能获益。

● 相对禁忌证包括先天性或医源性泌尿生殖系统的解剖异常，如位于术侧输尿管或肾脏或以前的腹膜后手术史。不愿承担逆行性射精等并发症风险的患者选择后路效果更好。因为植入物沉降的风险，严重的骨质疏松症也限制了椎间融合的可行性。最后，单纯的 ALIF 手术不适用于需要后路固定和融合的严重腰椎滑脱症患者。

手术计划和体位

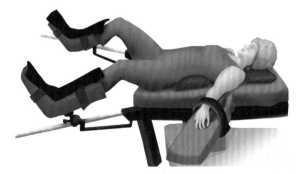

图 73-1　对于较低的椎间盘节段（L4~5，L5~S1），患者采用仰卧位。可充气的气囊置于腰背部以增加或减少在必要时的前凸。外科医生可从右侧（标准仰卧位的患者）施行手术。我们通常在有血管损伤大量失血的病例中使用血液回输装置。使用脉冲氧和仪监测操作和牵拉血管时，患者下肢是否有缺血

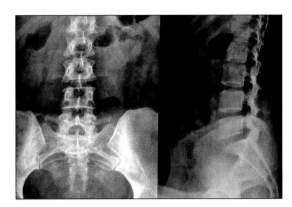

图 73-2　作切口前，使用正位和侧位 X 线透视和皮肤的适当标记来确定手术节段，并标记恰当的皮肤切口。切口标记应该位于假想入路通道的中心

手术步骤

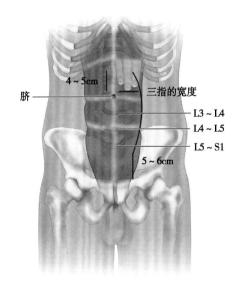

图 73-3　虽然经腹膜入路可到达 L4~5 和 L5~S1 的椎间盘位置，但减少肌肉损伤的腹膜后入路已经变得越来越流行，其优点是术后肠梗阻率较低且更容易控制腹腔内组织，也能将交感神经丛钝性分离后牵到手术间隙的右侧从而避开神经。两种入路有多种切口，包括中线、旁正中和 Pfannestiel 切口。还描述了使用环脐（Bassani）切口的小型开放式腹膜后入路。水平切口愈合后有更好的美容效果，而垂直切口可以更容易向头尾侧扩展。从左侧的入路更常用，因为轻柔地手工牵拉主动脉比牵拉下腔静脉更安全，而且下腔静脉壁撕裂后手术修复十分困难

● 术中看到椎体前缘时,在切除椎间盘和置入移植物之前必须透视确认手术节段。

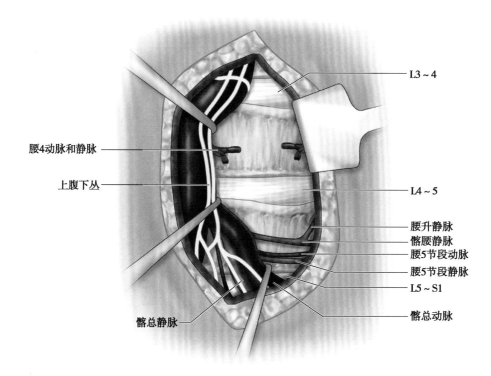

图 73-4 在 L5~S1 椎前组织使用垂直切口打开。在这个部位只用双极电凝而不用单极电刀,以免对横穿该区域的自主神经造成损伤。如果神经损伤,可能会造成男性患者的逆行性射精,导致不孕不育。通常不必游离大血管,因为这个入路可通过血管分叉的间隙进行手术

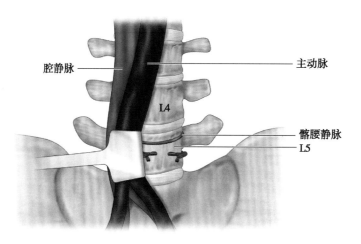

图 73-5 在 L4~5 节段,辨明髂腰静脉并结扎后由左向右游离左侧髂血管。因髂腰静脉在这个平面附近汇入髂总静脉,若在汇入点出现撕脱可导致大量不必要的出血

●L3~4 椎间盘的入路,则需要更大的游离和牵拉髂血管和主动脉。

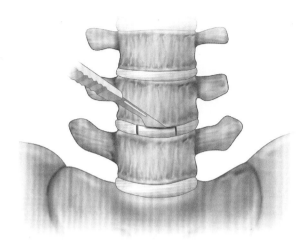

图 73-6　对称切开椎间盘前部,保证纤维环侧壁的完整。彻底清除髓核。注意从此时开始,避免破坏纤维环后部和损伤椎管内容物。对于大的椎间植骨,椎间盘切除术后方要到达后纵韧带。为取出隐匿的椎间盘碎片,可去除部分或全部的后纵韧带,直接进行神经减压。在这些情况下,增强照明和放大镜的使用是必要的

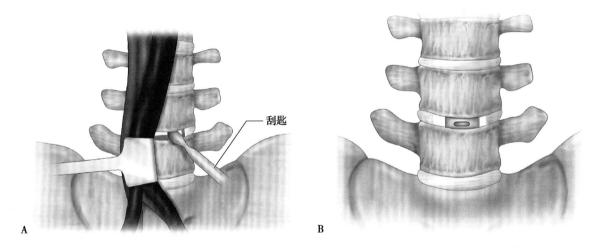

刮匙

A　　　　　　　　　　　　　　　　　　　　　　**B**

图 73-7　精心去除已显露椎体终板的软骨,制备融合床。终板的中心为松质骨,应当保护好,避免不慎进入下方的松质骨,可能会导致融合器(Cage)缩进并沉降入椎体。这需要交替使用刮匙和咬骨钳来完成

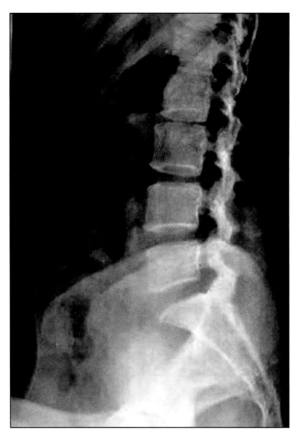

图 73-8　有各种大小不同型号的牵开器,选用合适大小的牵开器撑开椎间隙。拉开撑开器,撑开椎间隙前部。在术前轴位磁共振成像(MRI)和计算机断层扫描(CT)测量终板的大小,选择合适大小和深度的植入物。在先前撑开的椎间隙内置入大小合适的植入物,可获得能促进融合的轴向压缩力。一个紧密的补充固定也能增加最终稳定性,降低了植入材料失败的风险,如果使用辅助固定,内植入物中可以填充自体骨、脱钙骨基质、已商业化销售的植骨延长物,或重组人骨形态发生蛋白(RH-BMP)

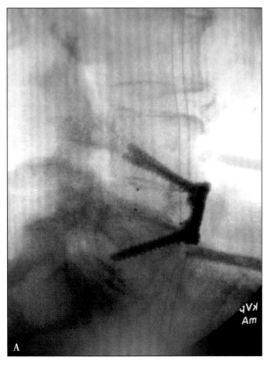

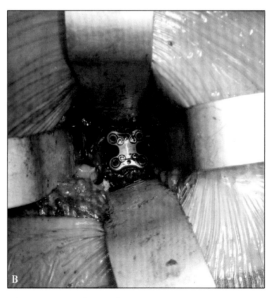

图 73-9　(A-D)如果没有辅助性的后路固定,则可以使用椎体前板固定

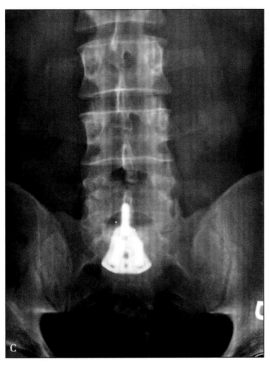
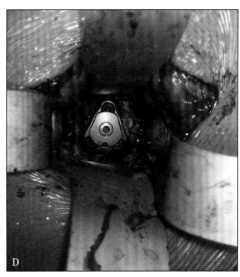

图73-9 （A-D）如果没有辅助性的后路固定,则可以使用椎体前板固定。虽然前路钢板使脊柱的生物力学变得轻度僵直,但在防止单纯 ALIF 术后发生向前滑移方面很有用处

- 最后,以正位和侧位片的来确认所有植入物位置理想,彻底止血,去除牵开器,常规分层缝合切口。撤除牵引器后,关键是要检查髂内动脉血管的搏动情况。此外,由于牵开器压迫静脉,当时静脉无出血,撤除牵引器后应注意检查和止血。

大师锦囊

- 对于男性患者,有 1%~5% 的患者出现逆行性射精。应避免沿前纵韧带撑开或电灼下腹部的神经丛,最大程度减少并发症。有生育计划的患者,精子银行仍然是一个选项,可用于拟行前路融合的患者。
- 在椎间盘空间很小的情况下,一种放置在背部的可充气的气囊很有用处。它膨胀后增加生理曲度,方便植入物的放置。完成置入手术后再压缩气囊,可使椎体互相挤压受力,并轻易扩开椎体的后部。
- 如果髂腰静脉有问题,建议结扎。此操作没有任何临床相关后遗症,但若不慎伤及这个小血管,修补非常困难,并会导致大量失血。

- 前路融合比后路的优势之一是能够恢复腰椎前凸 5°~10°。基于此,术者可以使用显著前凸的植入物,特别是在 L5~S1 的间隙。植入物有 10°~15° 前凸是合理的。持续的扩张椎间隙可以增加椎间空间以容纳植入物。

隐患

- 在特定的情况下,切除低位 L5-S1 椎间盘时,由于骶骨的角度倾斜明显,手术有一定困难。术者可通过术前影像来确定骶骨曲度和耻骨联合的关系,而耻骨联合限制手术的显露范围。
- 游离交感神经丛后,患者下肢交感神经功能紊乱的发生率增高。此"交感神经效应"造成患者不对称性的"腿凉"或"腿热"感,术前应向患者谈及这种令人烦恼的并发症。

紧急脱困

- 不能经前路手术的病例,可选择后路椎体间融合。

（姜红振　张西峰）

第74节 后路腰椎椎间融合术

Mihir Gupta and Joseph D. Ciacci
感谢上版作者 Matthew J. Tormenti, Edward A. Monaco III, and Adam S. Kanter

适应证

- 有症状的、进展性的或者需要减压获得稳定的腰椎滑脱。
- 由椎间盘退变性疾病引发的下腰痛,其可从有症状的单个或多个阶段的融合中获益。
- 以前曾行横突融合术,因假关节形成而需要更加可靠坚强的融合术。
- 退变性脊柱侧弯的矫正。
- 复发椎间盘突出症。

禁忌证

- 以前在相应椎间有过植骨。
- 在目标阶段或计划手术阶段有明显的硬膜外瘢痕。
- 骨质疏松的终板,可能无法保持椎体间植骨,导致沉降。
- 脊髓圆锥或以上的病变。

手术计划和体位

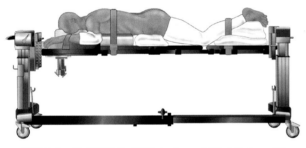

图 74-1 患者俯卧位,使用 Andrews 框架或 Jackson 床

- 术前影像学检查包括正位和侧位 X 线片或计算机断层扫描(CT),磁共振成像(MRI)可更清楚地了解神经和软组织结构的解剖。
- 常规神经生理监测,包括体感诱发电位和肌电图。
- 调整位置手术床的位置,方便透视机的应用和术者观察。

手术步骤

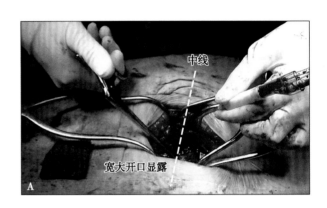

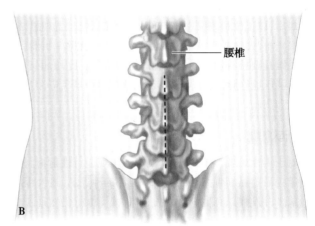

图 74-2 (A)采用中线切口。切开筋膜后,骨膜下剥离显露手术节段。(B)向侧方解剖显露,直到横突内侧缘

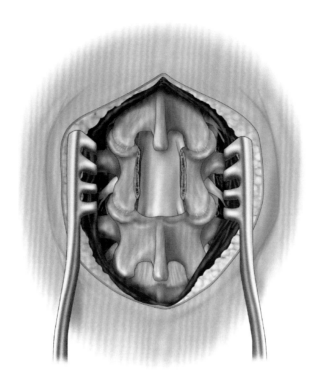

图 74-3 行完整的椎板切除术

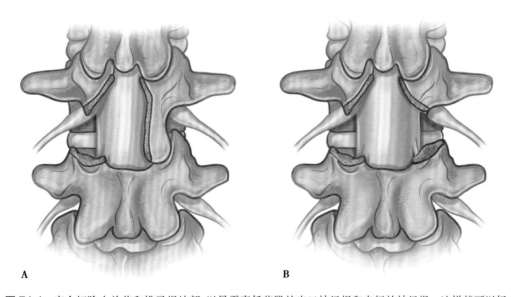

A
B

图 74-4 完全切除小关节和椎弓根峡部,以暴露责任节段的出口神经根和走行的神经根。这样就可以轻松暴露出椎间隙

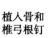
切除的椎间盘组织

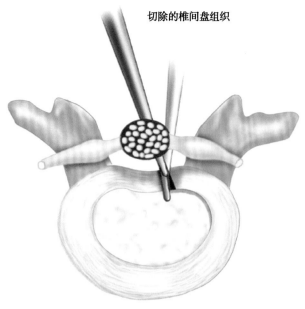

图 74-5　用神经根拉钩轻轻地拉开硬膜囊,进行彻底的椎间盘切除术。用垂体咬骨钳和刮匙去除所有的椎间盘组织。刮除终板结构,准备放置椎间融合器

插入融合器（cages）

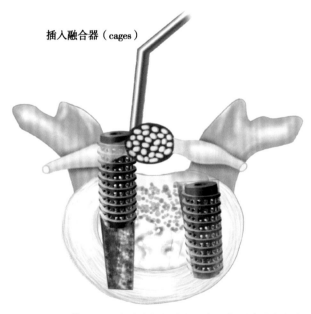

图 74-6　椎体间植骨应放在椎间盘的两侧。如果存在椎间盘的严重塌陷,应用撑开器最大限度地恢复椎间高度,并有助于放入最佳大小的植入物。在植入物放入时,牵开硬膜囊以扩大视野,减少不经意撕开硬膜的风险

植入骨和椎弓根钉

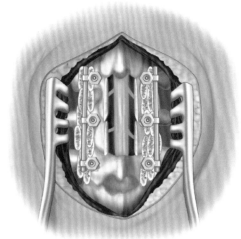

图 74-7　使用椎弓根钉对椎间植入结构进行加固以及横突间融合。横突间融合可使用局部自体骨或其他植骨材料,有条件的两者都可使用

大师锦囊

- 失血量可能比其他腰椎椎间融合手术高。患者选择和术前准备均应作相应调整。
- 任何骨性减压手术前,应透视确认节段正确无误。
- 撑开器可以帮助在椎间撑开和放置移植物。
- 合理使用透视,有助于准备终板,并选用最佳大小的植骨材料。融合器体积大小、形状和位置决定了获取的脊椎前凸的度数。
- 凝血酶、SURGIFLO 和明胶海绵等止血材料在控制硬膜外出血方面十分有用。
- 同时行横突间融合术和使用椎弓根钉系统,可增加融合成功率。

隐患
- 硬膜切(撕)开。
- 放置植入物过程中损伤神经根。
- 大量的硬膜外出血。
- 切除前纵韧带和放置植入物时损伤到腹腔内结构。

紧急脱困

- 如果不能放植入物,可以用自体骨、异体骨移植、骨诱导材料代替,植入椎间隙。
- 单一经椎间孔放入植入物可减少严重的硬膜外瘢痕形成。针对有根性症状的患者,还是要进行神经根减压。
- 圆锥或以上的病变,应考虑经椎间孔腰椎椎间融合术,因其可避免牵拉硬膜囊。

（姜红振　张西峰）

第75节 经椎间孔腰椎椎间融合术

Usman A. Khan and Joseph D. Ciacci

适应证

- 节段性不稳,需要融合才能达到稳定。
- 复发性椎间盘突出和宽基底的椎间盘突出。
- 椎管狭窄伴有显著的背部疼痛,而融合有利于改善症状者。
- 具有显著背部疼痛的椎间盘退变患者。
- 有明确症状的进行性腰椎滑脱症患者,或者脊椎滑脱节段需要减压并融合的患者。
- 退行性脊柱侧凸,矫形术中需要进行相应阶段融合的患者。
- 既往横突间融合或关节成形术后假关节形成的补救手术。

禁忌证

- 活动性感染。
- 预期寿命短。
- 严重的骨质疏松症。
- 血液恶病质。
- 连体神经根可阻止经椎间孔进入椎间隙

手术计划和体位

- 正位和侧位平片或电脑断层扫描(CT)扫描,评估腰椎骨骼解剖结构。
- 动态(屈伸位)X线评估腰椎活动范围和稳定性。
- 磁共振成像(MRI)评估神经和软组织(如椎间盘)。

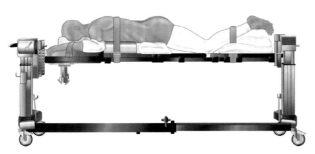

图 75-1 患者俯卧于 Jackson 床上,垫胸垫。注意避免腹腔受压造成的硬膜外静脉扩张

- 备透视机和神经监测,包括体感诱发电位或肌电图或两者兼而有之。

手术步骤

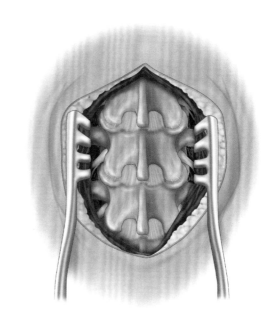

图 75-2 中线进入,骨膜下剥离并显露所有受累阶段的椎板。若计划置入椎弓根螺钉,需向外继续显露到横突的内侧

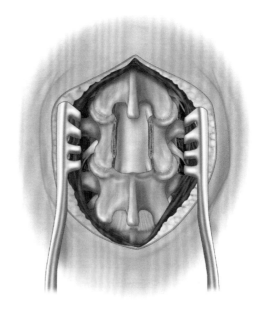

图 75-3 行完整的椎板切除术

75

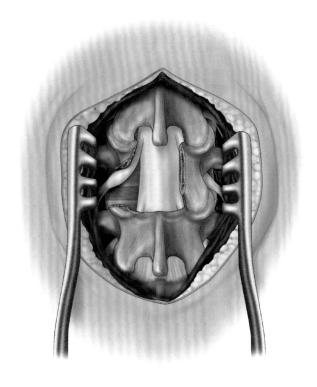

图 75-4　完整切除小关节和峡部，暴露该节段穿行的出口神经根和行走神经根，使其下的椎间隙清晰可见。注意对该区域的硬膜外静脉出血应仔细止血

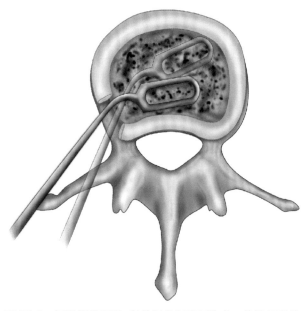

图 75-5　切除纤维环后，行椎间盘彻底切除术。关键是要越过中线，并确保将对侧的椎间盘也完全清除。准备终板，不要破坏纤维环的外环，拟置入融合器。切除终板的背侧缘可以使终板更扁平，这样可以改善腰椎的凹度。重要的是要除去终板软骨，有利于融合成功。应避免用骨凿凿终板，以防止破坏终板的皮质结构

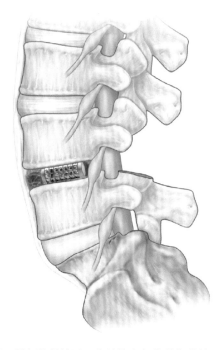

图 75-6　椎间植骨放置。移植物有各种形状（例如飞镖形、子弹形）。无论形状如何，医生应尝试将之放置在椎间盘中间。可以将椎间植入物经椎间孔放置到椎间隙后部，然后向前滑动至椎间隙中间。如果椎间盘显著塌陷，在牵开器的牵引下，置入椎弓根螺钉以增高椎间隙的高度，使较大的移植物能顺利置入

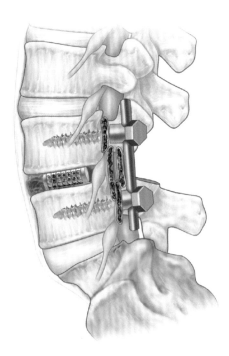

图 75-7　再辅以椎弓根螺钉内固定及横突间融合的钉棒系统，可增加强度，并提高融合成功率

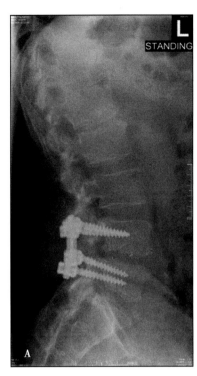 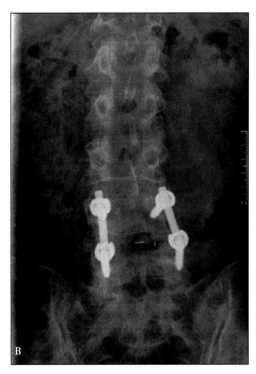

图 75-8 （A，B）最终应拍正位和侧位 X 线片,确认所有的植入物位置正确、理想

大师锦囊

- 手术中透视以确认手术节段。
- 可以用牵引工具来辅助植入物的放置。
- 透视可帮助将植入物放在理想的位置。
- 补充椎弓根螺钉内固定和后外侧关节融合术,有助于长期稳定和融合。

隐患

- 因为髂嵴的阻挡,在 L5~S1 节段放置椎间融合物比较困难。
- 在植入物放置时可能损伤发出和穿行的神经根,因此在置入植入物时,必须用神经根拉钩保护神经。
- 植入物摆放得过于靠后,或者植入物相比椎间盘体积太小,可能会使植入物脱出椎管。

紧急脱困

- 如果在 L5~S1 节段因解剖结构的阻挡,难以进入一侧椎间孔并将植入物置入最佳位置,则可选用双侧后路椎体间融合术。
- 如果椎间隙空间太小不足以放入融合器,可用专用的撑开器扩大空间。
- 如果解剖因素制约了椎间融合器的安全置入(例如,变异的神经根),单独横突间融合加椎弓根螺钉的方案也可作为选项。

（姜红振 张西峰）

第76节 前路腰椎椎体次全切除术

Mihir Gupta and Joseph D. Ciacci
感谢上版作者 J. Dawn Waters

适应证

- 肿瘤、骨折、结核或其他椎体病变,需要切除椎管前方的病变,从而达到椎管减压。
- 脊柱前路存在不稳定因素,需要恢复椎体高度和稳定,从而预防进行性的畸形和脊柱后凸。

禁忌证

- 相邻的骨质条件差,不利于融合的,比如骨质疏松症、骨髓炎、肿瘤或其他骨病。
- 腹主动脉瘤。

手术计划和体位摆放

- 前路腰椎入路有以下几个选项,包括:①前外侧腹膜后入路,患者侧卧位;②内镜下前外侧腹膜后入路;③前腹膜后入路,患者仰卧位;④前路经腹膜入路,患者仰卧位;以及⑤侧卧位横向腹腔外侧入路。所有 L2 及以上部位的入路都需要考虑的肋骨和膈肌的暴露。外侧入路中,暴露 L5 水平以下时,需要考虑髂嵴的阻挡。本节的重点是前外侧腹膜后入路。
- 虽然一般首选左侧入路,也有例外包括病变主要位于右侧和腹主动脉瘤病例、动脉壁钙化、或其他的动脉病变导致主动脉难于游离。右侧入路相对困难,因为需要牵拉肝脏和管壁较薄的下腔静脉。
- 前方入路需要游离大血管,所以经常在普外或血管外科医生的帮助下进行。
- 此过程中的风险包括骨折椎体硬膜外静脉出血和大血管损伤。需备足血液,除非有感染或肿瘤,一般需备血液回输。术前做完整的医疗评估和充分准备,对共患疾病处理也可以减少手术风险。
- 考虑脊柱后方骨和韧带稳定性,应该准备有必要并适当的辅助或替代的后路钉棒固定方案。
- 特殊的血管病变,应考虑术前栓塞。
- 术前影像学应包括:①普通正位和侧位 X 线片;②磁共振成像(MRI)确认神经解剖和脊髓压迫程度,增强扫描以显影肿瘤或脓肿;③非增强计算机断层扫描(CT)以测量骨解剖结构的数据并规划植入物大小。请注意分析相关

正位和侧位 X 线片与其他影像资料,便于在术中 X 线上准确定位病变阶段。另外明确相关血管如主动脉、下腔静脉和腰膨大动脉(Adamkiewicz 动脉)的影像,可以帮助制定术前计划。

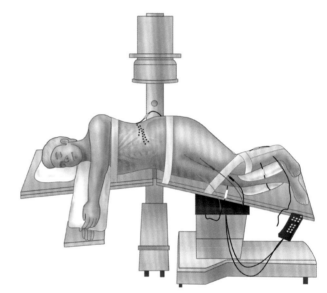

图 76-1 左侧入路。①侧位,左边朝上。②将软垫或胶辊来支撑身体。③垫腋卷。④用填充胶带固定患者整个肩膀和大转子。⑤弯曲左髋关节使同侧腰大肌放松,但不能太过而干扰暴露。⑥铺单时充分露出患者前后中线。如果需取髂骨,准备髂嵴

- 应采用与手术床配套的术中透视机。确保透视功能与手术床匹配,清晰显示患者目标节段的正位和侧位像。
- 切皮前用 X 线透视来帮助定位和规划,从计划切口中心暴露到椎骨。在胸腰椎交界处的水平,恰位于脊椎病变外侧腋中线处的肋骨阻挡操作,原则上最好切除同侧一根肋骨以获得最佳暴露。在 L1 的暴露中,切口可延伸至第 10 肋水平。
- 在适当的水平,从腹直肌外侧缘至椎旁肌肉的外侧缘斜行切开。
- 完成止血并检查重要结构如肠管、腹膜、胸导管没有损伤之后,可关闭切口。如果膈肌已切开,立即修补以防止膈

疝。根据需要放置胸腔引流管。腹壁的肌肉筋膜层应分层缝合,以标准方式缝合皮肤。

手术步骤

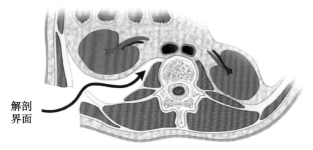

图 76-2 腹膜后切口解剖的轴位观察。将腹膜及其内容钝性分离并前推,肾和输尿管也向前推。可用自动拉钩系统,如 Omni-Tract 系统(Saint Paul, MN)帮助暴露

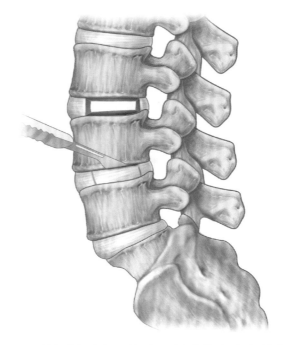

图 76-4 椎间盘切除术。透视验证手术节段,如需要可在椎间盘上插入不透 X 线的标志物。确认目标椎体上方和下方的椎间孔,并用 4 号 Penfield 到找到椎体后缘和椎管。当手术节段已明确,神经也得到保护,可行拟切除椎体上方和下方的椎间盘切除术。切除软骨终板,同时保护骨性终板。用明胶海绵或类似的止血材料控制出血。应尽量避免使用骨蜡,因为它会干扰随后的融合

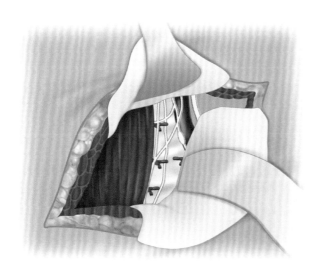

图 76-3 到达椎体表面。找到椎体中段血管,在距离主动脉约 1cm 的位置结扎切断,显露后方的椎体。髂腰静脉可能在 L4~5 水平牵张限制主动脉,它在 L5 表面汇入下腔静脉,可在此确认该静脉并结扎切断。主动脉和髂动脉游离出来后,可由左向右轻轻拉开。左髂静脉在主动脉分叉的下方走行时,在横跨 L5 椎体或 L5~S1 的椎间隙处可能被拉伸和压扁,如果误以为是非血管组织并切到它,可能造成大出血

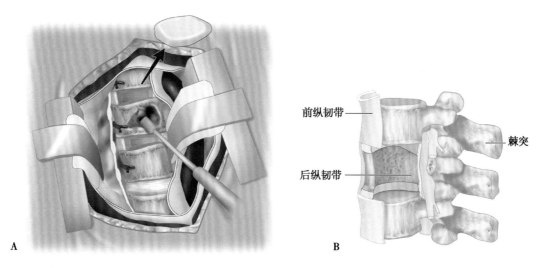

前纵韧带

后纵韧带

棘突

A

B

图76-5 椎体切除。（A）在上下椎间盘已经切除的间隙切除椎体。可用咬骨钳和切削钻。松质骨相对皮质骨出血较多。快速切除松质骨直到皮质骨可以起到止血作用，也可用明胶海绵或骨蜡止血。（B）除非有禁忌证（例如肿瘤或感染），否则应保留前方和对侧骨皮质完整，并保存任何手术切除的骨块用于后续的植骨。保留前纵韧带和前方及对侧皮质骨完整有助于保护大血管。对椎管进行减压时要小心，以避免撕裂硬脑膜，并尽可能原位修复所有的硬脑膜破损

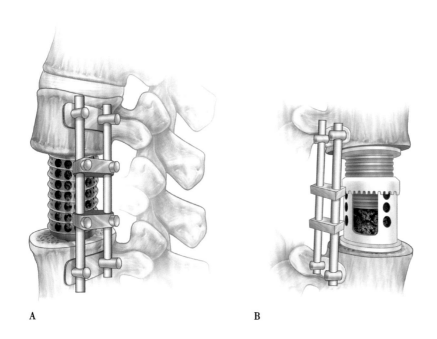

A

B

钉板系统

钉棒系统

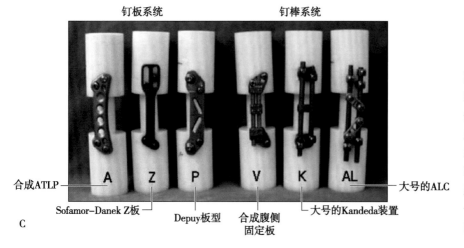

合成ATLP

Sofamor-Danek Z板

Depuy板型

合成腹侧固定板

大号的Kandeda装置

大号的ALC

C

图76-6 （A，B）器材的使用。前路重建一般包括椎间融合器加自体或异体骨，前柱和中柱支撑，再用板或棒固定邻近的椎体，限制手术融合阶段的运动。具体的器械和技术因厂商而异。随后列出常用的器械。请参阅制造商关于每个设备的详细信息。（C）图示为不同制造商的相应器材

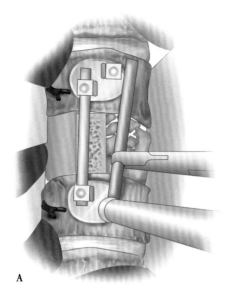 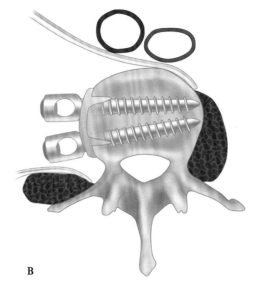

A   B

图76-7 前路板或棒以及螺钉的位置。(A)融合器植入前,去除所有牵开器,调整床和患者体位,恢复椎体解剖排列。避免植入物顶到搏动性的主动脉,因为血管搏动的摩擦和随后的侵蚀可能导致致命的大出血。测量并选择合适长度的板,要精确覆盖椎体,避免置入螺钉时造成终板的劈裂,也可以避免影响相邻的非融合阶段的椎体运动。根据术前椎体影像学测量的大小,选择相应的椎体螺钉尺寸。(B)在一个三角形轨迹(不平行)的角度下置入成角螺钉,以保持螺钉把持力。后方螺钉角度应向前以避免太靠近或进入椎管内。手术结束前透视确认钉道位置理想

大师锦囊

- 在某些情况下,术中识别输尿管特别困难,如腹膜后纤维化或恶性病变侵犯输尿管,术前行输尿管内支架置入可能会有帮助。
- 使用部分透X线自动牵开系统可将术区维持在暴露状态,以节省时间,因为它并不需要在X线透视时取出或重新置入。

隐患

- 在错误的节段进行手术是一种常见的可预防的错误。如果患者肋骨或椎骨的数量有异常,使判断节段更加复杂,仔细研究术前图像,关联对比各种片子与其他成像方式,并采用术中透视。
- 伤到大血管、胸导管、输尿管,可能会明显提高致残率和死亡率。
- 内植入物突出并与搏动的动脉相接触,如主动脉,可能随着时间的推移因为摩擦而侵蚀动脉。
- 因为牵拉腹部静脉,可能会出现包括深静脉血栓和肺栓塞等并发症。
- 左髂静脉在主动脉分叉的下方走行时,在横跨L5椎体或L5-S1的椎间隙处可能被拉伸和压扁,如果误以为是非血管组织并切到它,可能造成大出血。
- 不要在同一结构中使用不同类型的金属或合金,因为这可能会导致贵金属电偶腐蚀。

紧急脱困

- 如果大血管损伤,压迫近端和远端控制出血。修复血管时可以放置临时血管夹。
- 如果不能安全地完成前路手术,考虑后路的办法固定以加强稳定。

（姜红振 张西峰）

第77节 椎弓根减压截骨术

Joel R. Martin and Joseph D. Ciacci
感谢上版作者 asson Keshavarzi, Dzenan Lulic, Pawel Jankowski, and Henry E. Aryan

适应证

- 因为前路融合性凸出、外伤性畸形、肿瘤性疾病或先天性异常等既往行手术治疗,术后继发矢状面畸形者(如 Bending 位 X 片上显示矫形不良)。
- 需要引入高达 35° 的腰椎前凸,或长达 10cm 后柱平移,或校正的一个尖锐的后凸或平背综合征。
- 症状包括无法保持平视,站立和行走时有严重的疲劳感,顽固性腰痛,脊柱外形畸变,全身功能下降以及根性症状。
- 非手术保守治疗失败和有记录的进展性畸形。
- 因之前手术形成假关节或相邻节段融合后继发进行性畸形。
- 通常在脊髓圆锥以下的 L2、L3 节段进行操作,由于固定位置较少,应避免在腰椎远端进行截骨。如果有指征,也可以选择胸椎或颈椎水平进行操作。但由于在硬膜囊周围操作加上楔形闭合,这也增加了脊髓受损伤的概率。

禁忌证

- 药物禁忌。
- 骨质条较很较差,术后难以愈合或者跨过截骨点融合。

手术计划和体位

- 站立位 36 英寸正位和侧位 X 线片,评估全部和局部的脊柱形态。对于侧位的 X 线,脊柱畸形在膝和髋关节完全伸直时观察最准确。
- 通过屈伸位 X 射线可评估畸形活动度。畸形的活动度在制定手术计划方面有重要作用。
- 通过正位像可评估脊柱侧凸畸形。
- 磁共振成像(MRI)可对椎管进行多维评估,椎管尺寸大小及椎间孔和中央椎管狭窄的程度。这个评估特别重要,因为调整脊柱前凸角度将使狭窄的阶段上移,继而压迫神经结构。在此情况下,外科医生可以考虑矢状面畸形的矫正之前先解除对神经的压迫。
- 应检查患者是否为髋关节屈曲挛缩,其可能造成椎体矢状面排列不齐。托马斯试验中,可评估患者挛缩髋关节的活动度。修改后的托马斯试验可以区分髂腰肌或股直肌的紧张。

- 对于患者的矢状位脊柱畸形,当务之急是要准确定位畸形,为颈椎、胸椎抑或腰椎的畸形。若定位于颈椎,畸形患者俯卧位时,升起手术床前部,使头和胸椎抬高。

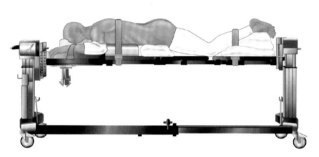

图 77-1 Jackson 脊柱手术床,患者俯卧位

手术步骤

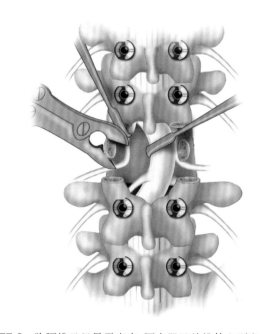

图 77-2 胸腰椎已经暴露出来,腰大肌已从椎体上剥离。椎弓根螺钉已置入相邻节段,通常在截骨的上下各两个节段水平。暴露神经结构前安装植入物可以降低脊髓和硬膜囊受伤的危险。行椎板切除术和去除双边小关节,更好暴露椎弓根。使用高速钻磨除椎弓根中心,并继续向椎体内钻,深约 1cm。这样方便用窄的咬骨钳去除椎弓根的其余部分

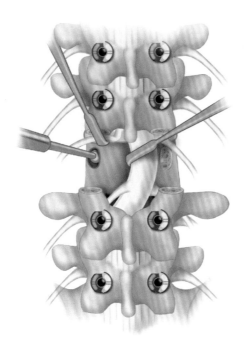

图 77-3　使用磨钻去除椎弓根的其余部分,继续暴露可达椎体。重要的是使用神经根拉钩保护神经结构,包括神经根、硬膜囊和脊髓

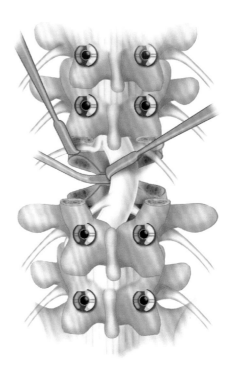

图 77-5　后纵韧带正下方区域的骨质必须去除使之下陷,可用刮匙去除。这是非常重要的一点,因为任何剩余的骨都会阻挡截骨术闭合。椎弓根切除后,下方的神经根会限制椎体去松质骨化的程度和下缘的楔形切除

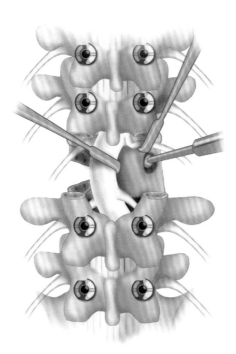

图 77-4　去除椎体松质骨,行楔形切除术。可用高速钻头或10mm 的骨刀完成,或两者交替使用来完成

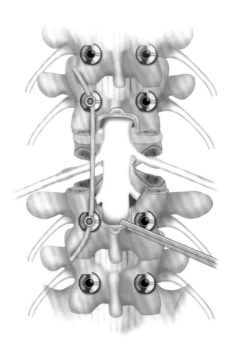

图 77-6　放置一个临时棒提供垂直方向稳定,防止术者进一步去除后方结构(例如,进一步切除椎板的喙和尾侧)时发生移位

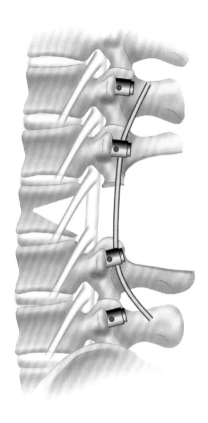

图 77-7 有一点特别重要,在准备关闭时,避免在截骨术后留下可能压迫硬膜囊的任何物质,例如前一手术后的瘢痕组织、碎骨或韧带组织

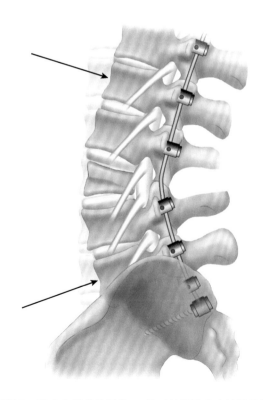

图 77-8 换永久棒并关闭伤口,此时外科医生应给椎弓根螺钉加压来获得必要的前凸角度

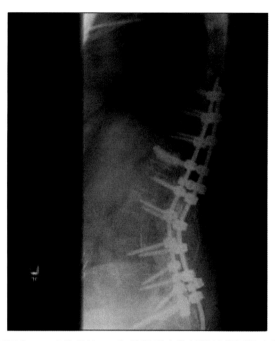

图 77-9 72 岁的男性,30 年前做了未使用器材的腰椎融合,导致了医源性平背综合征以及渐进的矢状面失衡,限制了他的行走。他接受了 L3 椎弓根截骨术和后路矢状面平衡校正

大师锦囊

- 在经椎弓根进行椎体楔形切除时,术中可能发生大量失血。在前方和后方交替进行操作时,使用止血材料和棉片压迫填塞,有助于减少出血。
- 至关重要的是,避免进入截骨平面以上的椎间隙
- 可能发生大量失血。在大量失血的情况下,应积极主动地抢救复苏。
- 在关闭骨切开处时,如果上下阶段出现椎管狭窄,必须进行减压术。否则,因为骨切开处关闭后局部成角,压迫可能进一步加重。
- 如果骨切开处的骨面对合后不能完全关闭,可以考虑加一块骨或者使用骨成形蛋白,或者两者都用,以促进愈合。
- 扩展改良的经椎弓根截骨术包括截骨平面头侧椎间盘周围的骨切除,从而提供更大程度的矫形效果。

紧急脱困

- 进入术区上下椎间盘间隙后,要求进行融合或者转为椎体全切。

(姜红振 张西峰)

第78节 腰椎间盘成形术

Brian Hirshman and Joseph D. Ciacci
感谢上版作者 Joseph L. Martinez and Michael Y Wong

适应证

- 腰椎间盘成形术（lumbar disk arthroplasty，LDA）适于治疗起源于 L4~5、L5~S1 的椎间盘源性慢性腰痛，且不伴有神经压迫所致的跛行或神经根性病变。诊断应根据磁共振成像（MRI）、普通腰椎 X 线片以及病变阶段椎间盘造影的阳性结果。
- 患者进行保守性的非手术治疗至少 6 个月，无效方可考虑手术治疗，理想的年龄最好在 18~50 岁之间。患者有既往后方椎间盘手术史，如椎间盘切除术或髓核摘除，只要没有急性的神经压迫，剩余的小关节解剖足够支撑椎间盘空间，并能保持节段稳定的，也可行此手术。

禁忌证

- 假如患者的一般医疗情况可以接受择期脊柱手术，此手术的禁忌证是活动性椎间盘炎、病变阶段既往的融合手术失败、恶性肿瘤、相邻椎骨有骨折或脊椎滑脱、病理节段有脊椎前移、骨质疏松不足以支持椎间盘假体以及小关节病变进展期。
- 与其他腰椎前路手术一样，相对禁忌为下腹主动脉瘤、同侧输尿管或肾脏的先天性或医源性泌尿生殖解剖异常如仅剩单侧输尿管或肾脏，或者以前有腹膜后手术史。

手术计划和体位

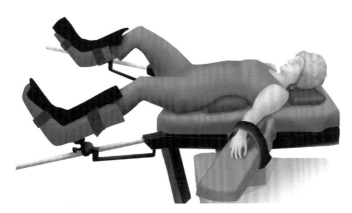

图 78-1 患者仰卧于手术台上。腰椎后伸，如果截石位则双腿应该外展。如果是截石位，外科医生站在患者的两腿之间完成手术。此位置为外科医生放置假体时提供的一个更靠中心的入路，这对假体成功置入至关重要

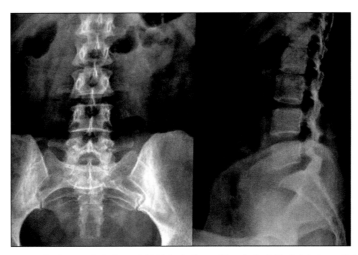

图 78-2 切开前，用正位和侧位透视来定位正确的椎间盘位置，并且在皮肤作适当标记。此入路的切口应位于该部位的中心位置，画线笔标记切口位置

手术步骤

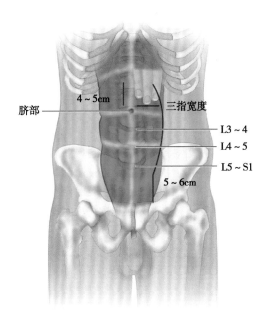

图 78-3 经腹膜或腹膜后入路均可到达 L4~5 和 L5~S1 椎间隙。通过各种切口,包括正中、旁正中、凡氏(Pfannenstiel)切口均可完成这两种入路。通常采用左侧入路,因为轻柔牵拉主动脉比牵拉下腔静脉更安全。大多数医生喜欢使用腹膜后的小开窗入路,因为发生空腔脏器损伤、逆行射精、术后肠梗阻的概率较低。术中显露到椎体前缘后,必须最后一次通过透视确认正确的椎间盘间隙。正位透视确定解剖中线,在拟切除的椎间盘上方用一螺钉标记

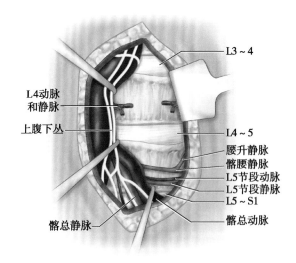

图 78-4 L5~S1 椎前组织垂直方向切开。在这个节段仅使用双极电凝,以避免伤害穿越此处的自主神经,尽量避免使用单极电刀。如果这些神经受伤,可能会出现逆行性射精,导致男性阳痿和不育。大血管在这个水平不必游离

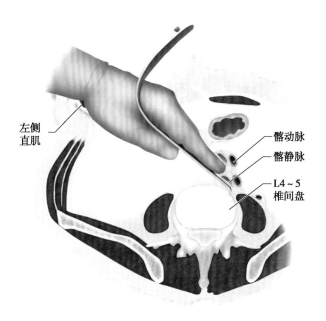

图 78-5 在 L4~5 节段,识别和结扎髂腰静脉后,从左向右牵开左髂血管。髂腰静脉在此汇入髂总静脉,若发生撕裂可导致大量不必要的出血。人工椎间盘置换的假体通常需要大的足印面达成生物力学功能,与骨性椎体边缘(骨质更坚硬处)平齐紧贴以防止沉降。常常需要向侧方牵开血管。可手动使用静脉拉钩或者使用霍曼拉钩并将其固定在椎体上。固定于手术床的牵开器允许术者无需助手即可工作。也可用克氏针钻入椎体来轻柔地牵开血管,而无需那些大力牵开后腹膜结构的器械

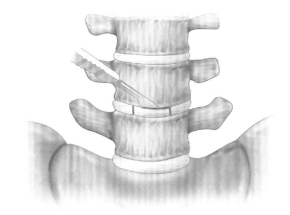

图 78-6 切除椎间盘前部的纤维环,保留侧方的环壁完整。髓核和所有的间盘组织,除了侧方环壁都要完全去除。两个椎体终板保证完整无缺。需要认真注意,以确保对椎间盘后部有足够的切除和充分的减压,以便平行撑开椎体间隙。恢复椎间高度可用中央撑开器和尺寸适合的撑开凿

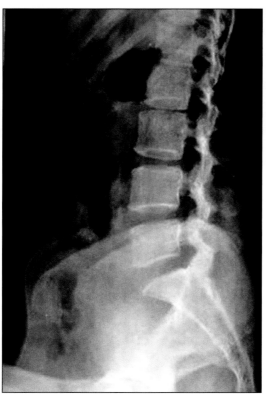

图 78-7 通过将不同大小的模板放入椎间盘空间并通过术中透视确认合适的大小,以获得覆盖椎体终板的最佳横截面面积。椎间盘的中心标志在植入物的中线定位中是很有用的,因为它的位置确定了相应脊柱节段的瞬时旋转中心

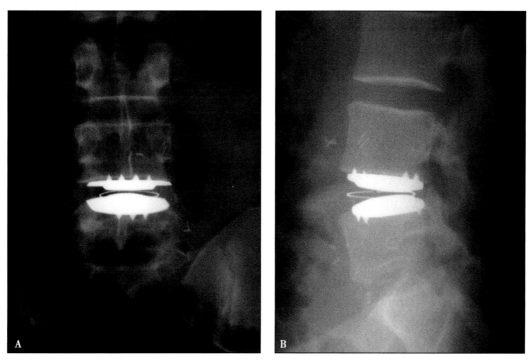

图 78-8 椎间盘假体置入。大多数设备都需要使用一个专门的终板槽凿,以适配全椎间盘置换产品上的稳定嵴或齿。仔细注意椎间盘空间定位。在冠状面(正位透视)(A),它在中线,但在矢状面(侧位透视)(B),为中线后的2mm 处。Gertzbein 和同事在文献中阐述了该位置是正常椎间盘在屈伸轨迹上的生理瞬时旋转中心。常规止血,通常分层关闭切口

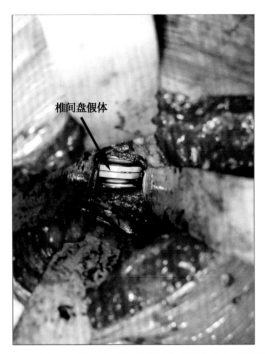

椎间盘假体

图 78-9　图 78-8 同一患者的腰椎间盘成形术完成后的照片

大师锦囊

● 暴露椎间盘侧方需要的空间比前路腰椎椎间植骨融合所需的空间要大。若与血管或外科医生的合作有助于安全暴露侧方大血管。

● 如果假体或骨质不合适,应有充分准备术中转换成融合手术。术前应获得患者的知情同意。

● 术前需行肠道准备便于术中术野显露,并减少术后便秘。

● 应使用可容纳的最大假体以提高间盘的机械性能并减少沉降的风险。

● 如果不合适做两节段 LDA,可以用杂交(混合)手术(L5~S1 腰椎椎间融合和 L4~5 全椎间盘置换)来治疗两节段疾病。

隐患

● 避免过度牵拉椎间隙,以免导致术后坐骨神经疼痛。

● 患者之前在该节段做过椎板成形术或微型椎间盘成形术,在椎间盘移动时患者坐骨神经痛可能加重,但通常是一过性的。

● 小关节有假关节形成的患者不适合做全椎间盘置换。假关节可通过 MRI 的轴位 T2 高信号,关节囊内注射造影剂以及单电子发射计算机断层扫描(SPECT)来诊断。

紧急脱困

● 极少情况下,椎间盘切除后假体完全不能置入,那么就必须行前路或后路椎间融合术。

（姜红振　张西峰）

第 79 节　骨盆固定融合术

Joel R. Martin and Joseph D. Ciacci
感谢上版作者 Neil Badlani and R. Todd Allen

手术备注

　　因为腰骶部解剖结构十分复杂,骶骨的骨密度较低,以及腰椎活动度较大而骶骨的活动度较小,使其过渡区上的内植入物要承受的巨大生物应力,故与骨盆融合的脊柱外科手术很难。然而,大多数情况下骨盆坚强的内固定是极其关键的,特别是在维持矢状面平衡上,其重中之重就是尽量减少假关节形成和内植入物失败。

　　骨盆固定已发展多年,从一开始的 20 世纪初棘突椎板通过线缆连接 Harrington 棒和通过骶骨棒 - 钩的固定,到最近的首先固定髂骨的 Galveston 技术。虽然骶椎椎弓根螺钉也越来越普遍,脊柱骨盆固定应用最多的还是髂螺钉和螺栓,这是本章的重点。这些原则和固定技术也可用于盆骶创伤的固定。

　　若干生物力学研究表明,单独的骶骨椎弓根螺钉,如那些在 S1 和 S2 的固定,即使承受较小的应力也易于失败,相比之下,当结合额外的骨盆固定,如与最有效的髂螺栓组合使用时,成功率和稳定性大大提高。现已证明额外增加的髂螺钉可最显著地减少 S1 螺钉应力并可显著增加负载,这与其他几种骨盆固定的方法,如任何增加额外的固定点,包括多个骶椎椎弓根螺钉内固定相比起来,结果一致。

适应证

- 长节段融合到骶骨,尤其是患者出现 L5~S1 假关节的情况,例如患者有全节段或腰椎矢状面失衡或骨性缺损。
- 长阶段融合后尾端退变。
- 重度的腰椎滑脱。
- 矫正骨盆倾斜。
- 需要截骨矫正平背综合征。
- 患者的下腰椎接受了三柱截骨术或椎体切除术。
- 骶骨肿瘤。
- 脊柱不稳定骨折,骶骨不全骨折。

禁忌证

　　没有绝对的禁忌,但有相对禁忌证,如:
- 以前取过髂骨植骨,因为这可以使固定更困难。
- 严重的骨质疏松症。
- 已存在的不愈合或畸形愈合的髂骨骨折,其改变了局部解剖结构并降低了固定骨的质量。

手术计划和体位

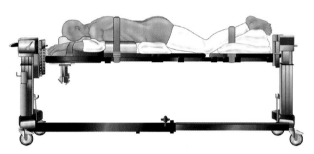

图 79-1　采用腰椎手术后正中入路标准体位。患者俯卧于 Jackson 手术床

- 患者位置固定好后,矢状位上轻微相对后凸可以更好地接近下腰椎和骨盆结构。
- 可以使用两个不同的路径置入髂螺钉。螺栓起点都是髂后上棘。路径 A 的目标是经过髋臼的上缘,有损伤髋关节风险,不太理想。路径 B 的目标为髂前下棘,通常可容纳较长的螺丝,也更安全。

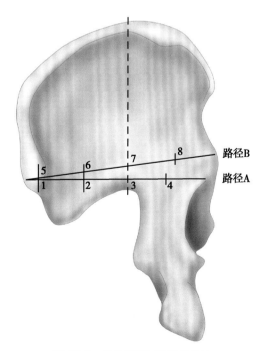

图 79-2　骨盆髂螺钉的路径轨迹

79

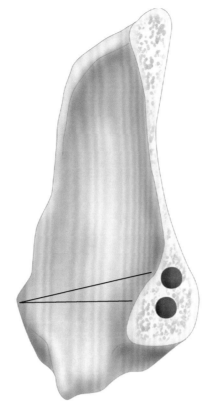

图 79-3 表示横截面水平的髂骨,坐骨切迹与螺钉路径

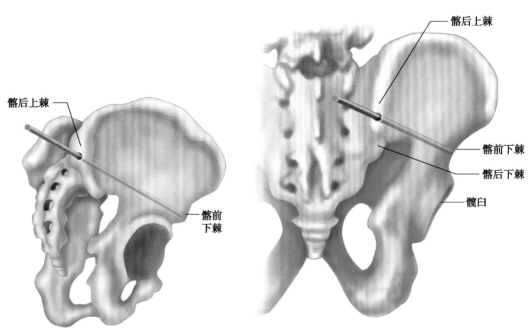

图 79-4 从髂后上棘到髂前下棘的髂螺钉路径示意图

手术步骤

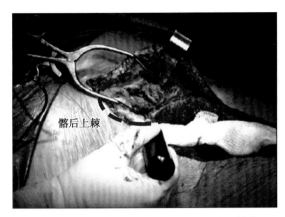

图 79-5 触诊髂后上棘,必要时行术中透视确认其位置。切除此处皮下组织至腰骶部筋膜水平。纵向切开髂后上棘上的筋膜,用 Cobb 骨撬和电刀暴露该水平的髂骨内层和外层

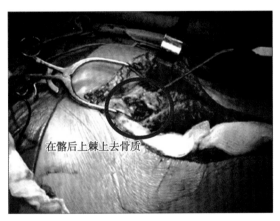

图 79-6 为防止内植入物突出,用咬骨钳或凿在髂后上棘上去掉足够的骨量,以适应所使用的螺钉头。将进钉处骶骨或正下方的水平骨质去掉 1~2cm 深。去除足够的骨容纳螺钉头和螺钉连接器,该连接器的纵杆刚好在髂后上棘前

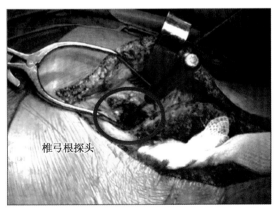

图 79-7 使用椎弓根导引头,方向向髂前下嵴,通常是从中线向尾侧 30°,向外侧 25°。透视可以帮助确认这条轨迹。用球头探针触诊螺钉路径的深浅,仔细检查是否攻破髂骨壁

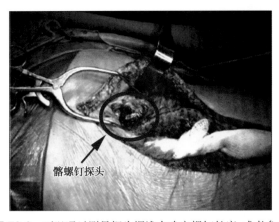

图 79-8 可以通过测量探头深浅来确定螺钉长度,或者参考术前模板与骨盆腔计算机断层扫描(CT)的轴位片。如果有必要,先攻丝再置入适当的螺钉。通常使用髂螺钉直径至少为7.5mm,我们更喜欢使用 8.5mm 或更粗的螺钉

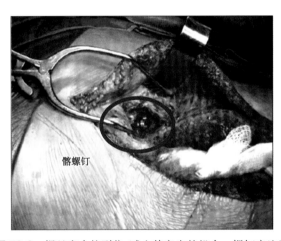

图 79-9 螺丝安全拧到位,减少其突出的机会。螺钉应比剩余髂后上棘的前后骨质略凹陷。螺钉应尽可能地与其他头侧的螺丝呈一直线,方便上连接杆。可用术中透视检查的螺钉位置和长度

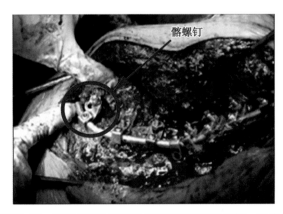

图 79-10 使用必要的连接器将螺钉连接到纵向杆。目前大多数系统的模块化设计相对简单,用纵向拉杆连接髂骨和腰椎的螺钉,有单轴或多轴连接器和配件。图示为 DePuy Isola(Warsaw,IN)连接系统

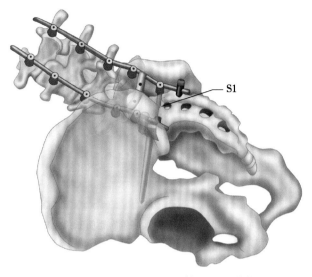

S1

图 79-11 图示为远端的髂螺钉锚的结构

大师锦囊

- 髂螺钉应最后植入,在所有其他的椎弓根螺钉和脊柱内固定器械放置后。一定要确认螺钉连接结构对线良好,以确保最终螺钉在长度和高度上易于与头侧螺丝连接。
- 最安全的髂螺钉的轨迹是从髂后上棘到髂前下棘,通常的螺钉长度至少 80mm,可以获得理想的生物力学优势。
- 如果需要更多的解剖参考,置入螺钉前暴露髂骨外缘到坐骨切迹。该切迹可用一个 90° 的器械触到。
- 筋膜下入路到髂后上棘的方法,缝合关闭时最简单、最符合解剖层次。
- 杆可以在人体外塑形,要匹配冠状面上脊柱的曲度。杆可以原位旋转 90°,纠正冠状面曲率和重建正常的矢状面前凸。

隐患

- 此手术通常需要广泛的暴露,相对于不扩展到骨盆的手术,该操作失血量增加并有潜在感染的风险。
- 其他的陷阱如下:
- 坐骨切迹周围的重要结构有受伤的风险。
- 侵犯髋臼行为。
- 置入材料突出。
- 螺钉松动,局部形成空腔或出现"雨刮器"征。
- 在螺钉较长的情况下,如果髂螺钉偏移距离较大或高度不均匀,杆连接可能有困难。

紧急脱困:

- 如果螺丝松动,比如在翻修手术中,最好用大直径的螺钉(如 9.5mm 的),而不是较长的螺钉,如 Akesen 等演示的。
- 在髂嵴已取过骨头的情况下,髂螺钉的把持力通常不好。此时依然建议从对侧拧入一根髂螺钉,因为 Tomlinson 等人在文献中表明,当螺钉长度超过 80mm,单侧和双侧髂螺钉对腰骶椎之间结构的运动限制差别不大,固定系统的强度差别也不大。

Figs.79.8 through 79.11 are modified with permission from Moshirfar A, Rand F, Sponseller P, et al. Pelvic fixation in spine surgery:historical overview, indications, biomechanical relevance, and current techniques. *J Bone Joint Surg Am* 2005, 87 :89-106.

(姜红振 张西峰)

第 80 节 骶骨部分切除术

Robert Charles Rennert and Joseph D. Ciacci

感谢上版作者 Mike Yue Chen and Julio Garcia-Aguilar

适应证

- 原发性骶骨肿瘤,大多数行全骶骨切除后可改善预后。
- 局部晚期直肠癌侵犯骶骨,还需要行盆腔脏器切除术。
- 骶骨骨折骨不连且有临床症状。

禁忌证

- 涉及骶骨的直肠癌症患者,选择手术切除,必须保护闭孔内侧的脂肪界面。
- 涉及 S1 椎弓根的需要全骶骨切除,以及广泛的内植入物重建。

手术计划与体位

- 我们倾向采用俯卧位。但若同时使用前后入路,也可侧卧位。
- 俯卧位,两腿屈曲,臀部及大腿需外展固定,以达到最大的暴露。

手术步骤

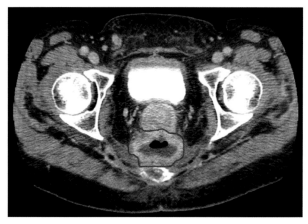

图 80-1　骨盆肿瘤侵犯到骶骨时,往往需要行骶骨切除术。通常情况下,前方入路初始步骤是将肿瘤和相关的脏器从骶骨前部和侧缘分离。前路可以识别和结扎为臀部血管供血的髂内动脉,在切除骶外侧缘时,损伤臀部血管可能会导致严重出血

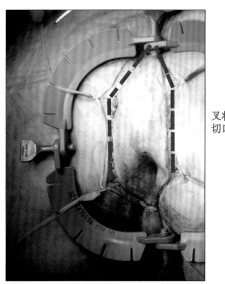
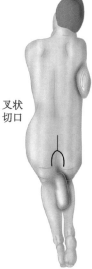

叉状切口

图 80-2　切口类型取决于需要显露的肿瘤边缘。对于癌症手术操作,如果希望显露显露其边界,切口可为叉状围绕感兴趣区域。不需要显露肿瘤边缘的则用中线切口

80

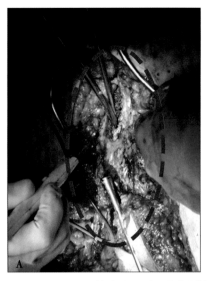
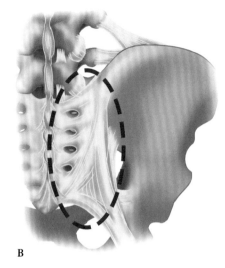

图 80-3 暴露骶骨后部,沿着骶结节和骶髂韧带切开,将椎旁肌牵向两侧

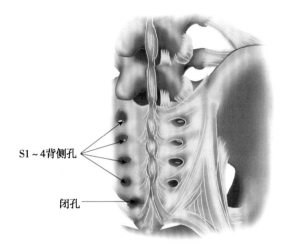

S1~4背侧孔

闭孔

图 80-4 暴露骶骨骨面后,从闭孔起计算背侧椎间孔以确认切除范围的上缘。术前影像学用来确认椎间孔的数量,通常是 4 个(S1~4),不包括闭孔

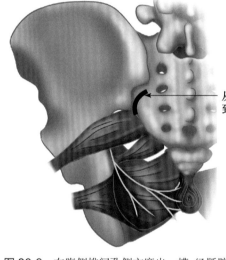

从腹侧神经根孔到坐骨大孔的槽

图 80-6 在腹侧椎间孔侧方磨出一槽,经骶髂关节的最下方,连接腹侧椎间孔与坐骨大孔内上角。当髂血管仍然通畅时,在神经和骨之间插入 4 号 Penfield 很有帮助,可以准确辨认并保护神经和血管

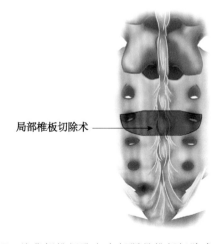

局部椎板切除术

图 80-5 从背侧椎间孔向内行骶骨椎板切除术。露出约 1.5cm 的骶管壁,术者有足够的空间来轻松切除椎体和结扎穿行的神经,切除背侧椎间孔周围足够的椎板,顺着出行神经到达切除范围上缘的腹侧椎间孔

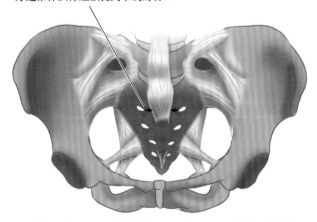

穿过椎体从神经根孔到中线的切口

图 80-7 从外向内磨穿椎体,向中线方向连通腹侧椎间孔。也可用骨刀。小心仔细地切断前纵韧带

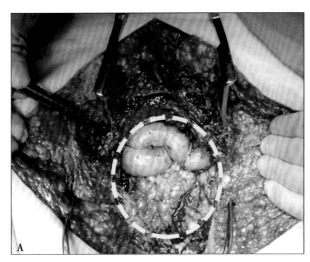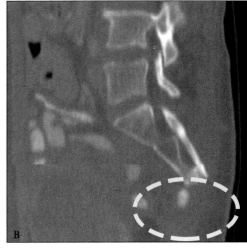

图 80-8 （A）侵犯骶骨的直肠癌根治完成后所见。（B）术后电脑断层扫描（CT）扫描显示 S3 椎弓根水平以下的骶骨切除

大师锦囊

- 术前矢状位骶骨重建的 CT 扫描可以提示骶骨切除范围的上缘，可作为手术计划参考。
- 在骶髂交界处做骨槽，在中线处横向连接腹侧椎间孔，此乃暴露和保护出行神经的最简单方法，且不需切除椎弓根。
- 要切除整个椎体，可行同样的暴露，但要磨除出口神经上方的椎弓根，直到看到前方韧带。然后采用前述的方法向外侧和内侧暴露。
- 对不熟悉此区域解剖的医生，神经监测有助于识别骶骨前外侧的神经结构。
- 臀肌瓣移植可以用来关闭缺损较大的伤口。

隐患

- 保护至少一根 S2 神经根，可保留排便功能。保存双侧的 S3 根，可确保可保留排便功能。
- 骨性切除时保护骶髂关节内侧，以免损伤坐骨神经。
- 臀上动脉从骶髂关节下方的骶骨大孔走行。如果髂骨内侧结构完整，必须小心以避免伤害此血管，或者确认并结扎之。
- 在剥离切除外侧软组织时，损伤会阴部神经可导致二便失禁。
- 伤口愈合往往是一个问题。建议仔细缝合伤口。

紧急脱困

- 如果 S1 椎弓根受到损害，为了稳定性进行复杂的骶骨重建是必须的。
- 我们选择电钻或 Kerrison 钳建一个骨槽，此法可扩大显露范围。另外，也可以选用骨凿。

（姜红振 张西峰）

第九章　脊柱微创手术

第81节　微创颈 1~2 融合术

Alfred Ogden

适应证

- 寰枢关节的旋转运动占整个颈椎的 50% 左右。导致寰枢关节失稳的因素包括寰椎或者枢椎的损伤，以及周围相关韧带的损伤。其他病理过程导致的寰枢椎失稳包括炎症性疾病（如类风湿性关节炎）、先天性病变、恶性肿瘤和严重的骨性关节炎。由于该节段的高度活动性，因此，坚强的内固定更有利局部的骨性融合。

禁忌证

- 手术绝对禁忌证取决于患者的生命体征。必须保证创伤后患者生命体征的平稳，同时术前的凝血异常必须纠正。
- 术前应该行计算机断层扫描血管造影术（CTA）检查，以明确局部骨性结构和血管的解剖。椎动脉发育粗大，走行迂曲，偏内侧直行等变异会限制 C2 椎弓根螺钉的植入。

手术计划和体位

- 详细询问病史和体格检查之后，常规影像学检查。颈椎 X 线平片可以鉴别骨折和颈椎畸形。
- 颈椎 CTA 可以帮助我们进一步获得 C1 和 C2 骨质结构的资料，以及血管解剖。
- 颈椎 MRI 或者 MRA 检查可以获得局部详细的软组织解剖关系，尤其是可以明确脊髓的致压因素。而且 MRI 可以描述韧带损伤的严重程度。
- 在上颈椎手术中常规使用体感诱发电位和运动诱发电位，监测有助于鉴别脊髓的任何可逆性损伤。

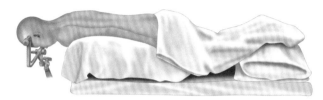

图 81-1　患者仰卧位，安装 Mayfield 头架，然后小心的轴位翻转成俯卧位。小心调整头架，保证患者的颈部和手术台之间足够的空间。所有有关的压点均小心地给予垫圈护理。有时可以用胶布牵拉双侧肩部，以在透视中获得更好的颈椎解剖图像。颈椎侧位片可以评估患者 C1~2 运动节段的曲度，以及拟复位的程度。于颈椎侧方放置一个金属探子，透视以确定正确的手术入路位置和角度。通过触诊 C2 和 C7，确定颈椎的中线，并行标记。切口位于中线侧方 2.5cm，长度为 3cm

- 于切皮前给予抗生素，双下肢给予弹力袜护理以防止深静脉血栓形成。消毒范围为由患者枕部至 T1 水平。

手术步骤

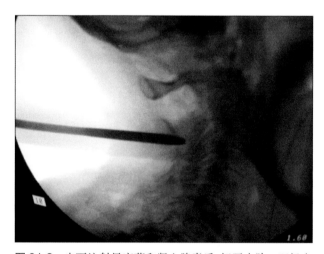

图 81-2　皮下注射局麻药和肾上腺素后，切开皮肤。双极电刀止血，单极电刀行切开，直至筋膜层。直视下单极电刀切开筋膜层，与切口等长。小号扩张器轻柔的撑开椎旁肌扩张器操作时应保持和切口垂直，避免和切口成角。扩张器逐步深入，直至 C2 侧块表面

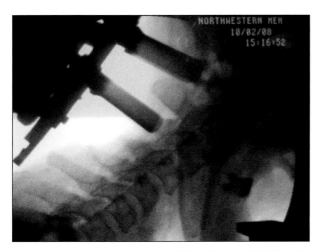

图 81-3　串行扩张器顺序替代初始扩张器,直至最终号扩张器

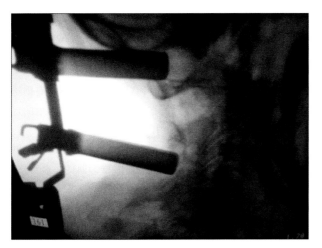

图 81-4　将牵开器用机械关节臂以不干扰术中透视的方式固定在手术床上。小心地扩开牵开器,使术区呈喇叭状张开,充分显露 C1 侧块和 C2~3 关节突关节

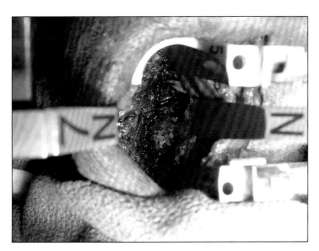

图 81-5　使用单极电刀和钝性骨膜剥离子,显露 C1 后弓,C1 椎板下部分及 C2 椎板。用双极电刀灼烧 C1~2 小关节突间的致密静脉丛,以充分显露 C1~2 关节突关节。C2 神经根可以向尾端牵拉,保留。此时植入 C1 侧块螺钉和 C2 椎弓根螺钉的解剖标志已获得充分显露

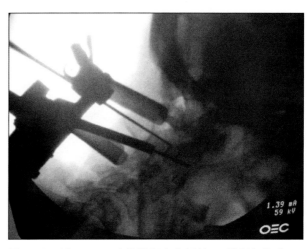

图 81-6　用 Kerrison 咬骨钳行小范围的 C2 椎板切除术,以明确 C2 椎弓峡部的内侧界。植入螺钉时,可以用一神经剥离子在此标记出。C2 螺钉的进针点为 C2 椎弓峡部表面头侧及内侧象限的中心,以高速磨钻标记,钉道角度为向尾侧和内侧倾斜 20°~30°。在透视引导下显现 C2 椎弓峡部的上表面,以 2mm 钻头制备引导孔。通过探针,证实四壁骨性结构的完整,植入适当长度的 3.5mm 直径的万向螺钉

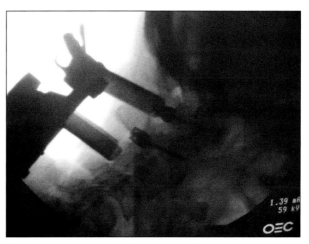

图 81-7　在植入 C1 螺钉时,可以用 4 号双头脑膜剥离子放置在 C1 后弓的上方,保护由此经过的椎动脉。同时可以用神经钩放置在 C1 侧块的内侧界,以保护和鉴别硬脊膜和脊髓。C1 螺钉的进针点位于 C1 后弓和侧块中点的交界处;如果患者 C1 后弓宽大,进针点可以选择在 C1 侧块横向中点和 C1 后弓上缘下 2mm 的交界处。操作时,用同样的方法保护椎动脉。该进针点可以避免显露 C1 侧块时经常发生的大出血

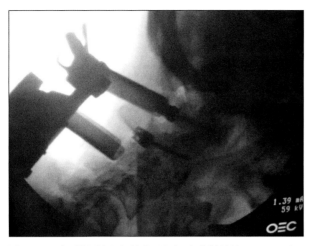

图 81-8 在透视监视下,钻孔,丝攻,向内侧呈约 10°~15° 角,向 C1 前结界方向植入螺钉。植入合适深度的 3.5mm 近端无螺纹的万向螺钉

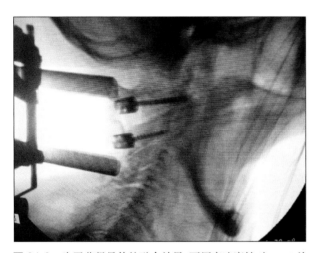

图 81-9 为了获得最佳的融合效果,可用高速磨钻对 C1~2 关节突、C1 椎板和 C2 椎板棘突进行去皮质。植入同种异体骨或者自体植骨块,以帮助植骨融合。双极电凝止血。如果必要,术区放置 Hemovac 引流管。直视下小心取出管状牵引器,彻底止血

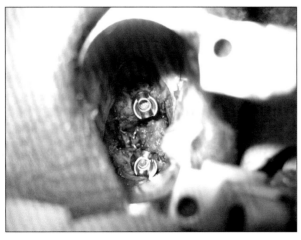

图 81-10 进一步收紧 C1~C2,用钉棒锁定二者并固定在多向螺钉头内

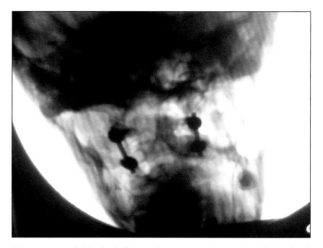

图 81-11 大量冲洗伤口,实现止血,小心取出管状牵引器,并注意在此过程中要严密止血。多层缝合切口,皮肤用 Dermabone (Ethicon, Langhorne, PA) 缝合。同理完成对侧操作

大师锦囊

- 术前通过 CTA 仔细评估骨质和血管的解剖走行,有助于术中植入 C2 椎弓根螺钉。在某些病例中,通过术前的评估可以发现一侧无法植入内固定。
- 和开放手术相比,微创手术具有很多优点。尤其是,能够保证颈椎后路张力带作用,避免后路椎旁肌的去血管化,维持颈椎的生理曲度。
- 为了便于 C1 侧块螺钉的植入,可以在 C1 后弓相邻部分行电钻钻入。此外,C1 前结节是 C1 前弓的延伸的终端,因此,C1 螺钉不应超过 C1 的前结节。
- 微创手术可以减少失血,缩短住院日,降低感染风险,同时正如其他颈椎微创手术一样,还可减少术后颈部不适。
- 在某些病例中,可以行正中切口,分离皮下后,切口可以行向外侧牵拉,超过中线旁 2.5cm,即到达进钉点的表面。随后进行上述操作,同理在对侧进行相同操作。

隐患

- 整个过程不使用克氏针。重要的是应该在直视下打开背侧筋膜,扩张器垂直于肌层,沿肌纤维方向逐层剥离肌肉,直至 C2 侧块骨质。关键是应防治扩张器向内侧成角,避免无意间进入椎板间隙。
- 如果制备 C2 椎弓根螺钉钉道出现出血时,应直接将螺钉植入,以止血。此时,于对侧则不推荐使用椎弓根螺钉固定,可改用 C2 椎板螺钉固定。术后应行脑血管造影和脑部 MRI 检查,以彻底评估椎动脉损伤。
- 如果在植入 C1 或者 C2 螺钉出现脑脊液漏时,可在显微镜下行硬脊膜撕裂的一期缝合。

紧急脱困

- 如果多次尝试植入通道无法满足螺钉的需要，则可改为开放的 Dickman 和 Sonntag 的棘突间融合技术。或者，C1 侧块螺钉和 C2 椎板螺钉的连接固定也是不错的选择。

坚强的外固定技术也可用于寰枢椎融合。

（贺宝荣 许正伟）

第 82 节　微创腰椎间盘切除术（通道扩张系统）

Alfred Ogden

感谢上版作者 Omar N. Syed and Michael G. Kaiser

适应证

- 选择适合的患者是手术取得良好效果的一个重要因素。这主要取决于病史、查体和影像学检查。如果影像学检查提示椎间盘突出，但是缺乏相应的临床体征或症状，此时不应进行外科干预。
- 由于突出的椎间盘压迫神经根导致的根性症状以及经保守治疗无效的患者是腰椎间盘微创切除术的基本适应证。
- 急性或者进行性神经功能恶化和马尾神经综合征是临床上少见但是较为紧急的适应证。

禁忌证

- 没有临床症状和体征的椎间盘突出。

- 保守治疗有效。
- 节段失稳。

手术计划和体位

- 术前检查包括实验室检查、胸片和电生理检查。如果患者合并严重的内科或者肺部的合并症，那么术前的麻醉评估是必要的。如果内科治疗需要服用抗凝剂和抗血小板聚集药物，那么术前应停止服用。
- 抗生素（抗革兰氏阴性菌）应在切皮前 30 分钟注入。虽然不是标准，但是术中遇到存在神经功能损伤或者巨大椎间盘突出者，可以静脉给予类固醇类激素。
- 以下介绍显微镜下腰椎椎间盘切除术的通道扩张系统。

手术步骤

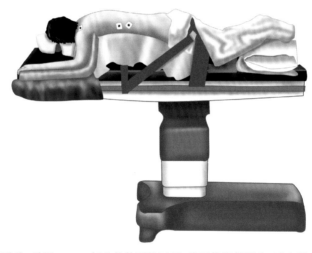

图 82-1　患者取俯卧位，采用 Wilson 架垫枕使腰椎过屈，从而使腹部悬空，减少腹内压和减少硬膜外出血。脸部置于合适的垫枕上，减少压力性神经病变，避免眶内压增加。双侧肩关节和肘关节屈曲不能超过90°。双下肢采用序贯压力泵，防止静脉血栓形成。男性患者应防止生殖器受压。单节段间盘切除，通常可以不留置导尿。切皮前，应先通过术中透视确定手术节段

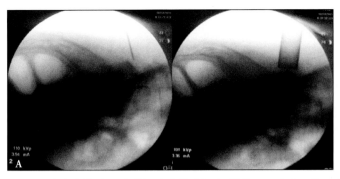
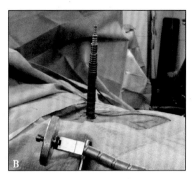

图82-2　术中定位后，于背部正中或偏旁切皮，长约2cm左右。将一克氏针插入切口，经过腰背筋膜，确定其位于棘突的手术侧，并反复透视，确保定位。继续植入克氏针，直至上位椎板的下部分。术中的触觉反馈和反复透视能够保证准确的定位。通过克氏针，扩张器逐号扩张（A）。至关重要的是，外科医师常借助克氏针对骨质的触觉反馈，来判断是否经椎板间隙进入椎管。通过锥形扩张器，向四周的分离，可以行椎旁肌的骨膜下分离（B）。可以从扩张器标记的刻度读出深度，术中的透视可以决定最终扩张器的选择。通过调整最终扩张器的角度可以获得最终位置

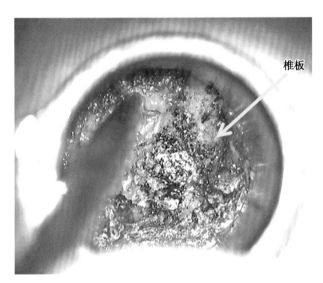

图82-3　术中通过显微镜，去除椎板上的软组织和内侧关节突。清晰显露椎板间隙和椎板边界

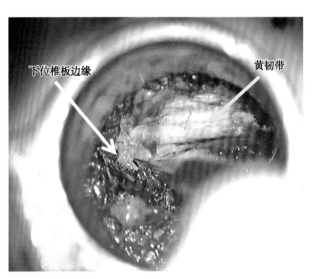

图82-4　切除椎板和内侧关节突后，从下位椎板的上缘分离黄韧带

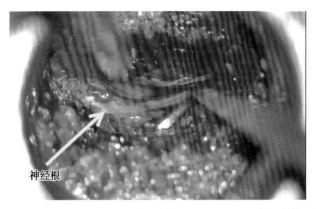

图 82-5 切除足够的黄韧带和关节突后,就可以充分显露神经根,随后可以用神经钩探及椎弓根和突出的椎间盘

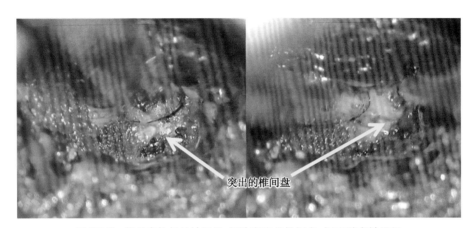

图 82-6 轻柔牵拉保护神经根,切除突出的椎间盘,探查游离神经根

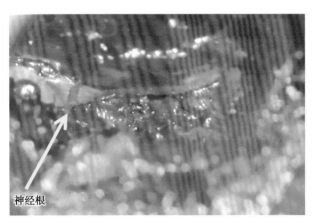

图 82-7 神经根松弛,并可见神经根搏动。探查硬膜外腔,确认没有残留的髓核组织

- 关闭伤口前应充分冲洗。采用双极电凝、骨蜡和可吸收明胶海绵止血。去除通道后,双极电凝行肌层止血。可于肌层注入布比卡因,以便术后止痛。通常,采用连续缝合修补筋膜层。皮下采用间断缝合。皮肤可用皮胶或者皮下缝合。如果术中发生脑脊液漏,建议采用锁边缝合。

大师锦囊

- 术前适当的影像学评估是极为必要的。确认椎间盘突出的位置和范围是指导硬膜外探查和获得良好预后的关键。没有认识到椎间盘突出的非典型位置,如神经根腋下,可明显增加手术时间和神经根损伤的风险。或者,更糟的是可能无法找到突出的髓核。

- 尾侧的椎弓根是极为重要的解剖标志,为安全地探查硬膜外间隙提供了途径。
- 松解硬膜外组织和静脉,能够使紧张、横行的神经根松弛,从而降低在探查硬膜外间隙时,损伤硬脊膜的可能。
- 手术医师在行微创手术前,应先熟练开放手术。

隐患

- 在合并脊柱侧凸畸形、严重的脊椎病,或者移行椎病例中,椎间盘突出的定位会存在一定的困难。术前适当的影像学评估和术中的实时成像,例如透视,可以显著降低因上述问题而导致的定位错误。
- 腰椎失稳可以导致明显的机械性腰背部疼痛,有时需行脊柱融合术。而限制关节突的切除和保留椎弓峡部,对降低术后腰椎失稳极为重要。
- 椎间隙探查的深度应局限于后半部,以避免纤维环前部的损伤和损伤腹部内组织的风险,如髂静脉或动脉。
- 硬脊膜撕裂最好在初次手术中处理。如果撕裂广泛,需做广泛的椎板切除,明确硬脊膜损伤的范围。一期缝合是最佳的选择。如果不行,则可用人工硬脊膜、小块肌组织、生物蛋白胶来加强硬脊膜组织。持续数天的椎管内脑脊液分流和保持患者卧位,也有助于脑脊液漏的治愈。

紧急脱困

- 如果硬膜外探查中没有发现突出的椎间盘,那么术中应该采取正确的补救措施。重新审视影像学资料,检查间盘突出的位置和节段,确定突出的椎间盘在硬膜外间隙的位置。通过术中透视确定牵开器的正确位置。如果显露的位置和节段均正确,但是没有发现突出的椎间盘,应终止手术,并再次行影像学检查,确认是否存在椎间盘的再吸收或者位置的改变。
- 应该注意的是,在尝试通道下显微镜下手术之前,术者应掌握传统的显微镜下椎间盘切除术。在某些情况下,工作通道可能显露不充分,无法达到手术的预期目的。此时,应改变手术方案,延长切口,放置传统的牵开器。

（贺宝荣　许正伟）

第 83 节 微创胸椎次全切除术

John E. O' Toole and Alfred Ogden

适应证

- 胸椎任何节段需要切除 1~2 个椎体,对脊髓腹侧行减压的情况。
- 硬膜外肿瘤。
- 感染(如椎间盘炎、骨髓炎)。
- 骨折或外伤。
- 退行性疾病或者畸形。
- 患者无法耐受开胸手术或者传统的经胸膜外入路手术。

禁忌证

- 需行全脊椎或边缘性脊椎切除术。
- 大于 2 个节段的椎体次全切除。
- 术中需矫形的严重畸形。
- 患者一般情况无法耐受手术,如无法耐受全身麻醉,凝血功能障碍,预期寿命过短(<3 个月)以及严重的骨质疏松症。

术前计划和体位

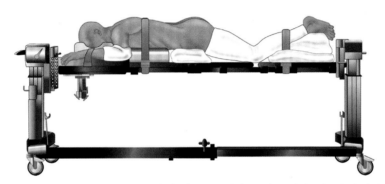

图 83-1 取俯卧位,置于可透视的 Jackson 手术床,床沿无固定架,以便于术中透视。根据个人解剖的变异,双上肢从 T6 水平以上需向头侧固定

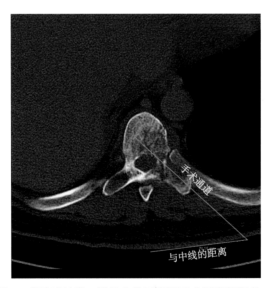

图 83-2 CT 显示患者为 T9 的肺癌转移。测量中线至预期手术通道的距离。术前的影像学评估极为重要,可以决定手术行单侧入路还是双侧入路(例如:硬膜外肿瘤的环形包裹),并且可以决定最佳的手术通道切口和中线的距离

手术步骤

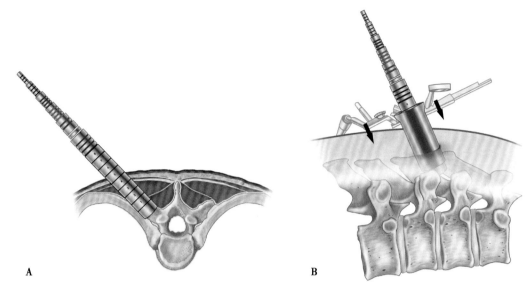

图 83-3　经过适当的术前准备后,术中通过透视确定手术节段,行旁正中切口。由于患者解剖的差异性和预期手术通道的不同,切口和中线的距离各不相同,通常而言,距离为 6cm。局麻后,锐性切开皮肤。如果需要,可单独切开胸背筋膜。采用微创(MIS)牵开器系统经横突植入管状扩张器(A)。可扩展的 MIS 牵开器经管状扩张器植入术区,并通过机械臂固定在手术床上(B)

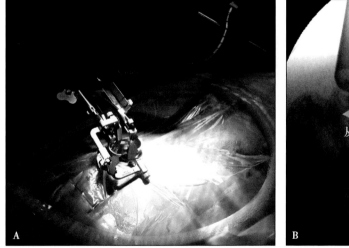

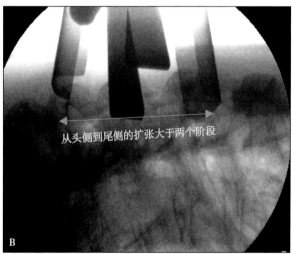

从头侧到尾侧的扩张大于两个阶段

图 83-4　取出扩张器后,采用牵开器扩张术区。可以增加额外牵开叶片。尽可能的向各个方向(从头侧向尾侧,从内侧向外侧)扩张术区(A),术中侧位透视可以确定扩张器的位置(B)

(Figure83.4A is from O' Toole JE, Eichholz KM, Fessler RG. Minimally invasive approaches to vertebral column and spinal cord tumors. *Neurosurg Clin N Am* 2006;17:491-506.)

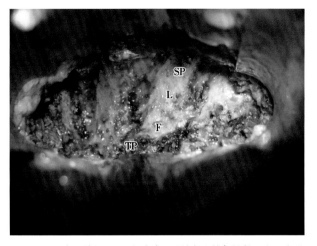

图 83-5　采用单极电刀去除牵开器周围剩余的软组织，咬骨钳去除患侧棘突（SP）、椎板（L）、关节突（F）和横突（TP）。牵开器可以是成角的，或者是"任意的"达到相关的各个解剖部位

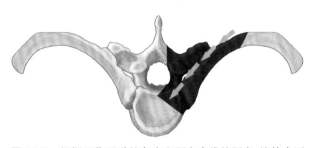

图 83-6　根据工作通道的角度和距离中线的距离，该技术可以获得和传统的开放式经肋关节突或者改良的胸腔外入路椎体次全切除相同的效果。切除的骨性结构包括近端肋骨、横突、椎板、椎弓根和大部分椎体

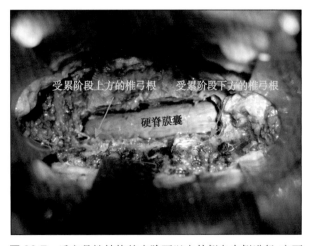

图 83-7　后方骨性结构的去除可以由外侧向内侧进行，亦可以如本书所述的，由内向外侧进行。尸体标本的 MIS 胸椎次全切除行中心减压，包括该节段以及相邻上下节段的椎板和关节突的切除。椎板切除至少应包括预期切除椎体节段的上一节段至下一节段的椎弓根。从而很好地显露硬脊膜

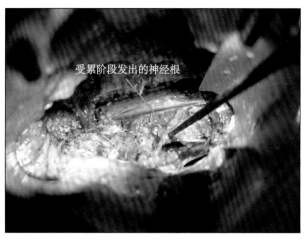

图 83-8　向外侧显露，于目标节段和下一节段的肋骨近端行骨膜下剥离，将其和胸膜和血管神经束分离。沿横突去除3~6cm 长度的肋骨以及目标节段的椎弓根，以便获得一个更为靠近内侧的工作通道。解剖显露神经根，电凝和分离硬膜外静脉丛（图中示尸体解剖中器械经置于神经根腹侧）。靠近背根神经节结扎神经，以获得更大的空间进入椎间隙。在椎体次全切除和重建过程中，用留在神经根上的缝线可以轻柔地牵拉硬脊膜

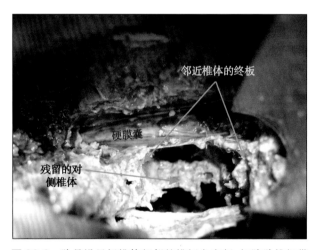

图 83-9　肋骨沿目标椎体相邻的椎间盘走行，切除肋椎韧带后，截除肋骨头。将目标椎体上下的椎间盘完全切除，并保护相邻椎体的终板。采用经典后外侧入路，用刮匙、咬骨钳和高速磨钻行椎体次全切除。骨膜下分离目标椎体壁，分离节段血管，必要时可以去除椎体外壁。操作对侧和椎体的腹侧可以保留少量皮质骨，以保护胸腔内的内脏组织，以及容纳椎间内植物

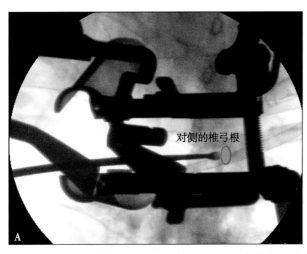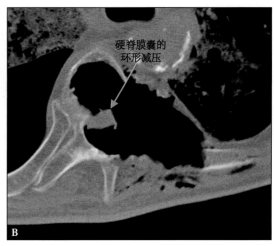

图 83-10 椎体次全切除的最后一步是去除椎体的后壁,此时,需用推压工具,将骨质自硬脊膜分离,并推向椎体次全切除的缺损部分。(A)术中前后位透视可见器械到达对侧椎弓根的基底部,显示了彻底腹侧减压的程度。术后 CT(B)显示 MIS 椎体次全切除时,骨质切除的范围。一般而言,平均 80% 的椎体部分和 93% 腹侧椎管可被切除

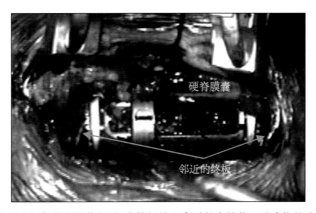

图 83-11 在标准化处理相邻节段的终板后,在椎间植入合适的内植物。重建物的选择包括自体结构骨、钛笼、可膨胀式融合器或者骨水泥

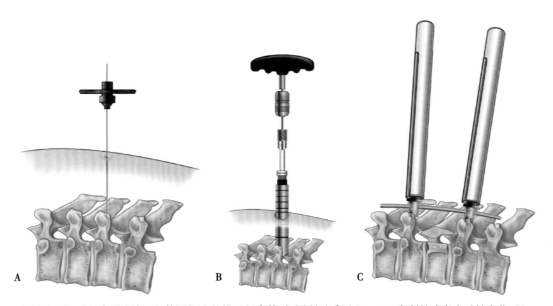

图 83-12 在正侧位透视下,使用标准的椎弓根套管,如图所示采用 Jamshidi 穿刺针或者克氏针定位,经皮植入椎弓根螺钉系统(A),在丝攻后,通过克氏针植入椎弓根螺钉(B),通过扩展套管植入连接棒(C),随后最后锁紧螺帽,并去除套管

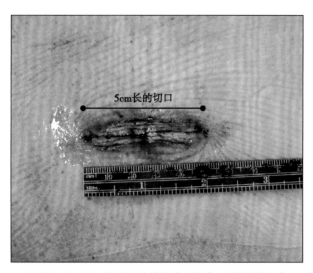

图 83-13　切口用可吸收线行分层缝合,皮胶粘贴皮肤

大师锦囊

- 为了到达预期的工作通道,在插入牵开器前,可沿手术切口事先切除部分肋骨。
- 双侧入路可用于双侧椎弓或者脊椎环周性疾病。对侧的切口可以是相同部位,或者更接近中线。
- 硬脊膜切开后经管道行修补术,具有挑战性。虽然一期修补是可行的,但是需借助显微器械(枪状持针器)和微创缝合线(如 5-0 Prolene 缝线)

将牙科镜置于硬脊膜的腹、下侧观察,以确定减压是否彻底。

隐患

- 切口过于接近中线会限制工作通道和椎体及椎管中线的角度,导致骨质切除不充分。
- 后路结构,肋骨或者椎间盘去除不充分会导致视野受限,使得减压不彻底或者重建失败。
- 椎间重建物太小,或者放置位置不佳,或者终板处理不当会导致术后稳定性不佳。可膨胀式融合器比固定长度的自体结构骨或者钛笼更适合于微创入路(MIS)植入椎体间。

紧急脱困

- 手术过程可以转变为经典的开放式后外侧入路,但是微创切口无法满足需要,往往需要另行切口。
- 手术过程中通过将患者转为侧卧位,变为标准的开胸入路,或者延期手术。
- 如果椎间植入物或融合器无法满意地植入,那么骨水泥和施氏针(Steinmann)将是一个更好的选择,尤其是对于恶性肿瘤患者。

（贺宝荣　许正伟）

第 84 节　经胸腔镜椎间盘切除术

Robert E. Isaacs and Alfred Ogden
感谢上版作者 Shahid M. Nimjee

适应证

- 经胸腔镜椎间盘切除术是微创前路手术,常用于胸椎间盘突出压迫脊髓的患者。
- 患者具有典型的脊髓受压症状。
- 可用于胸椎根性疼痛、椎间盘炎和其他适于前路手术的疾病。

禁忌证

- 钙化的椎间盘是相对禁忌证。
- 患者无法耐受单侧肺通气。
- 入路侧存在疾病史。

手术计划和体位

- 确定病变节段。术者应通过 MRI 分析手术相关的解剖结构。术前的影像学检查必须能证实手术节段,并且通过解剖知识能够复制症状——典型的包括中胸段和下胸段的椎间盘突出导致腰骶段的症状。
- 除 MRI 外,还需行 X 线片和 CT 检查,以明确颈胸段或者胸腰段的位置、肋骨的数目及最后一个肋骨的位置。并明确是否存在椎间盘的钙化。
- 插入双腔气管插管,并适当预防性使用抗生素。

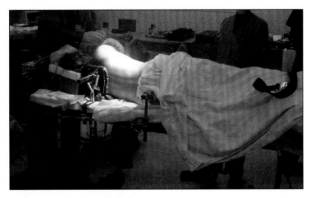

图 84-1　患者取标准的侧卧位,腋下垫枕,保证手臂弯曲,以防止臂丛损伤

- 在胸腔和骨盆处采用三点或者四点固定,以保证患者安全。并用胶布将患者固定于手术床,以防止术中患者出现移位。

- 消毒时应按开放手术的范围进行消毒,由背部至腹部,包括腋下和肚脐。

手术步骤

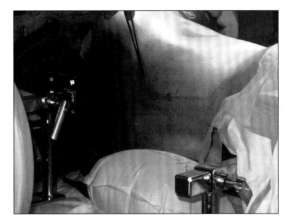

图 84-2　如正位片所见,将一枚 18 号针经皮肤和皮下组织植入至病变间隙。在胸腰段植入第二枚针,以确定病变间隙。这些可在手术中作为参考

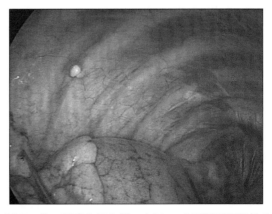

图 84-3　将一摄像头置入第一个切口,由顶部至膈肌检查胸腔。清点肋骨数目,以确定病变间隙。同时,术中也应行透视或者前后位 X 线检查确定定位间隙无误。于腋前线用手术刀和血管钳作第二个切口。通过第一个通道的内镜,可以使第二个通道的建立可视化。标准的经胸腔镜椎间盘切除需要三个通道:第一个是放置内镜,第二个是放置工作器械,第三个是放置吸引装置。可以通过倾斜患者使肺组织远离操作区,或者植入第四个工作通道,植入一个扇形拉钩以牵开肺组织和膈肌

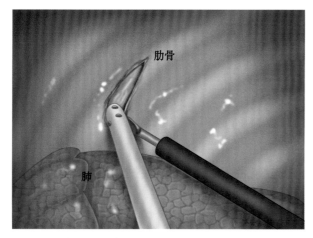

图 84-4 将胸膜由肋骨上剥离,直至病变的椎间盘和相邻节段椎体。沿肋骨在胸膜上作一线型切口,始于肋骨头背侧3~4cm 处,并延长至椎间隙上方

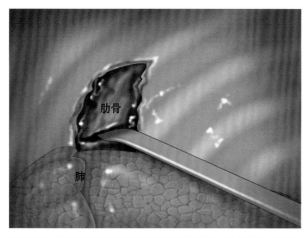

图 84-5 用内镜下单极电刀进行肋骨剥离,并离断和脊柱的连接(肋椎韧带)。用半圆形摆锯、肋骨刀或者磨钻截除邻近脊柱 3cm 左右的肋骨头

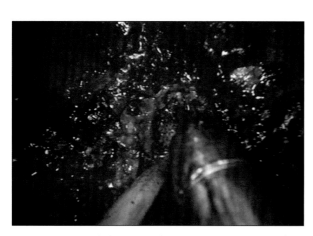

图 84-6 此时在术中,以椎间隙为中心的空间内,磨除椎体部分骨质。随后确定椎管最前方的界限。为了获得椎间盘的彻底切除,至少要包括下位椎体椎弓根的上部分。磨钻磨除椎弓根直至仅剩内侧皮质骨

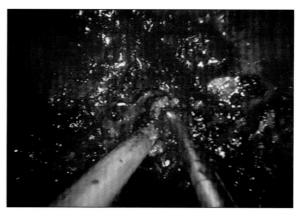

图 84-7 克氏钳确定硬脊膜的外侧。继续切除椎弓根的腹侧部分直至彻底切除——此时可以确定椎管腹侧的界限

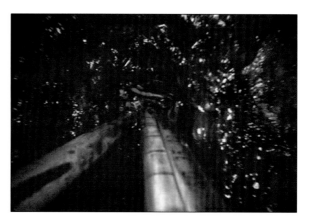

图 84-8 确定椎管前壁的界限后,磨出一个金字塔形的缺口,以取出突出的椎间盘。磨钻继续磨除缺口背侧和椎管腹侧残留的骨质(椎弓根切除后确认的边界)。去除后纵韧带(PLL)相当于取出最背侧的骨质。去除后纵韧带和突出的椎间盘后意味着椎间盘切除和减压的完成

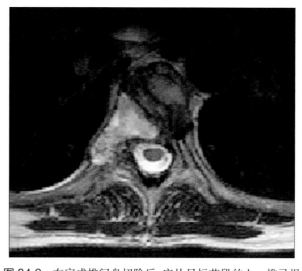

图 84-9 在完成椎间盘切除后,应从目标节段的上一椎弓根至下一椎弓根、近侧椎弓根至远侧椎弓根的顺序仔细探查,确保减压彻底。最后,用球探从同侧探至对侧椎弓根时不应有任何组织的阻挡

- 在腋后线病变间盘上两个间隙处将 30° 腔镜置入第一个入口。将 0° 腔镜直接置于病变间隙后部上方。这个后方入口是一个理想的入路，因为肺组织位于前方和上方，膈肌位于前方后下方，该切口位于后方，能够避开肺和膈肌。在肋骨上作一切口，用止血钳穿刺胸膜，并扩张通道。将套管导入扩张通道，逐步扩张至合适的大小。
- 严密止血，在内腔镜的指导下使肺组织重新膨胀。关闭除了内腔镜通道以外的所有切口，用 2-0 的缝合线逐层缝合，皮下使用皮下针。在剩余的切口处，于内腔镜的监视下，在胸腔顶部留置胸腔引流管。在内腔镜监视下，使肺组织完全膨胀。空气完全排除和肺组织复张后，采用荷包缝合固定胸腔引流管。通过 Valsalva 法证实没有空气残留后，去除引流管，并荷包缝合切口。

大师锦囊

- 在分离椎体组织时，电凝节段血管能较少出血。亦可行血管夹止血，但是存在夹子脱落或者止血不彻底的情况，从而导致血胸。因此电凝止血要优于血管夹止血。
- 在椎管前方行金字塔形截骨时，应保证显露充分，以获得完全的椎间盘切除和彻底的减压。
- 操作的要点在于在椎体的后方造成一个巨大的骨缺损（金字塔的基底部），以便在突出的髓核周围明确硬脊膜的界限。对于钙化的椎间盘，这点尤其重要。在试图去除后纵韧带时，应先充分截骨，然后直接去除后纵韧带，尽量保证完整地取出，并将它作为取出椎间盘的方法之一。由此切断缺损上下部分的联系，将有利于充分去除椎间盘。

隐患

- 术前影像学资料准备不充分，会使借此定位椎间盘脱出阶段的难度增加。
- 对于巨大椎间盘突出和钙化的椎间盘显露不充分。

紧急脱困

- 如果椎间盘存在钙化或者难于通过胸腔镜去除，则可改为开放手术，以获得充分的减压。
- 采用有效的措施进行止血，如用浸有止血药的棉片压迫血管直至胸腔镜下出血控制，或者，如果需要的话，应争取时间行开胸手术进行止血。
- 在需要行稳定性重建的患者中，应通过工作通道置入内植物进行重建。

（贺宝荣 许正伟）

第85节　经皮椎弓根螺钉植入术

Mick Perez-Cruet and Alfred Ogden
感谢上版作者 Girish K. Hiremath

适应证

- 有症状的狭部裂型、退变型或者创伤型腰椎间前滑脱患者，需行腰椎融合术；难愈性间盘源性腰痛，或者有症状的退变性脊柱侧凸需行矫形手术。
- 脊柱外侧、经椎间孔后路或前路椎体间融合术后固定的辅助手段。
- 脊柱后外侧融合固定。
- 前路减压后路固定，或者下列任一种需重建稳定性的情况：
    - 创伤（如爆裂骨折、Chance 骨折）；
    - 肿瘤（导致失稳）；
    - 感染（如椎体骨髓炎、椎间盘炎、脊柱结核）；
    - 退变性疾病［腰椎前路椎体间融合（有争议）］。

禁忌证

- 严重的骨质疏松。
- 即使在调整对比度的情况下也无法获得清晰的透视图像，如严重的骨质疏松或者是病态肥胖。
- 疾病侵袭椎弓根（如肿瘤、感染、骨折）。

术前计划和体位

所需设备：

- 术中透视机（机头无菌包裹，术中行正侧位透视时，不会污染术区）。
- 可透视手术床。
- 手术床不会影响术中 C 型臂透视（如 Jackson 手术床）。
- 克氏针、电钻和 Jamshidi 针。
- 植入椎弓根螺钉的工作通道（不同的系统具有不同的工具）。

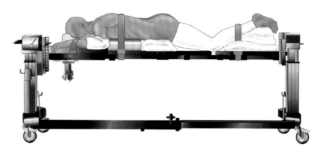

图 85-1　患者取俯卧位，所有压点均垫枕，四肢置于透视区以外

手术步骤

- 透视中可见脊柱的方向和患者位于手术床上的方向一致，以便于术中定位。

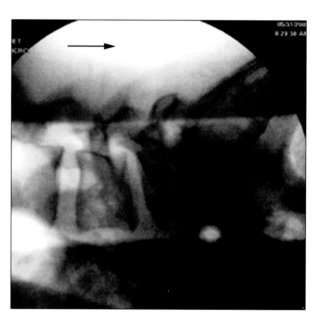

图 85-2　侧位片确定手术节段，箭头所示为 18 号导针

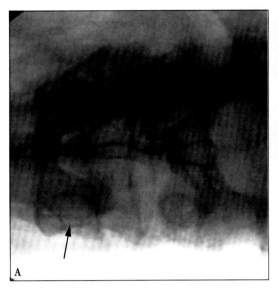
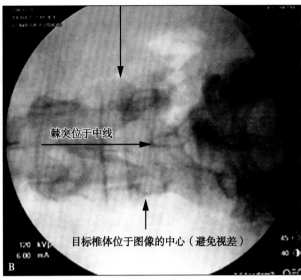

图85-3 （A）前后位可见椎弓根的外侧部分（箭头所示）。（B）通过触诊棘突确定中线,或者放置一克氏针透视确定中线

● 将C型臂置于目标椎体,行前后位透视,清晰显示椎弓根。采用放大模式,通过校正,以获得最大骨成像图形。

● 将目标椎体置于透视成像的中心,以防止视角偏差。

● 目标椎体的终板,在透视下,其前后缘应为一直线,因此,C型臂应调整到正确的Ferguson透视位。横向调整C型臂,使棘突位于双侧椎弓根正中间。

外内法椎弓根钉植入术

● 用一枚Jamshidi针确定同侧（术者侧）椎弓根外壁。

● 于皮肤做一切口,单极电刀切开筋膜层,以便器械通过,直至椎弓根。

● 用一枚Jamshidi针通过肌肉组织直达目标椎体的关节突外缘和横突的连接部分。

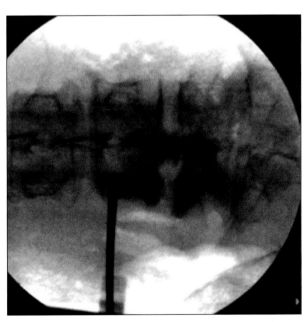

图85-4 前后位透视确定导针位于椎弓根的外上缘。由于神经根位于椎弓根的内下缘,且下行的神经根位于椎弓根的内侧缘,因此该进针点是最为安全的

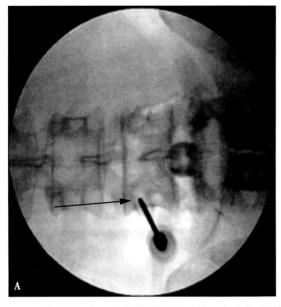
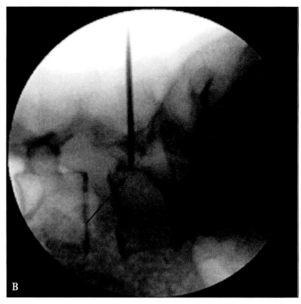

图 85-5 （A,B）用锤子轻柔敲击 Jamshidi 针,使其由外向内穿破外侧缘骨皮质,进入椎弓根的松质骨部分
（箭头所示）

- 如图 85-5A 所示,前后位透视可以指导 Jamshidi 针穿过椎弓根。侧位片(如图 84-5B)则提示导针进入的深度的角度。理想状态下,导针的尖部到达椎弓根和椎体后壁的连接处时,其尖部刚好位于椎弓根的中心。该位置可以避免导针穿破椎弓根内侧皮质,而进入椎管,导致神经损伤。
- 继续植入 Jamshidi 针,大约进入椎体内 1~2cm。

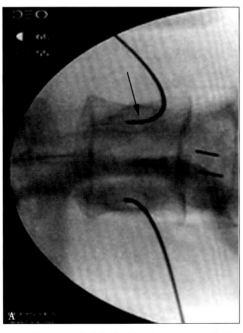
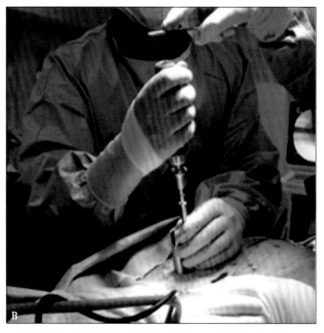

图 85-6 （A)将克氏针通过 Jamshidi 针植入,以便使其尖部进入椎体。(B)小心拔出 Jamshidi 针,此时可以由助手固定,避免将克氏针不小心拔出

- 在植入器械前,植入所有的克氏针均相对比较容易。为了防止克氏针刺破包裹 C 型臂的无菌布巾,可将无菌布巾包裹克氏针拉至透视区域以外。不建议将克氏针折弯,这样会影响空心器械的植入。

"公牛眼"进针法

● 我们在 L4、L5、S1 节段采用公牛眼进针法,而其他节段则不采用此法,因为在 L3 及其以上节段椎弓根相对较小,或者存在脊柱侧凸,椎弓根的方向在正侧位上会发生改变。

● 该方法的优点是放射线暴露较少,以及 C 型臂由前后位向侧位转变较少,减少了手术时间和术区污染的风险。

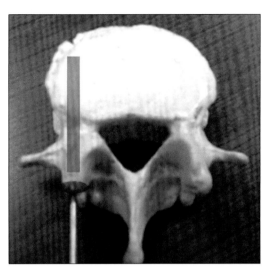

图 85-7 进针点位于目标椎弓根的上关节突(红色椭圆所示)。阴影矩形为 Jamshidi 针进入椎弓根的钉道

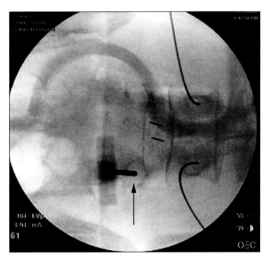

图 85-8 该技术适用于 Jamshidi 活检穿刺针或者 Zimmer Spine 椎弓钉系统穿刺针(Zimmer Spine, Minneapolis, MN),但是也可用于标准的 Jamshidi 针。在正位片上,Jamshidi 活检穿刺针或者 Zimmer Spine 椎弓根钉系统穿刺针的针尖置于椎弓根的中心(箭头所示)

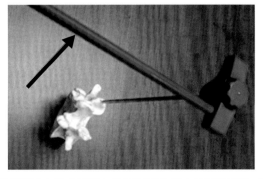

图 85-9 可透视的延伸臂(箭头)允许术者植入操作的同时,减少放射线暴露。轻微敲击可以使针尖穿透骨皮质

- 克氏针植入器允许克氏针很好地保持位置,逐步进入骨质。正如前面所描述的,我们在正位片上成功地将所有克氏针植入椎体,导针位于椎弓根的中心。
- 将透视机置于侧位片透视。Jamshidi 活检穿刺针或者 Zimmer Spine 椎弓钉系统穿刺针套于克氏针之上。
- 侧位片监视下,将克氏针经椎弓根由后向前植入椎体。

如果遇有明显的阻力,应重新在正位片上确认克氏针的位置,以确定克氏针是否过于靠近内侧,因为该阻力可能是由于针尖撞击椎弓根内壁而产生的。穿破内壁,可能导致神经损伤。

- 植入克氏针后,对椎弓根进行丝攻,然后经皮植入椎弓根螺钉。

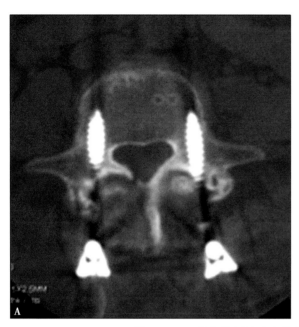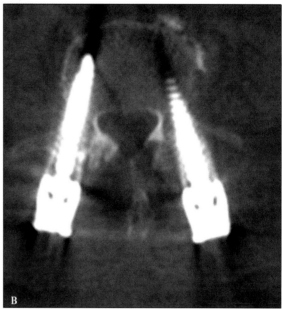

图 85-10 "公牛眼"法(A)和外内法(B)椎弓根钉植入技术的比较

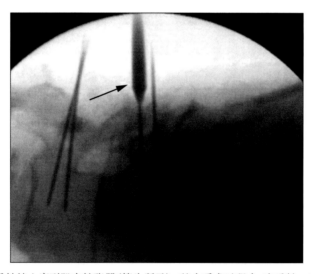

图 85-11 通过克氏针植入序列肌肉扩张器(箭头所示)。整个手术过程中,克氏针一直用 Kocher 钳固定。最后通过肌肉扩张器植入工作通道,并取出扩张器

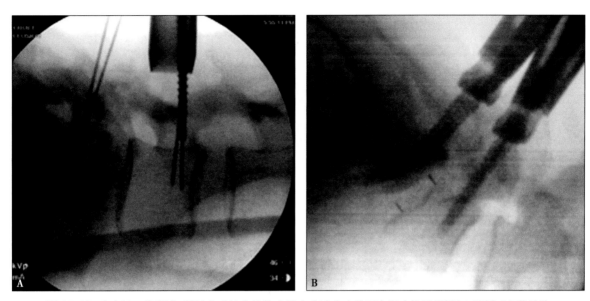

图 85-12 （A）经工作通道,通过克氏针向椎体内植入合适大小的万向经皮椎弓根螺钉,以便于安装连接棒。相邻节段椎体的椎弓根钉的万向头应保持在同一平面和深度上,以便于棒的植入。L4 可用直径 6.5mm,长度 45mm 的椎弓根螺钉,S1 用直径 5mm 和 6.5mm 之间,长度 40mm 的螺钉。我们没有穿破椎体前方的骨皮质,行双皮质固定。（B）椎弓根螺钉植入后,取出克氏针

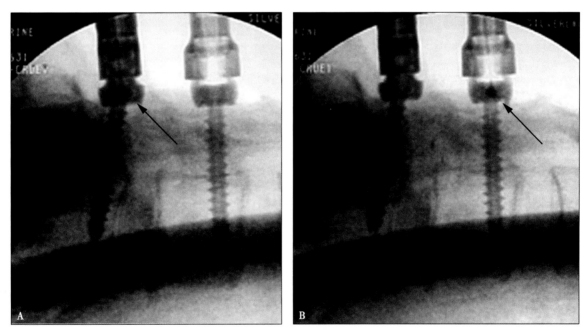

图 85-13 我们用电磁探针刺激椎弓根螺钉头,判断其是否接触神经。动作电位小于 8mA 时,应在正侧位上严格评估螺钉的位置,必要时重新植入螺钉。（A）刺激 L5。（B）刺激 L4

85

- 可以用锥子在椎弓根或者关节突的皮质上进行开口。也可以敲击导针实现开口。
- 对每个椎弓根均用上述方法植入螺钉,可以安装完一侧棒之后,再行对侧的相关操作。
- 依靠器械植入连接棒,螺栓锁紧连接棒。

S1 椎弓根螺钉植入技术

- 由于 S1 椎弓根在很多病例中显示不清晰,因此 S1 椎弓根螺钉的植入具有一定的挑战性。

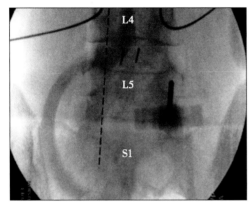

图 85-14 观察 L4 和 L5 椎弓根内侧缘的连线,以帮助确定 S1 椎弓根的内侧缘

- C 型臂应该摆放成 Ferguson 角,和 S1 椎体终板平行,这就要求手术床不能干扰 C 型臂的移动,我们建议采用 Jackson 手术床。

影像导航技术

- 条件允许的情况下,可以采用脊柱解剖的三维成像技术,精确描述椎弓根的解剖形态,在屏幕成像或者导航系统指引下植入椎弓根螺钉。
- 这一过程,也可以采用机器人技术进行操作,以更好地提高植入精度和流程。
- 这些需要术中多平面 X 线或者 CT 扫描患者的脊柱或者骨盆参数,也可以采用患者术前的 CT 扫描和术中 X 线进行融合匹配作为参考。
- 不管是采用人工导航或者机器人导航操作,经皮椎弓螺钉的植入的原则和技术依旧是依靠术中 C 型臂透视。

复位技术

- 特殊的椎弓根螺钉系统允许对滑脱进行微创复位。
- 为了达到复位,我们首先植入椎间融合器。这可以允许相邻关节突之间更多的活动。
- 应注意骨质疏松,防止复位时螺钉拔出。

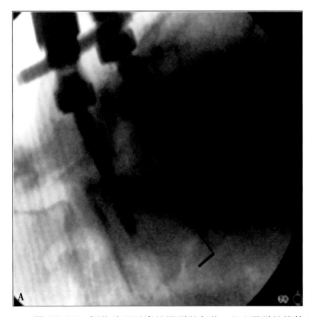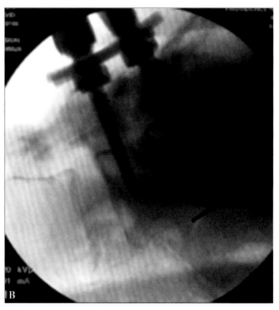

图 85-15 侧位片显示脊柱滑脱的复位。(A)滑脱的椎体上椎弓根钉植入相对较深,以获得复位。(B)成功复位

- 安装复位器械，轻柔复位，保证矢状位一定的张力。复位后，拧紧螺栓，以维持复位。
- 用2-0的缝合线（薇乔910）缝合筋膜层，同样缝合筋膜层之上的软组织以及皮下。用皮胶黏合皮肤。对于一个节段或双节段的操作一般不需留置引流管。

大师锦囊

- 锐性切开筋膜层，以便于器械易于和安全通达脊柱。
- 椎弓根骨质为松质骨。如果在植入 Jamshidi 导针时碰到坚硬的皮质骨，术者应重新评估进针方向，必要时，改变植入方向。此时针尖可能接触椎弓根的内侧壁。
- 正确地对每个椎体的椎弓根进行透视，以便螺钉的植入。

隐患

- 没有获得标准的颈椎前后位和侧位像，可以导致一些潜在的灾难性并发症，如在植入 Jamshidi 针和克氏针时，易导致神经根和脊髓的损伤。
- 当安置扩张器或者中空器械，或者去除 Jamshidi 针时，必须由助手扶住导针。否则会无意间拔出导针或插入太深。
- 当采用影像导航时，由于椎弓根进针点处有一定的倾斜角度，Janshidi 套管植入时，导航系统采集的图像在屏幕显示上存在一定误差。可以通过将 Janshidi 针垂直于骨面进入皮质骨，然后再调整椎弓根螺钉的植入角度进行克服。

紧急脱困

- 如果椎弓根内壁破裂，则可以尝试将进针点及钉道适当向外侧移位。如果不行，则将进针点向头侧和尾侧移位，以尝试其他的进针点。
- 如果在植入椎弓根螺钉后，克氏针尖端弯曲无法取出时，用克氏钳夹住克氏针，骨锤轻击克氏钳，以取出克氏针。若仍无法拔出，则轻柔取出螺钉，再用骨锤回击克氏针，以取出。

（贺宝荣 许正伟）

第86节 腰椎外侧椎间融合术

Patrick A. Sugrue and John C. Liu

适应证

- L1~2 至 L4~5 节段任何需要行椎间融合的情况,包括成人脊柱畸形、椎间盘退变性疾病、相邻节段疾病、轻度腰椎前滑脱和椎间孔狭窄但不需要行神经根减压的患者。
- 直接的侧方入路可以用于矫正冠状位失衡,或者需保持序列的退变性疾病,以及椎间孔的间接减压。
- 患者必须解剖发育良好,以允许通过经腰大肌后外侧入路进入椎间隙。在第12肋和髂嵴之间要有足够的空间,保证工作通道。对于男性患者,因为髂嵴的存在,进入 L4~5 椎间隙可能存在一定的困难。

禁忌证

- 由于 L5~S1 区域的特殊性,采用经腰椎外侧入路极易损伤腰丛,另外该水平由于髂嵴的阻挡而无法获得很好的工作通道,因而不适宜采用该入路。
- 采用经腰椎外侧入路行单纯椎间融合存在争议;如果后路张力带结构完整,不存在失稳的证据,则可以单独采用直接外侧经腰大肌入路椎间融合术。如果该节段机械强度要求较高,例如相邻节段曾行融合术,则不推荐该技术。
- III° 或更为严重的椎体前滑脱者,不适宜。
- 患者曾行腹膜后手术,或存在腰大肌脓肿。

手术计划和体位

- 术前应详细研究患者的腰大肌结构(最好采用 MRI),评估患者的骨性结构包括在第12肋和髂嵴之间植入工作通道,进入目标间隙的可行性。高位髂嵴,在男性患者中

尤其多见,可能无法进入 L4~5 椎间隙。第 11 或 12 肋发育较长,并不影响高位腰椎间隙的手术,但可能需要行肋间入路,或者切除肋骨。在脊柱侧凸患者中,可以从凹侧或凸侧进入。由凹侧进入,需要较长的工作通道,且需从椎间隙的塌陷侧进入等缺点。但是具有经一个切口行多个椎间隙处理的优点。相反,从凸侧进入,工作通道短,椎间隙相对开放,但是往往需要更多的切口实现椎间隙的处理。同样,血管的变异或肌肉的解剖也决定由哪侧进入更为安全或方便。

- 在该入路中,影像学检查也是必要的。必须行标准的侧位和前后位 X 线片。术中透视能提供实时影像学资料,需要反复的正侧位检查,以及时调整角度,存在过多的放射线暴露。但是术中的立体定位能够减少放射线暴露,不需要反复在 C 型臂球管周围进行反复操作。虽然导航是静态的,但是即使行单间隙的融合导致的序列改变可以导致注册不准确。同样,这种注册会因参考物位置的轻微改变而破坏。

- 术中必须使用肌电监护,包括自发肌电图和电刺激诱发肌电图,刺激电位设置为 6~8mA。自由肌肌电图有助于鉴别神经刺激和牵拉,而电刺激诱发肌电图可以通过直接刺激,在分离过程辨别神经组织。生殖股神经无法通过肌电监护识别,只能靠肉眼识别。术后,25% 的患者由于生殖股神经刺激而发生腹股沟区烧灼痛。

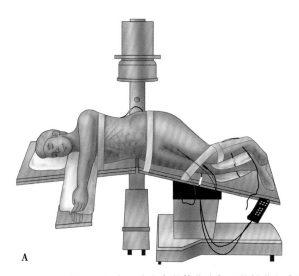

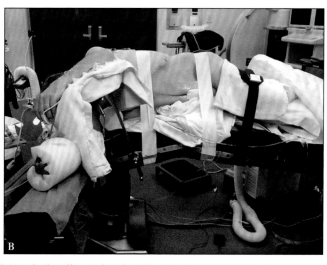

图 86-1 （A,B）患者的体位应保证能够获得真实的正侧位图像。患者取侧卧位,髋部位于手术床的折叠处,上侧大腿屈曲,保证腰大肌松弛。骨性突起置于垫枕之上。手术床折曲,以增加第 12 肋和髂嵴之间的工作距离,以及使椎间隙面向术者的一侧张开。垫子有助于维持患者的体位,完全置于垫枕之上,有助于保证患者在术台上的安全。最后,移动手术床,而不是 C 型臂,以获得真实的正侧位。必须将患者固定于手术床上,以便 C 型臂能够对相关部位进行透视

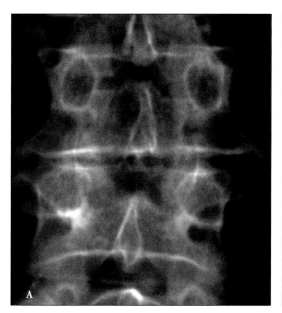

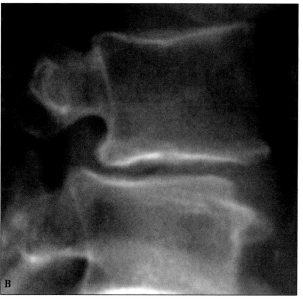

图 86-2 （A,B）消毒前安放好 C 型臂的位置,整个过程中 C 型臂应保持 0°。调整手术床的位置以获得正侧位的图像。椎间隙应和透视射线相平行,以保证终板显示清晰,以及在侧位片椎弓根完全重叠。正位片,棘突应位于双侧椎弓根的正中。对于多节段的病例,每个椎体的透视都应重新调整手术床,以获得标准的正侧位

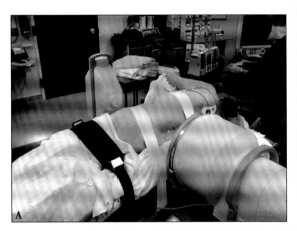

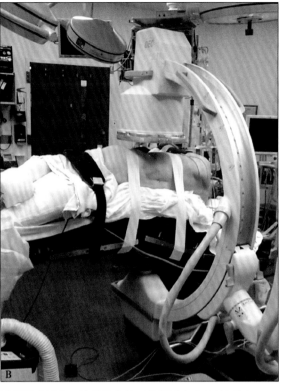

图 86-3 （A，B）在 0°角获得标准的正侧位后，对患者进行消毒铺巾。这种体位使工作通道方向和地面相垂直，进入椎间隙的方向不变，而且操作角度较为舒适。这种角度减少了通道的相关风险，如果太靠前，有可能损伤主动脉，太靠下则有可能损伤腔静脉或髂血管，或者植入椎间融合器时误入椎间孔。术者在不同节段操作时，都应调整手术床

手术步骤

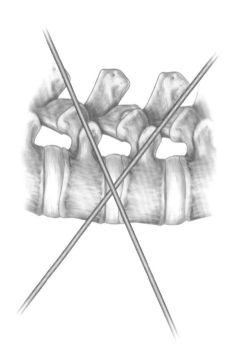

图 86-4　在单间隙时，在相应目标间隙做一 X 记号，以标记切口位置（2.5~3cm）。一个切口可以显露 2 个椎间隙，该切口应位于相邻两节段的中心。根据术者的习惯，切口可以是横行的、水平的或垂直的。理想的目标是椎间隙的前半部分

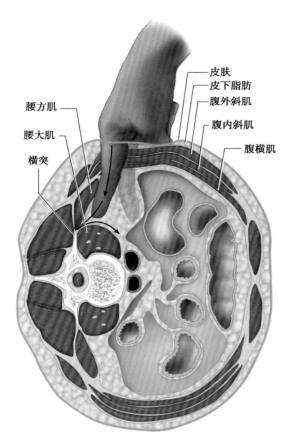

皮肤
皮下脂肪
腹外斜肌
腹内斜肌
腹横肌
腰方肌
腰大肌
横突

图86-5　进入椎间隙之前,需由浅入深切开皮肤、皮下脂肪、腹外斜肌、腹内斜肌和腹横肌,直视下分离壁层腹膜,最后行腹膜后分离。对肌肉分离可采用钝性分离。显露腹膜后脂肪后,术者可用手指做由后向前的分离,并触知腰方肌和横突,将脂肪和腹膜内组织和腰大肌分离。该分离较为轻松,不会有阻力。如果存在阻力,那么解剖层次可能存在错误。在L1~2水平,可能会存在胸腔结构,因此需行经膈肌入路,有时需留置胸腔引流管

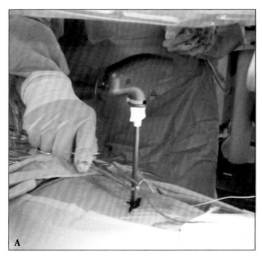

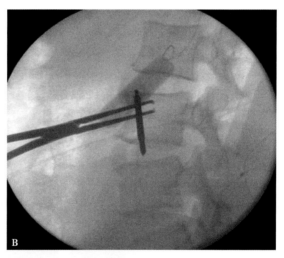

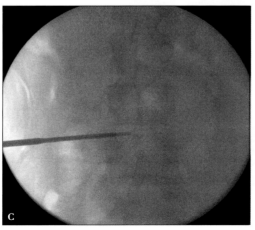

图86-6　采用自发肌电图和电刺激诱发肌电图进行监测。正常的神经组织诱发电位为1~2mA,受损或者慢性压迫的神经组织可能更高的电流,神经监护探针的电流设定为6~8mA(A)。探针被置于腰大肌的前1/3至前1/2,穿过腰大肌进入椎间隙的前1/3至前1/2。如果发生神经刺激,应通过C型臂明确探针是否位于椎间隙的前部(B和C)。当探针安全地穿过腰大肌之后,将导针也在透视下植入椎间隙

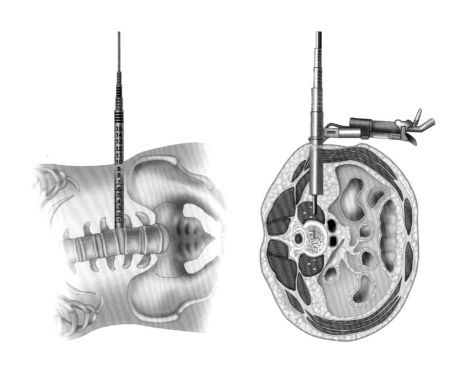

图 86-7　通过导针，扩张器逐号扩张，直至22mm直径的套管。扩张时，自发肌电图保证肌肉分离的安全性。植入最终的套管后，记录套管在皮肤表面处的刻度，前后位透视明确套管是否成功地分离肌肉后，向下到达椎间隙的外侧

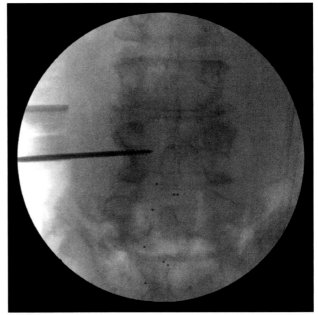

图 86-8　通过扩张器植入管状牵开器，并将其通过万向臂安全地固定在手术床上。保留导针，取出扩张器。通过一个稳定螺钉或者是金属夹使牵开器获得额外的固定。在植入额外的稳定装置之前，通过神经监测探针和直视下明确椎体周围是否存在神经组织。螺钉和金属夹对于稳定管状牵开器是必须的，重要的是稳定装置的植入应尽量靠近终板，以避免损伤走行于椎体中间的节段血管

图 86-9　（A，B）行椎间盘切除术之前，应通过透视确定目标节段，并行正侧位检查，明确工作通道位于椎间隙的前部分。通过牵开器上的光源或是头灯，以及信号放大装置，使得视野更为清晰。对于任何残留的肌肉或是软组织都应在各个象限探查，排除神经组织，然后用4号神经剥离子从椎体上做钝性分离

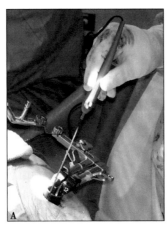

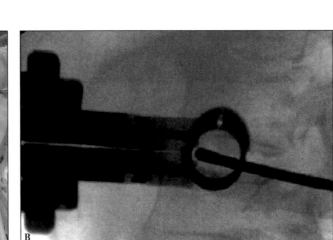

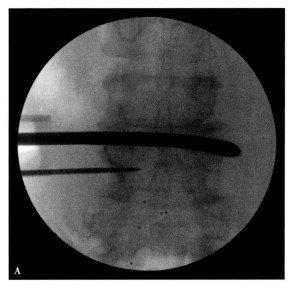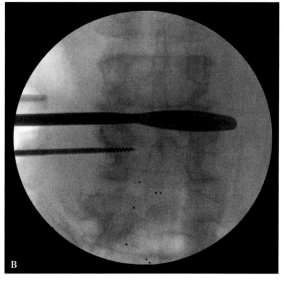

图 86-10 （A，B）用椎间盘切除刀进行广泛的髓核切除。有效的处理措施，包括在透视监视下用 Cobb 刮匙搔刮每侧终板，有助于椎间盘的切除和松解对侧的髓核。松解对侧的髓核极为重要，可以保证椎体间内植物彻底的充填于椎间隙，获得冠状位的畸形矫正，以及间接椎间孔减压。使用刮刀，刮匙等完成椎间盘的切除。对于那些黏附于椎间隙，围绕血管、神经的髓核和软组织的清除应格外注意，应在直视下操作，钳取间盘或者其他安全的软组织，以减少风险的发生。同样，保持通道和地面垂直的方向也极为重要，可以避免损伤大血管或者神经，以及避免损伤终板

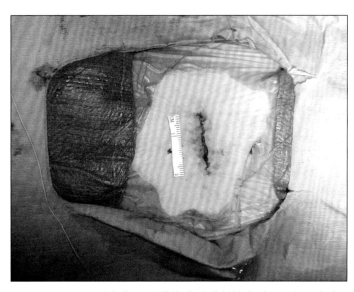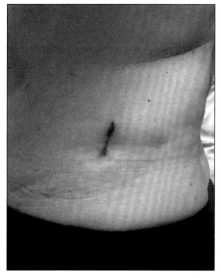

图 86-11 逐层缝合伤口：腹横筋膜，腹外斜筋膜，皮下组织和皮肤。UR-6 号针缝合腹横筋膜，皮肤则用皮胶黏合

大师锦囊

- 体位尤为重要。要保证患者的髋部，而不是腰部位于手术床的折叠处。将患者安全地固定于手术床上，通过调整手术床，而不是 C 型臂获得标准的正侧位图像。

- 术中导航有助于提供解剖指导，尤其是在多节段患者中更有意义，能够减少射线暴露，避免长时间在 C 型臂周围工作。当椎体间植入融合器，撑开椎间隙后，会导致导航的精度轻微丢失。如果使用透视机，每个间隙调整患者的体位尤为重要，以便获得标准的正侧位图像。最后，术

中的直视操作和术者临床判断对每一步的操作均有重要的指导作用。

- 熟悉解剖知识，术前详细评估影像资料，可以筛选合适的患者。能够安全地进入 L1~2 至 L4~5 间隙。应仔细评估腰大肌的大小以及主动脉、下腔静脉和髂血管的位置，以减少损伤的概率。髂嵴的存在使得进入 L5~S1 间隙存在困难，在某些男性患者中进入 L4~L5 间隙亦存在困难。需要标记椎间隙的前半部分，对于轻度滑脱者，也需标记终板的前半部分。

- 术中,应用神经监护对于识别腰丛很重要。生殖股神经无法通过监护识别,只能在分离时直视下辨别。为了减少 L4~5 节段神经损伤的风险,将管状扩张器放置于腰大肌的顶端,以便在穿过肌肉时,避免损伤神经。在椎体上植入稳定螺钉或金属夹,对维持稳定很重要。在分离腰大肌时,腰丛和生殖股神经能够直接显露。

- 术后,40% 的患者会发生同侧髂腰肌的无力。这主要和经腰大肌分离、经腰大肌向下至纤维环外侧放置管状扩张器有关。这种肌力下降的风险,可以通过将管状扩张器向前放置而减少。同侧的髂腰肌无力不是持续性的神经损伤,在 2~3 周后会有明显的恢复,一般会持续 8 周。因此,术前应详细告知患者这种并发症的可能性。

隐患

- 终板骨折。没制备正确地指向地面的工作通道来使所有的操作在垂直方向进行,存在方向的改变,故增加了终板骨折和内植物失败的可能。因此,必须获得标准的正侧位图片。

- 未能确认神经结构。必须神经监护和直视探查以识别腰丛和生殖股神经。如果失败,会导致严重的后果。如果这个过程操作存在困难,则应放弃手术。

- 正位片上,椎间内植物应和椎体紧密接触,并横跨双侧椎弓根。保证内植物能维持椎间隙高度,并触及终板的骨皮质边缘,以获得最大的重建强度和稳定性,使椎间孔减压最大化,并提供冠状位上畸形矫正。

紧急脱困

- 如果椎体间内植物损伤了终板,此时应避免进一步向椎体内置入内植物,防止造成椎体的进一步损伤或者骨折块进入椎管。如果终板已骨折,内植物位于松质骨,则该节段的重建可能存在失稳。此时可选择后外侧融合固定术。如果有骨块后移压迫神经,此时可能需行外侧直接入路椎体次全切除术,以及后外侧融合固定术。该微创切口可以扩大,如果需要可行开放手术则可行椎体次全切除术。

- 如果神经监护不起作用,术者无法识别腰丛神经,此时首先要做的是,确认神经监护仪本身工作是否正常。如果需要,则更换探针或者重启启动设备,或者两者都进行。正常神经组织有 6~8mA 的反应,损伤的神经需要更高的电流,因此应提高电流直至出现反应。一般而言,腰大肌前部分入路是最安全的,否则,如果神经反应不能被探测,应考虑及时终止手术,因为神经损伤的风险太高。术前所有患者应该签订协议,如果经腰大肌直接外侧入路椎间融合术无法继续,则可能改为开放或者微创的后路融合固定手术。

- 如果腰椎节段血管损伤,应及时处理。经管状扩张器的视野,可能由于想不到的出血,导致术野变得模糊。一般而言,均能通过工作通道成功止血,不需要改为开放手术或者是迷你切口。迅速吸引出血,审慎应用止血材料,识别出血的血管,并用双击电凝止血。根据节段血管的直径,出血可能迅速且量多,与麻醉团队密切沟通极为重要,并应输入血制品。术后严密观察。

（贺宝荣　许正伟）

第十章 其他手术

第 87 节 脊髓动静脉畸形

Nir Shimony, Sara Hartnett and George I. Jallo

适应证

- 脊髓动静脉畸形（arteriovenous malformations，AVM）会引起：
  - 阳性的神经症状——如疼痛、神经源性跛行、脊髓病、神经根病及进行性运动和感觉功能障碍等。
  - 造成明显脊髓损害的影像学改变——如静脉高压、蛛网膜下腔或髓内出血、水肿及明显的占位效应。
- 出血通常表现为急性临床过程。近 50% 会有至少一次出血史，尤其是儿童（大于 80% 表现为急性出血）。

禁忌证

- 相对手术禁忌包括严重的内科合并症，预期寿命短，身体极度虚弱，以及复杂、难治性髓内病灶（血管内治疗可能更好）。
- 当其他治疗手段（立体定向手术和血管内栓塞治疗）优于手术切除时。

手术计划和体位

- 对患者进行详细的病史采集和体格检查后，进行初步的影像学检查如脊柱磁共振成像（MRI）（较常用）或计算机断层扫描（CT）脊髓造影（仅限于无法行 MRI 检查时）。

- 进行诊断性的脊髓动脉造影，以便判断 AVM 的类型，定位瘘口或畸形血管团的位置，对畸形和脊髓的动脉供血进行分析和了解局部的血管构筑。
- 术中进行持续的神经电生理监测，包括直接的 D 波、运动诱发电位（motor evoked potentials，MEP）和体感诱发电位（somatosensory evoked potentials，SSEP），以便进行反馈式评估。通常需要进行恰当的准备以便术中行脊髓血管造影（预先放置股动脉鞘）。
- 术前给予抗生素和地塞米松。
- 除了极少数例外，脊髓 AVM 的切除与脑 AVM 的切除原则相同。首先，切口与其他硬脊膜内病变相同（图 87-5）。切除 AVM 时，先处理供血动脉再处理引流静脉的原则是相同的。对病灶的定位有助于确定合适的入路，在偏腹侧和腹外侧的髓内 AVM，需要广泛的解剖蛛网膜和齿状韧带，以便术中将脊髓移向内侧。神经根，尤其是胸段的，有时或需牺牲掉。对于复杂的、髓内部分明显的团状 AVM，越来越倾向于对髓外部分进行次全切除即足够了，即所谓的软膜切除技术，将脊髓表面的供血动脉和引流静脉电凝掉，而不进行软膜下切除。如果髓内有比较明显的血肿，就可切开脊髓进行血肿清除和减压。

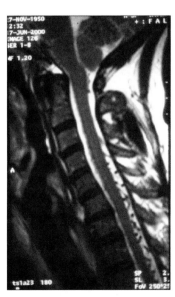

图 87-1 脊柱的 MRI 检查是排查脊髓 AVM 的有用工具，也有助于治疗。如图在 T2 相矢状位上颈胸段脊髓背侧可见多数流空影

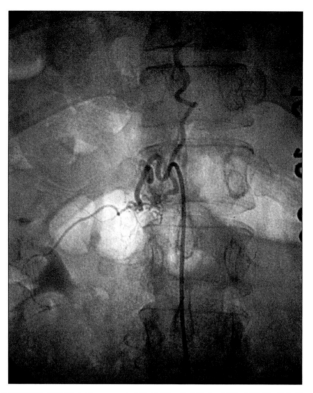

图 87-2 术前脊髓动脉造影对精确定位 AVM 至关重要。图示为动脉造影前后位像上 T12 水平左侧部的 I 型 AVM。通过术前 MRI 和血管造影影像，获得病变供血、引流和定位的三维立体影像十分重要

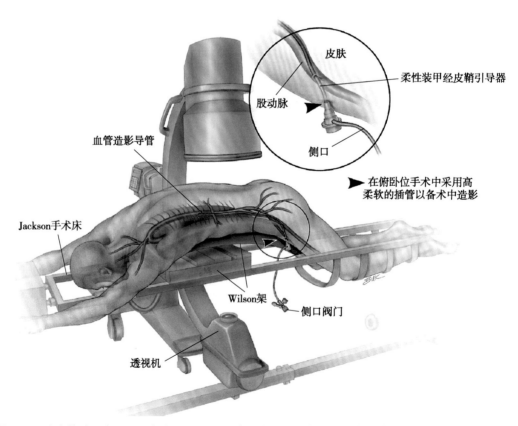

图 87-3 患者俯卧于由 Wilson 架安置于 Jackson 床组成的透 X 射线手术床，以便于 C 型臂检查。摆体位前预先放置长的右股动脉鞘，以便术中进行脊髓动脉造影

87

手术步骤

硬膜动静脉瘘

团状AVM

团状AVM

冠状静脉丛

硬膜动静脉瘘

A

B

幼稚型AVM

硬膜内髓周动静脉瘘

脊髓后动脉

动静脉瘘

C

D

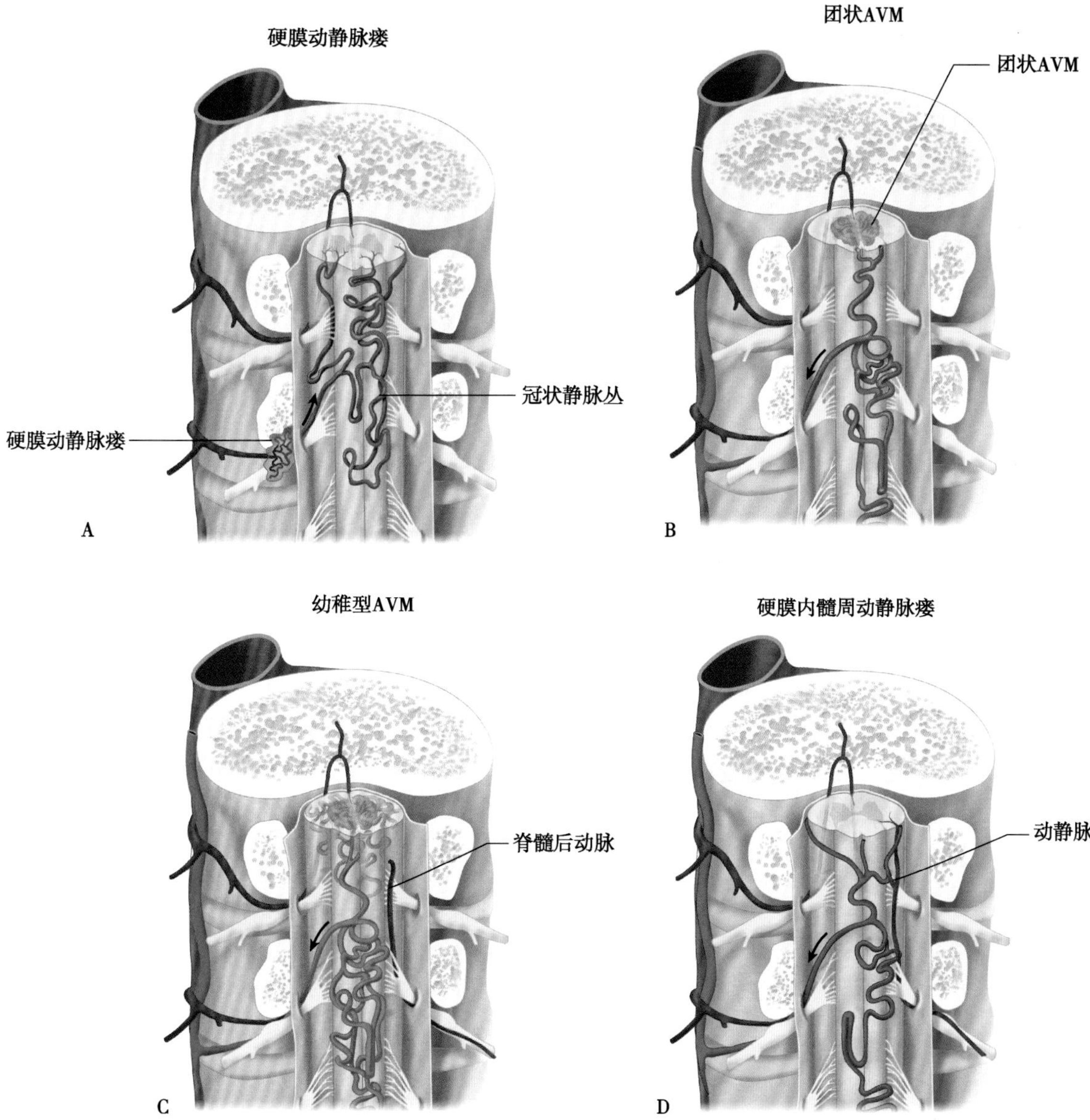

图 87-4　脊髓动静脉畸形主要位于髓外（约 80%），可以分为四种亚型

- Ⅰ型：硬脊膜动静脉瘘　由单个的硬脊膜动脉供血和迂曲延长的脊髓静脉引流组成。通过确定瘘的硬膜内静脉端（通常位于对应神经根硬膜进入处的附近）并以双极将其电凝或放置小动脉瘤夹后再锐性切断（A）。

- Ⅱ型：髓内的团状 AVM　由密集的畸形血管团组成，非常类似于脑 AVM。要切除畸形团，需要切开软膜和脊髓。必要时的脊髓切开有助于在术野中清晰地辨认病灶，控制供血动脉和引流静脉。我们推荐用尖刀进行解剖，因为这样便于通过一定的牵拉游离畸形血管团与脊髓之间的界限。供血动脉以微动脉瘤夹夹闭，分离血管畸形团周围只剩下引流静脉相连，然后将其夹闭或电凝后切断（B）。

- Ⅲ型：髓内幼稚型 AVM　由多根脊髓动脉供血，畸形血管团呈广泛浸润性，常占据对应脊髓节段的大部分。这种病灶具有很大的挑战性，血管团间隙常有神经组织，必须进行细致的分离，以分辨正常和异常的血管和组织。细小的供血动脉予以电凝和切断，粗大者予以夹闭，游离畸形血管团，分离的最后阶段锐性切断引流静脉。在这样的病例，强烈建议考虑其他治疗手段（如介入栓塞）（C）。

- Ⅳ型：硬膜内髓周动静脉瘘　由多根脊髓动脉供血，常存在微小动脉瘤或静脉瘤。动静脉短路常为多灶性并被表面的血管结构掩盖，需要辨认这些短路的部位，予以电凝或夹闭后切断。如果存在动脉瘤，常需完全切除（D）。

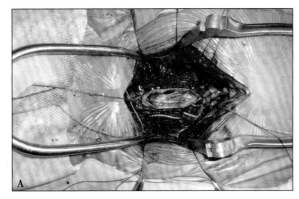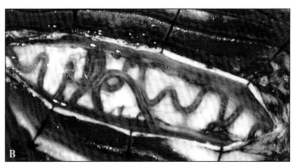

图 87-5 手术开始同其他硬脊膜内病变：中线切口，椎旁肌进行骨膜下剥离，以显露背侧结构，然后进行椎板切除或预成形摘除，沿中线切开硬膜并以缝线悬吊，以充分显露。两侧硬膜外放置棉片，以便维持清洁、干燥的术野，形成对脊髓和血管畸形的良好显露（A）。引入手术显微镜，在高倍数放大下，经过对包括供血来源和引流途径的畸形血管构筑的评估后，血管畸形得以清晰地显露（B）

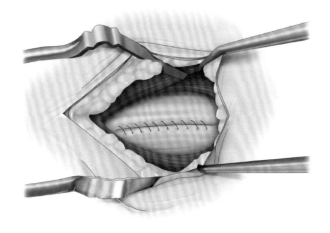

图 87-6 血管畸形完全切除后，以聚丙烯缝线对硬膜进行连续的严密缝合，经 Valsalva 动作试验确保无脑脊液漏。纤维蛋白胶喷涂于硬膜外以降低脑脊液漏的风险，如果愿意可行椎板复位固定。椎旁肌肉、筋膜及皮下组织常规缝合，皮肤以尼龙线进行连续缝合后覆盖无菌敷料。患者拔除气管插管并进行相应神经功能检查后，送入神经外科监护室进行后续的观察和治疗

大师锦囊

- 手术的目的应该是完全消除血管畸形，同时尽量减少患者风险。在复杂的脊髓 AVM，建议实施包括显微手术和血管内栓塞的联合治疗方案。在显微手术，建议对深部病变行软膜切除，避免软膜下分离。

- 包括硬膜和软膜切开的每一步骤，都应注意避免对静脉结构的早期损伤。

- 对急性进展性病例，栓塞治疗可能使病情暂时停止进展，从而给根治性手术创造条件。

- 术后给予患者逐渐减量的激素治疗，维持正常血压。

- 脊髓 AVM 通常由至少一条根髓动脉供血，其来自向脊髓和 AVM 供血的脊髓前动脉和脊髓后动脉。

- 胸椎是脊髓 AVM 的最常见发病部位（约 50%），其次是颈椎（约 30%）。伴发动脉瘤的比例高，而在其他中枢神经系统血管异常中只有 13%~37%。

- 脊髓 AVM 的年出血率估计为 4%，有出血史者年出血率增加至 10%。与颅内 AVM 类似，有既往出血史和并发相关动脉瘤（在供血动脉或畸形团内高达 48%）者，出血风险增至 2 倍。

- 显微手术的根治率约为 80%，单独血管内治疗的根治率约为 35%，两种治疗方案的远期复发率相似（约 10%）。部分切除（仅作软膜下切除）者据报道年出血率为 3%。

- 对于术前栓塞治疗有争议，不建议作为常规，因为血管内治疗的风险较高。

- 术中可能需要吲哚菁绿造影检查来定位畸形，确定供血和引流血管。类似于颅内 AVM，引流静脉应被保护至切除完成时。过路血管应严格保护。

- 一部分脊髓 AVM 可能需要保守处理。有时，不追求根治性治疗是减少症状和保留神经功能的较好选择。通过多次栓塞治疗（或联合显微手术和栓塞治疗）来部分消除病变，可减轻症状和降低脊髓损害的风险。

隐患

- 牵拉和操作应限于血管畸形,因为脊髓通常不能耐受。硬膜和软膜的切口必须足够大,以免显露受限,并最大限度减少牵拉。
- 术中所见应与术前发现进行对应,手术分离应轻柔,避免牵拉。
- 应防止对静脉结构的损伤,因为它可能导致血管畸形过早(未成熟)的破裂,出现严重而难以控制的出血。

紧急脱困

- 病灶切除不完全时,应保留静脉引流通畅。尽管是次选,但还是应该考虑到残余脊髓血管畸形的替代治疗方式,包括血管内栓塞和脊髓的放射外科。
- 当对脊髓有损伤或有神经生理指标的降低时,额外给予类固醇激素治疗和适当升高平均动脉压可能有助于减轻损害。
- 供血动脉动脉瘤和迁张的静脉可被切除。即使是部分血栓形成了,它们也极度脆弱和易于破裂。所以从脊髓表面切除前,有必要用宽刃的双极进行电凝使其收缩。

(张　扬　伊志强)

88

第88节 硬脊膜动静脉瘘的手术治疗

Nir Shimony, Brooks Osburn and George I. Jallo

适应证

- 症状性硬脊膜动静脉瘘（spinal dural arteriovenous fistula, SDAVF）应该进行治疗。其症状常为隐匿性起病，随时间呈进展性，包括力弱、感觉减退，以及膀胱直肠功能障碍等。高颈位瘘可表现为类似基底动脉供血不足的症状。浅感觉和肌力症状可远离瘘病变的节段。应以停止甚至逆转神经症状的进展为目标进行及时的手术或栓塞治疗。

- 偶然发现 SDAVF 的情况很少见，但一旦发现就应考虑治疗，因为自发闭塞的可能性基本没有。然而，对完全无症状的患者的治疗还存在争议。在儿童中，症状可能比较微妙地表现为心脏扩大或肺淤血，只伴有杂音体征。

禁忌证

- 需要药物治疗的未稳定疾病状态或活动性感染是相对禁忌证。

- 在手术和血管内治疗都不能耐受的患者，应对神经症状的进展进行密切的观察，一旦状态稳定就应进行治疗。

手术计划和体位

- 早期检查、评估、术前计划和体位都与脊髓动静脉畸形（AVM；见第87节）相似。

- 脊柱 CT 和 MRI 检查是常见的早期检查，典型的 CT 和 MRI 只能显示蛛网膜下腔内明显的静脉。脊髓血管造影是决定性的术前检查，其对于确认动静脉瘘（arteriovenous fistula, AVF）的精确部位、所有供血动脉的位置、静脉引流类型，以及可能的静脉瘤和动脉瘤至关重要。

- 多数硬脊膜 AVF 可将栓塞作为决定性治疗手段。尽管通过血管内治疗在技术上有难度，但现在越来越倾向于将血管内手段作为初始治疗。也有将栓塞作为 AVF 患者手术前的辅助治疗。与颅内硬膜 AVF 相比，由于供血动脉更细小，流量低，并与重要的脊髓前、后动脉邻近，硬脊膜 AVF 治疗起来总体更困难。

- 进行包括 AVF 在内的脊髓血管畸形手术时，术中用直接（D）波形、运动诱发电位（MEP）和体感诱发电位（SSEP）进行神经电生理监测十分重要。

- 与脊髓 AVM 相同，患者气管插管麻醉后，转为俯卧位前，需先预置造影用血管通路（通常经股动脉）。患者应安置在可透视的手术台（Jackson 或 Wilson）上。在颈段和上胸段病灶，患者头部须用可透视的三钉式 Mayfield 头架固定。

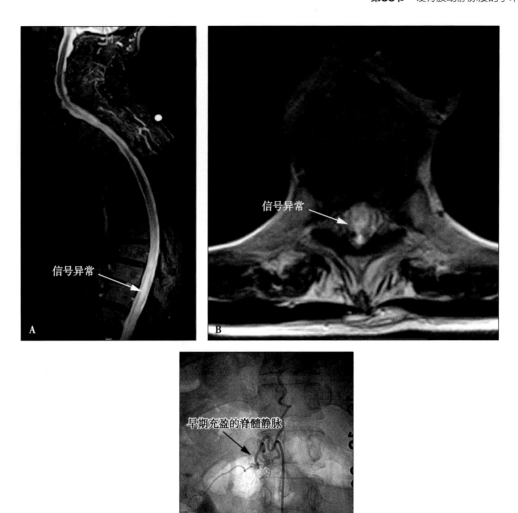

图 88-1 胸段硬脊膜动静脉瘘的术前 MRI 和血管造影图像。MRI T2 相矢状位（A）和轴位（B）显示胸椎管内异常信号（如白色箭头所指）。血管造影（C）显示瘘口位于左侧 T8 神经根袖。左侧 T8 肋间动脉在造影早期即向神经根袖内的迂曲脊髓静脉（如黑色箭头所指）供血。这些特点是硬脊膜 AVF 的典型表现

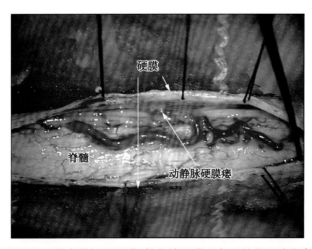

图 88-2 显露 AVF 时,常用尖刀沿中线切开硬膜,保留蛛网膜以免过早的释放脑脊液,以 4-0 Surgilon 缝线（Covidien,Mansfield,MA）悬吊硬膜,两边放置棉片。打开硬膜通常即可见如图所示的多根动脉化的静脉

手术步骤

● 切开过程与其他硬脊膜内病变手术相同,详见第 87 节。

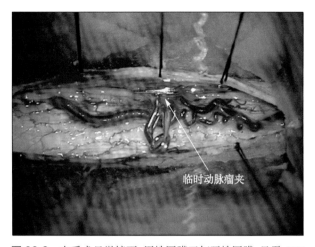

图 88-3 在手术显微镜下,用蛛网膜刀打开蛛网膜,显露 AVF 全貌并辨认瘘口或可能的动静脉连通点。以临时阻断夹夹闭瘘口,注意电生理监测所显示的任何变化(D 波形改变或电位降低),必要时移除阻断夹并重新评估

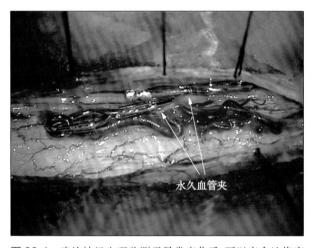

图 88-4 确认神经生理监测无异常变化后,可以安全地将瘘口永久关闭,可用永久性夹子夹闭瘘口,或以双极电凝瘘口(有时二者兼用)

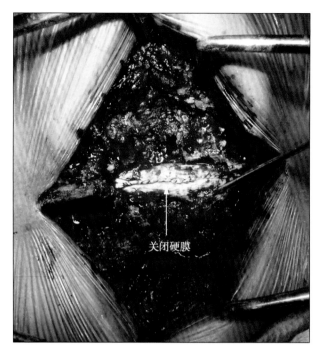

图 88-6 止血满意并冲洗伤口后,严密缝合硬脊膜(用 Prolene 或 Surgilon 缝线)。可再用纤维蛋白胶喷涂硬脊膜切口处以确保硬脊膜闭合严密。其他层次如肌肉、筋膜、皮下组织和皮肤逐层缝合关闭

大师锦囊

● 脊髓血管畸形有几种分类系统。其归为 2 大类:主要与神经根关联的病变称为神经根硬脊膜 AVF,主要位于蛛网膜下腔者称为髓周硬脊膜 AVF;位于髓内的动静脉病变,即涉及软膜和延入脊髓实质内者,称为脊髓动静脉畸形。表 88-1 总结了两种脊髓血管畸形的分类方法。

● 典型神经根硬脊膜 AVF 病变位于硬脊膜神经根袖。这种病变常由单根的供血动脉通过连接或瘘与脊髓静脉系统连通导致。这种瘘使静脉引流高流量和压力增高,导致静脉高压和继发的脊髓低灌注。髓周硬脊膜 AVF 位于脊髓周围的蛛网膜下腔内,不涉及软膜,因而病理生理表现类似于神经根硬脊膜 AVF。此类病灶可有多根供血动脉。

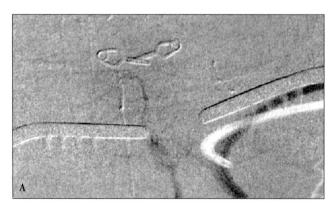

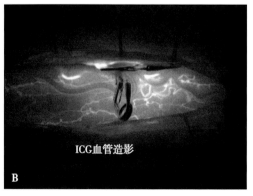

图 88-5 关闭并断开瘘口后,行术中血管造影(A)确证瘘口的闭合,并确认无其他异常动静脉连通。导管造影确证前可先行吲哚菁绿造影(B)

表 88-1 脊髓血管畸形的分类

ABF分类	Spetzler分类	特点
I 型	硬脊膜内背侧AVF	位于脊神经根的硬脊膜根袖，对应于脊髓背侧的单根异常血管
II 型	髓内AVM	丛状的髓内畸形，供血动脉来自脊髓前、后动脉
III 型	硬脊膜内外AVM	复杂幼稚的AVM畸形位于髓内并明显延至髓外（邻近骨结构）
IV 型	硬脊膜内腹侧AVF	病灶位于髓外，供血动脉来自脊髓前动脉

ABF 分类：美国、英国、法国分类。

- 脊髓 AVF 患者应及时治疗，因为术前神经系统状态关系到神经功能预后，治疗应在患者症状进一步加重前完成。
- ICG 可在术中帮助确定动脉血管对 AVF 的供血程度，反复的 ICG 检查有助于明确瘘口消除后正常的动脉供血。
- 有时需要翻转脊髓以便更好地显露瘘口，通过切断和牵拉齿状韧带可以达到这一点。
- AVF 的全部切除是没有必要的，阻断瘘口即可消除 AVF 这一点已经得到反复的验证。切除 AVF 的静脉部分是禁忌，它可影响脊髓的血运。
- 对于典型的神经根袖病变，骨切开（椎板切除或成形）可扩大至病变水平以上或以下，并常尽量向患侧的外侧显露（至涉及神经孔的上一椎弓根）。
- 典型的瘘口位于神经根脊膜动脉和根静脉出根袖之间的硬脊膜处。当瘘口位于硬脊膜外神经根动脉分支和硬膜外静脉丛之间时，应特别注意。这种少见的情况称为脊髓硬脊膜外动静脉瘘，很少出现症状，但可出现压迫脊髓、神经根甚至充血性脊髓病的表现。由于漏过了并存的静脉引流（因误诊为硬脊膜内 AVF，只处理了硬脊膜内引流静脉），硬脊膜外 SDAVF 有时是 AVF 手术切断后复发的原因。

隐患

- 术中的血管造影很重要，一些硬脊膜 AVF 有多重血供需要切断，其中一些供血动脉只有在术中瘘被部分消除后才会显现。
- 如果临时阻断后神经生理监测出现变化，就需要移除阻断夹并重新评估 AVF。应避免牺牲任何对脊髓供血的动脉分支。

紧急脱困

- 如果术中不能确认瘘口，术中 ICG 或血管造影可提供额外的详细信息。

Fig. 88.2 is modified courtesy of Ian Suk.

Figs. 88.3 through 88.5 are modified with permission from Colby G, Coon A, Sciubba D, et al. Intraoperative indocyanine green angiography for obliteration of a spinal dural arteriovenous fistula. *J Neurosurg Spine* 2009；11：705–709.

（张 扬 伊志强）

第 89 节　脊髓髓内海绵状血管畸形

Nir Shimony, Meleine Martinez-Sosa and George I. Jallo

适应征

- 部分专家建议脊髓内海绵状血管畸形切除时机应选择在神经系统症状进行性加重或疼痛时,这类症状常见于成人。还有专家建议出现脊髓内出血后再手术,而这种情况更多见于儿童。

- 一些神经外科医师支持对于有症状的患者应早期手术干预,这样能阻止神经功能进一步下降。症状出现后的 2~3 个月内切除病变可以获得理想的神经功能结局。

- 未经治疗的海绵状血管畸形可能导致进行性的神经功能障碍,因此我们建议所有有症状的患者均应行手术治疗,并且切除病灶后会避免潜在的出血风险,从而避免神经功能的进一步的损害。报道中未治疗的海绵状血管畸形年出血率不尽相同,前期报道的年出血率约为 7%,而多数报道的年出血率为 2%~3%。

- 仅有一过性的轻微症状或无症状的患者,适合非手术治疗,并密切观察。但如果病变突破软脊膜(尤其是背侧软脊膜)且患者有一过性症状,可根据具体情况酌情考虑手术切除治疗。对于所有医师决定继续观察的病例(如无症状的海绵状血管畸形),我们建议密切的临床和影像学随访。

禁忌证

- 若患者同时患有其他合并疾病,使手术风险明显增高的,可通过影像学和临床检查充分评估监测。对这些患者,出血的风险和手术风险必须充分权衡。

手术计划和体位

- 对疑似患有海绵状血管畸形的患者,需要详细询问病史和体格检查。

- MRI 检查对于病变的准确定位及与临床所见的对应是非常必要的。对于有中枢神经系统海绵状血管畸形家族史的患者,应当完善病变部位外其他中枢神经系统的影像学检查。约 35% 的脊髓海绵状血管畸形的患者同时合并颅内海绵状血管畸形(少量文献报道,颅内与脊髓内海绵状血管畸形共患概率多达 50%),因此建议应常规进行全中枢神经系统的 MRI 检查。另外,影像资料也有助于手术方案制定和评估手术风险。海绵状血管畸形在血管造影和 CT 检查中通常是不易发现的,所以这些检查手段对于制定术前方案作用有限。

- MRI 可显示海绵状血管畸形有特征性的含铁血黄素环。海绵状血管畸形的 T1 和 T2 序列表现不尽相同,取决于病变内及病变周边血液产物的时间长短。磁敏感(SWI)和梯度回声(GRE)序列对于鉴别海绵状血管畸形更为敏感。由于病变内出血的原因,海绵状血管畸形通常具有"爆米花"样或"桑葚"样外观。SWI 和 GRE 序列常用于颅脑的影像学检查,但近年来在脊髓中也有了越来越多的应用。海绵状血管畸形病变通常不被钆剂强化,因此增强 MRI 扫描意义不大。另可表现有轻度的脊髓增粗,和短期内出血导致的周边水肿。

- 行海绵状血管畸形切除时,进行术中神经电生理监测是必要的,监测包括 D 波、运动诱发电位(MEP)和体感诱发电位(SSEP)。因为许多麻醉剂可降低运动诱发电位,所以手术开始前,需要和麻醉师商定麻醉方案。丙泊酚、芬太尼和依托咪酯是常用的麻醉药物,它们不会造成 MEP 的降低。

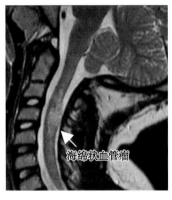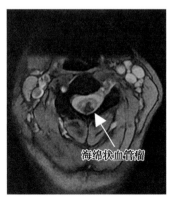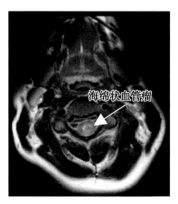

海绵状血管瘤　　海绵状血管瘤　　海绵状血管瘤

图 89-1　术前矢状位和轴位 MRI 显示髓内海绵状血管畸形,伴有轻度的脊髓增粗

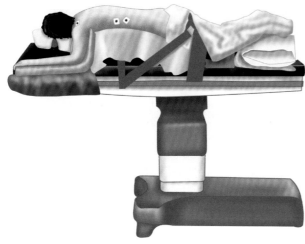

图 89-2 插管并安置神经生理监测电极后,患者取俯卧位。对于颈椎病变,患者用三点 Mayfield 头架行头部固定,并放置两个海绵胸垫。颈部稍屈曲以利于手术暴露。对胸椎和腰椎手术,俯卧位,不需头部固定,使用 Wilson 架或者海绵胸垫。所有受压部位比如膝盖、肘部等需放置护垫,以避免周围神经损伤或受压导致组织坏死

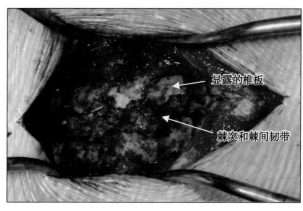

图 89-3 骨膜下分离暴露脊柱后方结构,包括棘突和两侧的椎板。小心避免损伤小关节突关节囊,否则会影响术后脊柱稳定性

手术步骤

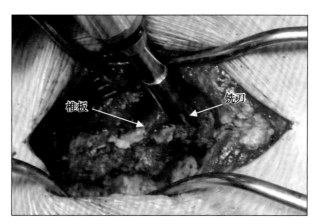

图 89-4 必要时应用术中 X 线,对照 MRI 显示的病变位置,明确椎板切除范围。用 Leksell 咬骨钳和 Kerrison 咬骨钳行椎板切开,分块咬除。另外也可将椎板整块移除,以便切除肿瘤后行椎板成形术。首先,行双侧椎板切开。从椎板切除处将其下的硬脊膜剥离,然后用带保护脚板的铣刀在双侧椎板和侧块移行处将椎板切开。也可使用骨刀在相同部位进行切开。锐性切开后方的韧带,将椎板轻柔地自硬膜上取下。为了防止术后出现脊柱不稳定,在胸段和腰段的椎板成形术中,侧块关节的去除要控制在 5mm 以内。轻柔地切除硬膜外黄韧带。所有的硬膜外出血用双极电凝止血,骨性出血用骨蜡止血。打开硬脊膜前术野应没有活动性出血

89

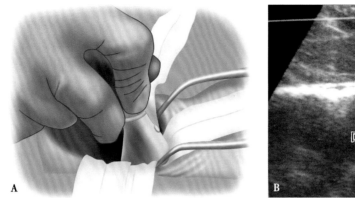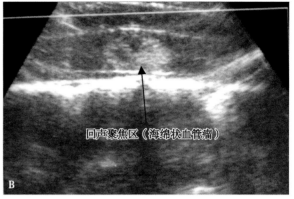

图 89-5 打开硬脊膜前,使用术中超声定位海绵状血管畸形(A),常表现为回声聚焦区。(B)偶尔可以通过硬膜看到病变

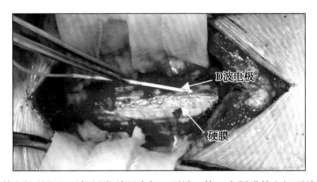

图 89-6 一个硬膜外电极(用于 D 波监测)放置在切口下端。第二个硬膜外电极可放置于病变头侧,以作为对照,该电极可用于验证病变尾侧电极监测到的变化的准确性,并确定该变化是否来自病变和周围组织的手术操作。打开硬脊膜前要记录基线数据

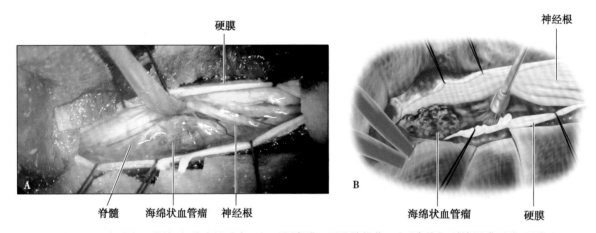

图 89-7 在手术显微镜下,首先用手术刀切开硬脊膜。要谨慎操作,不可直接切到蛛网膜下腔,以防止脑脊液快速流出。用手术刀或肌腱剪完成硬脊膜的剪开以充分显露病变。用 4-0 的 Nurolon 线(Ethicon,Somerville,NJ)悬吊硬脊膜以扩大显露。疾病慢性发展的患者或还可以看到萎缩,水肿,软化的脊髓。有时候还可以看到"桑葚"样的血凝块或者聚集的血栓(A)。颜色变化的区域常与背侧硬膜表面相贴,在这些区域要沿中线切开脊髓。用电镀刀通过动态牵拉作用保持脊髓切开切口(在特定点牵拉,同时放松另一个点)。避开显微镜直视下可看到小的动脉。细小毛细血管和静脉出血可用双极电凝来止血。海绵状血管畸形切除要使用吸引器,由内及外切除,(B)直到可以辨认白质。胶质增生带可供鉴别畸形与正常脊髓。持续出血意味着有海绵状血管畸形的残留。要完整切除,否则残留病灶可能再生长、再出血,并可引起神经功能障碍。若切口小,显微镜下想要全切肿瘤,那么可以使用术中超声辅助进行确认肿瘤是否完整或大部切除

硬膜封闭胶

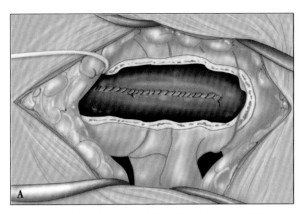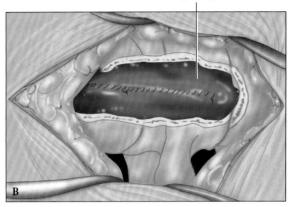

图 89-8 在仔细止血后,用 5-0 Prolene 线(Ethicon,Somerville,NJ)或 4-0 Nurolon 线缝合硬脊膜(A),还可应用纤维蛋白胶和人工硬脊膜以防止脑脊液漏(B)

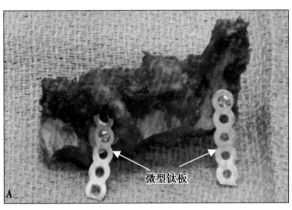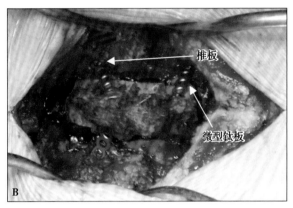

椎板

微型钛板

微型钛板

图 89-9 用钛板或可吸收材料将卸下的椎板固定(A,B)。肌肉、韧带、软组织和皮肤进行标准化缝合。患者转为仰卧位,行神经系统检查后,在手术室拔除气管插管并转入神经外科监护室

大师锦囊

- 青年发病的海绵状血管畸形更易在脑、脊髓中多发,全中枢神经系统的 MRI 检查多可及时发现。
- 因为脊髓海绵状血管畸形有较高的出血并导致神经功能损伤的风险,所有有症状的海绵状血管畸形都建议手术治疗。
- 手术的目的是全切肿瘤,若次全切可造成复发或有再出血风险。
- 由于有限的脊髓切开范围和保留正常脊髓白质的需要,多数的脊髓海绵状血管畸形以分块切除的方式进行,切除后必须彻底检查有无肿瘤残余(持续出血是海绵状血管畸形残余的重要征象),以免发生再出血。
- 脊髓海绵状血管畸形的手术同脑内海绵状血管畸形手术类似,即安全地切除病变,并最大程度上保护神经血管结构和相关的发育异常静脉等邻近结构。与脑内病变相比,脊髓海绵状血管畸形更类似于脑干病变,切除含铁血黄

素环可能导致正常神经组织被破坏,从而导致新的灾难性的神经功能障碍。
- 尽管术后神经功能会出现暂时下降,但大多数病例症状稳定,一部分可有所改善。术前症状持续时间短,往往术后恢复比较理想。

隐患

- 病变的切除需从病变内开始逐渐向外进行,直至胶质层,正常脊髓与胶质层相邻。
- 关硬脊膜前要仔细止血。若在关闭硬脊膜后怀疑出血,可用超声检查来确定。持续出血表示海绵状血管畸形有残留。若术后神经系统检查发现有未预料到的功能减退,要急行 MRI 检查以发现可能的出血。如果 MRI 显示有血凝块,要把患者送到手术室行急诊血肿清除。

89

紧急脱困

- 若发现 D 波衰减至低于基线一半,或者 MEP 延长超过 2 毫秒则要停止手术操作。50% 的 D 波丢失而 MEP 未见丢失的情况下,常为一过性损伤。手术操作停止期间用温生理盐水冲洗脊髓,提高平均动脉压,并暂停脊髓的牵拉操作,可以使功能充分恢复,利于继续手术。

- 如果肿瘤仅可达到次全切,要在术后的 6~12 个月跟踪随访 MRI,评估肿瘤增长大小或者可能发生的再出血。对这些患者来说建议使用可吸收材料而不是钛板,以防止 MRI 检查受限。

(尚爱加 陶本章)

第90节 脊髓刺激术

Nir Shimony, Andrew C. Vivas, Donald A. Smith and George I. Jallo
感谢上版作者 Ryan M. Kretzer, James E. Conway, and Ira M. Garonzik

适应证

- "背部手术失败综合征",如:疼痛经大剂量药物治疗或外科治疗无效
- 无压迫性病理改变的神经根性疼痛
- 神经根撕脱伤、带状疱疹后神经痛、医源性神经损伤或复杂区域疼痛综合征引起的神经病理性疼痛
- 幻肢痛、残肢痛和脊髓源性疼痛
- 难治性周围神经病变所致疼痛
- 难治性心绞痛或周围血管疾病引起的缺血性疼痛
- 成功完成数日脊髓电刺激(spinal cord stimulator, SCS)试验(视觉模拟评分改善大于 50%)

禁忌证

- 电极植入部位伴有胸椎管狭窄症
- 活动性感染、凝血障碍或其他外科手术禁忌证
- 症状相符,易逆转、疗效收益高的外科病理性疾病(如椎管狭窄、椎间盘突出、椎体滑脱)

手术计划和体位

- 确认电极的适宜放置位置是非常必要的。异丙酚辅助的局麻是术中唤醒的首选方案。更加复杂的"碰撞试验"可以在全身麻醉的情况下进行。
- 患者取俯卧位,置于可透视手术台的衬垫上。大多数系统的电极放置于T8~9椎体水平,作用可覆盖下背部和下肢。电极放置于更高位置可覆盖腹部或胸部,更低位置可仅覆盖下肢。
- 预防性使用抗生素,使用前后位(AP)透视确定T9~10棘突间隙,脉冲发射器(IPG)植入切口位于骶骨侧方,腰线以下3指宽。侧别应选择患者喜好睡眠侧别的对侧。
- 两处切口均反复冲洗,使用可吸收线逐层标准化缝合。皮肤缝合方式根据偏好决定。

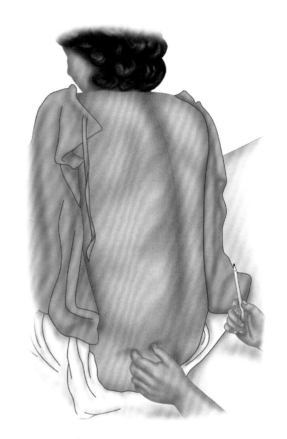

图 90-1 术前直立位触诊患者背部,确定电池放置的理想部位

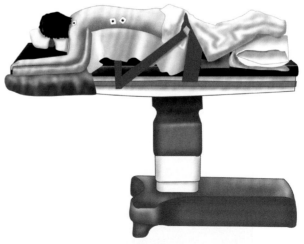

图 90-2 患者麻醉插管后,俯卧于 Jackson 手术台上,所有突出部位放置厚度适当的海绵垫,防止受压坏死或者周围神经损伤。C 型臂透视帮助确定 T9~10 椎间隙的中线切口位置

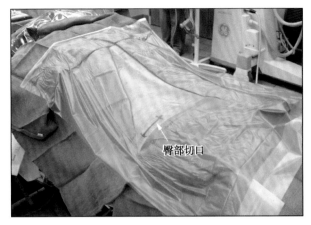

图 90-3 消毒手术区域,包括相应胸背部及臀部切口,铺无菌单。在切皮前应用术前抗生素

手术步骤

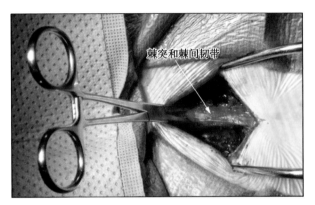

图 90-4 在 T9~10 椎间隙切开皮肤,应用单极电刀逐步暴露 T9~10 的骨膜下的棘突和椎板,特别注意不能伤及周围的小关节囊。用小脑拉钩牵开周围组织,在手术部位放置标志并透视确认位置

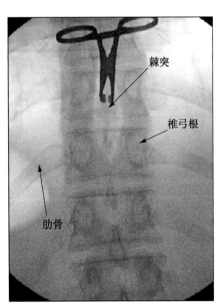

图 90-5 拍正位片再次确定置入的部位是否适当

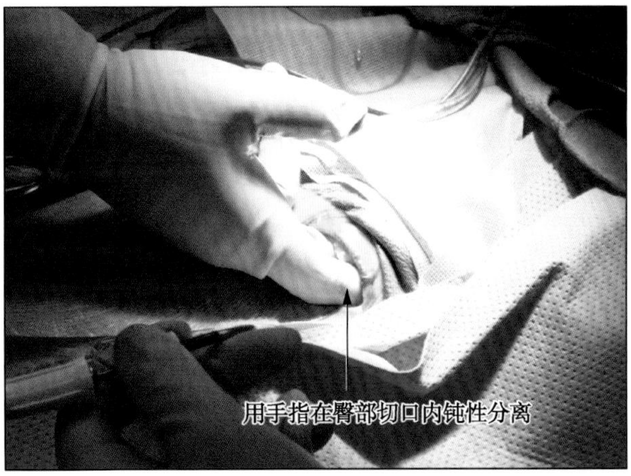

图 90-6 锐性切开臀部切口,用单极电灼刀切开皮下组织,手指钝性分离出大小合适置放电池的囊袋结构

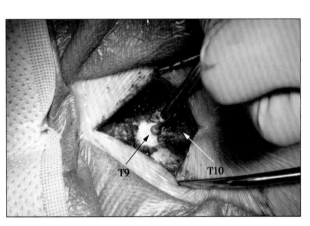

图 90-7 用 Leksell 咬骨钳切除 T9 棘突、T9~10 棘间韧带和 T10 上方部分棘突,用高速磨钻去除 T10 上方部分椎板

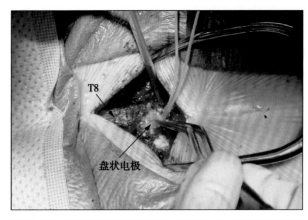

图 90-10 用尖的枪状镊将盘状电极置入 T8~9 硬膜外间隙的中线部位,行正位透视以确认其放置是否放置在中线位置及理想的胸椎节段。唤醒测试确认运动功能,通过测试电缆与场外电池连接,测试电极刺激区域的感觉异常是否覆盖预期的疼痛区域。使用不可吸收线将导线固定于深筋膜层

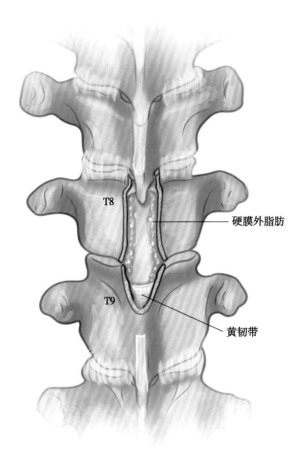

图 90-8 用 2mm 和 3mm 的 Kerrison 咬骨钳去除黄韧带,暴露硬膜外脂肪组织,扩大椎板切除范围显露硬脊膜至一个小角度,刮匙和 Penfield 剥离子可以从残留的 T9 椎板下方穿过,以确认 T8~9 硬膜外间隙有光滑的通道

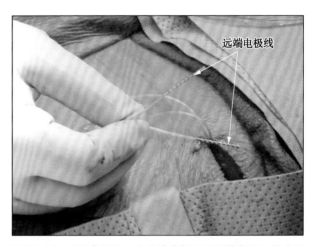

图 90-11 用通条打开一个从胸背部切口至臀部切口的皮下隧道,置入远端电极。如可以,尽可能避免使用拓展导联,否则可能导致 MRI 不兼容。并同时在胸部切口近处置入一串减压线圈以防盘状电极受到牵拉和移位,此线圈应该使用不可吸收缝线缝合加固以防移位

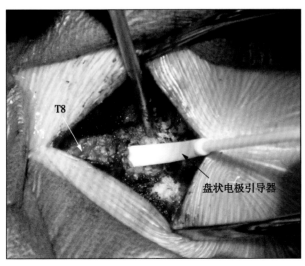

图 90-9 将盘状电极引导器顺畅无曲折、无阻力地送到 T8~9 硬膜外间隙

90

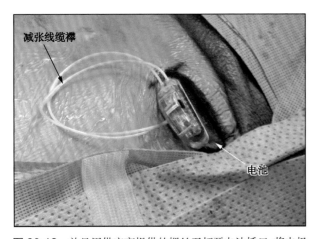

图 90-12　并且用供应商提供的螺丝刀打开电池插口,将电极远端插入,测试电阻以确认系统功能正常。使用专用螺丝刀将接口拧紧固定,多余线缆盘绕置于 IPG 深面,覆盖电池的组织层应较浅,以利于充电。不可充电电池可深埋

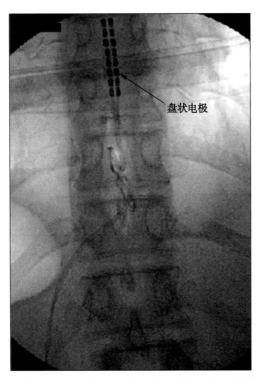

图 90-13　关闭 T8~9 处切口前再次行正位透视以最终确定电极放置正确

大师锦囊

- 多学科合作,包括与疼痛学专家的合作,对于保证脊髓刺激器植入的手术效果至关重要。
- 精准的电极位置是手术效果的关键,经皮穿刺置入电极更容易,但既往发现经皮穿刺的电极破损或移位的风险高于手术放置电极。
- 手术放置的导线可通过导线走行的中间临时切口,分出一支用作"稳定性测试"。准备置入 IPG(间断脉冲发射器)的囊袋切口也可做此用。测试成功后,试验导线可用作最终导线,并换为 IPG 延长线。
- 颈椎和上肢的电刺激是可行的。C1~2 水平放置电极最佳,因为此处椎管最宽大。颈椎管解剖学狭窄和颈椎的活动度使颈椎电极放置存在一定的问题。
- 现代高频"麻木"刺激通常可缓解疼痛,而不伴感觉异常的并发症,常优于传统低频刺激。
- 绝大多数现代设备可以在"特定条件下"进行头部和四肢的 MRI 扫描,部分设备是兼容全身 MRI 的。

隐患

- 硬膜外瘢痕可能阻碍电极的通过。可能需要使用 Woodson 剥离子剥离硬膜外间隙或显露头侧椎板间隙以保证电极的无阻力通过。
- 虽然多次椎板切开可能导致广泛的硬膜外瘢痕增生,不建议完全的椎板切除,因为缺乏骨性结构的保护,电极将无法与硬膜达到很好的贴合。
- 覆盖颈部到腰线间的背部躯干部位难以实现。

紧急脱困

- 如果解剖分离的过程十分困难,电极难以置入,可以考虑将电极向头侧或尾侧移一个脊柱阶段或者将经皮电极置入改为开放电极置入。

(陶本章　屈建强)

第 91 节　内镜下胸交感神经链切除术

Courtney Pendleton，Markus Bookland and Jack Jallo

适应证

- 适应证包括手掌多汗、腋窝多汗、颅面部多汗以及脸红、反射性交感神经营养障碍、雷诺氏病、内脏痛、血管供血不足、心绞痛、心律失常（如长 QT 间期综合征）。现在最常见的适应证，以及手术效果最好的适应证为手掌多汗。
- 手术前应确认患者对于标准的非手术治疗无效，非手术选择包括局部治疗［主要是六水三氯化铝（$AlCl_3$-$6H_2O$)］、离子导入、经皮注射肉毒素或格隆溴铵。
- 胸交感神经链切断术可通过开放手术或者内镜进行夹闭，而非灼烧或锐性切断。在此我们介绍一种内镜进行夹闭的方式。

禁忌证

- 严重的心血管循环疾病、肺功能不全，严重的胸膜疾病（胸膜炎或积脓）会增加单肺通气的风险，是内镜下胸交感神经链切断术的禁忌证。
- 未经治疗的甲亢、绝经期、肥胖等都会造成多汗，再行此手术治疗前需排除此类其他疾病导致的多汗症。

手术计划和体位

- 麻醉师应该应用双腔通气管以保证在一侧肺受压时保证另一侧肺的通气，麻醉团队应熟悉该手术。通常单肺通气时应用使用无创的动脉压监测，但当患者有心血管功能不全时应选择有创监测措施。

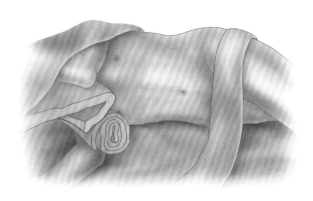

图 91-1　患者侧卧位

- 对侧腋下放置垫子，同侧手臂以一个轻度外展的角度固定在臂托上。
- 备全胸部术野并消毒铺单，做好开胸手术的准备，以防万一。
- 术者站在患者的腹侧，麻醉师在头侧，器械护士在脚侧。内镜监视器一般放置在术者对侧，助手也在术者对侧。
- 首次手术通常选择右侧入路，因为左侧交感链邻近半奇静脉，增加手术难度，尤其是当计划交感链切断位置低至 T4 水平的时候。
- 放置 18F 胸腔引流管，一般于当日晚或次日早晨，引流少于 100ml，且胸部 X 线片排除气胸时可拔除引流。

手术步骤

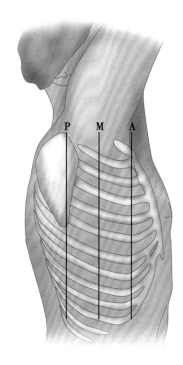

图 91-2　在麻醉师压缩一侧肺部之前，应该标记好腋前线（A）、腋中线（M）、腋后线（P），这些标志线有助于确定手术位置

91

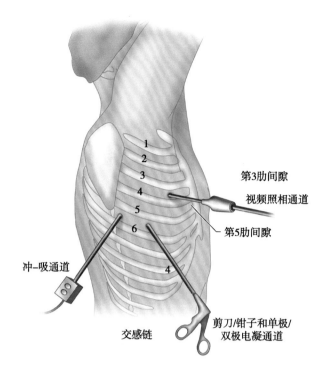

第3肋间隙
视频照相通道
第5肋间隙
冲-吸通道
交感链
剪刀/钳子和单极/双极电凝通道

图91-3 开始时在第3~4肋间隙处的腋前线范围内切开一个1.5cm切口，导入10mm通道和内镜，切口应紧贴肋骨上方，以防止损伤肋间神经及血管组织。在内镜指引下，于第5~6肋间隙处的腋中线处开一个切口置入5mm通道。后方的通道用于手术器械进入。为了便于暴露手术视野及解剖，手术床应采用头低脚高位（反Trendelenburg体位），并向前旋转，这样可以使肺上叶因重力处于手术区域以外，便于术中暴露和操作

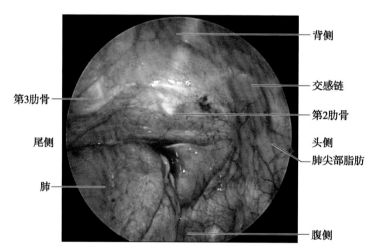

背侧
交感链
第2肋骨
头侧
肺尖部脂肪
第3肋骨
尾侧
肺
腹侧

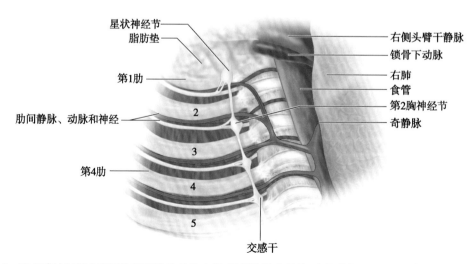

星状神经节
脂肪垫
第1肋
肋间静脉、动脉和神经
第4肋
交感干
右侧头臂干静脉
锁骨下动脉
右肺
食管
第2胸神经节
奇静脉

图91-4 胸交感神经链在壁层胸膜下沿肋骨头走行，紧邻肋脊交界处，在椎体侧面。T2交感神经节位于第2~3肋间。可以从内镜下或者示意图中看到其解剖学位置

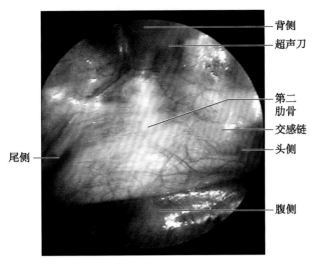

图91-5 应用镜下弯剪刀及超声手术刀(Ethicon Endo-Surgery,Inc,Cincinnati,OH),打开覆盖在交感神经链上的胸膜组织。特别注意不要损伤下方骨膜,因为这会造成术后强烈的不适以及晒伤样疼痛

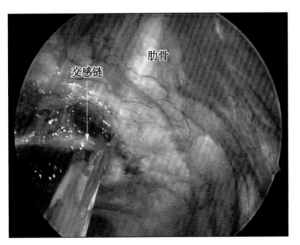

图91-6 在T2神经节上方钳夹2把夹子(5mm内镜夹),T3神经节下方钳夹2把夹子,确保钳夹了Kuntz神经

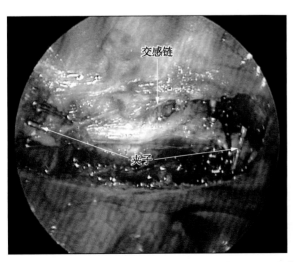

图91-7 解剖部位用生理盐水冲洗,并确保以完全止血,在内镜观察下确保肺再次膨胀,撤出工作通道。在麻醉师监测下给予正压呼吸(Valsalva动作)关闭切口以防止术后气胸的发生

大师锦囊

- 必须注意交感神经节内侧的血管,特别是T3及T4节段的静脉。血液直接回流入奇静脉弓,如果撕脱的话会造成严重出血。如果出血,用吸引器显露出血点,用单极或者双极电凝止血是必须的。
- 为了确定手术效果,应该在术中监测体温,手温应在阻断交感神经链之后上升约1℉(约0.56℃)。
- 头低脚高位(反Trendelenburg体位)以及胸膜腔充入CO_2可以帮助使肺处于手术区域之外。
- 胸腔内看到的第一根肋骨是第2肋,如果不确定的话应该拍摄X线以进一步确认。
- 将内镜及操作通道置于不同的平面,以避免互相干扰。

隐患

- 有限性夹闭第2及第3肋的交感神经节可以降低术后代偿性多汗的风险。
- 如果在第2肋交感神经节上方夹闭,损伤颈交感神经链,将会导致Horner综合征。
- 肺损伤可以造成持续性气胸,所以术中应密切关注肺叶位置与手术器械的关系,关闭切口前应一再确定肺已经扩张。
- 仔细地解剖、生理盐水清洗、压迫及电灼出血处,都可避免血胸的发生。

紧急脱困

- 术中转开胸手术是极偶然情况下的最终紧急脱困措施。

(陶本章 屈建强)

第92节 原发性脊髓脊膜膨出修补术

Nir Shimony, Andrew C. Vivas and George I. Jallo

适应证

- 患开放性脊柱裂的新生儿应在产后 24~48 小时内进行手术治疗。因为超过 72 小时后手术脑膜炎、脑室炎症、运动功能减退风险显著增加,且神经功能障碍增加。

禁忌证

- 除非婴儿情况不稳定不能耐受俯卧位手术及全身麻醉。或一般心肺情况不稳定的婴儿应在脊柱裂修补手术前进行治疗。
- 有些严重的先天性疾病会导致预期寿命缩短,治疗的目的是安抚、减低痛苦,通常不需进行外科干预。

手术计划和体位

- 开放性脊柱裂最初处理为保持膨出的基板的清洁和湿润。婴儿应被置于俯卧位或侧卧位,脊柱裂缺损处以无

菌敷料覆盖(如,无菌纱布及生理盐水)。预防性使用抗生素是合理的,直至缺损处被闭合。
- 基本评估应包括可能合并的系统畸形,神经系统检查包括颅脑和脊柱磁共振成像(MRI)或超声,以了解畸形的解剖结构。并通过详细的神经系统评估加以验证。注意确定婴儿的"神经功能水平"。
- 对于有较大概率患有脑积水、后脑畸形的胎儿,应进行头围测量和囟门检查。确定颅内压增高的胎儿可脑室腹腔分流术。(也有建议脊柱裂修补同时治疗脑积水。)
- 对于缺损严重的胎儿,手术时应有整形外科团队的参与。
- 手术体位为俯卧位,空出腹部,颈部位于中立位,所有受力部位要予以铺垫。
- 当缺损较大时,建议手术区域准备应尽可能大,尤其是整形外科医师参与手术时。基板避免用酒精或肥皂水消毒。如使用含碘敷料,应剪开一个洞使脊柱裂缺损处空出。

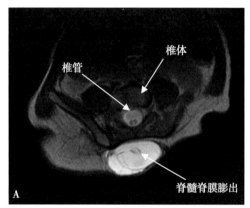
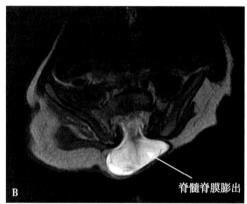
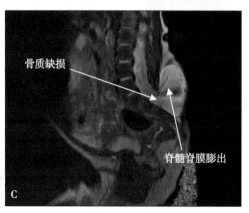

图 92-1 示例的术前 MRI 检查 T2 像轴位(A,B)和矢状位(C)显示婴儿腰骶部有脊髓脊膜膨出。(膨出物清晰可辨。)椎板缺如(B,C),可见脊髓突出至其与基板结合处,基板略向左侧旋转

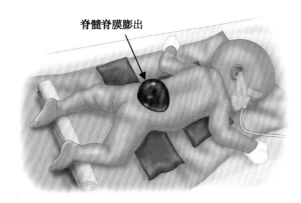

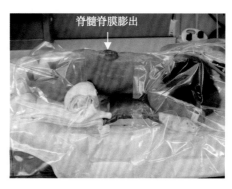

图 92-2　取婴儿脊髓脊膜膨出修补术体位。软凝胶垫放置在胸部和骨盆下,将腹部空出以保持呼吸通畅。新生儿身体下方铺垫暖和的毯子。胳膊和腿用绷带缠绕固定。除手术区域,身体暴露的地方均铺上暖和的毯子

手术步骤

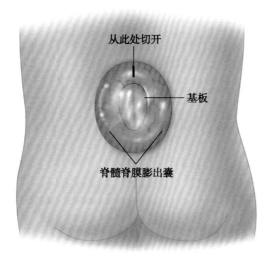

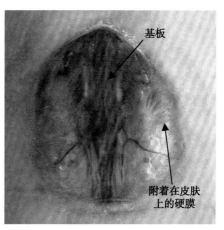

图 92-3　中间区切口从病灶头侧开始并延伸至发育不良的皮肤和基板的结合处。部分会有脑脊液流出,切口的两侧边缘宽度要足够,以便术中在畸形囊腔中的探查。脊髓从椎管缺损处穿出,可见脊髓与头侧基板的结合部

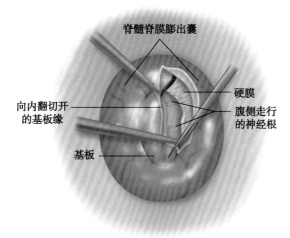

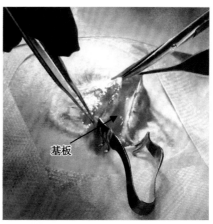

图 92-4　沿基板两侧逐层切开,在沿此界面切开前,要探查内层是否有神经穿行;如果发现神经根,要将其向内侧分离到基板侧

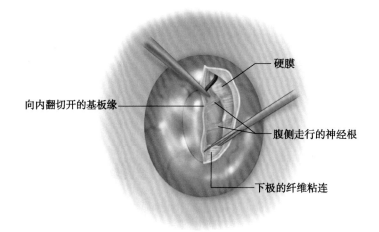

图 92-5 尾端（下极）切口处手术时要十分谨慎。此处神经根走行变异最多，并且经常会遇到粘连的纤维束，需要充分松解切断。辨认终丝并切断。常常可发现支配基板尾端的迷行血管，尽可能地保护之

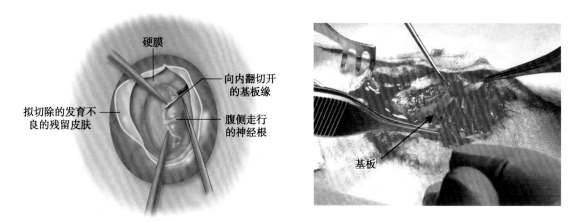

图 92-6 松解过的基板边缘可见到残留的发育不良的皮肤。需要将之切除，同时要分辨和保护好腹侧走行的神经根

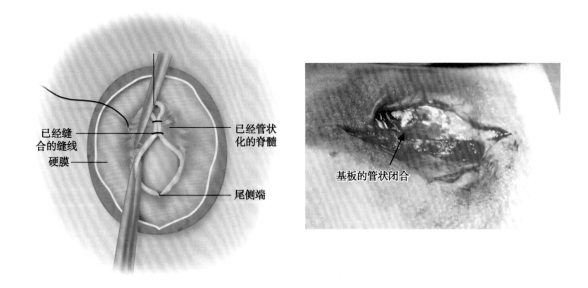

图 92-7 单纯间断缝合基板两侧边缘，重塑脊髓管状形态。可以使用精细缝线，如 5-0 不可吸收单丝缝线（有些会使用更加精细如 8-0 缝线进行缝合）。这一步骤是为了恢复硬膜囊的原有管状结构且无张力，并减少蛛网膜下腔再粘连的发生

92

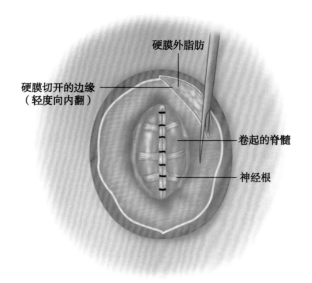

图 92-8 硬脊膜边缘侧方与脊膜膨出囊的囊壁融合,可在外侧中间带辨认出融合的部位。从头端开始分离、切除,沿两侧的脊膜缺损处进行,在尾端两侧切口线汇合。在硬膜外常可见到进入硬脊膜的血管,给基板供血,需要仔细保护

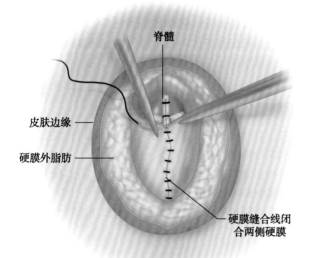

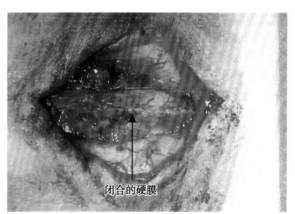

图 92-9 用 5-0 或 4-0 的不可吸收单丝线连续缝合硬脊膜。如果无法实现硬脊膜的无张力缝合,则可以用硬膜补片修补。这一步中,非常关键的是对重塑的硬脊膜囊中的神经组织不能有任何压力,重塑硬膜囊的空间要足够大,使神经组织周边的脑脊液能充分流动

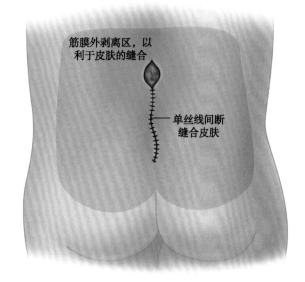

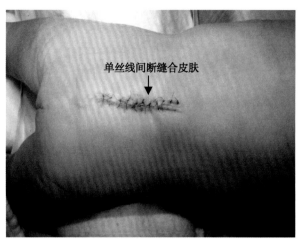

图 92-10 沿着与正常皮肤交接部位切除残留的发育不良的皮肤组织。辨认筋膜层,向周边调用两侧正常皮肤。间断缝合皮下组织。用不可吸收的单丝线间断缝合皮肤。无菌敷料覆盖。细致护理切口,发现敷料污染时要及更换

- 病变的剥离从头侧开始,沿基板外侧缘与正常上皮之间向周围进行。然而也有人认为先进行尾侧的剥离,将上方的粘连最后剥离。

- 一旦神经组织随着周围蛛网膜和软脊膜的分离而得到彻底松解,平坦的神经基板组织将由于两侧软脊膜向中线的缝合而自行卷曲,应当注意避免伤及邻近的感觉神经根。显微剪松解神经,直接向皮肤或头侧走行(异常的走行方向)的神经根应当予以切断。

- 硬脊膜位于两侧皮缘下,将硬膜从皮缘松解后向背侧中线牵拉并缝合,理想状态下可以达到硬膜的水密闭合。

- 向两侧游离椎旁肌肉,通过向中线的缝合牵拉使其覆盖于闭合的硬膜囊上。

- 适当游离并切开背侧筋膜,使皮肤能在椎旁肌层之上以无张力状态缝合。

大师锦囊

- 纵行切口因其便于接下来的拴系松解操作,因此优于斜行或横行切口。

- 如预计切口面积较大,可采用旋转皮瓣、组织扩张甚至皮肤移植技术达到无张力水密缝合的目的。

隐患

- 未进行脑脊液分流的患者,脊柱裂闭合后可能导致急性的脑脊液代谢失调。同样,如患者脊柱裂未能达到水密缝合,可能导致切口愈合障碍。

紧急脱困

- 对于脊柱裂缺损较为严重的患者,可利用臀大肌和背阔肌实现脊柱裂的多层闭合。

- 将畸形发育的椎板切除至椎弓根水平,可以减少覆盖脊柱裂所需的组织用量。

- 当存在严重的脊柱畸形时,后凸畸形切除有助于脊柱裂的闭合。

(尚爱加 陶本章)

93

第93节 脊髓拴系松解术

Meleine Martinez-Sosa and Gerald F. Tuite

适应证

- 磁共振成像（MRI）表现为脊髓拴系［脊髓脊膜膨出、脂肪瘤型脊髓脊膜膨出（Lipomyelomeningocele，LMMC）、脊髓囊状膨出、脊髓粘连、终丝脂肪变且增粗、皮毛窦、脊髓纵裂、肿瘤、表皮样/皮样/神经肠源性囊肿］，伴随进行性的症状加重如疼痛、感觉缺失、无力、痉挛、排尿障碍、足部变形以及脊柱侧弯等，这些表现都与脊髓脊柱发育畸形相关。
- 无症状的脊髓拴系患者，所患拴系类型具有较高病情恶化风险和可控的手术风险（如：带有皮肤凹陷的皮毛窦、脊髓纵裂）
- 无症状的脊髓拴系患者，病情加重风险无法预知，但手术风险可控（如：局限性背侧脊髓裂，移行型脂肪瘤型脊髓脊膜膨出，脊髓囊状膨出）
- 目前还没有充分的依据来证实预防性手术的最佳时机及其必要性的大小。在这种情况下，手术难度和并发症风险需认真考虑。

禁忌证

- 合并严重的多脏器先天性畸形（如中枢神经系统、心脏、肾脏等），常可导致术中不稳定因素增加，如果预期生存期较短，则应该保守治疗。
- 对于偶然发现的成人脊髓拴系患者，且没有临床症状，需要谨慎的多学科评估观察。

手术计划和体位

- 仔细地进行生理和神经系统检查，可发现如皮下脂肪瘤、皮肤赘生物，血管痣，多毛症，皮肤小凹，足部和下肢畸形，脊柱侧弯，肌肉痉挛，麻木，无力和步态异常等。对于复杂病例的手术指征需要多学科协作（包括神经内科、神经外科、矫形外科、泌尿科专家）进行评估。
- 行颅脑和脊髓脊柱MRI检查以发现中枢神经系统畸形，分辨并定位脊髓圆锥的位置和拴系的致病因素，诊断可能出现的脊髓空洞症，有助于手术计划。行X检查或CT检查，或者两者都检查，了解脊柱骨性畸形改变（如脊柱侧弯，椎管闭合不全，半椎板等）。
- 术中应用电生理监测，包括感觉诱发电位和运动诱发电位以及运动神经刺激，可以反馈神经生理功能，对于复杂的脂肪瘤切除尤其有帮助。

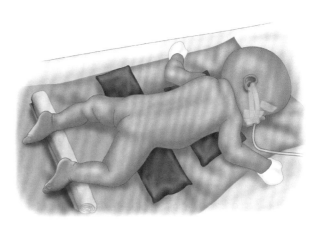

图 93-1　患者俯卧位，用凝胶垫放置于胸腔和骨盆下方，将腹部空出以保持正常的通气压力。肢体及面部仔细垫起防止压伤

手术步骤

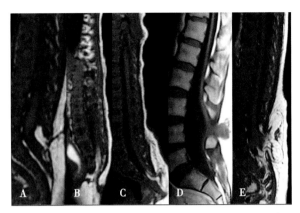

图 93-2 部分脊髓拴系的先天性椎管内情况示例。(A)脊髓脂肪瘤合并皮毛窦。(B)骶部皮肤窦道和椎管内脂肪瘤,伴尾部退化综合征和肛门闭锁。(C)骶部脂肪瘤脊髓脊膜膨出。(D)腰骶部 LMMC 出合并棘突分裂畸形。(E)复杂的脂肪型脊髓脊膜膨出合并脊髓纵裂

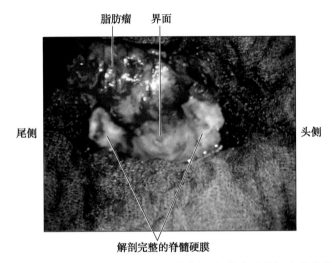

图 93-3 与图 93-2D 同一患者的腰骶部 LMMC。沿中线切开,骨膜下剥离,切除脂肪瘤头尾端的椎板。小心暴露脂肪瘤和硬脊膜头尾交界处的正常硬脊膜

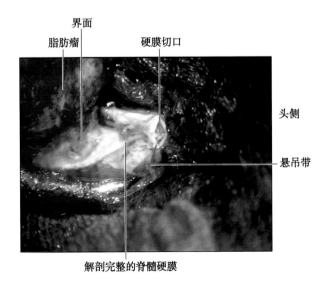

图 93-4 在显微镜下操作:切开头侧硬脊膜,并向两侧悬吊

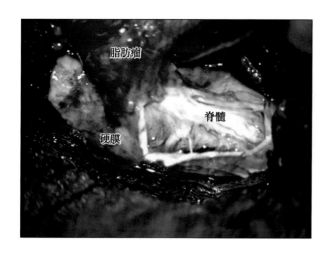
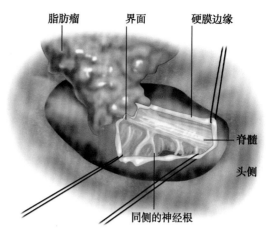

脂肪瘤　界面　硬膜边缘

脊髓

头侧

同侧的神经根

脂肪瘤

脊髓

硬膜

图 93-5 切开硬脊膜并向脂肪脊髓脊膜膨出处延伸。钝性分离 LMMC 与同侧硬膜的粘连。从硬脊膜与病变融合处确认病变的界面,从硬膜内侧分离、切除病变,到达脊髓进入畸形处

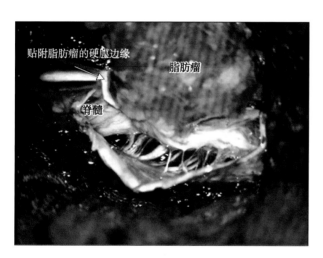
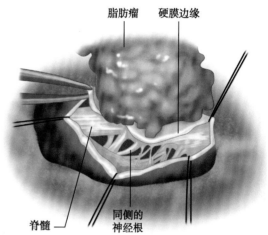

贴附脂肪瘤的硬膜边缘

脊髓

脂肪瘤

脂肪瘤　硬膜边缘

脊髓　同侧的神经根

图 93-6 轻柔切开硬脊膜到达交接面,尽量多的保留硬脊膜,以便随后硬膜的修复。在蛛网膜下腔,将同侧的神经根松解,LMMC 切面内移,悬吊尾侧硬脊膜

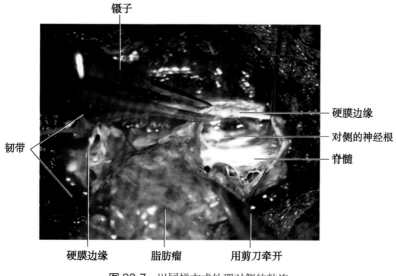

镊子

硬膜边缘

对侧的神经根

脊髓

韧带

硬膜边缘　脂肪瘤　用剪刀牵开

图 93-7 以同样方式处理对侧的粘连

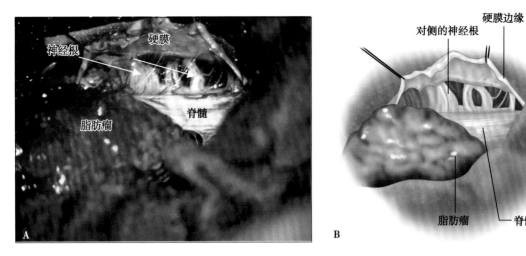

图 93-8 从对侧硬脊膜侧方分离至 LMMC 处,环形分离,直到中线的脂肪瘤完全暴露并孤立,与周边组织无粘连

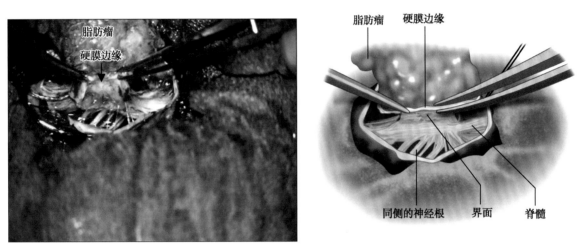

图 93-9 切除残留的与 LMMC 粘连的硬脊膜

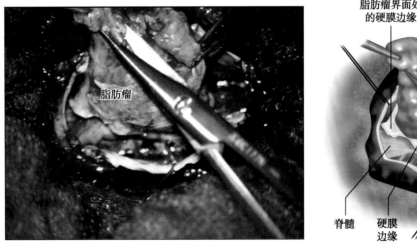
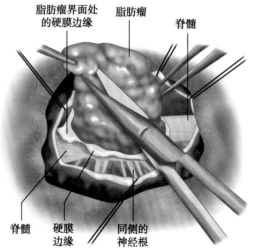

图 93-10 此时可关注于脂肪瘤的切除。组织剪、激光刀或 Bovie 电刀可用于逐步缩小脂肪瘤体积至覆盖神经基板的纤维层(中间层)。功能性的组织可能会穿过脂肪瘤,所以术中神经监测有助于保护功能完整性,在复杂的病例中尤其重要

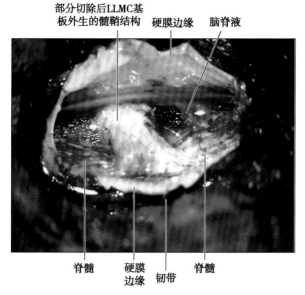

图 93-11 卷曲剩下的神经基板,并使用 Prolene 线将两侧边缘缝合以防止再拴系

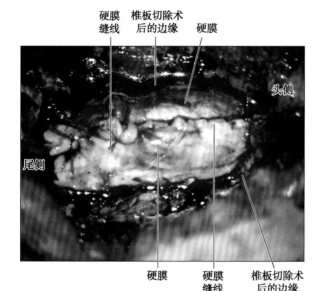

图 93-12 硬膜的闭合首选使用保留的硬膜(如图例所示),将硬膜边缘水密缝合,或使用人工硬脊膜闭合。注意一定要保证硬膜囊内有充足的空间,保证脑脊液自由流动。必要时,使用纤维蛋白胶覆盖在硬膜表面,还纳卸除的椎板。多层严密缝合对于降低脑脊液漏具有重要作用

其他类型脊髓拴系备注:

● 终丝脂肪变:可通过棘突间入路完成。定位脂性终丝位置,硬膜取小切口,镊子持住终丝,分别向头尾侧电凝终丝,显微剪在电凝确切位置切断终丝。
● 脊髓纵裂:必须切除膜性分隔及骨棘。
● 脊髓囊性膨出:暴露时游离囊壁与周围皮下组织之间的面,使二者分离。成功分离后,沿囊壁向下方正常硬脊膜分离。详见上方 LMMC 手术步骤。
● 表皮样/皮样/神经管肠源性囊肿:完整切除囊肿,如合并皮毛窦应一并切除。
● 皮窦道(管):识别皮肤凹陷,并沿着皮肤窦道深处进入椎骨,并将之与脊柱骨结构离断。

大师锦囊

● 通过术前 MRI 检查仔细评估解剖状况,并预计手术风险大小。可依此帮助术前判断手术的必要性。对于背侧型,贯通型和不对称型脂肪瘤切除尤为重要。
● 复杂的脂肪瘤,术中直接神经根电刺激可区分功能性和非功能性的神经根,保护神经功能,减少致残率。同时,可有效切除脂肪瘤,重建空间足够的硬膜囊。
● 激光刀切除脂肪瘤可通过汽化脂肪瘤,减小对脂肪瘤下的神经组织的机械性压迫。

隐患

● 对于 LMMC,重视脂肪瘤与脊髓的边界,神经电生理监测尤为重要。
● 若硬膜囊修复后留给未松解的硬脊膜内组织空间不足,可导致脑脊液循环空间不足,会增加再拴系和粘连的可能性。
● 脑脊液漏是脊髓拴系手术的最主要的并发症,要格外注意并避免。脑脊液漏可能导致感染、手术部位过度瘢痕化及再拴系。

紧急脱困

● 在复杂的病例中,脂肪瘤和神经组织界面是很难完全区别的,可能还有功能性的神经根包绕在脂肪瘤中,可以不切除这部分组织以避免神经功能的减退。
● 为保证手术修复区有足够的脑脊液循环空间,在局部使用宽大的人工补片,修复时补片和硬膜向外凸,这样可以形成一个囊性空间。
● 复杂病例中有可能需要包括肌肉和皮瓣在内的整形重建,以实现多层缝合关闭。至少要注意做到解剖层次复位。

(尚爱加 陶本章)

第94节 婴儿臂丛神经损伤的探查

Nir Shimony, Brooks Osburn and George I. Jallo
感谢上版作者 Rick Abbott

适应证

- 分娩导致的臂丛神经麻痹（obstetric brachial plexus palsy, OBPP）有很高的比例可以自动痊愈，但仍有大约 30% 的患者不能完全恢复。
- 通常是臂丛神经的拉伸损伤，节前撕脱伤比较少见，混合受伤很常见。
- 对于 OBPP，婴儿的典型损伤是连续性神经瘤，不完全拉伸伤导致一些轴突纤维生长并到达远端。
- 典型的体征和症状与关联损伤的神经和神经根有关。
- 上臂丛损伤，通常累及 C5~6 神经根（又称 C5~C6 麻痹、上干性麻痹、Duchenne-Erb 综合征），其特征是肩部外展和肘关节屈曲消失或减少，但手部功能保留，通常在 5 个月大时，明显无法克服重力将手举到嘴部。这种类型的损伤有很好的自然痊愈。
- 低位产科臂丛神经麻痹（又名 C8~T1 麻痹、下干性麻痹、Dejerine-Klumpke 综合征）在 OBPP 中很少见。它也可能与 Horner's 综合征有关，其特征是完全的手和手腕麻痹。
- 完全性产科臂丛神经麻痹（C5~T1 麻痹）使肩、肘和手瘫痪。与下干麻痹一样，有时也伴有 Bernard-Horner 综合征。
- 通常，OBPP 的自然恢复过程在 9 个月大时达到平台期，且遗留有明显的运动缺陷。

禁忌证

- 全身情况不稳定。

手术计划和体位

- 5 个月时需行术前臂丛磁共振成像（MRI）检查。通常需要高清晰度的 T2 序列（如 FIESTA）或薄层 T2 序列，以冠状和轴位为最佳视角。区分撕脱和其他损伤是很重要的。
- 可以考虑术前肌电图和神经传导检查。
- 在手术准备中，应计划进行术中生理定位。使用完整的术中监测是值得商榷的，有些术者只使用便携式传导研究设备来识别神经瘤的类型。

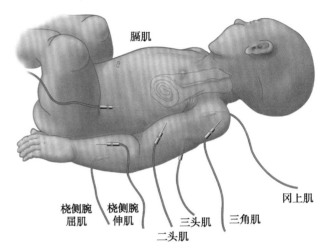

膈肌

桡侧腕
屈肌　桡侧腕
伸肌　　　三头肌　三角肌　冈上肌
二头肌

图 94-1　准备前即以双极电极针置于肌肉中进行监测。消毒后将电极置入皮下肌肉中进行监测。图示电极置入为膈肌、冈上肌、三角肌、二头肌、三头肌、桡侧腕伸肌、桡侧腕屈肌

- 在婴儿胸椎下垫一卷枕，使肩膀伸展，头则转向对侧。

手术步骤

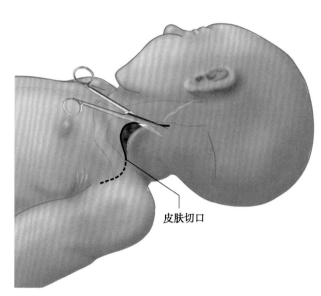

图 94-2　画出皮肤切口线，切口自下颌角水平后部数厘米处开始，沿胸锁乳突肌外缘，然后转向外侧，沿指向肩部的对角线。虚线表示向三角肌 - 胸肌沟的延伸，此处可用于臂丛中下部分的暴露。另一些术者选择锁骨上方的横切口，此切口仍然能使婴儿的脖子暴露出足够的宽度，并较少术后恢复期的疼痛

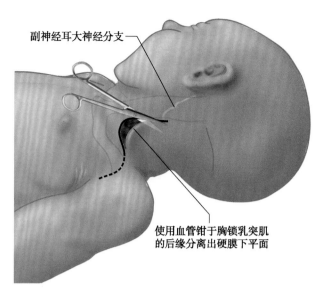

图 94-3　切口始于切口线自胸锁乳突肌后转向外侧的点。沿着胸锁乳突肌外缘向下颌角水平切口下的皮下脂肪行钝性分离。皮肤切开后，仔细寻找副神经及行走于胸锁乳突肌表面的耳大神经

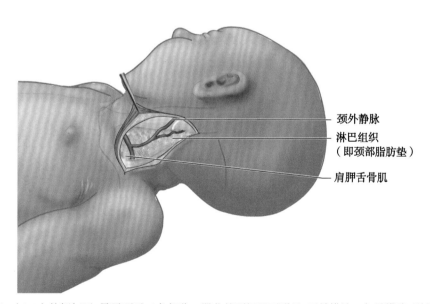

图 94-4　切口向外侧打开，暴露颈后三角部分。婴儿的颈阔肌不明显，不易辨认。如果辨清，则分离后进入颈后三角。颈外静脉的分支可予以切断，使其可以向外侧或内侧牵拉。胸锁乳突肌从颈部脂肪垫游离出来，使其可以向中线牵拉。副神经及颈丛的皮肤的小分支可以切断以便于暴露。需辨明支配斜方肌的分支。颈部脂肪垫从其下的斜角肌游离开来，与胸锁乳突肌一同牵开

94

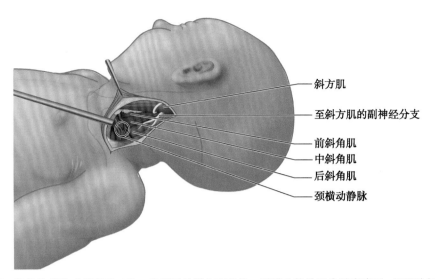

图94-5　脂肪垫移除后的颈后三角。肩胛舌骨肌向下牵拉。颈横动静脉通常游离牵引,必要时亦可切断行暴露

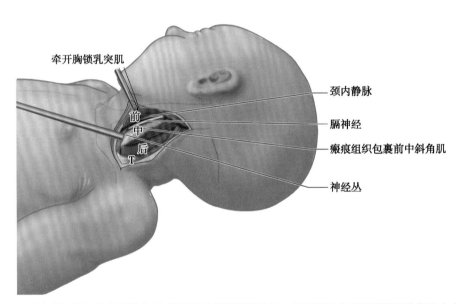

图94-6　抬起斜角肌上方的脂肪垫后,即可开始辨别臂丛神经。向腹侧缝合可以将胸锁乳突肌向中线牵拉。在前斜角肌与中斜角肌之间有时可见到瘢痕包绕的臂丛神经上干。不甚明显的时候,即可于上斜角肌的腹侧面见到膈神经。鉴别膈神经可通过以下方式确认:给予刺激,同时监测预先留置于胸壁的电极记录横膈活动。当膈神经确认后,循膈神经近端直至其与C5的结合处。沿近端循C5至其出椎间孔处,可用来明确斜角肌间的平面,此处为臂丛神经

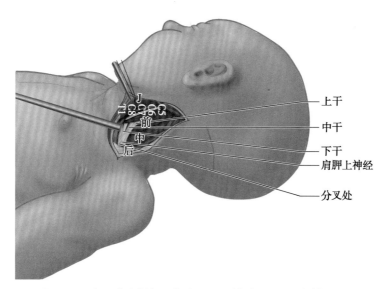

上干
中干
下干
肩胛上神经
分叉处

图 94-7 打开前中斜角肌的平面,可以暴露 C5 至 T1 的神经根

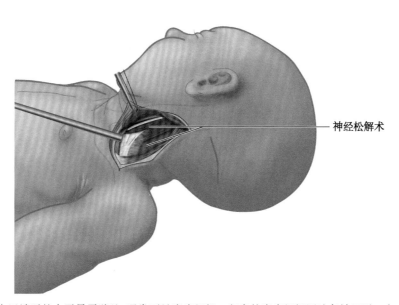

神经松解术

图 94-8 在远端干的水平暴露臂丛,通常可见瘢痕组织。坚实的瘢痕组织压迫各神经干。自正常的神经开始,对干及远端丛的部分进行分离。在某一点处,瘢痕消失即可见到正常臂丛。此处多邻近锁骨。如不存在神经瘤,将被瘢痕压迫的神经束膜全长纵向切开(所谓神经松解术)

94

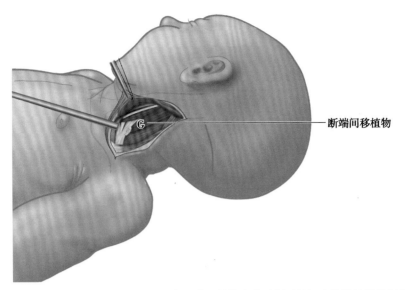

断端间移植物

图 94-9 当存在神经瘤时,应对神经传导性进行评估。尽管术中对邻近神经瘤的神经根进行刺激可以一定程度上了解其连续性,但其在预测最终功能的转归上不及术前运动检查准确性高。治疗神经瘤的选择包括:神经松解、切除、移植或神经松解加跳跃移植。端到端移植物是通过解剖神经瘤至其融合点进行的。当不宜切除神经瘤时,可以考虑跳过神经瘤的侧 - 侧移植。在神经瘤的远端和近端神经丛上各作一直线切口,将移植物缝合或胶合至切口中

大师锦囊

- 对神经上干的外侧面仔细描记,避免损伤肩胛上神经。
- 对移植物进行胶合更快,理论上也更好,因胶中含生长因子,也减少了缝合时瘢痕的形成。

隐患

- 过早手术可能妨碍术中的决定,因为功能恢复的潜能很难预测。
- 瘢痕组织使神经丛小分支的辨别变得困难,使用刺激电极描记出这些结构有很大的帮助。

(章文斌)

95

第95节 尺神经松解术

Nir Shimony, Brooks Osburn and George I. Jallo
感谢上版作者 Michael J. Dorsi and Alan J. Belzberg

适应证

- 临床症状进展的肘管综合征,包括手部尺神经分布区域的麻木、感觉异常及疼痛,主要是小指和环指。感觉症状常因需要较长时间的肘部屈曲而加重,包括握持电话及长时间肘部受压(例如长时间在电脑前工作或坐着时将肘部靠在桌子上弯曲)。可有手部的羸弱、僵硬、活动不利,手部和手指的精细运动(如写字或旋开瓶盖)有困难。

- 临床表现包括小指、环指或二者的感觉迟钝,或者感觉减退与感觉过敏混合。手部肌肉的羸弱包括小指及环指的蚓状肌及小指外展肌,常甚于指深屈肌。亚急性尺神经病变可能导致小鱼际肌及第一背侧骨间肌的明显萎缩。无力或手部固有肌肉萎缩通常是较晚更严重的症状。慢性尺神经病变可导致爪形手。叩击鹰嘴切迹常可见尺神经分布区出现叩击征(Tinel 征)。

- 肘部神经传导减慢需由电生理检查明确。肘关节前后的传导差异结合临床表现是肘管综合征的重要提示。

- 磁共振神经图提示肘管水平及远端的尺神经密度增高亦帮助诊断。

禁忌证

- 有轻度或间歇症状的患者可以从 6~12 周的非手术治疗中获益,包括非激素类抗炎药物、皮质激素注射、临床宣教及日常活动调整。

- 禁忌证包括其他病变导致的神经症状,包括低位颈椎神经根病变、胸廓出口综合征、近侧尺神经受压于 Struthers 弓或于腕部尺神经隧道受压。肌萎缩侧索硬化初期可以表现为单侧手部力量的减弱。脊髓空洞症亦可以产生手部症状,但常有典型的感觉分离缺失。

- 神经松解术不宜用于尺神经慢性部分性脱位出髁上沟,或有软组织肿块造成的神经移位。

手术计划和体位

- 基于临床病史及体格检查可以准确得出肘管综合征的诊断。电生理及磁共振检出神经病变可以帮助确定临床诊断,并评估神经损伤的严重程度。

- 局部麻醉及少量的镇静药物对大部分患者可以提供足够的麻醉,但麻醉师需为转为全麻插管麻醉做准备,因术中发现可能提示须将尺神经移向肱骨前方。

- 患者取仰卧位,将上臂置于专用台板上,手掌向上。上臂向外旋转并外展 60°。

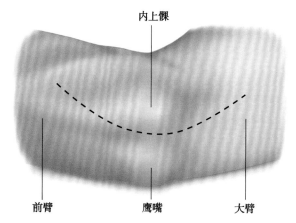

图 95-1 患者取仰卧位,上臂向外旋转,外展约 60°。常规皮肤准备,切口自大臂远端近肘 3~4cm 处始,穿过鹰嘴及内上髁之间,止于肘远端 3~4cm 小臂前上面。皮肤以 5ml 1% 利多卡因及 1:100 000 肾上腺素浸润

- 在切口上覆纱布,用 ACE 绷带缠绕,可在术后 24~48 小时内去除。

- 建议在术后 72 小时内尽可能将手臂抬高到心脏上方。

- 尺神经前移通常用于二次手术或患者肘部工作量大时(如棒球运动员)。在此术式中,神经减压后在前表面或肌肉下重置。肌下移位有助于降低神经回到髁后位置的风险,缺点是需要长期固定。另有术者主张通过延长屈内翻肌筋膜来以最小的张力重建,可以缩短固定时间。

手术步骤

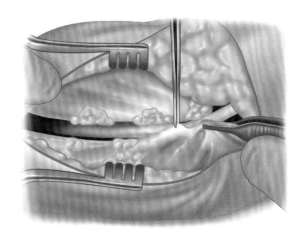

图 95-2　切开皮肤,使用单极电凝或者 Metzenbaum 剪刀在皮下脂肪及疏松结缔组织之间连续分离,双极电凝用于止血。自动撑开器用于暴露其下的髁上筋膜

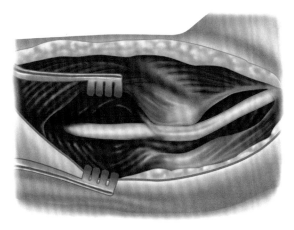

图 95-3　使用精细剪刀切开髁上筋膜,可以显露尺神经于其进入肘管之处。部分髁上筋膜向远端行进至尺侧腕屈肌

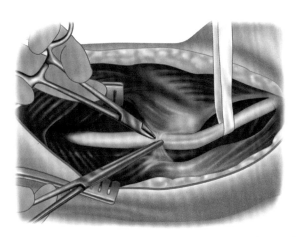

图 95-4　尺侧腕屈肌筋膜锐性切开,肌肉纤维缓慢分离显露其下的神经。继续向远端分离,寻到并离断 Osborne 带。使用尖部精细的 Crile 器从近端向远端游离尺神经,残余索带均予以切断

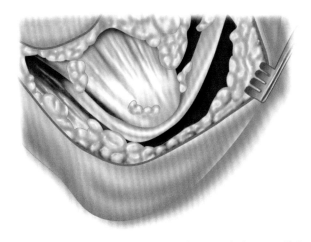

图 95-5　关闭前,屈曲肘部,检查尺神经是否向内上髁的前方半脱位。皮下组织以 3-0 薇乔线间断缝合,皮肤以 3-0 丝线缝合

大师锦囊

● 牵开器可能会压迫前臂内侧皮神经或远端正中神经。

● 严密止血防止出现术后血肿。

● 如被压迫的尺神经在屈肘后出现部分移位,则转为将其移向肌肉下方。

隐患

● 环形减压可能破坏神经侧支血供。

● 尺神经松解术后感觉症状会持续或加重数周

● 手术失败多是由于 Osborne 带的减压不足。

紧急脱困

● 修补不可逆的神经横断采用神经外膜缝合。

● 术后症状性血肿需急诊行血肿清除。

● 术后前壁内侧皮神经瘤疼痛,可于上臂中段行神经切断术。

(章文斌)

96

第96节 腕管松解术

适应证

- 腕管综合征（carpel tunnel syndrome，CTS）的临床表现包括正中神经分布区域的手及手指的麻木、感觉异常及疼痛。手的孱弱、僵硬及活动不灵亦可见。症状主要是拇指运动不利。慢性腕管综合征可见鱼际隆起的萎缩。敲击、压迫腕管或长时间屈曲手腕可诱发症状。
- 腕管综合征的临床症状包括正中神经分布区域指尖的麻木及感觉异常。
- 腕部感觉神经传导减慢需以电生理检查确认。

禁忌证

- 轻症或间断症状的患者可以从非手术治疗中获益，包括夹板疗法，皮质激素注射，活动调整（人体工程学矫正）。使用类固醇注射治疗 CTS 存在争论，也有术者提倡使用，除了暂时缓解外，还可预测术后实际长期缓解情况。（如无术前类固醇获益，术后长期缓解可能更低。）
- 妊娠或未经治疗的内分泌疾病，如肢端肥大症，低甲状腺素血症可以导致可逆的腕横韧带增厚。
- 当由以下原因导致神经症状时，该手术为禁忌，包括：颈椎病，胸廓出口处 C7 或中干受压，Struthers 韧带或旋前圆肌压迫近端正中神经，骨间前神经综合征。

手术计划和体位

- 腕管综合征常可由临床症状及体格检查明确诊断。电生理检查可进一步明确临床诊断并评估神经损伤的严重性。
- 局部麻醉及少量镇静药物即可为多数患者提供足够的麻醉。
- 患者取仰卧位，上臂置于上臂台板上，手掌向上，上臂外展 60°。可将纱布卷放在手腕下使其轻度伸展。

手术步骤

- 可以对该经典技术进行改良，使用腕管引导工具将神经推离韧带，并使用锋利的手术刀切断韧带。这使得开放手术获得非常类似于 CTS 内镜矫正的效果。有术者建议使用光刀（KnifeLight）。

- 手掌用纱布敷料覆盖，并在手和手腕上缠绕 ACE 绷带。敷料可在术后 48 小时去除。

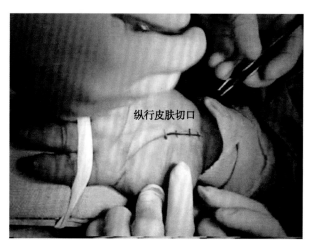

图 96-1 切开皮肤暴露其下的疏松结缔组织，双极电凝用于止血。使用刀片将疏松结缔组织向外侧及内侧切开，显露掌腱膜

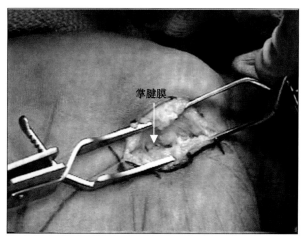

图 96-2 将掌腱膜锐性分离开，显露腕横韧带（TCL）

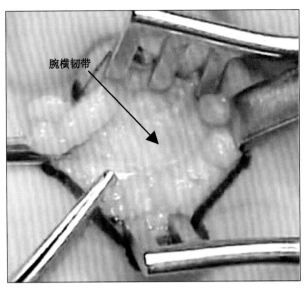

图 96-3 检查腕横韧带,寻找是否有向手掌皮肤的穿支。用刀片切开腕横韧带。直视下,精细剪刀将腕横韧带由近端向远端分离,直至显露掌脂肪垫

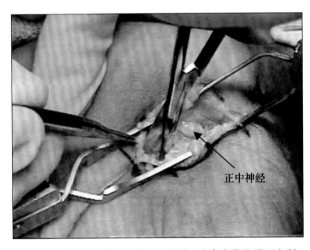

图 96-4 沿着正中神经走行予以游离,残余索带均予以离断

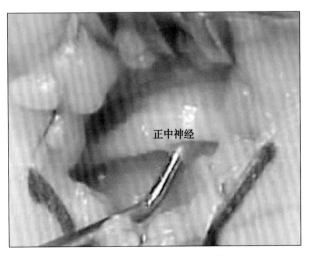

图 96-5 可显露正中神经,查见其颜色及厚度的改变,邻近的肿瘤或占位

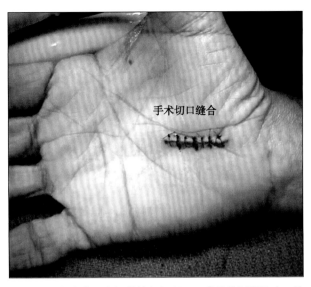

图 96-6 掌腱膜及疏松结缔组织以 3-0 薇乔线间断缝合。注意避免腕横韧带的再缩窄。皮肤以 3-0 丝线间断缝合

大师锦囊

● 注意有无腕管的肿瘤或囊肿。
● 过度使用撑开器可能压迫尺神经。
● 不建议采用正中神经内松解术。

隐患

● 于正中神经桡侧离断腕横韧带时,可能损伤掌侧皮肤分支等,过于向内侧离断可能损伤尺神经隧道。

紧急脱困

● 正中神经或远端运动分支不可逆的横断,需立即行神经外膜缝合修复。
● 术后症状性血肿需急诊手术清除。

(章文斌)

第 97 节　臂丛损伤后神经转移及移植

Nir Shimony, Brooks Osburn and George I. Jallo

适应证

- 产科臂丛神经麻痹（obstetric brachial plexus palsy，OBPP）有很大比例能自动完全恢复，但大约 30% 的患者遗留神经症状。
- 对于 OBPP，婴儿的典型损伤出现连续性神经瘤，不完全牵拉损伤导致一些轴突纤维生长穿过神经瘤并到达远端。
- 典型的体征和症状与关联的损伤的神经和神经根有关，这部分内容在第 94 节进行讨论。
- 尽管支持 OBPP 初次重建手术的科学依据不够理想，但普遍的共识是，这种术式推荐使用在没有或者没有完全自然恢复的病患，也就是出生 3 个月后没有肱二头肌功能。也有术者建议定期随访至 9 月龄。
- 如果患者出现完全性瘫痪和相关霍纳综合征（下臂丛损伤可能），通常首选早期手术，因为预期不会自发完全恢复。
- 通常，OBPP 的自然病程会在 9 个月大且存在明显残余运动缺陷的情况下达到一个平稳的恢复阶段。
- 6~9 个月后，必须了解损伤的严重程度（例如婴儿不能进行手 - 嘴测试），并了解随着时间的推移是否有改善，这决定了能否继续观察。
- 晚期（12 个月）OBPP 是远端神经移植的理想患者。其他适合远端神经移植的患者有近端神经根缺失、撕脱伤或孤立神经缺损。
- 如果手术进行太晚，肌肉出现萎缩，无论有多少轴突到达远端肌肉目标，功能（运动）恢复都会受到限制。
- 使用神经转移作为上干损伤的初级治疗仍有争议。

禁忌证

- 一般状况不能耐受手术。
- 完全性肌肉萎缩是相对禁忌证。

手术计划和体位

- 大多数儿童会在受伤的早期（出生不久）就诊。临床医生最重要的工作是反复评估肢体活动范围及随访期间的改善情况，以及彻底的体格检查。建议进行多学科诊疗。
- 术前应做神经丛磁共振成像（MRI），其有助于区分撕脱伤和拉伸损伤。推荐行高清 T2 序列（如 FIESTA）。

- 可以进行术前肌电图和神经传导检查。
- 识别将用于移植或转移的神经。常使用腓肠神经和脊副神经到肩胛上神经的移植。有术者主张保留脊副神经。
- 如果是更严重的损伤（如神经节前撕脱伤），或已处于晚期且近端神经残根无活性时，可考虑采用 Oberlin 神经移植（或改良）。在典型的 Oberlin 手术中，尺神经束被转移到二头肌运动支（肌皮神经）。
- 术前准备应计划术中生理定位。使用完整的术中监测是值得商榷的，有些术者只使用便携式传导研究设备来识别神经瘤的类型。

用腓肠神经进行神经移植

- 体位及暴露过程类似第 94 节中的描述。根据术者的偏好，皮肤切口的改良是常见的。如果术者决定使用腓肠神经作为神经移植物，通常在显露臂神经丛之前进行采集。
- 患儿俯卧暴露小腿，从脚到膝盖上方。在跟腱附着处上方进行小切口，进行细致解剖以显露腓肠内侧神经。下一个切口将在前一个切口上方几厘米处，便于在两个切口下方进行连接。膝关节切口需特别小心，以免伤害腘动脉或腓总神经。沿此路径解剖和采集神经。
- 当发现神经瘤时需评估其传导程度。虽然术中刺激神经瘤近端根可以对神经的连续性有一些认识，但在预测最终功能恢复方面不如术前运动检查那么准确。神经瘤的包括简单的神经松解术，切除和移植，或神经松解术和跳跃移植。当进行端 - 端移植时，首先将神经丛解剖到与神经瘤在其两端融合的位置，切除神经瘤，留下两截神经丛残根。使用自体神经，如腓肠神经，或人工神经导管通过黏合或缝合用于神经桥接。当神经瘤无法切除时，可行跨神经瘤的侧 - 侧移植。从神经瘤近端到远端对神经丛做一线性切口，然后将移植物卡在切口内与神经黏合或缝合。

利用 Oberlin 技术进行神经移植

● Oberlin 技术及其改良方案：患者仰卧，受累上肢完全抬至颈部水平。肘关节适度弯曲，肘关节内侧上髁面朝上。沿上臂二头肌和三头肌之间的神经血管束线做线性皮肤切口。通过筋膜和脂肪层首先进行肌皮神经解剖。与周围组织分离后，对正中神经和尺神经进行同样的解剖。然后轻轻打开尺神经，显露神经束。取一束尺神经切断，并转移到肌皮神经。使用不同转移方式对该技术进行改良是很常见的。

手术步骤

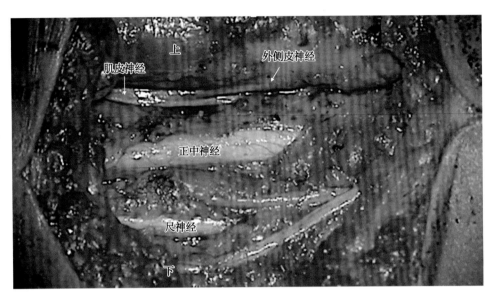

图 97-1 臂丛分支的初步解剖

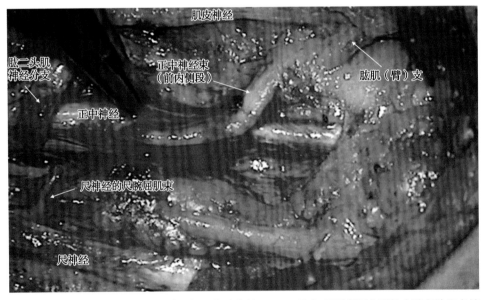

图 97-2 在进行内神经松解术和神经切开术后进行 Oberlin 手术，用纤维蛋白胶粘合游离神经末梢

大师锦囊

- 仔细辨析定位上干的外侧面,避免肩胛上神经的损伤。
- 粘接移植物比缝合更快,理论上更好,因为胶水中存在生长因子,减少瘢痕形成。
- 与成人不同,婴儿接受神经移植后的效果非常好。
- 多学科门诊对成功修复新生儿臂丛神经损伤非常重要,患者可以通过周围神经外科医生、骨科医生(评估肌腱松解、肌肉转移等的需要)、康复医师和物理治疗师进行综合诊治。

隐患

- 过早手术可能妨碍术中的决定,因为功能恢复的潜能很难预测。
- 瘢痕组织使神经丛小分支的辨别变得困难,使用刺激电极描记出这些结构有很大的帮助。

(章文斌)

第 98 节　硬膜下神经鞘瘤

Meleine Martinez-Sosa，Nir Shimony and George I. Jallo

适应证

● 髓外硬膜下病变引起神经系统症状包括:无力、感觉缺失或者疼痛,均是手术指征。早期并且积极的手术切除,尽可能全切,疗效往往会比较好。

禁忌证

● 绝对禁忌证包括全身系统感染或者凝血机制障碍。
● 相对禁忌证包括患者有完全的神经功能缺陷,有严重的合并症,以及预期寿命较短。

手术计划和体位

● 对可疑硬膜下神经鞘瘤患者,要仔细询问病史和进行体格检查。
● MRI 增强扫描对于病变定位和制定手术方案是尤为重要的。椎管内神经鞘瘤在 T1 像表现为等信号或者低信号,囊变区表现为 T2 高信号。出血处或者有胶原区在 T2 像上表现为低信号。神经鞘瘤和神经纤维瘤病虽同源但成份不同。患后种疾病的患者椎管内可见多处病灶。
● X 线可显示椎间孔扩大,其典型表现常和病灶处相关,并且和骨骼畸形相关联。

● 在切除硬膜下神经鞘瘤时,术中应用神经电生理监测很重要,包括直接波(D 波)、运动诱发电位(MEP)和感觉诱发电位(SEEP)。由于许多麻醉剂可致 MEP 减弱,所以麻醉师在手术开始前要制定合理的麻醉方案。常规应用且不会导致运动诱发电位减弱的麻醉剂包括内泊酚、芬太尼和依托咪酯。
● 神经纤维瘤常见为感觉神经根的膨大,常需牺牲神经根以达到肿瘤全切。
● 部分神经鞘瘤的肿瘤与神经根之间有明显界面,仅有小部分与神经束相连,这个界面使得肿瘤能够在无需牺牲神经根的前提下得到全切。
● 绝大多数的神经鞘瘤切除需要神经背根的切断,然而在胸段可以切断数支,但在颈段只能离断很少的神经根,因为颈段神经根有可能对手的功能有一定影响。侧后方或者脊髓腹侧的肿瘤可以从背侧入路通过牺牲神经背根或齿状韧带而到达肿瘤位置。切除肿瘤前建议进行术中神经电刺激,以防无意间伤及脊髓周边的运动神经根。应当避免对脊髓的直接牵拉,以求最大程度上减少对脊髓的损伤。

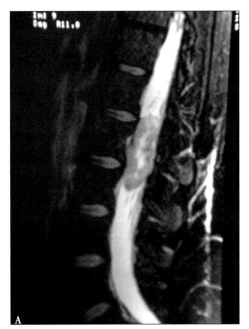 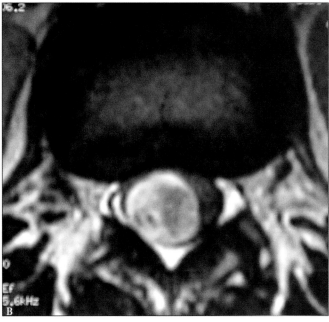

图 98-1　术前 T2 矢状位(A)和轴位(B)MRI 像显示腰椎管内硬膜下神经鞘瘤,病灶中心呈高信号代表有囊变区

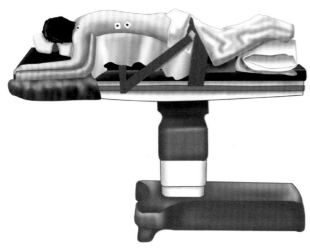

图 98-2 麻醉插管后患者俯卧位,放置电生理监测使用的电极。对颈椎病变,患者头部用三点的 Mayfield 头架固定,放置胸部海绵卷。颈部轻度屈曲使术野暴露充分。对于胸椎和腰椎病变的患者,俯卧位,放置于 Wilson 手术床上,不用头部固定。为防止有可疑脊髓压迫或脊柱不稳,翻身取俯卧位前和翻身后应分别测试电生理的基线。所有受力处(如膝盖、肘部等)处要放置垫子,避免皮肤受压导致神经受损或者压力相关性的组织受损

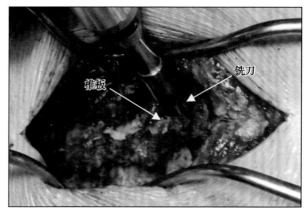

图 98-4 棘突和椎板暴露后,用 Kerrison 钳离断双侧椎板,可也用开颅铣刀或骨刀进行椎板切除。切断头端和尾端的黄韧带和棘突间韧带,以便完整切除椎管后方复合体。还有一种方法是用 Leksell 咬骨钳和 Kerrison 打孔器分块行椎板切除术。尽可能保护好关节突关节,防止术后脊柱不稳而需二次手术。部分肿瘤需要进行充分的侧方暴露,需要咬除关节突关节。这种情况下,需要立即或者延迟行固定术

手术步骤

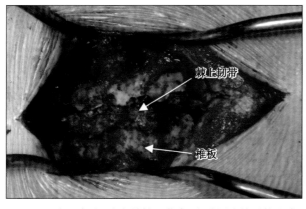

图 98-3 术区备皮,消毒并铺无菌巾,麻醉团队给予抗生素,沿中线切开,用单极电凝骨膜下剥离椎旁肌肉。侧方分离时要小心谨慎,避免破坏椎板间关节囊,否则可能导致术后脊柱的不稳定

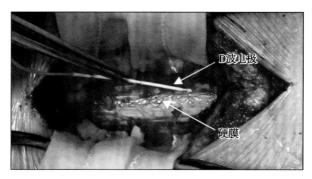

图 98-5 暴露病灶上方的硬脊膜,需要在打开硬脊膜前需将椎板切除范围扩大至足以暴露整个病变。充分止血。用硬脊膜外的 D 波电极放置在需要打开的硬膜范围下方,并监测皮质脊髓束的功能

硬膜 硬膜下髓外病变 神经根

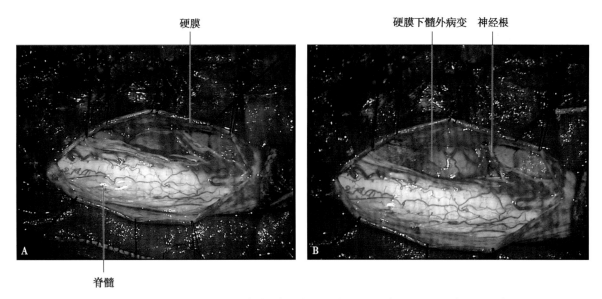

脊髓

图98-6 （A)用手术刀和组织剪切开硬脊膜。保护好蛛网膜,防止脑脊液突然流出产生的后脊髓疝出和出血。静脉出血时用凝胶海绵、手术棉片和双极电凝止血。(B)导入手术显微镜,缓慢打开蛛网膜,防止神经结构在压力改变下疝出。髓外硬膜下肿瘤常位于脊髓一侧,神经根可贯穿或者紧邻肿瘤

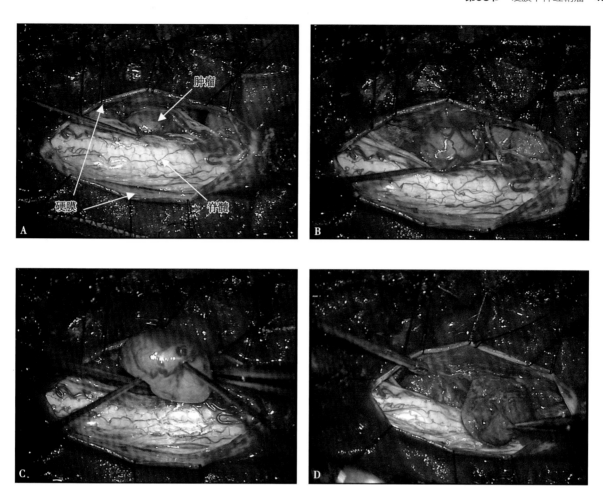

图 98-7　手术目的是在最小程度损伤神经结构的情况下全切除肿瘤。(A-D)切除肿瘤时要先仔细分离肿瘤边界,可用棉片辅助。体积较大的肿瘤不必刻意要求整块切除,可以分块切除。术中可用超声碎吸器和激光刀先进行瘤内减压。超声吸引可以在切除肿瘤同时最大程度上减少对周边神经组织的骚扰。接触式激光刀可安全地切除质韧的病变,防止小的毛细血管或者动脉出血。这些设备对安全切除硬膜下的神经鞘瘤是必备的

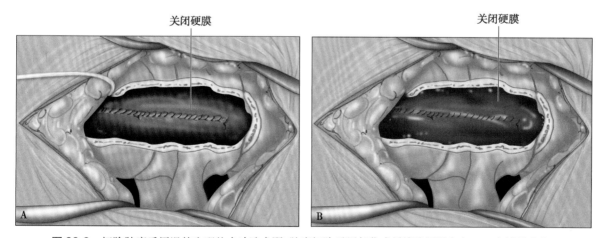

图 98-8　切除肿瘤后用温的生理盐水冲洗术野,肿瘤切除后用氧化成纤维胶原蛋白(Avitene)辅助止血。关闭前,普通生理盐水冲洗清除硬膜下的残留碎屑,避免术后无菌性脑脊膜炎的发生。(A)用 Prolene 线或者尼龙线来连续水密缝合硬脊膜。(B)缝合口用硬膜胶或者纤维蛋白胶再加固缝线处

98

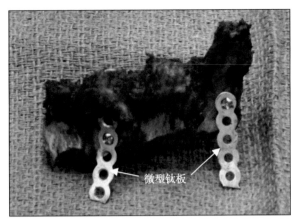
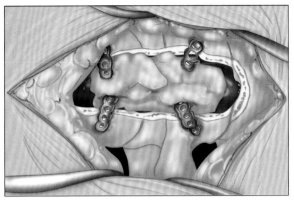

微型钛板

图 98-9　如椎板是完整卸下的,可使用钛质或可吸收板以及螺钉常用来固定椎板,使之恢复原位。若切除肿瘤时有关节囊的破坏或者切除小的关节面情况下,则要考虑行脊柱内固定以保护脊柱的稳定性。肌肉和皮肤缝合时避免太紧这样能促进伤口愈合。要分层缝合,深层皮下组织、皮下以及皮肤分别连续缝合。手术结束后,患者转为仰卧位,拔除气管插管,行神经电生理监测,患者转至监护室前对其进行仔细的神经系统检查

大师锦囊

- 肌肉 MEP 和硬脊膜外的 D 波 MEP 监测在脊髓脊柱手术中是非常重要的工具。肌肉 MEP 以全或无的形态出现,而 D 波 MEP 表现为渐变反应。肌肉 MEP 的消失常伴随术后运动功能障碍,如果 D 波 MEP 振幅没有变化或振幅缺失小于 50%,那么这种改变是暂时可逆的。如 D 波 MEP 振幅缺失大于 50%,那么运动功能的损伤将会是持久的。

- 特殊设备如超声吸引器对于无法整块切除,需进行瘤内减压的硬膜下神经鞘瘤手术是非常重要的。这些设备可以在切除肿瘤时轻微牵拉脊髓。

- 保护关节突关节的骨性结构显露可以减少术后脊柱后凸和不稳定因素。类似情况,行椎管成形术可以减少儿童和成人患者术后脊柱畸形的发生率。

隐患

- 术后行椎管成形术可以避免术后脊柱畸形。小关节突关节破坏后行脊椎内固定术,避免术后脊柱畸形。患者术后跟踪随访行 X 线平片检查和系列的骨科评估。

- 既往局部有手术史或曾行放疗治疗的话,会增加术后切口裂开及脑脊液漏的风险,这样可能会引起切口感染和脑脊膜炎发生。这种情况可通过使用硬膜的水密缝合和筋膜的水密缝合来避免。皮下放置引流管数天可促进伤口愈合。此类患者可请整形外科来进行伤口的缝合。

紧急脱困

- 对于椎管外神经鞘瘤,若通过椎间孔进入硬脊膜外,或者进入椎旁的软组织内,考虑行二次椎管外肿瘤的切除。

- 对于恶变或者多发散在的神经鞘瘤需要辅助治疗。对部分切除或者不适合手术切除的患者可行分级放疗或者立体定向放射治疗,但这种方法其放射剂量可能危及周围正常的脊髓。尽管没有标准的治疗方案,系统化疗也是可行的。

（尚爱加　陶本章）

第99节　硬脊膜下脊膜瘤

Meleine Martinez-Sosa，Nir Shimony and George I. Jallo

适应证

- 有症状的患者：硬脊膜下脊膜瘤（intradural meningioma，IM）造成疼痛或者神经功能缺损。
- 偶然发现的硬膜下脊膜瘤：IM 对脊髓或者相关神经根造成一定程度的压迫，即使临床无症状，也需要手术切除病变，否则将来会出现进行性的神经功能障碍。对于多个病变的病例，最好待有症状出现时再进行手术切除。
- 不明病因的髓外硬膜下病变，需要组织病理诊断。

禁忌证

- 绝对禁忌证包括全身系统感染或者凝血机制障碍。
- 危重衰弱患者或者有明确的并发症或者预期寿命短者可行姑息性治疗或者放疗。

手术计划和体位

- 硬脊膜下脊膜瘤患者要进行详细的病史采集和体格检查。发病时间，病程和神经缺失及症状的分布区都非常重要。如为多发病变，这些信息可帮助决定手术方案。
- 影像学：
  - 磁共振成像（MRI）检查对诊断和手术方案是至关重要的。脊膜瘤在 T1 加权像上表现为等信号或者低信号，在 T2 像上表现为高信号，在注射增强剂后表现出均匀强化。
  - MRI 对鉴别脊膜瘤和其他相关硬膜下肿瘤非常重要，病变可造成脊髓移位，病变附近的蛛网膜下腔增宽，还有"脊膜尾征"。
  - 其他影像学检查，如 X 线和 CT 检查对于特定的病例也是需要进行的。如果脊膜瘤包绕血管结构，如高颈段的椎动脉，或者位于枕骨大孔水平，需要行脊髓血管造影或者非侵袭性的血管影像检查（如 CTA），以判断肿瘤和血管的毗邻关系和血流供给情况。
- 切除 IM 时，术中神经电生理监测的应用已经非常普遍，尽管相比于髓内肿瘤它的作用不是非常突出。我们建议此类手术使用电生理监测，尤其当术中对于脊髓操作较多时（如腹侧肿瘤）

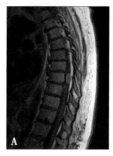
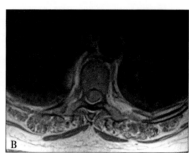

图 99-1　硬膜下脊膜瘤的 MRI 所见。T1 加权像上矢状位（A）和轴位（B）为在注射钆增强剂后所示。可看到在胸 8 节段轴位偏左侧椎管内有均匀强化病变，并可见明显的脊髓受压

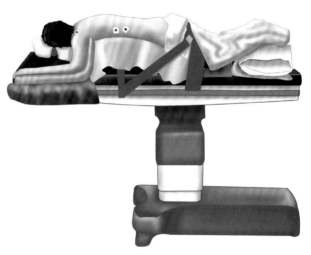

图 99-2　背侧入路适用于绝大多数硬膜下脊膜瘤（如图 99-1 所示病灶），对于腹侧或者侧前方的肿瘤，切断一个或多个齿状韧带，可以增加脊髓游离度，从而比一般后方入路显露更多的椎管腹侧结构（除此之外还可以选择前入路或侧方入路）。对于背侧入路，患者取俯卧位，颈段和上胸段病变手术时用三点的 Mayfield 头架固定头部，颈部稍屈曲便于术中暴露。所有受压部位如膝关节或肘关节放置垫子，避免受压部位缺血或周围神经受损

手术步骤

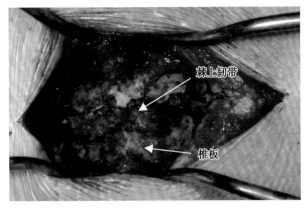

图 99-3 摆好体位后,切口应根据术前影像和术中 X 线来定位。后正中切开皮肤,用单极电凝分离脊柱后方骨膜下组织,卸除椎管后方结构(避免伤及小关节突关节非常关键),在进行显露的同时应顾及肿瘤切除后的缝合

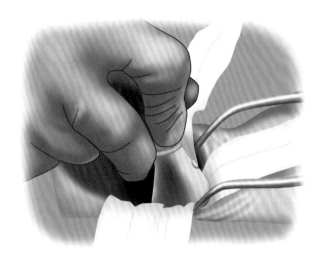

图 99-6 打开硬脊膜前可用超声探头可视化定位脊膜瘤。同时还要观察骨性暴露是否充分,暴露的空间能否完成肿瘤切除术

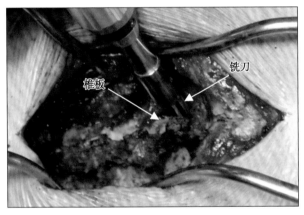

图 99-4 如计划行椎板成形术,先用 Kerrison 咬骨钳咬开双侧部分椎板,然后用开颅铣刀,或者直接用骨刀切断两侧椎板,将椎板完整卸下,切断头尾侧的黄韧带和棘突间韧带。当然,还可以选择用 Leksell 咬骨钳和 Kerrison 咬骨钳咬除椎板。椎板成形术可以减少术后脊柱后凸的发生

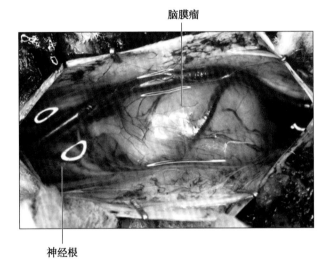

图 99-7 手术刀沿中线切开硬脊膜,组织剪向头尾两侧分别延长硬膜切口。双侧悬吊硬脊膜,防止渗血流入蛛网膜下腔,并且可以扩大术野。导入手术显微镜下操作

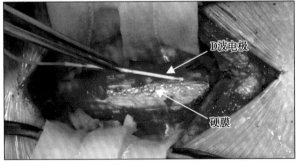

图 99-5 暴露硬脊膜,静脉出血时用双极电凝、明胶海绵和棉片压迫止血。把 D 波电极放置在已显露硬膜切口尾侧的硬膜外间隙

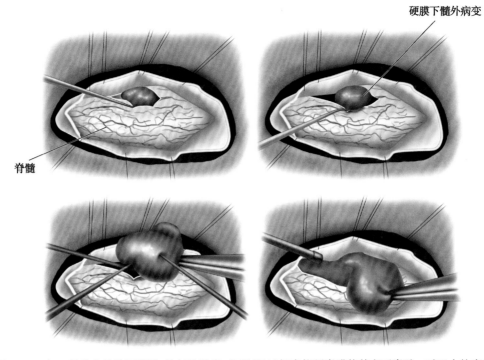

硬膜下髓外病变

脊髓

图99-8 由于脊膜瘤紧贴硬脊膜,故切除肿瘤时可以通过轻牵拉硬脊膜使其离开脊髓。对于小的病灶,应在游离肿瘤与周围组织粘连后尝试完整切除。对于体积大的病灶,用超声吸引器从肿瘤内吸除;或者沿肿瘤周边用双极电凝配合显微吸引来切除病灶,以保护神经结构。在脊膜瘤手术中,切除肿瘤的硬膜附着点和硬膜重建都很重要,但某些位置的肿瘤手术时无法实现(如腹侧脊膜瘤)

关闭硬膜

硬膜密封胶

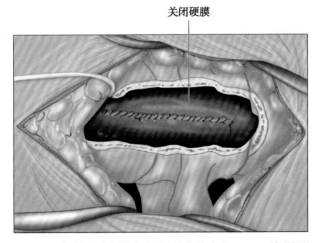

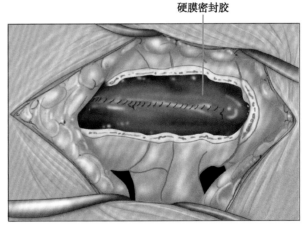

图99-9 如硬脊膜保持完整,用尼龙线或者 Prolene 线(聚丙二醇线)沿中线连续紧密缝合即可。对于脊膜瘤需要切除部分硬脊膜的,要用硬脊膜补片(Gore-Tex,W.L. Gore & Associates, Inc., Flagstaff, AZ)或者含胶原蛋白成分的硬膜材料修补,重塑硬膜囊

图99-10 使用硬脊膜密封胶或者纤维蛋白胶。加强硬脊膜的闭合,减少术后脑脊液漏的发生

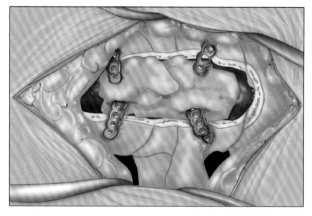

图 99-11　复位并固定椎板,完成椎管成形术。用可吸收线分层缝合肌肉和软组织,标准方式缝合皮肤。然后拔除气管插管,例行神经系统检查。送至神经外科监护室留观一夜

大师锦囊

- 手术目的应为尽可能全切肿瘤,并保持神经功能不受损。次全切除复发率高且预后不佳。复发脊膜瘤再手术时风险较大,因为蛛网膜瘢痕形成,导致高的神经系统并发症出现。
- 对于小的病灶,脊膜瘤要尽可能完整切除。对于体积较大的肿瘤,用超声吸引器从内部吸除或者用双极电凝配合显微吸引器沿肿瘤周边切除。
- 匍匐生长的不典型脊膜瘤更具侵袭性,术后更容易复发。要尽可能安全彻底地切除肿瘤。

隐患

- 由于脊膜瘤紧贴硬脊膜,所以为了完整切除病灶可能需要环形切除硬脊膜。这种情况下,术后脑脊液漏的风险很高,小心仔细地水密缝合硬脊膜,降低脑脊液漏和术后脑脊膜炎的风险。
- 对于腹侧的肿瘤来讲,全切肿瘤具有挑战性,因为重塑硬膜囊的难度很大。这种情况下,需将脊膜瘤从硬脊膜上分离,用双极电凝烧灼肿瘤附着的硬脊膜。
- 对一些前方和侧方的脊膜瘤,为了完整切除肿瘤需要扩大切除骨结构或者韧带、小关节组织等,这样会导致术后脊柱稳定性差。需要术前评估是否行内固定术,决定在切除肿瘤后即刻行内固定术,还是延迟到术后出现了椎板切除后脊柱后凸畸形再进行处理。

紧急脱困

- 万一出现不能严密缝合硬脊膜的情况,则要平卧位,或者行腰大池引流,或者两者均采用,以减轻对硬脊膜的静水压力,促进切口愈合。
- 由于肿瘤紧邻神经或者血管,所以部分脊膜瘤是不能全切除的,这样就需要严密监测肿瘤的生长情况。对于残留不能全切的肿瘤,若行连续的 MRI 检查显示有再增大,可考虑行放疗。

（尚爱加　陶本章）

第100节 脊髓内肿瘤

Nir Shimony, Brooks Osburn and George I. Jallo

适应证

- 磁共振成像（MRI）显示脊髓内肿瘤（intramedullary spinal cord tumor，IMSCT）病变，患者可能出现一系列的神经系统症状（如疼痛、感觉障碍、肢体无力和其他非特异的症状）。
- MRI 随访显示脊髓髓内肿瘤伴发的囊肿或者脊髓空洞呈进行性的发展。
- MRI 显示脊髓内病变，但不明原因，需要行组织病理检查。

禁忌证

- 无症状、偶然发现的或者症状很轻，可以选择保守治疗，定期行临床和 MRI 检查。MRI 显示病变生长活跃（水肿、空洞等）或近期有较高风险出现临床症状的情况除外。
- 严重衰弱的患者或合并其他疾病者，转移性疾病预期寿命短暂的患者，只需要观察或者采用姑息性的治疗。
- 患有神经纤维瘤病者，多发病变需要充分的评估以判断哪个病变（如果有的话）需要手术切除（结合临床症状和 MRI 表现）。

手术计划和体位

- 髓内肿瘤患者临床评估时要详细地询问病史和行体格检查，以明确肿瘤解剖学位置与临床表现之间的关系。当病变为多发时，外科医师应进行充分的临床评估，以确定哪个病变导致的症状需要被切除。
- MRI 结合临床所见对定位病灶，关联临床表现并制定手术方案是非常重要的，包括制定手术预期目标和考虑手术后可能引起的功能障碍。其他影像如 X 线和 CT 检查可用于评估骨性畸形或疾病，对这些病变的显示优于 MRI。
- 术中神经电生理监测是最大程度保障安全前提下进行手术的关键工具。
  - 体感诱发电位（SEEP）和运动诱发电位（MEP）能够实时地向术者反馈皮质脊髓束和脊髓丘脑束的完整情况。手术室内，在患者已麻醉但还没有俯卧时，将电极插入患者相应的肌肉上。
  - D 波监测对于 CST 中功能性快速传导纤维数量的监测效果更好。D 波监测的使用限制于 T10~11 以下的脊髓。同 MEP 和 SSEP 相比 D 波的一个重要特点是，其不受血压、心率、体温和麻醉药物的影响。D 波波幅降低超过 50% 是提示需要中止手术操作的危险标志，直至运动功能恢复。

- 因为吸入类麻醉剂可引起 MEP 减低，所以麻醉师应和监测技术人员协调后使用麻醉药。丙泊酚和芬太尼是常用的麻醉药，且不会引起 MEP 减低。

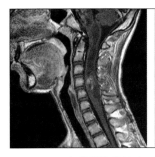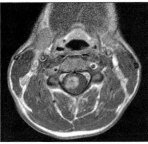

图 100-1 术前影像学检查，包括 MRI，对手术方案制定至关重要。在注射钆增强剂后，矢状位（右）和轴位（左）MRI 显示颈段髓内肿瘤伴头端囊变形成

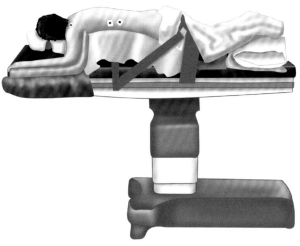

图 100-2 大多数髓内肿瘤均采用后方手术入路。气管插管后，呈俯卧位，所有神经电生理监测准备就绪。对于有颈椎不稳或者有颈椎病变引起严重椎管狭窄的患者，行清醒纤维支气管镜插管，更有安全保证。患颈段肿瘤的患者用 Mayfield 头架呈俯卧位固定。颈部可轻度屈曲以充分暴露术野。对患胸部或者腰部肿瘤的患者用 Wilson 架或者胸部海绵卷固定体位，而不用固定头部。所有受压部位如肘关节和膝关节处要防置垫子，避免周围神经损伤或者压力相关性的组织缺血

手术步骤

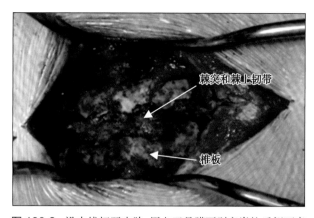

图 100-3 沿中线切开皮肤,用电刀骨膜下剥离脊柱后侧两旁肌肉。剥离过程中,注意保护好小关节囊,较小术后发生椎板切除后脊柱后凸的风险。在棘突和椎板暴露后,使用骨刀切断需要卸下的两侧椎板(或者使用铣刀或 Kerrison 咬骨钳),这样能在断开头尾侧黄韧带和棘突间韧带后完整卸除后方结构。如果存在明显椎管狭窄,则可用 Leksell 咬骨钳和 Kerrison 咬骨钳分块切除椎板

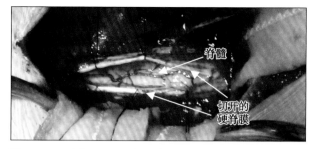

图 100-5 手术刀和组织剪沿中线切开硬脊膜,这个过程要尽量保持蛛网膜的完整。悬吊双侧硬脊膜,减少出血流入蛛网膜下腔,并辅助术野暴露。

硬膜充分打开后,探查脊髓,注意脊髓的异常情况,如旋转、局部的突出、疝出,及脊髓表面的颜色改变等。

应特别注意,脊髓表面的血管会在脊髓后正中沟和背外侧沟潜行入脊髓内,这些血管有助于术者判断脊髓的旋转和异常

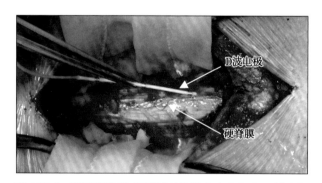

图 100-4 硬脊膜暴露、硬脊膜外静脉出血止血后,D 波电极放置在切口尾侧的硬脊膜外,行电生理监测。用超声探头定位硬膜下肿瘤的位置,并且确定骨性暴露是否充分

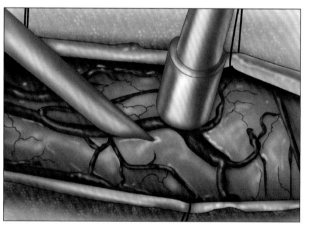

图 100-6 手术在显微镜下操作,切开蛛网膜。通常沿脊髓背侧柱之间(后正中沟)切开脊髓,但取决于肿瘤位置和由于肿瘤导致的中线的旋转,术者可以后正中后或者背外侧沟进行切开。小功率双极电凝脊髓表面血管后使用显微刀片或接触式激光(YAG)切开脊髓

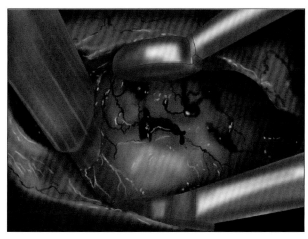

图 100-7 由于典型的髓内肿瘤常常位于脊髓表面数毫米以下,所以沿中线切开脊髓直到病变组织(术中超声可协助定位肿瘤)。取出部分组织送初步的病理检查。所有的囊变部位行引流处理,减轻脊髓张力。用超声吸引器从肿瘤中线开始内减压式吸除;上极和下极的肿瘤可延缓切除,因为可能邻近正常脊髓实质。显微吸引器或者接触式的激光可用于去除边缘残余的肿瘤,切除范围大小应在术中电生理监测指导下进行。锐性切除(如用电镀刀片)有助于显露瘤腔,也常用于处理脊髓内室管膜瘤时肿瘤和脊髓的分界面

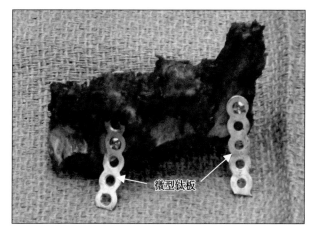

图 100-9 如拟行完整的椎管成形术,则椎板双侧用钛板或者可吸收片及螺钉固定,以降低术后出现后凸畸形的风险

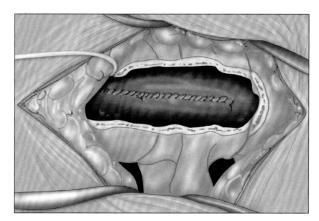

图 100-10 用尼龙丝线或者聚丙二醇(Prolene)线连续缝合硬脊膜。部分病例中,使用人工硬膜来扩大硬膜囊空间

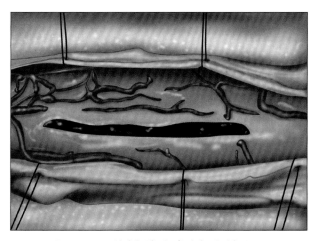

图 100-8 肿瘤切除后,脊髓内要严密止血

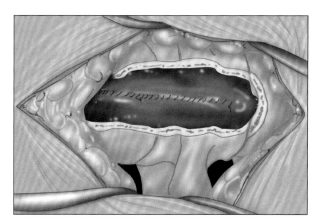

图 100-11 为减小术后脑脊液漏的风险,常用硬脊膜密封胶或者纤维蛋白胶加强硬脊膜缝线

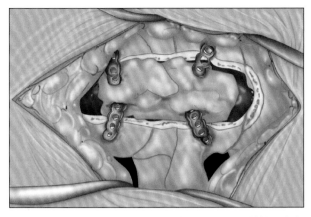

图 100-12　完整的椎板扩大成形术，后方的组织结构原位复位可减小术后脊柱后凸风险

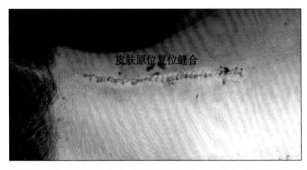

图 100-13　严密止血后，用可吸收线缝合肌肉和皮下软组织。皮肤原位复位缝合。患者转为仰卧位，拔除气管插管，例行神经系统检查后转至神经外科监护室观察

大师锦囊

- 在切除髓内胶质瘤时，肌肉 MEP 和硬脊膜外 D 波二者可联用。肌肉 MEP 是"全或无"的形式，D 波 MEP 呈渐变式。只要 D 波 MEP 振幅大于 50%，那么术后的运动功能障碍是短暂可逆的。在沿中线切开脊髓后，体感诱发电位就消失了，所以它在这类手术中用处不大。
- 星形细胞瘤呈浸润性生长，而室管膜瘤有完整的边界，有清晰的肿瘤 - 脊髓界面。尽管全切除星形细胞瘤难度很大，但髓内室管膜瘤要尽可能达到全切除。
- 脊髓切开应该在肿瘤表面进行，术者应尽量避免超出肿瘤范围扩大脊髓切口，因为一旦切深可能导致不必要的脊髓切口的白质纤维损伤。

隐患

- 术中尽量保护好小关节囊或者韧带，否则会增加术后脊柱后凸风险，特别是罹患颈段和颈胸段肿瘤的年轻人。患者需要术后行定期的 X 线检查来观察脊柱畸形的变化（畸形可发生于肿瘤切除术后数年）。
- 麻醉团队和电生理监测团队应当通力协作以确定麻醉方案，使其不会减弱信号的传导，导致影响监测。
- 术中平均动脉压应处在一个良好水平，以保证脊髓灌注。通常平均动脉压应高于 80~90mmHg（虽然此参考值在年轻儿童患者中未得到有效验证）
- 脊髓内肿瘤切除术后神经功能障碍非常常见，但如果术中按照电生理监测指示进行操作，所产生的绝大多数新发的神经功能障碍都是一过性的。为切除肿瘤沿中线切开脊髓，术后常出现感觉迟钝和本体感觉障碍。术后 3 个月，配合物理康复治疗，这些不适症状可以改善。绝大多数的改善发生于手术后的前 12 个月。
- 双极的使用应非常谨慎，因为热损伤可能导周围神经组织的损伤，使电生理监测的产生变化，而失去对神经功能提示的作用。
- 在肿瘤切除过程中，钝性分离配合动态牵拉比使用双极电凝、吸引器进行肿瘤的分离所得到的预后要好。
- 我们建议待硬膜缝合完成后再撤出 D 波电极。

紧急脱困

- 若肿瘤切除中出现典型的 MEP 变化，建议使用药物提高患者平均动脉压，减轻牵拉，用温的生理盐水或者罂粟碱浸泡过的棉片放置在手术区域，换另一侧手术继续切除，或者暂停手术。
- 再次手术患者，手术区域曾行放疗的患者或者切口难以愈合的患者，可能需要整形科医师的协助，行手术部位软组织的缝合。
- 如果术后脊髓仍较粗，可用人工硬脊膜补片来扩大硬膜囊内的空间。

（尚爱加　陶本章）